Elogios de

El enfoque desenfadado de la doctora Jenn de la maternidad y paternidad es un soplo de aire fresco. En *Superbebé* aclara el camino para una maternidad/paternidad instintiva, buena y basada en la relación.

—**Michele Borba,** educadora famosa a nivel mundial, experta en maternidad y autora galardonada de 23 libros, entre ellos, *The Big Book of Parenting Solutions: 101 Answers to Your Everyday Challenges and Wildest Worries*

Basando sus recomendaciones en la mejor evidencia disponible, la doctora Jenn aporta sugerencias esenciales y prácticas para los padres y madres del siglo XXI.

—**Dra. Susan Linn,** directora de Campaing for a Commercial-Free Childhood y autora de *Consuming Kids: The Hostile Takeover of Childhood* y *The Case for Make Believe: Saving Play in a Commercialized World*

Es nuestra responsabilidad como padres buscar información creíble y útil cuando educamos a nuestros hijos. ¡Este libro la tiene toda!

—**Christopher Gavigan,** director ejecutivo de Healthy Child Healthy World y autor de *Healthy Child Healthy World: Creating a Cleaner, Greener, Safer Home*

Superbebé es el mapa de carreteras esencial para cualquier padre o madre que desee aprender sobre la primera infancia.

—**Jill Spivack,** licenciado en Trabajo Social, y **Jennifer Waldburger,** licenciada en Trabajo Social, co creadores del método, *The Sleepeasy Solution*

Ante la inminente llegada de nuestro primer hijo, devoré la información de este libro y estoy más que agradecida por los consejos… Llevaré *Superbebé* conmigo durante algún tiempo.

—**Sara Snow,** experta en vida ecológica, presentadora de televisión y autora de *Sara Snow's Fresh Living*

No deje que el título le intimide: Berman no está interesada en crear el bebé perfecto, sino en ofrecer a los padres la investigación y el apoyo necesarios para que hagan lo que desean: ayudar a su bebé a que crezca y se desarrolle como persona.

—**Laura Diamond,** editora, *Los Angeles Family* y Family Magazine Group

Se trata de un libro de profunda importancia. No va sobre técnicas para presionar al niño demasiado, sino sobre prácticas de aprendizaje, bien fundamentadas en investigaciones, que estimulan el potencial cognitivo y emocional del bebé… Lea *Superbebé*, aplique sus enseñanzas y conviértase en un superpadre o supermadre.

—**Nathaniel Branden,** doctor, autor de 20 libros, entre ellos, *The Six Pillars of Self-Esteem*

Superbebé forma superpadres. La doctora Berman presenta toda la investigación e información práctica en este libro tan oportuno.

—**Donna Holloran**, BABYGROUP™

Este libro debería ser una lectura obligatoria para todas las madres y padres.

—**Dra. Tanya Remer Altmann,** pediatra, editora jefe de *The Wonder Years*, editora médica asociada de *Caring for Your Baby and Young Child, Birth to Age 5* y coautora de *Mommy Calls: Dr. Tanya Answers Parents' Top 101 Questions About Babies and Toddlers*

Informativo e inspirador, *Superbebé* ayudará a los lectores a convertirse en superpadres y les anima a hacer lo mejor para su hijo en los primeros tres años de vida.

—**Scott Cohen,** doctor en Medicina, miembro de la Academia Americana de Pediatría, autor de *Eat, Sleep, Poop: A Common Sense Guide to Your Baby's First Year*

La doctora Jenn ayuda a los padres a integrar sin esfuerzo alguno el lenguaje de signos en la vida de su hijo, reduciendo las pataletas y contribuyendo al desarrollo del pequeño.

—**Dr. Joseph Garcia,** autor y creador del *kit Sign with Your Baby* Sign Language

Los padres primerizos (y los que ya tienen hijos) valorarán los consejos prácticos de este libro, que la doctora Berman desgrana sobre diversos aspectos del aprendizaje del lenguaje. Ella trata todas las cuestiones básicas para los pequeños bilingües.

—**Dra. Barbara Zurer Pearson,** autora de ocho libros para padres, entre ellos, *Time Out for Toddlers, The Challenging Child* y *Give Me, Get Me, Buy Me*

En *Superbebé*, la doctora Jenn calma las ansiedades de los padres y demuestra hábilmente cómo potenciar cada fase del desarrollo de los niños para fomentar el aprendizaje, curiosidad, creatividad y compasión.

—**Donna Corwin,** autora de ocho libros para padres, entre ellos, *Time Out for Toddlers, The Challenging Child* y *Give Me, Get Me, Buy Me*

Superbebé es una obra con una investigación y organización soberbias: las tablas y listados bien merecen ocupar un lugar permanente en la puerta del frigorífico. Todo ello lo convierte en una fuente fiable de consejos sobre el desarrollo.

—**Gregory Keer,** columnista galardonado y editor de FamilyManOnline.com

Si utiliza este libro tan maravillosamente escrito e inteligentemente útil para reprenderse a sí mismo por lo que no sabe… no lo haga. *Superbebé* es un libro con el que convivirá durante años.

—**Marilyn Kagan,** licenciada en Trabajo Social, psicoterapeuta y autora de *Defenders of the Heart*

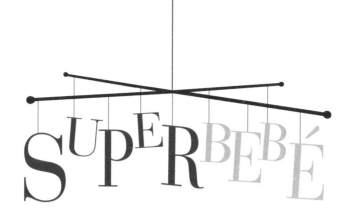

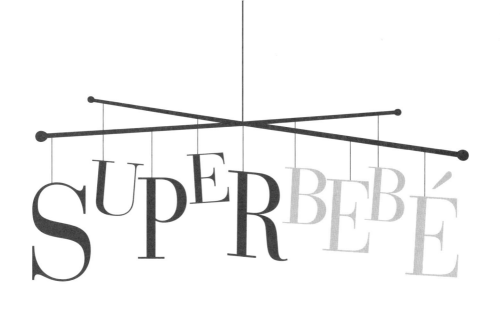

SUPERBEBÉ

12 FORMAS DE DAR A TU BEBÉ UN BUEN COMIENZO EN LOS TRES PRIMEROS AÑOS

Dra. Jenn Berman

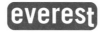

Este libro ha sido negociado a través de Ute Körner Literary Agent, S.L., Barcelona
– www.uklitag.com

Título original: *Superbaby: 12 WAYS TO GIVE YOUR CHILD A HEAD START IN THE FIRST 3 YEARS*
Traducción: María Luisa Rodríguez Pérez

PRIMERA EDICIÓN, primera reimpresión 2011

Copyright © 2010 de Dra. Jenn Berman
La publicación de la edición española nace del acuerdo efectuado con Sterling Publishing, 387 Park Avenue South, New York, NY 10016-8810, USA

EDITORIAL EVEREST, S. A.
Carretera León-La Coruña, km 5 - LEÓN
ISBN: 978-84-441-2109-3
Depósito Legal: LE: 1177-2011
Printed in Spain - Impreso en España

EDITORIAL EVERGRÁFICAS, S. L.
Carretera León-La Coruña, km 5
LEÓN (ESPAÑA)

www.everest.es
Atención al cliente: 902 123 400

El material de este libro es meramente instructivo. No podemos dar garantía expresa o implícita sobre los efectos del uso de las recomendaciones, ni tampoco nos hacemos responsables. Los consejos aportados en este libro no pretenden reemplazar el tratamiento de un especialista o terapeuta cualificado. Dado que cada niño es diferente, debería consultar al pediatra de su hijo sobre temas específicos relacionados con su pequeño.

Todas las situaciones de este libro están extraídas de una combinación de la experiencia médica y experiencia personal de la autora, colaboraciones en medios de comunicación como terapeuta ,y cartas y correos electrónicos que ha recibido. La autora ha modificado todos los nombres y detalles identificables para proteger la privacidad de sus pacientes de psicoterapia. Cualquier parecido entre los nombres e historias de las personas descritas en este libro y personas conocidas por los lectores es pura coincidencia.

*

A mis superbebés, Mendez y Quincy.

Sois mis inspiración,
mi mayor alegría
y la mejor prueba
de que el enfoque «superbebé»
produce superniños
con los que resulta un placer compartir tu tiempo.

Soy muy afortunada de ser vuestra mamá.

*

Contenidos

Prefacio

Este es un libro que va directo al corazón de la paternidad. Como padres, nuestro instinto más profundo es anhelar que nuestros hijos prosperen. He visto aflorar este instinto una y otra vez. Normalmente, en el momento mágico en que un recién nacido llega al mundo, los ansiosos padres comprueban que tiene 10 dedos en las manos y 10 en los pies. Queremos que nuestros hijos sean sanos. Pero nuestras esperanzas secretas para nuestros pequeños van más allá de una buena salud. Queremos que sean seguros de sí mismos, felices y comunicativos, que sean capaces y creativos, que destaquen.

En *Superbebé*, la doctora Jenn se dirige a nuestras esperanzas y temores con una sabiduría práctica y rotunda. Analiza el extenso conjunto de posibilidades y problemas al que podrían enfrentarse los padres de hoy en día y centra nuestra atención en 12 temas tangibles y emocionantes.

Estas 12 claves no son arbitrarias. Son puntos de atención importantes en los que la ciencia y la experiencia han demostrado que actos sencillos pueden marcar una gran diferencia en la vida del niño. Cada capítulo está lleno de ejemplos específicos en los que se verá reflejado a sí mismo y a su familia, y sabrá qué hacer. Con este libro como referencia, la idea de dar a su hijo un buen comienzo se convierte no solo en un deseo oculto, sino también en una realidad alcanzable.

Una de las 12 claves es el juego. Jugar, además de los juguetes, son algunos de mis temas favoritos. El juego no es una distracción frívola, sino una parte vital del crecimiento de los niños. El gozo de los niños cuando juegan les anima a involucrarse en actividades que estimulan su crecimiento y desarrollo, siempre que este mecanismo no sea anulado por un torrente continuo de entretenimiento pasivo (una posibilidad hecha realidad únicamente en los últimos 40 años de la historia de la humanidad). Los entretenimientos como la televisión o los juguetes caros que actúan mientras los niños miran pueden satisfacer de forma artificial su deseo innato tanto de juego como de atención adulta, privándoles así de excelentes oportunidades para el crecimiento (de igual manera que los aperitivos procesados parcialmente hidrogenados pueden sustituir la magia de un melocotón maduro).

Para encontrar los mejores juguetes para su hijo a cualquier edad, le sugiero apagar la televisión, dejar a un lado los juguetes pasivos y observar a su pequeño. Muchos niños comienzan a jugar de forma espontánea, utilizando cualquier cosa que tengan a mano; tome nota de las cosas con las que elige jugar. Otros se sienten frustrados y perdidos; interactúe con ellos de forma lúdica y comenzarán a surgir sus preferencias. El juego espontáneo da a los padres pistas importantes sobre la vanguardia del desarrollo de un niño.

Los niños dedican mucha energía a habilidades recién descubiertas. Las actividades de novedad moderada suelen ser las más interesantes y divertidas. Cuando los niños han logrado hacer una cosa, desean repetirla para deleitarse con su éxito. Pero, con el tiempo, empezarán a aburrirse y modificarán la actividad ligeramente para mantener el interés, o buscarán algo nuevo. Las actividades que son demasiado novedosas, demasiado difíciles o demasiado abrumadoras frustrarán a los niños y no mantendrán su interés.

Una de las alegrías de ser padre es descubrir esa zona de desafío moderado para sus hijos y crear oportunidades divertidas para que aprendan a través de la exploración y el juego. Esta zona de desafío moderado es uno de mis conceptos favoritos y va más allá del arte del juego. A medida que la doctora Jenn nos dirige por las 12 formas de dar a nuestro hijo un buen inicio, nos guía hacia esta zona en cada tema. Las oportunidades para el crecimiento y el juego en cada capítulo son provocadoras, productivas y divertidas.

Y he aquí el secreto: ¡no solo vuestro bebé saldrá beneficiado! Al aplicar las ideas de este libro, os convertiréis en padres seguros, felices, capaces y creativos. Os convertiréis en la clase de padres que anhelabais ser.

Además, también prosperará la relación con vuestros hijos. Disfrutaréis de una conexión de respeto mutuo en la que aprenderéis a comprender y a responder a las señales de cada uno. Es un tesoro que puede durar toda una vida, mucho más allá de esos efímeros meses en que vuestro bebé es un *superbebé*.

DR. ALAN GREENE, MD, FAAP
Autor de *Raising Baby Green* y *Feeding Baby Green*

Introducción

Superbebé no es un libro sobre cómo crear un bebé PERFECTO. No se ha escrito para agobiarle con cosas nuevas y caras que hay que hacer para criar al perfecto niño genio. Lo que he recopilado en este libro es una colección de investigaciones importantes sobre los primeros tres años de vida, entrelazadas con mi propia experiencia clínica como terapeuta y consejera parental, junto con las historias personales y verdades que he acumulado como madre de gemelas. Además, este libro contiene la sabiduría de algunos de los expertos en educación parental más destacados, cuyos consejos, incluidos en diversos cuadros titulados «De los expertos...», tratan una diversidad de temas básicos relacionados con la paternidad, desde aprender a manejar cólicos y rabietas hasta cómo comunicarse de forma efectiva con un bebé que no habla, y cómo desintoxicar su hogar. Mi objetivo ha sido crear una guía única y útil que sirva de orientación para hacer cosas que *de verdad* pueden marcar una gran diferencia en el desarrollo, felicidad y salud de su hijo.

Este libro puede leerse de principio a fin, si así lo desea, o puede sumergirse en los capítulos o temas que más le interesen. Cada capítulo contiene consejos fáciles de poner en práctica que potenciarán la relación con su hijo y propiciarán su desarrollo. La mayoría son sencillos, como señalar las palabras en un libro mientras lee a su hijo, pero otros son más exigentes, como exponer al pequeño a un segundo idioma. Depende de usted decidir qué consejos funcionan mejor en su familia. Confío en que poner en práctica mis sugerencias sea una experiencia agradable y significativa para usted y su hijo.

Se ha dicho que los autores están obsesionados con un interés o preocupación concreta sobre la que necesitan escribir. En mi caso, este comentario se queda corto. Incluso antes de ser madre, estaba totalmente dedicada a ayudar a padres e hijos en mi consulta privada y en mi columna de consejos parentales «Dra. Jenn». Ahora que soy madre, mi pasión por la paternidad se ha convertido en una obsesión. Mi primer libro, *A to Z Guide to Raising Happy, Confident Kids*, no hizo sino agudizar mis ganas por compartir información importante con las madres y los padres. Al escribir *Superbebé*, mi objetivo es condensar, en un volumen, toda la investigación e información que he utilizado para ayudar a mis clientes mientras recorren los críticos primeros años del desarrollo de sus hijos.

Los primeros tres años de vida son muy importantes para el desarrollo del niño, ya que es durante este tiempo cuando comienza a establecer afectos, desarrolla un sentido de sí mismo y aprende a confiar. Además, existen otras ventanas del desarrollo que proporcionan oportunidades a los padres, pero solamente si son conscientes de lo que son y de qué hacer. Las generaciones anteriores de padres se han sentido satisfechas de haber cubierto las necesidades más básicas de sus hijos: alimento, un pañal limpio y un lugar seguro donde dormir. Sin embargo, los padres de hoy en día desean ofrecer a sus hijos cualquier ventaja para ser lo más fuerte e inteligente posible, y crear la base para criar bebés sanos y felices, y pequeños que crecen y prosperan en su edad adulta.

Pero nos enfrentamos también a obstáculos que son muy diferentes y, en cierto modo, más desafiantes que los que se encontraron nuestros padres. Tantos alimentos infantiles contienen sustancias tóxicas y aditivos perjudiciales (muchos de los cuales ni siquiera existían cuando éramos niños), y el contenido, formato y disponibilidad de la televisión ha cambiado drásticamente. No hay duda de que los cambiadores, cochecitos y cunas de viaje han hecho nuestras vidas mucho más fáciles, pero estas comodidades también han generado en los padres una necesidad de realizar un esfuerzo consciente de tocar a sus hijos y permitirles que interactúen con su entorno. Cuando los abuelos dicen: «Nosotros no hicimos *nada* de esto y no habéis salido tan mal», están pasando por alto lo mucho que ha cambiado el mundo. Aunque hay ahora más desafíos para los padres, hay también muchos más recursos e información disponibles sobre cómo propiciar el desarrollo de nuestros hijos y cómo aumentar su potencial.

Una encuesta reciente realizada en un centro infantil reveló que el principal temor de los padres de niños pequeños es que sus hijos no obtengan la educación y oportunidades que necesitan para alcanzar todo su potencial. Este temor era mayor que la preocupación por el síndrome de muerte súbita del lactante (SMSL), obesidad, autismo o accidentes. Todos los padres desean lo mejor para sus hijos, y los padres de hoy en día reconocen que la mejor oportunidad para que un niño alcance su pleno potencial comienza en los tres primeros años.

En la actualidad, los investigadores saben que los niños nacen con un cociente intelectual cuya puntuación puede variar hasta en 30 puntos, dependiendo de factores externos. Aunque se cree que la «naturaleza» es responsable del 50 % del desarrollo intelectual, el otro 50 % es resultado de la «crianza». Si un niño alcanza o no su potencial depende de su entorno, experiencias y relaciones. Esto es algo en lo que los padres pueden influir, y *Superbebé* le enseñará cómo.

Existen «ventanas críticas» para las diferentes capacidades mentales. Según la doctora Lise Elliot, catedrática de neurociencia en la Chicago Medical School, «todos los perfeccionamientos esenciales en las conexiones cerebrales pueden verse influidos por la experiencia infantil. Pero cuando una región cerebral concreta ha superado la fase de perfeccionamiento, su período crítico ha acabado y la oportunidad de volver a conectar es muy limitada». En este libro, comentaré muchas de las ventanas críticas del desarrollo que debe conocer y le mostraré la mejor forma de aprovecharlas en beneficio del niño.

Criar un *superbebé* no es solo cuestión de inteligencia y de ser admitido en la guardería o el colegio correcto. Se trata de criar un niño que sea empático, flexible y que tenga lo que los expertos denominan *inteligencia emocional*, la capacidad de regular sus propias emociones y de interpretar las de otros. Sabemos que las primeras relaciones y experiencias de afecto son básicas para modelar el desarrollo social del niño. Las sugerencias de este libro, sobre todo las referidas a la comunicación entre padres e hijos, le ayudarán a sentar las bases para esas importantes fortalezas psicológicas.

Como terapeuta, suelo decirles a mis clientes que nunca les pediría que hicieran algo que yo no estuviera dispuesta a hacer. Como autora, mantengo este criterio. He hecho con mis propias hijas todo lo que sugiero que haga con sus hijos. Algunas de mis sugerencias le aportarán gratificación instantánea, mientras que otras (como aprender lenguaje de signos) llevarán más tiempo. Debo admitir que yo misma dudaba de que todo el tiempo que empleé practicando el lenguaje de signos con mis hijas fuera a marcar una diferencia. Pero mis dudas se disiparon la primera vez que una de mis hijas, que ni siquiera había cumplido un año, me hizo un signo. Su nueva habilidad para pedirme la «leche» que quería abrió la puerta a la comunicación entre nosotras y redujo su frustración en gran manera. También nos ayudó a acercarnos y a comprendernos mejor mutuamente.

Cuando elegí exponer a mis hijas a un idioma extranjero, tuve las mismas reservas que con el lenguaje de signos, pero como había investigado y creía en lo que leía, continué leyendo libros y jugando y escuchando música en otros idiomas. Ahora tengo hijas de tres años que hablan y comprenden tanto español como chino mandarín… y no hay hablantes nativos en la casa.

Al escribir este libro sobre todas las cosas que hace falta saber para contribuir al desarrollo de nuestros hijos, habría sido negligente si no hubiera incluido capítulos sobre toxinas y alimentos. Debido al cerebro en desarrollo, metabolismo rápido y sistema inmune inmaduro de los niños, los pequeños son especialmente vulnerables a las reacciones perjudiciales a sustancias químicas, hormonas y aditivos. Aunque no soy toxicóloga ni dietista, he confiado en mis habilidades periodísticas, investigación y entrevistas con grandes expertos en el campo, así como en mi propio juicio, para escribir este libro. Espero que esta experiencia le abra los ojos igual que ha abierto los míos.

Esta es una obra diseñada para educar e ilustrar a los padres. La escribí para ayudarle a disfrutar y conectar con sus propios hijos, así como para crear experiencias que resulten esenciales para el crecimiento de su mente, psique y espíritu. Pero mi gran esperanza es que sirva de inspiración para disfrutar de la oportunidad de criar un niño feliz y sano.

Nota para el lector

———◆———

Para referirme a los bebés y niños, he alternado entre *ella* y *él* de capítulo en capítulo con el fin de ser neutral en lo referente al género. En el capítulo 1, por ejemplo, las referencias son a *ella*, mientras que el capítulo 2 se refiere a *él*. El capítulo 3 regresa a las referencias femeninas. Este patrón se repite a lo largo del libro.

Para referirme a los padres, he utilizado los términos tradicionales *madre* y *padre* por cuestiones de simplicidad, pero es mi intención reconocer a los padres y madres del mismo sexo, hogares monoparentales y familias mixtas. Este libro es para *todas* las familias. Espero que lo utilice para crear un vínculo más fuerte entre usted y sus hijos, y para ayudarles a alcanzar su pleno potencial.

DRA. JENN BERMAN

Hablar por hablar

Comunicación respetuosa

———◆———

Resultaría difícil encontrar un padre o madre que no desee educar a un hijo respetuoso. y, sin embargo, muchos padres están tan centrados en recibir respeto que no se dan cuenta de que se trata de un proceso de ida y vuelta que comienza el primer día.

Como los bebés son tan pequeños y totalmente dependientes, es fácil olvidar que son seres humanos, individuos con preferencias, pensamientos y sentimientos propios.

Con frecuencia menospreciamos la experiencia que tiene nuestro bebé del mundo y de nosotros mismos. Atrapados en la confusión y el revuelo del día a día, lo cogemos sin previo aviso y lo dejamos bruscamente sobre el cambiador. En otras ocasiones, lo dejamos en la cuna y salimos de la habitación sin decir una sola palabra porque oímos el teléfono. Estamos tan agobiados por nuestras propias ansiedades para que nuestro bebé sea «puntual» en sus desarrollos que no le permitimos que avance a su propio ritmo. De hecho, parece que con frecuencia miramos a nuestros hijos sin valorar quiénes son en realidad.

Todo es cuestión de respeto

Las relaciones respetuosas se basan en la reciprocidad, que crea afectos sanos y contribuye a que el niño desarrolle confianza y autoestima, y se sienta seguro en el mundo. A nivel cotidiano, las relaciones respetuosas crean un entorno en el que los niños pueden confiar en sus padres para proteger su mundo. En nuestra casa tenemos la norma de que las niñas deben tener las manos libres (sin nada en ellas) al bajar las escaleras. Cuando mi hija Quincy tenía solo 15 meses, mi marido le decía: «Conoces la norma: debes tener las manos libres cuando bajes las escaleras. Puedes dejar el juguete en tu habitación o puedes dármelo a mí y yo te lo devolveré cuando llegues abajo». Mi hija siempre le dio el juguete a mi marido porque él siempre cumplió su palabra. Ella sabía que podía confiar en él para que le devolviera el juguete. Yo sigo la misma rutina y, créanme, hay muchas ocasiones en que cuando Quincy llega al pie de la escalera, pienso: «Si le devuelvo el juguete va a querer llevarlo a la mesa de la cocina (tenemos la norma de no llevar juguetes a la mesa), donde voy a tener que pedírselo otra vez, y no me apetece enfrentarme a ello», o llegamos al pie de la escalera y se ha olvidado del juguete por completo. Pero siempre le ofrecemos el juguete cuando llega abajo porque este tipo de respeto le permite confiar en nuestras palabras y actos.

La reciprocidad significa tener comunicación mutua y cooperativa. En otras palabras, su hija envía una señal que usted comprende y ante la que usted reacciona, creando así una danza de comunicación que es gratificante para los dos. Esta receptividad comienza en la más tierna infancia. Cuando el bebé le sonríe y usted le devuelve la sonrisa, él sabe que le ha visto y le ha respondido, lo que hace que se sienta conectado y protegido. Cuando un bebé comienza a balbucear y a hacer sonidos preverbales, el padre o la madre que se detiene y escucha dichos sonidos para luego responder está enseñando a su bebé un diálogo participativo, y lo que es aún más importante, le envía el mensaje: «Te veo, te estoy escuchando y me importa lo que tengas que decir».

La conducta humana está motivada por el deseo de encajar, comprensión, significado y conexión. En el libro *Positive Discipline: The First Three Years*, los autores escriben: «Las investigaciones recientes nos indican que los niños están «cableados» desde el nacimiento para buscar la conexión con otros». Sabemos que los niños que se sienten conectados con sus padres, sus familias y sus comunidades tienen menos probabilidades de comportarse mal. Cuando los niños se sienten bien, actúan bien. Cuando se sienten amados, animados y respetados, suelen ser colaboradores, cariñosos y respetuosos.

Oh, dime lo que ves

Una interacción sencilla pero profunda que observé revolucionó la forma en la que yo conceptualizo la comunicación madre-hijo en la temprana infancia. En una clase de «Mamá y yo» que estaba impartiendo, un grupo de madres se reunió en un rincón de la sala para charlar e invitaron a nuestra amiga Paige a que se uniera a ellas. Antes de acercarse, ella se arrodilló para establecer contacto visual con su hijo Jackson, de cuatro años, y le dijo: «Jackson, mamá va a ir allí para hablar con las otras mamás unos minutos.

Podrás oírme todo el tiempo y, si me necesitas, no tienes más que decírmelo y volveré». Cuando oí la forma en que habló a su hijo, supe que ese era el tipo de madre que yo deseaba ser: una madre que ayudaba a su hijo a comprender lo que podía esperar, que era lo bastante respetuosa para decirle lo que iba a ocurrir a continuación y que creaba una sensación de seguridad para él. Era un pequeño gesto que marcaba una gran diferencia.

La narración es una de las herramientas más importantes en el desarrollo de la comunicación respetuosa. Suele adoptar tres formas: (1) decirle al niño lo que va a ocurrir («Ahora voy a recogerte», «ahora el médico te va a poner una inyección»); (2) narrar la experiencia («Veo que te has dado un golpe en la cabeza», «¡cómo te gusta ese juguete!»); y (3) hacerle saber lo que espera de él («Vamos a empezar a recoger los juguetes en cinco minutos», «el rato de mimos se va a acabar enseguida y será hora de irse a la cama»).

Tal vez esté pensando: «Pero si solo es un bebé. Ni siquiera comprende lo que le estoy diciendo». En primer lugar, no sabemos con seguridad cuándo los bebés comienzan a entender el lenguaje, pero creemos que, incluso aunque un bebé todavía no entienda palabras específicas, por lo menos sí entiende el tono y la inflexión de la voz. Mucho antes de que el pequeño pueda hablar, habrá sentado las bases para la confianza y el afecto entre los dos a través del entendimiento de usted y la comunicación respetuosa que ha establecido.

He aquí seis ventajas más para usar la narración:

1. Da algo de que hablar. Los bebés no son precisamente famosos por sus conversaciones fascinantes. En ocasiones, los recién estrenados papás, especialmente el padre, no están seguros de de qué hablar con sus pequeños. La narración ofrece la oportunidad de conectar con su hijo. Puede cambiarle el pañal en silencio o puede describirle lo que está viendo y haciendo, exponiendo al pequeño a miles de palabras que contribuirán a su vocabulario en una fase posterior (véase capítulo 5 si desea más información al respecto).

2. Es respetuosa. Hacer cosas al niño sin decirle lo que va a hacer es tratarle como un objeto. Póngase en su lugar: que le cambien el pañal sin que nadie le explique lo que va a ocurrir a continuación haría que cualquiera se sintiera vulnerable. Es como ser examinada por el ginecólogo sin que le digan lo que va a pasar a continuación.

3. Crea buenos hábitos de comunicación desde el principio. Si ya le habla a su hijo igual que hablaría a otra persona, no tendrá necesidad de modificar el modo en que habla cuando se haga mayor y pase al lenguaje verbal. Como está modelando la conducta por él, no se sorprenda si empieza a hablarle del mismo modo en que usted habla cuando comience a ser verbal.

4. Aporta previsibilidad, lo que genera seguridad. Cuando un niño sabe lo que va a ocurrir a continuación, se siente seguro. A su vez, esta seguridad fomenta la confianza. Aprende a confiar en usted, lo que refuerza el afecto mutuo.

5. Da al niño una sensación de control. Saber lo que va a ocurrir a continuación ayuda a que el niño se prepare para no sorprenderse constantemente. Tener la oportunidad de prepararse para una transición hace que sienta que tiene la situación bajo control, lo que reducirá su resistencia.

6. Ayuda a evitar rabietas. Cuando el niño se vaya haciendo mayor y su voluntad empiece a desarrollarse, usted encontrará más resistencia. La comunicación respetuosa es uno de los mejores ataques. El otro día estaba en un centro de actividades infantiles con mi hija Quincy. A la hora de marchar, todos los niños empezaron con sus rabietas y, comprensiblemente, los padres se sentían molestos y frustrados. Observando a estos bienintencionados padres y madres, me di cuenta de que todos hicieron lo mismo; dijeron de repente: «Es hora de irse», lo que desencadenó la protesta de sus hijos. A continuación, los padres los cogieron y comenzó una batalla de voluntades.

Armada con una larga historia de comunicación respetuosa y el conocimiento de que los niños necesitan un tiempo de transición, manejé la situación de forma diferente al resto de los padres. Cinco minutos antes de la hora a la que pensaba irme, mi pequeña y yo tuvimos la siguiente conversación:

> **Yo:** *Vamos a irnos en cinco minutos* (haciéndole saber lo que esperaba de ella).

> **Quincy:** *Quiero jugar.*

> **Yo:** *Sé que lo estás pasando muy bien* (reconocimiento respetuoso de sus deseos). *Deja que te cuente el plan* (preparándola). *Puedes jugar durante cinco minutos* (preparándole para la transición); *después diremos adiós a los juguetes, nos lavaremos las manos e iremos al coche. Podemos salir de la mano o puedo llevarte en brazos* (dándole opciones respetuosas). *Puedes elegir. Ya me dirás lo que prefieres* (dándole el respeto de permitirle tomar su propia decisión, dentro de unos límites).

La avisé a los tres minutos y luego llegó el momento de marchar. Cuando me dijo que no quería dejar de jugar con los juguetes, yo reconocí sus sentimientos. Me dijo que no quería que nadie más jugara con los juguetes, así que buscamos juntas una estantería alta donde ponerlos para que no fuera tan fácil que otros niños los cogieran. Después, nos lavamos las manos. Quincy decidió que quería ir caminando hasta el coche cogida de mi mano y nos marchamos tranquilamente. No soy una madre perfecta, pero al emplear las herramientas que estoy compartiendo con usted en este capítulo, calculo que he reducido las rabietas en nuestro hogar por lo menos a la mitad. Cualquiera puede usarlas y nunca es tarde para empezar.

Los 10 pilares de la comunicación respetuosa

Su papel como padre o madre no debería ser el de dictador, sino más bien el de guía y educador. Debe reconocer constantemente el poder, la influencia y la importancia de su tarea. Los niños son extremadamente conscientes del humor, emociones, palabras, tono y mensajes de sus padres. Como los niños pequeños son egocéntricos por naturaleza, creen que todo gira alrededor de ellos y están siempre buscando pistas sobre sí mismos en todo lo que dicen sus mayores. En su libro *Just Tell Me What to Say*, Betsy Brown habla sobre los cuatro tipos de comunicación que los padres y madres tienen con sus hijos:

- **Comunicación verbal.** No es solo lo que decimos, sino también cómo lo decimos: nuestro vocabulario, el tono que empleamos y cómo de alto o bajo hablamos.
- **Lenguaje no verbal.** Es el lenguaje corporal: nuestras expresiones faciales y el modo en que tocamos.
- **Escuchar.** Se trata de cómo oímos lo que nuestro hijo trata de expresar.
- **Servir de modelo.** Consiste en cómo demuestra a sus hijos la conducta adecuada como un modelo a seguir.

Los 10 pilares de la comunicación respetuosa tienen en cuenta los cuatro tipos de comunicación. Estos consejos aumentarán la capacidad de comunicarse con hijos de cualquier edad.

1. ESCUCHE A SU HIJO *DE VERDAD*

La mayoría de los padres les resulta realmente fácil decirles a sus hijos lo que quieren, pero tienen mucha más dificultad para escuchar sus necesidades y deseos. *Escuchar* de verdad a un niño no es solo comprender lo que está diciendo, sino también cuál es el mensaje subyacente y cuáles son sus necesidades. Por ejemplo, cada noche después de cenar, Justin, de dos años y medio, les decía a sus padres que era «el bebé John», el mismo nombre de su primo de dos meses. En lugar de decirle: «No, no lo eres. Eres Justin y eres un chico grande», sus padres le escucharon, le hicieron preguntas y siguieron el juego. Al dejar que expresara su necesidad de ser «pequeño» y de regresión, comprendieron que Justin necesitaba más mimos. Es muy habitual que los niños retrocedan o se vuelvan más necesitados cuando experimentan saltos en el desarrollo como gatear, caminar, dejar el pañal, pasar a la cama, etc. Los niños de dos y tres años, en concreto, sienten mucha ambivalencia con respecto al hecho de convertirse en un «chico grande» o «chica grande», lo que con frecuencia expresan a través del juego.

Como los niños no nacen con un vocabulario preparado, obtener una sola frase puede ser una tarea larga para un niño pequeño, sobre todo si está emocionado o decepcionado. Puede ayudarle sentándose en el suelo a la altura de los ojos del niño, siendo paciente y dándole toda su atención. Así enviará un mensaje que dice: «Eres importante para mí y me preocupo por ti». Demuestre a su hijo que es merecedor de su atención desconectando el ordenador, silenciando el teléfono móvil, apagando la televisión y escuchando.

2. RESPETE TODOS LOS SENTIMIENTOS DEL NIÑO

Honre los sentimientos del niño. Ya se trate de un bebé que se expresa pataleando durante un cambio de pañal para hacer saber que no quiere que le cambien, de su hija de 18 meses que tira un juguete que la ha frustrado, o de su pequeño de tres años que le dice que odia a su hermana; su tarea como padre o madre consiste en escuchar los sentimientos que el niño está expresando y demostrar que los entiende. Por ejemplo, podría hacer los siguientes comentarios: «Veo que no quieres que te cambien el pañal ahora», «parece que ese juguete te ha frustrado de verdad» o «es difícil tener que compartir a mamá y a papá, ¿verdad?». Muchos padres optan por «¡vale ya!», «no tires los juguetes» y «no tienes que odiar a tu hermana», comentarios que dejan escapar la esencia y hacen que los niños crean que no pueden compartir sus sentimientos con sus padres. A muchos padres les preocupa que reconocer los sentimientos negativos de su hijo no haga sino empeorarlos cuando, en realidad, ocurre todo lo contrario. Dar a un niño espacio para experimentar sus sentimientos negativos con frecuencia hace que estos se esfumen.

Esto no significa que haya que dar a los niños permiso para hacer lo que quieran. Nunca está bien dejar que un niño pegue, empuje o tire del pelo a otro niño. Los pequeños necesitan que los padres establezcan límites y los refuercen para sentirse seguros en su propio hogar. Todos los sentimientos deberían estar permitidos, pero las conductas deberían estar limitadas.

Los niños aprenden sobre los sentimientos cuando sus padres los reflejan. Como los niños no nacen con un «vocabulario de sentimientos», necesitan ayuda para poner palabras a sus emociones. El doctor Haim Ginott, autor de *Between Parent and Child*, observa: «Los niños aprenden sobre su semejanza física contemplando su imagen en un espejo. Aprenden sobre su semejanza emocional oyendo sus sentimientos reflejados en ellos». Saber que sus sentimientos son comprendidos libera al niño, permitiéndole avanzar en su desarrollo y concentrarse en otras tareas. Resulta reconfortante para los pequeños saber que lo que sienten es una parte normal de la experiencia humana.

3. PREPARE A SU HIJO PARA EL ÉXITO

No es respetuoso llevar a su hijo a cenar fuera después de la hora de dormir y esperar que se «comporte», dejar un adorno de cristal al alcance del pequeño y esperar que no juegue con ello (¡y lo rompa!) o darle espaguetis con tomate y enfadarse porque se ha manchado la ropa. Es importante reconocer las habilidades del desarrollo y las limitaciones de los niños para tener unas expectativas realistas.

Nuestros niños quieren ser «buenos», aunque sus impulsos naturales en ocasiones sacan lo mejor de ellos. Es importante comprender que los niños no planean una venganza contra usted, como padre o madre, cuando se pasan de la raya. En los primeros años de vida, el cerebro racional del niño está tan poco desarrollado que su cerebro inferior más primitivo está al mando. Como la educadora de padres y directora de Babygroup™, Alison LaTona, dice con frecuencia: «En ocasiones un niño no puede frenar a su cuerpo». En otras palabras, hay veces en que el impulso de hacer algo supera a la capacidad el niño para frenarse, incluso cuando pensamos que el pequeño ya debería saberlo.

Un ejemplo perfecto de esto fue una experiencia que tuve en la fiesta de cumpleaños de un niño de dos años. La familia anfitriona tenía dos grandes cubos con botellas de agua, *bricks* de zumo y hielo para que los invitados se sirvieran. Mis hijas estaban emocionadas por jugar con el hielo y las botellas

---

DE LOS EXPERTOS...

Condiciones locales pésimas

Aunque no puedo llevarme los honores de inventar la expresión *condiciones locales pésimas*, la uso constantemente. Resulta tremendamente acertada.

Condiciones locales pésimas hace referencia a esos momentos en que las conductas no muy perfectas de un niño se ven magnificadas o incluso propiciadas por las condiciones de su entorno. Los niños que se han saltado una siesta o una comida, que se han ido a la cama tarde o se han levantado muy temprano, que se han visto obligados a ir a muchos recados, reflejarán las *condiciones locales pésimas* en su comportamiento o, mejor dicho, mal comportamiento. Por ejemplo, seguro que a su hijo de dos años no se le da tan bien el «¡no se toca!» cuando visitan a la abuela y su juego de café de porcelana china. El entorno sabotea su capacidad para comportarse. ¿Quién puede resistirse a la reluciente cafetera?

cerradas. Junto a nosotros había una niña pequeña adorable que también estaba fascinada con el escurridizo hielo. Cuando se acercó a un barril a coger un puñado, su madre le agarró de la mano y gritó: «¡NO! ¡Hailey, no! ¡No hagas eso!». Claro está, esta reacción extrema asustó a la niña. Después, en lugar de apartar a la pequeña de la tentación del cubo de hielo, la madre continuó allí, observando a su hija. La tentación era demasiado fuerte para la pobre Hailey, que no pudo frenar sus impulsos y cogió otro puñado de hielo. Esta vez la madre le cogió la cara y chilló: «¡No! ¡Te he dicho que no! Mírame cuando te hablo. ¡Mírame!».

Cuando tuve la oportunidad de hablar con esta madre, me dijo que su hija Hailey solo tenía 18 meses y que ella pensaba que la niña «le estaba buscando las vueltas» aquel día. Hay tantas cosas equivocadas en esta escena... En primer lugar, una niña de 18 meses no puede controlar sus impulsos la mayoría de las veces; incluso si ha visto a algún niño de esta edad hacerlo en alguna ocasión, no es algo habitual. En segundo lugar, gritar «no» a una niña tan pequeña no le enseña nada; simplemente la asusta. En tercer lugar, el nivel de concentración que exige a una niña tan pequeña mantener el contacto visual probablemente le impida escuchar lo que le están diciendo. Desde mi punto de vista, era relativamente inofensivo dejar que una niña de 18 meses jugara con el hielo de un cubo en una fiesta de cumpleaños en un caluroso día de verano. Pero si la otra madre sentía que esta conducta no era aceptable, era responsabilidad suya apartar a la

En ocasiones un niño tiene rabietas, y muchas, porque esa es la fase en la que está. Está aprendiendo a manifestarse y está intoxicado por su propio poder. Cuando su búsqueda resulta frustrante, espere una rabieta. Pero cuando su hijo tenga una rabieta o berrinche inusual, actuando de manera poco colaboradora o simplemente repelente, con frecuencia suele ser consecuencia de *condiciones locales pésimas*.

Prever los umbrales y límites del niño ayudará a evitar las rabietas. Cada niño tiene distintos niveles de tolerancia con respecto al hambre o al cansancio, las multitudes o las situaciones nuevas, o la estimulación de cualquier tipo. Cada niño tiene *condiciones locales pésimas* diferentes.

Fórjese expectativas razonables para su hijo teniendo en cuenta su edad, desarrollo y temperamento particular. Esto, unido al conocimiento de las *condiciones locales pésimas*, arrojará luz al final del túnel de las rabietas.

—Betsy Brown Braun, educadora infantil y especialista en conducta, fundadora de Parenting Pathways, Inc., y autora de *Just Tell Me What to Say and You're Not the Boss of Me*.
www.betsybrownbraun.com

niña de la tentación. En su lugar, gritó y humilló a su hija por hacer algo que instintivamente deseaba hacer pero que todavía no era capaz de refrenar.

4. AYUDE A SU HIJO A SENTIRSE CONECTADO

Los niños se portan bien cuando se sienten bien. Están mucho más motivados para aprender, cooperar y ser cariñosos, para sentirse conectados, cuidados y valorados. Algunos padres, erróneamente, creen que gritar, humillar, herir o dar órdenes a sus hijos hará que se comporten mejor. En realidad, estas tácticas crean un reacción violenta. Unas veces ocurre al instante y otras tarda unos años, pero, a lo largo de mi experiencia médica, he descubierto que siempre le perseguirá: aunque su hijo acate obedientemente las instrucciones cuando utilice uno de estos métodos, sea consciente de que esto aumentará el resentimiento contra usted y que la percepción infantil de usted como persona segura se estará viendo seriamente comprometida.

Diana acudió a mi consulta en busca de orientación parental. Sus propios padres habían sido muy duros con la disciplina y no habían dudado en gritarle, darle azotes o humillarla. Cuando su hija de dos años, Lana, no quiso marcharse del parque, Diana le gritó, la llamó *mocosa* y la amenazó con dejarla sola en el parque. Lana lloró tanto que Diana comprendió que estaba haciendo algo terriblemente mal. La intensidad de la reacción de su hija empujó a Diana a mi despacho. Cuando un niño se niega a hacer algo que se le ha pedido, gritar, insultar y humillar no son la forma de conseguir que lo haga.

La empatía crea conexiones y funciona con más facilidad. Decirle a su hijo: «Entiendo que quieras quedarte en el parque porque te estás divirtiendo mucho, pero tenemos que irnos», muestra comprensión y refuerza la conexión al tiempo que mantiene un límite. Un niño que se siente conectado de esta manera tendrá muchas más probabilidades de agradar a su madre que un niño que se siente humillado. ¿No se siente igual con respecto a su marido o mujer? Si su marido se enfada con usted en público y le grita, ¿se mostrará dispuesta a cooperar y tener una actitud fácil? No, desea contraatacar y probablemente estará demasiado enfadada para cooperar. Los niños no son distintos.

DIEZ MOTIVOS POR LOS QUE NO DEBERÍA PEGAR A SU HIJO

Aunque la American Academy of Pediatrics «se opone firmemente a golpear a un niño» y previene a los padres de que dar azotes es «la forma menos eficaz de disciplinar a un niño», se calcula que muchos padres dan azotes a sus hijos, normalmente como consecuencia de su propia frustración o desesperación porque no saben qué más hacer. He aquí 10 buenos motivos para considerar los azotes una mala idea. Los investigadores defienden que cuanto más azotes dan los padres, mayor es la probabilidad de sus efectos secundarios.

1. Dar un azote a un niño le enseña que pegar está bien y que golpear es una forma aceptable de resolver un conflicto. Resulta hipócrita decirle al pequeño Billy que no debe pegar a su hermana y luego darle un azote por hacerlo. El mensaje que recibe es que es justificable utilizar la fuerza para resolver un conflicto, lo que solo genera más golpes.

2. Dar azotes es perjudicial para el desarrollo cognitivo.
Un estudio de dos años de duración realizado por Shari Barkin, una pediatra del Hospital Infantil de la Vanderbilt University de Nashville, descubrió que los niños de dos a nueve años que recibieron azotes se desarrollaban con menor rapidez que otros niños, tomando como base pruebas cognitivas.

3. Experimentar dolor no enseña a los niños a desarrollar una conciencia.
Aunque el dolor de un azote posee el potencial de poner fin a un mal comportamiento en el momento, no ha demostrado tener ningún efecto positivo a largo plazo. Los azotes enseñan a los niños a tener miedo de los azotes, no a interiorizar un entendimiento de lo que hicieron mal, de manera que puedan desarrollar su propia brújula moral que los aparte del mismo comportamiento en el futuro. Golpear a su hijo por coger una galleta del bote de las galletas no le enseña a no coger cosas: le enseña a evitar que le descubran.

4. Dar azotes no enseña a los niños a respetar a los padres, sino a temerlos.
Para que un niño se comporte bien, necesita tener una sensación de confianza y seguridad. Dar azotes contradice estos objetivos. Es posible que los niños respeten a sus padres sin temerlos.

5. Dar azotes daña la autoestima de los niños. La imagen de sí mismos que tienen los niños y su autoestima comienzan con cómo perciben que otros les ven. Los padres son las personas más importantes en el mundo infantil cuando se trata del desarrollo del concepto del *ego*. Los niños que reciben azotes de sus padres dan por hecho que no deben ser amados por las personas que se «supone» que les quieren más. Esto perjudica el desarrollo de una autoestima sana.

6. Dar azotes enseña a los niños que está bien pegar a las personas que quieren. Este mensaje posee el potencial de perjudicar las futuras relaciones íntimas de los niños, propiciando que se conviertan en víctimas o perpetradores de violencia doméstica. Los estudios sobre azotes y castigo corporal han descubierto que los niños que recibieron azotes tienen más probabilidad de agredir a sus padres, y los que recibieron azotes, de agredir a sus parejas años más tarde.

7. Dar azotes está relacionado con agresión y conducta antisocial. En su análisis de estudios sobre azotes, Elizabeth Gershoff descubrió evidencia convincente de que los azotes pueden provocar problemas como delincuencia y conducta antisocial en la niñez, así como agresión, conducta criminal o antisocial y abuso infantil o de la pareja en la edad adulta. Estos estudios también relacionan los azotes con el incremento de los índices de peleas en las escuelas.

8. Los niños que reciben azotes son más ansiosos y temerosos. Un estudio de 2003 sobre cómo la química cerebral se modifica por el uso del castigo corporal en niños menores de un año descubrió que aquellos niños que recibían azotes con frecuencia mostraban grandes picos en la hormona del estrés, cortisol, cuando se sometían a situaciones nuevas, como estar en presencia de un desconocido después de que su madre abandonara la sala. Los investigadores concluyeron que estos niños se asustaban con mayor facilidad y, por lo general, eran más miedosos.

9. Los azotes aumentan la probabilidad de que los niños mantengan sexo de riesgo y sin protección en la edad adulta. En un análisis de estudios sobre castigo corporal, se descubrió que los azotes y otros castigos físicos están asociados con un incremento de la probabilidad de forzar verbal y físicamente a una pareja a practicar sexo de riesgo, sexo prematrimonial sin preservativo y sexo masoquista con violencia.

10. El castigo físico está más relacionado con abuso por parte de los padres. En un estudio realizado por el Injury Prevention Research Center, solo el 2 % de las madres que no daban azotes a sus hijos informaron de castigo físico abusivo, en comparación con el 6 % de madres que afirmaron dar azotes a sus hijos. Golpear con un objeto elevaba la probabilidad de abuso hasta el 12 %.

5. EVITE LAS LUCHAS DE PODER

Alrededor de los 18 meses, los niños comienzan a ejercer su voluntad. Son ya lo bastante mayores para tener un pensamiento o desear con la mente y lo bastante avanzados a nivel de desarrollo como para hacer saber esas necesidades. En torno a este momento, los niños se enfrentan a las tareas de desarrollar autonomía e iniciativa. Todos hemos oído el llanto de batalla de los pequeños: «¡Puedo hacerlo solo!». Esta etapa puede ser todo un reto para los padres.

Cuanto más intente controlar a su hijo, más luchas de poder creará. No soy partidaria de permitir que los niños marquen las reglas, pero recomiendo trabajar con su pequeño y usar técnicas y palabras que inviten a la cooperación en lugar de a la resistencia. Una de las características más sorprendentes de los niños de dos y tres años es su deseo de agradar y ayudar a mamá y papá. Los padres conocedores pueden sacar ventaja de este deseo al tiempo que dan a los niños espacio para su autonomía.

Las luchas de poder suelen ocurrir cuando apartamos el poder de los niños en lugar de guiarles para desarrollar su propio poder de formas constructivas. Su tarea como padre o madre consiste en enseñar a su pequeño cómo enfocar su poder en la dirección positiva. El castigo y la humillación nunca logran este objetivo. He aquí unas cuantas herramientas que le ayudarán:

Dé a los niños la oportunidad de tomar decisiones lo antes posible. Busque oportunidades en la infancia para permitir que su hijo tome decisiones. «¿Quieres la manta roja o la manta azul?», «¿quieres este chupete o ese?». Cuando vaya creciendo, las oportunidades de tomar decisiones son constantes: «¿Quieres bajar tú solo las escaleras o quieres que te coja?», «¿quieres melocotón o pera?». Ofrecer estas alternativas envía un mensaje al niño de que se le considera una persona con opiniones y capacidad de decidir por sí mismo. También le inicia en el hábito de tomar decisiones: una habilidad vital esencial.

Ofrezca dos alternativas aceptables siempre que sea posible. Ofrecer alternativas al niño le da poder y reduce la posibilidad de que se enfrente a usted. Resulta sorprendente lo dispuestos que están los niños pequeños a cooperar cuando sienten que *ellos* tienen el poder. Hace poco, al final de una visita de una amiguita, la madre invitada observó que su hija había cogido una de las muñecas de mis niñas y se estaba encariñando con ella. «Va a coger un berrinche tremendo cuando se la quite. Las cosas se van a poner muy feas», bromeó, previendo la conducta de su hija a partir de experiencias pasadas. Después, tratando de evitar la explosión, me preguntó: «¿Te importaría pedirle que devuelva la muñeca?». Por suerte, estaba abierta a ideas nuevas. «¿Por qué no pruebas a preguntarle si prefiere darme la muñeca o dejarla en la cesta de los juguetes al salir?», le sugerí. La otra madre lo intentó y, para su sorpresa, su hija dejó la muñeca tranquilamente en la cesta y se fue sonriendo.

Recuerde al niño que él tiene el poder. Después de haber dado al niño dos alternativas aceptables, recuérdele que la decisión es toda suya. Expresiones como «tú decides», «la elección es tuya» o «tú eliges» aumentan el sentido de poder del niño de una forma sana y le dan menos oportunidades de resistirse.

Propicie oportunidades para que el niño ayude. Como los pequeños están predeterminados a conectar con otros y demostrar autonomía, con frecuencia se resisten ante una orden, pero responden alegremente a peticiones de ayuda. Una orden como: «Ve a la mesa ahora mismo» probablemente encontrará resistencia, mientras que una petición como: «Necesito tu ayuda. ¿Serías tan amable de llevar las servilletas a la mesa?» seguramente generará una respuesta positiva.

Pruebe el enfoque «en cuanto». En lugar del habitual: «No vamos a desayunar hasta que te vistas», que invita al pequeño a averiguar cuánto tiempo está dispuesto a pasar sin desayunar, pruebe: «En cuanto te hayas vestido, podemos desayunar». La técnica «en cuanto» no ofrece nada ante lo que resistirse.

Facilite información objetiva para que el niño pueda decidir. En lugar de ladrar órdenes como: «Quita los pies de la mesa» o, peor aún, realizar ofensas al carácter como: «¡Eres tan maleducado! ¡Quita los pies de la mesa!», pruebe a facilitar información objetiva, como: «El lugar de los pies es debajo de la mesa, no encima». También puede utilizar información objetiva para reforzar los valores familiares, por ejemplo: «En nuestra familia no se pega».

6. ESTABLEZCA LÍMITES CLAROS Y COHERENTES

Ser respetuoso con el niño no significa no poner límites o dejarle que haga lo que quiera. En realidad, sería irrespetuoso *no* imponer normas y límites al niño, especialmente cuando crezca. Estas estructuras hacen que los niños se sientan seguros y cuidados, al tiempo que hacen su mundo más predecible y manejable. Cuando conducimos, las señales, los semáforos y las líneas pintadas en el asfalto nos aportan seguridad y nos permiten saber dónde ir y lo que se espera de nosotros. Si estas guías desaparecieran, conducir sería terrorífico e impredecible. Los límites y reglas en una familia no son diferentes, con la salvedad de que, a diferencia de las normas de tráfico, las de casa deben reforzarse con cariño.

Los niños quieren reglas y límites. Aunque chillen y patalleen cuando se imponen, ayudan a los pequeños a sentir que usted se preocupa. Pero es importante permitir que el niño conozca las normas *con antelación*. Como Magda Gerber señala en *Self-Confident Baby*, «el respeto significa poner límites al niño y a usted como padre o madre, al tiempo que refuerza dichos límites. Consiste en dejar que el niño conozca sus expectativas con respecto a su conducta para que pueda cooperar y, así, respetarle».

Procure pensar lo que dice y decir lo que piensa. No haga amenazas vacías. Los niños ponen a prueba a sus padres constantemente para ver si de verdad van a imponer las normas. Cuando los padres no las imponen, envían los siguientes mensajes a sus hijos:

- «No voy a hacer lo que digo».
- «Las normas no te afectan».
- «No puedes confiar en mí».

7. DEMUESTRE BUENOS MODALES

Emplear buenos modales es una tarea de desarrollo que exige un nivel de empatía y control de los impulsos que puede ser algo avanzado para los niños pequeños. Con demasiada frecuencia oigo a los padres decirles a sus hijos que sean educados con comentarios como: «¿Cuáles son las palabras mágicas?» o «di que lo sientes». Sin embargo, este enfoque solo anima al niño a repetir palabras para obtener lo que quiere, lo que no es respetuoso con nadie. No les enseña gratitud, compasión o empatía: las bases de los modales con sentido.

Por otro lado, *demostrar* buenos modales es una excelente forma de enseñar al niño. Siempre intento hacer saber a mi marido cuánto lo valoro cuando hace algo agradable por mí o va más allá de la llamada del deber paterno; y siempre intento hacerlo delante de los niños. Una noche, después de que mi hija Mendez, que tenía unos dos años por entonces, se pusiera enferma y vomitara en la cama, mi marido tuvo el valor de ir a su habitación, cambiar las sábanas y tranquilizarla. Cuando él salía de la habitación, oímos la vocecilla de Mendez que decía: «¿Papá? Gracias por cuidarme». Su reacción fue tan genuina e inesperada que nos emocionó.

8. RECONOZCA EL PODER DE LAS PALABRAS

Los padres deben cuidar sus palabras. Las etiquetas, en particular, pueden ser perjudiciales, irrespetuosas y despectivas (p. ej.: «Joey siempre está gruñón por las mañanas», o «¡vaya con Olivia! ¡Es un demonio de niña!»). Los juicios sobre el carácter de un niño con frecuencia se convierten en profecías autosatisfactorias. Los niños, dando por hecho que los adultos saben más que ellos, confían en sus valoraciones más que en las suyas propias: un niño al que se califica de «tímido» puede llegar a creer que es tímido. Las etiquetas también pasan por alto los puntos fuertes de los pequeños. Por ejemplo, un niño «tímido» puede ser muy observador, contemplando a las personas y situaciones antes de decidir cómo y cuándo actuar. Este niño llega a conocer a las personas antes de abrirse a ellas y pude desarrollar algunos atributos valiosos a partir de este rasgo.

Incluso una etiqueta aparentemente positiva puede ser restrictiva porque no deja al niño espacio para ser algo diferente. Por ejemplo, usted le dice a Emma lo «buena niña» que es. Pero a veces Emma no se siente tan buena, especialmente cuando llega a casa su hermano recién nacido y ella quiere librarse de él. La disparidad entre lo que usted le dice (que es una «niña buena») y lo que ella siente (no tan «buena») puede provocar una gran ansiedad en la pequeña.

Cuando el niño hace algo que le moleste, describa la conducta que le preocupa, no al pequeño. Por ejemplo, podría decir: «Has tirado la cuchara al suelo. Eso me hace pensar que has terminado de comer», en lugar de decir: «Eres tan descuidado». Esto permite al niño diferenciar entre su conducta y el concepto que tiene de sí mismo, e incluso le ayuda a comprender las consecuencias de sus actos.

El daño causado por los apodos y motes inapropiados puede acompañar al niño de por vida. Siempre que hablo sobre este tema en una conferencia para padres, inevitablemente uno o dos padres reconocen usar un nombre o una palabra que es perjudicial para su hijo, como la madre que admitió haber llamado a su hija *estúpida* o el padre que llamó a su hija de complexión fuerte el *tráiler*. Las palabras del padre o la madre tienen el poder para construir y reforzar o pueden devastar y destruir la autoestima y sentido del *yo* de un niño o niña.

9. DÉ A SUS HIJOS TIEMPO DE TRANSICIÓN

Los niños, sobre todo los más pequeños, avanzan a su propio ritmo. Sus ritmos son mucho más lentos que los nuestros, especialmente cuando están absorbidos en una actividad que les agrada. Darles dos avisos antes de poner fin a una actividad y comenzar una nueva les preparará para el cambio y hará la transición mucho más suave: «En cinco minutos vamos a dejar de pintar y vamos a guardar las cosas para ir a bañarte». Dos minutos después, recuerde de nuevo al niño: «En tres minutos vamos a dejar de pintar y vamos a recoger para ir a bañarte». A veces los pequeños están tan concentrados en una actividad que pueden no oírle o tal vez elijan ignorarle. En este caso, póngase a su nivel hasta establecer contacto ocular y háblele con claridad. Si sigue sin prestar atención, apoyar la mano en su espalda u hombro pueden servir para llamar su atención. Cuando sea la hora, dígaselo y concédale un momento de transición a la nueva actividad.

Muchos padres descubren que cantar una cancioncilla puede suavizar el paso de una actividad a la siguiente. Por ejemplo, en nuestra casa cantamos la «canción de la limpieza» cuando recogemos:

> *Limpio mi casita,*
> *Tralará larita*
> *Limpio, limpio, limpio*
> *Tralará larito*

Muchos padres crean sus propias canciones. Un amigo mío canta la «canción del adiós» cuando terminan una actividad y empiezan otra. Cuando el niño sea lo bastante mayor para repetir la letra, cantar puede ayudarle a sentir que forma parte de una experiencia de grupo, facilitando aún más la transición.

CONSEJO SOBRE CHUPETES

Un chupete no es un tapón. Debería utilizarse para calmar al pequeño y ayudarle a relajarse, no para hacer que se calle. Los bebés se comunican por medio del llanto y los padres deben darles espacio para que se expresen. En lugar de distraer al bebé o tratar de hacer que se calle, pruebe a reflexionar sobre lo que ve:

«Parece que estás muy incómodo».

«Ahora no es momento de cambiarte el pañal».

«¡No querías salir de la bañera! Hace frío».

«¡Ese ruido te ha asustado!».

10. DIGA «NO» SIN DECIR «NO»

Los niños necesitan límites. Decir «no» al niño ayuda a reforzar su carácter y aporta disciplina. Le enseña a tolerar el no conseguir lo que desea y a manejar la satisfacción retardada y, en último término, le enseñará a decirse «no» a sí mismo («¿De verdad necesito ese segundo trozo de tarta de chocolate aunque esté lleno? No, creo que pasaré», o «estoy cansada. Igual me salto la clase de Cálculo. No, en realidad eso no me vendrá bien. Debería ir a clase»). Dicho esto, nunca debería decir «no» a su hijo solo por decir «no», ya que eso sería poco respetuoso.

Yo digo «no» 20 veces al día pero casi nunca pronuncio la palabra *no*. ¿Por qué? Si usted dice «no» durante todo el día, la palabra pierde su significado y poder. Yo me reservo el «no» para un niño que se acerca a tocar un fuego o que va corriendo hacia el tráfico. Utilizada de forma selectiva, la palabra *no* se toma muy en serio.

Un estudio realizado por los doctores Betty Hart y Todd Risley descubrió que los niños de tres años expuestos a reprimendas continuas como «no», «no hagas eso» y «para ya» tenían una habilidad verbal más pobre que los niños que recibieron menos instrucciones negativas. También presentaban CI más bajos, quizá porque estaban expuestos a menos palabras. Si solamente dice «no», su hijo oye una palabra, mientras que si dice: «Por favor no hagas eso» o «¿qué tal si jugamos con este juguete?» estará exponiéndole a múltiples palabras, aumentando tanto el desarrollo del lenguaje como el CI.

He aquí 10 formas de decir «no» sin decir «no»:

- Sugerir al niño otra cosa que *puede* hacer.
- Probar con «no te dejo porque…».
- Distraerle y redirigir la situación.
- Sustituir un objeto inaceptable por uno aceptable.
- Ofrecer dos alternativas viables.
- Dejar claras las reglas.
- Explicar su razonamiento utilizando palabras y ejemplos adecuados.
- Posponer la petición.
- Utilizar el humor.
- Confirmar el deseo que hay tras la petición sin conceder la petición.

Otro consejo: adapte y coloque protecciones para bebés en las habitaciones de la casa a las que el niño tenga acceso y no tendrá que decir «no» tantas veces.

DE LOS EXPERTOS...

Dialecto «pequeñés»

Es posible traducir cualquier cosa que desee en la lengua nativa de un niño pequeño con tres sencillos pasos: frases cortas, un montón de repetición y reflejar aproximadamente un tercio del nivel de emoción del niño con su tono de voz y gestos (no hace falta ser demasiado dramático o demasiado calmado... basta con ponerse «un poquito acaramelado»). Hablar de esta forma es necesario porque, cuando un niño está triste, la parte izquierda de su cerebro (el centro del lenguaje de su pensamiento) se cierra... por lo que solo puede entender un lenguaje muy simple. De hecho, a la mayoría de los padres les resulta bastante natural hablar de esta forma primitiva cuando sus hijos están contentos. (¿Acaso nunca ha felicitado los logros de su hijo diciendo: «¡Muy bien! ¡Muy bien! ¡Lo has conseguido! ¡Buen trabajo!...». Bueno, pues eso es «pequeñés»). Pero, por algún motivo, tendemos a hablar como psiquiatras pésimos cuando los niños están alterados. Nuestras voces se vuelven demasiado monótonas... y esto hace que los niños crean que no comprendemos cómo se sienten. Reserve sus explicaciones sabias y templadas para DESPUÉS de que el niño comience a calmarse.

Así es como Terri, madre de un niño de tres años llamado Billy, describe cómo utiliza el «pequeñés» en su casa:

«A pesar del bochorno inicial por sentirme un poco ridícula, he empleado el «pequeñés» para calmar las rabietas de Billy desde que lo

¡NO DEBERÍAS SENTIRTE ASÍ!

Ayudar a un niño a identificar y expresar sus sentimientos verbalmente forma parte de una relación respetuosa y le permite cumplir su deber como formador intelectual del niño.

A muchos padres les preocupa que escuchar las emociones negativas de sus hijos pueda validar dichas emociones y animar a los niños a sentirse mal o a herir a otros. Pero validar los sentimientos del niño da al pequeño la libertad de sentir sin actuar sobre dichos sentimientos. También le permite ser dueño de la experiencia.

Todos los sentimientos son válidos aunque los padres no los comprendan o ni siquiera acepten la emoción subyacente. En lo relativo a sentimientos, lo peor que un padre puede decir es «no deberías sentirte así». En mi primer libro, *The A to Z Guide to Raising Happy, Confident Kids*, ofrecí cinco razones para no decir nunca esas cuatro palabras:

aprendí hace seis meses. Ahora me he vuelto tan experta que puedo acabar con casi todos los berrinches en cuestión de segundos.

Sus rabietas solían seguir este patrón: él comienza a chillar y a llorar con todas sus fuerzas. Yo intervengo, reflejando sus sentimientos con una repetición de «disco rayado» de sus palabras y emociones. Si me detengo demasiado pronto, él empieza otra vez a llorar y yo vuelvo a poner en práctica el «pequeñés». «Billy está enfadado, enfadado. ¡¡¡ENFADADO!!! ¡Está enfadadísimo!! Billy dice que no, no, no... ¡¡NO!!». Si él deja de chillar y parece sorprendido, pero se mantiene tranquilo, esa es mi señal para avanzar al siguiente paso y comenzar a distraerle u ofrecerle algunas soluciones.

Al principio, el berrinche de Billy solía durar casi cinco minutos. Ahora todavía necesita un par de minutos de atención cuando está enfadado, pero en cuanto empiezo a repetir y reflejar sus sentimientos con «pequeñés», suele poner fin a la pataleta de inmediato».

Estos pasos pueden sonar un tanto extraños o exigir mucho esfuerzo pero, con un poco de práctica, ahorrará a su hijo o hija un montón de tiempo y molestias. Por mi experiencia, al traducir su mensaje de cuidado, atención y amor a «pequeñés» debería ser capaz de solucionar al menos el 50 % de las rabietas de su pequeño... en un minuto o menos. Y... ¡en poco tiempo potenciará la paciencia y cooperación del niño!

—Harvey Karp, MD, FAAP, es autora de libros y DVD superventas
The Happiest Baby on the Block and *The Happiest Toddler on the Block*
www.happiestbaby.com

- Su hijo ahora se siente «mal» con respecto a ciertos sentimientos.

- Los niños se abren a nosotros en busca de comprensión y compasión. Decirles que no deberían sentirse de una determinada manera hace que se cierren y se sientan incomprendidos.

- Los sentimientos expresados y explorados con libertad no evolucionan a formas destructivas.

- Decirles que dejen de sentirse de una determinada manera no cambia el hecho de que así es como se siente el niño. Ahora, además de sentirse mal, su hijo se verá frustrado y se creará culpable por experimentar sus emociones naturales.

- La energía que se derrocha tratando de reprimir sentimientos no se emplea en actividades más beneficiosas.

Comunicación respetuosa en acción

La forma en que nos comunicamos con nuestros hijos es profunda. Las palabras sencillas cambian completamente la percepción de nuestros pequeños. A continuación menciono algunos métodos eficaces para reflejar los sentimientos de los niños, mantener los límites y comunicarse con respeto. Estos guiones de uso fácil pueden utilizarse una y otra vez en todo tipo de situaciones que normalmente surgen en los tres primeros años. Comience a emplear estos guiones desde el principio, para acostumbrarse, y su hijo o hija se beneficiará de este tipo de comunicación respetuosa mientras crece. Todos estos escenarios y respuestas proceden de experiencias reales de padres con sus hijos.

Situación: Su bebé llora mientras le cambia el pañal.

En lugar de decir: «No pasa nada».

Pruebe a decir: Narre lo que ve. «Te oigo llorar. Parece que estás muy triste. Me da la sensación de que no quieres que te cambie el pañal. Intentaré cambiártelo lo más rápido que pueda para que no estés incómodo mucho tiempo».

Por qué: En ese momento su hijo no está bien. Si usted estuviera triste y su amiga le dijera «no pasa nada», sentiría que no le escuchan. Narrar la experiencia que tiene su hijo le permite saber que usted escucha y respeta sus senti-

---

mientos. Todavía mantiene el límite (p. ej., no deja de cambiarle el pañal), pero lo hace con compasión. Al reflejar sus sentimientos, también le está enseñando a tener empatía, lo que contribuye al desarrollo de la inteligencia emocional.

Situación: Al niño se le cae un juguete al suelo y tiene una rabieta.

En lugar de decir: «¡No te pongas así! ¡Solo es un juguete!»

Pruebe a decir: «Vaya, se te ha caído el juguete. ¡Parece que estás muy triste! Parece que querías jugar más con él».

Por qué: Claro, para usted o para mí, solo es un juguete que se ha caído al suelo, pero para su hijo, es algo tremendamente angustioso. Demostrar empatía ayudará a que el niño se tranquilice o se sienta escuchado. Al responder de esta forma, usted se convierte en una fuente fiable y comprensiva de seguridad para el pequeño.

Situación: La niña no quiere subirse a la trona.

En lugar de decir: «¡Siéntate ahora mismo!».

Pruebe a decir: «¿Quieres subir tú sola o quieres que mamá te siente?».

Por qué: Esto devuelve el poder a la niña al tiempo que mantiene el límite. Ahora tiene menos motivos para resistirse. Si continúa negándose a sentarse, podría decir: «Parece que no tienes hambre. Quizás estás demasiado cansada

---

- Cambiar de sitio caminando sin prestarles atención, si este es el caso.

- Cambiar la ubicación del objeto del problema retirándolo, si este es el caso.

- Cambiar la ubicación del niño llevándolo a su habitación o abrochando el cinto de su sillita de paseo, etc., si fuera el caso. Dé por hecho que el niño reaccionará en contra. Esto es indicativo de que percibe la consecuencia. No es indicativo de que se siente herido.

Paso cuatro: Repetir según la necesidad.

Cuando se repite este proceso básico con gran coherencia, descubrirá que solo llega hasta el segundo paso la mayoría de las ocasiones. En poco tiempo, su pequeño aprenderá que *ajá* significa que conviene empezar a portarse bien.

—Jim Fay and Dr. Charles Fay,
Coautores de la serie *Love and Logic* series
www.loveandlogic.com

para comer. Tus opciones son la trona o la cuna. Tú decides». Si es incapaz de elegir, hágale saber que si no toma una decisión ella sola, mamá decidirá por ella. Hágale saber que tiene hasta la cuenta de tres (cuente despacio) y después usted decidirá por ella. Tal vez esté demasiado cansada de verdad para decidir.

Situación: Le ha dado a su hija unas galletas y, después de terminarlas, pide más. Pero usted no quiere darle más.

En lugar de decir: «¡No! Ya no más. ¡Ya has comido muchas!».

Pruebe a decir: «Sé que quieres más galletas. Puedes comer más mañana. Si todavía tienes hambre, puedes comer más comida del plato».

Por qué: No desea crear una sensación de escasez, lo podría empujar a su hija a buscar comida o a desarrollar un posterior trastorno alimentario. Además, no queremos utilizar la comida para crear luchas de poder. Hacerle saber que puede tomar más comida si sigue con hambre le recuerda que comer consiste en alimentar al cuerpo y que todavía queda más comida si lo desea.

Situación: Su hijo ha hecho un gran trabajo recogiendo los juguetes.

En lugar de decir: «¡Qué niño tan bueno!».

Pruebe a decir: Como variante de «veo que, etc.», puede decir: «¡Has recogido todos los juguetes! ¡Incluso has puesto todos los libros en su cesta!».

Por qué: La deducción es que es «bueno» por recoger los juguetes, por lo que si no lo hace, debe de ser un niño «malo». Las palabras *bueno* y *malo* tienen una connotación de juicio moral. Los niños no son malos por no hacer lo que les pedimos. Un niño calificado de *bueno* puede sentir que ha engañado a sus padres cuando hace algo no tan bueno. También puede evitar aceptar un riesgo, como recoger un juguete si no está seguro de dónde va, porque no quiere perder el título de «niño bueno». Es mejor describir lo que ve. Esto hace que el niño se sienta observado y valorado.

Situación: En una tarde de juegos en casa de Sally, su hija le quita a Sally un juguete de las manos.

En lugar de decir: «¡Sé amable!».

Pruebe a decir: «Le has quitado el juguete a Sally. Creo que ella todavía quería jugar con él. Vamos a devolvérselo y a preguntarle si podemos jugar con él cuando ella haya acabado». Si su hija se resiste a devolver el juguete, ofrézcale dos opciones aceptables: «¿Quieres devolver el juguete a Sally tú sola o necesitas mi ayuda para hacerlo?».

Por qué: Aunque algunos niños comprenden desde los 18 meses el concepto de propiedad, en general los pequeños no captan la idea de compartir hasta los tres años. Para un niño, la propiedad es una extensión de sí mismo. ¿Desearía compartir su brazo? Culpar a su hija por no compartir solo crea sentimientos negativos. Explique a su hija que el juguete pertenece a Sally y que debe pedirlo antes de cogerlo.

Situación: Su bebé se ha puesto la mantita (transpirable) por encima de los ojos y está llorando.

En lugar de: Quitársela sin más.

Pruebe a decir: «Te has puesto la mantita en los ojos y no puedes ver. Si te la retiras de la cara, creo que te sentirás mejor».

Por qué: Respetar al niño consiste en creer en su capacidad. Deje que averigüe las cosas a su propio ritmo y confíe en su capacidad para resolver problemas. Mientras la mantita no le haga daño, impidiéndole respirar, o le esté asustando, debería darle tiempo para resolver el problema basándose en las habilidades que ha demostrado. Reconozco que esta situación me plantea un auténtico desafío. El instinto natural de una madre es reaccionar y resolver los problemas de sus hijos, pero esto solo les enseña a depender de otros para resolver sus problemas. Superar los obstáculos hace que los niños sean más capaces y refuerza la confianza en sí mismos. Ayúdeles con una voz de apoyo mientras solucionan la situación. Tenga paciencia y dé tiempo al niño para que resuelva un problema antes de intervenir. Como dice Magda Gerber: «Si reacciona de manera exagerada, a partir de ese momento resulta difícil hacer menos».

Situación: Jugando en casa de otros niños, su hija golpea a otra niña en la cabeza con un juguete y esta acaba llorando.

En lugar de decir: «Pídele perdón».

Pruebe a decir: «Has golpeado a Carley en la cabeza con ese juguete. Ella está muy triste. ¿Qué puedes hacer para ayudarla a sentir mejor? Vamos a preguntarle qué podemos hacer para ayudarla».

Por qué: Obligar a un niño a decir «lo siento» no hace que lo sienta por arte de magia. Obligar a los niños a decir que lo sienten cuando de verdad no lo sienten les enseña a no ser sinceros. Les enseña que lo que importa es decir algo que haga que la gente se calle, aunque sea mentira. Animar a su hija a ayudar a la parte agraviada le enseña a enmendarse y ayudar a otros.

Situación: Su hija tira la comida al suelo.

En lugar de decir: «¡Basta ya!».

Pruebe a decir: «Cuando tiras comida al suelo creo que ya no quieres comer más. Si lo vuelves a hacer, la comida habrá terminado».

Por qué: La primera vez que los niños se sientan en una trona, sienten curiosidad por ver lo que ocurre cuando tiran comida. Al seguir el guion recomendado, está informando al niño de las consecuencias de dicha acción, establece una norma y vuelve a poner el poder en su campo. Ella puede elegir poner fin al almuerzo tirando comida al suelo, pero la elección es suya. Si tiene una rabieta después de sacarla de la trona, su tarea consiste en mantenerse firme pero reflejando sus sentimientos («Sé que no habías acabado y que querías seguir en tu silla. Podemos intentarlo de nuevo en la cena»). Si la consecuencia advertida se lleva a término, lo más probable es que la situación no vuelva a ocurrir durante algún tiempo.

DE LOS EXPERTOS...

Disciplina no punitiva

¿Qué piensa cuando escucha la palabra *disciplina*? La mayoría piensa en castigo. Le invito a pensar con algo más de profundidad, comenzando con la exploración de los resultados a largo plazo del castigo.

Cuando los niños son castigados, no aprenden autodisciplina. El castigo proporciona motivación «externa». La autodisciplina exige motivación «interna». Cuando los niños son castigados, obedecen por evitar el castigo (y pueden convertirse en adictos de la aprobación), se vuelven engañosos y hacen lo imposible por evitar ser pillados o se vuelven abiertamente rebeldes, lo cual genera interminables luchas de poder con sus padres. Después, los padres se quejan del comportamiento de sus hijos sin responsabilizarse de su parte: cómo propiciaron las luchas de poder empleando métodos de disciplina ineficaces (castigo).

La disciplina positiva no defiende ninguna forma de castigo: nada de tiempo muerto, nada de retirada de privilegios, nada de gritos, nada de sermones, nada de amenazas, nada de azotes, nada de recompensas, nada de alabanzas.

Llegado este punto seguramente se esté preguntando dos cosas: «¿Qué más queda?» y «espera un momento; las alabanzas y las recompensas no son castigos». Las alabanzas y recompensas no son castigos pero son motivaciones externas, lo cual no enseña autodisciplina, autocontrol y el deseo de hacer una contribución basada en la motivación interna.

PROHIBICIONES DE LA COMUNICACIÓN RESPETUOSA

- **No hable del niño cuando esté en la habitación con usted** como si no estuviera allí. La alternativa consiste en hacerle saber que va a compartir una historia sobre él.

- **No amenace al niño.** Las amenazas son una invitación a portarse mal.

- **No utilice sobornos.** Su hijo acabará esperando amenazas para portarse bien.

- **No emplee sarcasmo, insultos o críticas.** Impiden el aprendizaje y erosionan la autoestima.

- **No se ría de su hijo.** A nadie le gusta que se rían de él, sobre todo si se trata de las personas que supuestamente te quieren.

La disciplina positiva trata sobre el «qué más queda»: proporcionar muchas herramientas parentales no punitivas que siguen dos pautas básicas: 1) Crear conexión antes que corrección, 2) La corrección, normalmente, implica que los niños se centren en las soluciones.

Existen varias herramientas parentales que cumplen estas directrices básicas. Menciono unas cuantas:

- **Reuniones familiares:** donde los niños aprenden a dar y recibir cumplidos y a buscar soluciones a los desafíos familiares que se han incluido en la agenda.
- **Preguntas curiosas:** donde los padres invitan a los niños a pensar en lugar de decirles qué pensar.
- **Validación de sentimientos:** para ayudar a los niños a sentirse apoyados sin necesidad de ser rescatados.
- **Tiempo muerto positivo:** para ayudar a los niños a aprender a tranquilizarse solos creando un lugar que les ayude a sentirse mejor (para así poder acceder a su cerebro racional).
- **Gráficos de rutina:** creados por los niños para sentirse motivados a seguir las rutinas que han creado (o que al menos ayudaron a crear).

Estas son solo algunas de las muchas herramientas de disciplina positiva que invitan a los niños a desarrollar un sentido de la capacidad y a utilizar su poder personal de maneras constructivas.

—Jane Nelsen, EdD, autora y coautora de la serie *Disciplina Positiva*

www.positivediscipline.com

- **No haga comparaciones negativas,** especialmente entre hermanos. Solo crean resentimiento.

- **No utilice charla infantil.** Transmite el mensaje de que tiene pocas expectativas de comunicarse con el niño.

- **No riña o corrija el uso incorrecto del lenguaje.** Desanima a los niños a hablar y les hace sentir que no les escucha de verdad.

- **No deletree delante de un niño** con la intención de que no entienda lo que usted dice. Es el equivalente adulto a cuando alguien cuchichea a sus espaldas. Lo mismo es aplicable al uso de palabras extranjeras que los niños no entienden.

- **No haga juegos físicos.** Lanzar a los niños al aire y hacerles cosquillas es aprovecharse de su mayor fuerza física como adulto.

Situación: Su hijo hizo pis en el orinal por primera vez.
En lugar de decir: «¡Estoy tan orgullosa!»
Pruebe a decir: «¡Debes estar orgulloso!»
Por qué: Quiere fomentar la motivación interna del niño. Lo ideal es que haga pis en el orinal porque adquiere un sentido de la maestría y eso le hace sentir bien, no porque desee agradarle a usted.

Motivación interna frente a externa

La mayoría de los padres crían a sus hijos para que tomen decisiones basadas en la aprobación del exterior, engañándose al creer que como la aprobación está dirigida hacia los adultos (padre, madre, profesor, canguro, cuidadora, etc.) debe de ser correcta. Pero al educar a niños que buscan constantemente la aprobación externa, entorpecemos el desarrollo de sus capacidades de razonamiento. Tener un niño obediente puede hacer su vida más fácil a corto plazo, pero ese niño obediente se convertirá fácilmente en un adolescente influenciable. Bárbaba Coloroso describe este fenómeno en su libro *Kids Are Worth It!*

> «Desde que era pequeño, se vestía como tú le dijiste que se vistiera, actuaba como tú le dijiste que actuara, decía las cosas que tú le decías que dijera. Ha estado escuchando a otra persona que le dice lo que debe hacer… Él no ha cambiado. Sigue escuchando a otra persona que le dice lo que debe hacer. El problema es que esa persona ya no eres tú; son sus amigos. El niño no ha aprendido a pensar».

Esta reflexión pone los pelos de punta.

En los tres primeros años, las identidades de los niños se encuentran en una fase de desarrollo frágil. Su capacidad para juzgar y sus sistemas de creencias están comenzando a desarrollarse. Cuando nosotros, como padres, empujamos a los niños a cumplir a ciegas lo que les manda la autoridad, les enseñamos a ser condescendientes; no les enseñamos a desarrollar su propia brújula interior o establecer su propio sentido de lo que es correcto o incorrecto.

El problema de los elogios

Sabía que me estaba convirtiendo en un adicta a los elogios cuando le dije: «¡Ese ha sido un buen pedo!» a una de mis hijas, de la que no voy a mencionar su nombre. Lo cierto es que creí que era genial. Todavía no me puedo creer que una personita que yo hice tenga órganos que funcionen, así que para mí cualquier función corporal es un milagro. Eso sin mencionar que, al igual que todas las madres y padres, creo que mis hijos son extraordinarios. Pero poco después de escuchar las palabras que había pronunciado, leí una serie de estudios de la doctora en Psicología Carol Dweck de la Columbia University que cambiaron mi punto de vista sobre los elogios.

En un estudio realizado entre niños de cuarto de primaria, la doctora Dweck hacía una sencilla prueba a los alumnos. Cuando acabaron, se les daban las puntuaciones y una sola frase de elogio. La mitad fueron felicitados por su inteligencia («Eres muy bueno en esto») y la otra mitad fueron felicitados por su esfuerzo («Debes de haber trabajado mucho»). A continuación, a los alumnos se les dio a escoger entre un problema más fácil y otro más difícil en la segunda ronda. De los niños que fueron felicitados por su esfuerzo, el 90 % eligió el problema más difícil, mientras que la mayoría de los niños que fueron felicitados por su inteligencia eligieron el más fácil.

En otro estudio realizado por la Dra. Dweck con alumnos de quinto de primaria, los niños respondieron a un examen diseñado para un nivel superior y se daba por hecho que iban a suspender. Los investigadores descubrieron que los estudiantes que habían sido alabados por su esfuerzo en esta prueba supusieron que simplemente no se habían concentrado lo suficiente, mientras que los estudiantes alabados por su inteligencia dieron por hecho que para nada eran inteligentes. Cuando se les realizó un segundo examen, el grupo felicitado por su esfuerzo mejoró en un 30 % y los alumnos felicitados por su inteligencia lo hicieron un 20 % peor que en la primera prueba.

Los estudios de la Dra. Dweck constatan la importancia de que los padres se centren en el proceso más que en el resultado, así como en los peligros de los elogios. Según la Dra. Dweck, «concentrarse en el esfuerzo ofrece a los niños una variable que pueden controlar. Llegan a verse con el control de su éxito».

Ella cree que etiquetar a un niño de «inteligente» no evita que rinda poco; de hecho, puede animarle o predisponerle a no rendir. Los niños que reciben la etiqueta de «inteligentes» están tan preocupados por mantener esa imagen que no están dispuestos a arriesgarse o fracasar: las experiencias que son importantes para el proceso de aprendizaje.

Existe una creciente preocupación de los expertos de que el aumento de los elogios no merecidos está creando una generación de narcisistas. Un estudio de 2006 que usó el cuestionario Narcissistic Personality Inventory con más de 16 000 universitarios descubrió que dos tercios tenían puntuaciones por encima de la media: un 30 % por encima de un muestreo similar realizado en 1982. Cuando los jóvenes que están acostumbrados a recibir elogios y a ser constantemente recompensados acceden al mercado laboral, se enfrentan a una dura realidad. La consecuencia es que tienen muchas probabilidades de tener problemas para rendir bien y, en último término, para mantener un trabajo. Cada vez más empresarios descubren que las nuevas generaciones que acceden al mercado laboral están tan acostumbradas a los elogios constantes y se creen con tantos derechos que son muy difíciles de dirigir. Nada dispuestos a cumplir sus deberes e incapaces de funcionar sin elogios constantes, estos jóvenes trabajadores han sido imposibilitados por una generación de padres que malinterpretaron el movimiento de autoestima y creyeron que el elogio era la respuesta.

Esto no significa que los padres deban dejar de dar respuestas positivas a sus hijos. Optar por el extremo opuesto podría ser igual de perjudicial. La clave para los padres consiste en felicitar de forma considerada, lo que refleja una conciencia de los esfuerzos y procesos de sus hijos.

10 reglas para los elogios efectivos

1. Sea muy específico. Los elogios generalizados («¡Buen trabajo!», «¡genial!», «¡bien pensado!») o elogios desprovistos de detalles son inútiles. De hecho, en realidad son perjudiciales porque hacen que el niño esté pendiente del siguiente elogio de sus padres. En lugar de crear su propia motivación interna, los niños se centran en conseguir el siguiente «apaño». Los niños que reciben muchos elogios acaban dependiendo de ellos. La prueba de fuego para el elogio específico es preguntarse a sí misma si las palabras que está utilizando podrían decirse exclusivamente a *esa* persona en *ese* momento. Puede decir «¡buen trabajo!» al basurero, a su marido, al dependiente del supermercado o incluso a su perro. Decir «¡has tenido tanta paciencia en el orinal! ¡Has esperado hasta que te salió todo el pis!» es específico y significativo para el niño.

2. Concéntrese en el proceso o el esfuerzo, no en el resultado, logro, carácter o personalidad. Utilice palabras que describan en lugar de palabras que evalúen. «Tu pulso ha sido tan firme que has apilado un montón de bloques».

3. Sea genuina y creíble. No elogie por el hecho de elogiar. Los niños necesitan saber que pueden confiar en usted y que les está dando una valoración sincera de sus actos. Cuando un niño apenas puede dar dos pasos sin caerse, decirle que es un «gran caminante» no es sincero, pero decirle que es consciente de lo mucho que se está esforzando para mantenerse en pie sí lo es.

4. Agradezca en lugar de elogiar. Reconozca cuando su hijo ha hecho algo realmente difícil, teniendo en cuenta su nivel de desarrollo. «Gracias por tener paciencia mientras preparaba la comida. Sé que tenías mucha hambre y debe de haber sido difícil esperar tanto».

5. Estimule en lugar de elogiar. El elogio es condicional, pero el estímulo es incondicional. Cuando el niño esté aprendiendo a gatear, decir: «¡Eso es! ¡Puedes hacerlo! Mueve la mano un poquito hacia delante… ¡y ya está!» es estimular.

6. Pruebe el *tú*. Este tipo de afirmación verbaliza lo que usted ha observado. «Me has dado el libro, ¡justo como te pedí!».

7. Pruebe el *yo*. Este punto de vista hace saber al niño cómo se siente usted con respecto a su conducta. «Creo que te ha gustado la comida que cocinó mamá cuando dijiste que el desayuno estaba «ico».

8. Hágale saber cómo sus actos afectan a otros. «Cuando tu hermana estaba llorando y tú le trajiste su osito, eso le hizo sentir muy bien».

9. Pruebe un reconocimiento no verbal. En ocasiones, una simple sonrisa o asentimiento con la cabeza pueden bastar para que el niño sepa que usted vio lo que hizo.

10. Elogio casual. Es la única excepción a la regla «no hablar sobre el niño si está en la habitación». El elogio casual de un adulto puede ser especialmente poderoso. «¡Bobby sabe dónde va cada uno de sus juguetes y cuando recogemos es capaz de guardar todo él solo!».

Los niños necesitan que sus padres ofrezcan reflejos positivos pero precisos de quiénes son. Nuestros hijos merecen que no seamos aduladores dándoles cumplidos falsos. Con frecuencia, los padres recurren a decir cosas que no creen que sean ciertas porque no quieren que sus hijos se sientan mal, pero una parte importante para desarrollar un sentido del *yo* consiste en desarrollar la capacidad de evaluar de manera realista las situaciones y a uno mismo: habilidades que son modeladas por los padres.

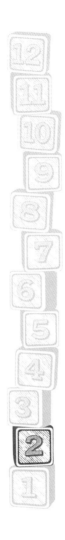

¡ME HAS PILLADO!

Cómo interpretar las señales

*S*entada en el Starbucks del vecindario con su bebé de cuatro meses, Cayden, en los brazos, Susan se inclina hacia él y le sonríe mientras él comienza a protestar. Ella le hace cosquillas en la barbilla, dice su nombre y menea algunos juguetes delante de su rostro.

En lugar de devolverle la mirada, el bebé aparta la cara, arrugando el gesto y arqueando la espalda: una indicación de que está hiperestimulado. Incapaz de interpretar las señales, Susan continúa aumentando su ansiedad intentando atraer su atención en lugar de sacarle de esa cafetería ruidosa y demasiado iluminada.

En una clase de gimnasia para niños pequeñitos en el otro extremo de la ciudad, Irina juega con su hija de 18 meses, Ana, quien se divierte con un triciclo y otros juguetes. Cuando llega el momento de dejar los juguetes y el triciclo, Ana coge una rabieta y empieza a llorar. Harta de sus lágrimas, Irina ignora el sufrimiento de Ana y comienza a charlar con las otras madres del grupo. Cuando Ana se tira al suelo a los pies de Irina, su madre ignora sus señales evidentes, perdiendo así la oportunidad de ayudar a su hija a aprender a identificar y manejar sus sentimientos.

Al otro lado de la calle, Janice lleva a su hija de dos años y medio, Alecia, a comprar un vestido nuevo. Es la cuarta tienda en la que han entrado en la última hora y van con retraso para regresar a casa a tiempo para la siesta de Alecia. La pequeña se está frotando los ojos y lloriqueando porque no quiere entrar en otra tienda y, después de unos 20 minutos en *el interior, empieza a coger la ropa de las perchas y a tirarla al suelo. Tras dejar pasar la oportunidad de reconocer los sentimientos de la niña y llevarla a casa a echar la siesta que necesita, la madre frustrada pierde los nervios y le grita.*

Cómo responder a tu hijo o hija, especialmente en los primeros tres años, es el mayor factor determinante de su percepción del mundo. ¿Es seguro? ¿Puedo confiar en las personas que me aman? ¿Responderán a mis necesidades? ¿Les importo? ¿Me quieren? Los niños cuentan con una relación responsable y educativa con su principal cuidador, normalmente la madre, en ocasiones el padre, para un desarrollo emocional sano.

Responder de forma apropiada a las señales de un niño es una de las funciones más importantes de una padre o un padre. Esta responsabilidad puede resultar aterradora y confusa para los padres primerizos que con frecuencia se desesperan tratando de comprender a un bebé preverbal que intenta comunicarse. Los niños que encuentran respuesta a sus señales y ven sus necesidades cubiertas de forma regular pueden desarrollar vínculos seguros que les permiten sentirse seguros en el mundo. No tienen que derrochar energía mental y emocional preocupándose por si alguien les dará de comer, les cambiará los pañales o les ayudará cuando no se sientan bien. Tienen la seguridad de que sus necesidades básicas estarán cubiertas, lo que permite la aparición de un aprendizaje más sofisticado.

Espejo, espejito

Los padres son el espejo psicológico que los niños utilizan para definirse a sí mismos. Como los bebés nacen sin sentido del *yo*, necesitan que sus padres les ayuden a averiguar quiénes son y cómo encajan en este mundo. A medida que los niños crecen y su mundo se amplía, descubren más espejos, viéndose reflejados a sí mismos en las personas con las que están día a día: amigos, familiares, profesores, cuidadores. Sin embargo, para bien o para mal, las palabras y los actos de los padres son los que más influencia tienen a la hora de sentar las bases para el sentido del *yo* del niño.

La interacción humana es la esencia del entorno de un bebé. Aunque la mayoría de los adultos no tienen recuerdos conscientes de sus primeros cinco años, almacenamos impresiones generales que formamos del mundo de esos primeros años cruciales en lo profundo de nuestra psique. Los bebés que reciben respuestas sensibles y regulares esperan receptividad por parte de los demás. Esta esperanza sana les ayuda a aprender a regular sus emociones porque tienen la seguridad de saber que alguien puede ayudarles a devolver sus estados emocionales intensos (¡y cualquier padre puede confirmar que los niños tienen muchos sentimientos intensos!) a un nivel cómodo. Por ejemplo, cuando un bebé se siente agobiado y empieza a llorar, su madre observa su llanto, lo coge y lo acuna hasta que se calma. A través de esta experiencia aparentemente cotidiana de calmar a alguien, el bebé aprende a hacerlo solo.

La experiencia de ser calmado también envía el mensaje al bebé de que merece que lo calmen. Dado los padres son tan omnipotentes en la vida de un niño, el pequeño cree por naturaleza que sus padres le tratan de la forma que *merece* ser tratado, un mensaje que el pequeño interioriza. Como el doctor Williams Sears expone de forma abreviada en su libro *The Successful Child,* «lo que los niños creen sobre sí mismos es el meollo de aquello en lo que se convierten».

CUATRO SEÑALES TÍPICAS DEL BEBÉ

Estado físico y emocional del bebé	Señales	
Hambre	• Muestra conducta de succión.	• Frunce el ceño.
	• Hace movimientos con la boca.	• Se lleva cosas a la boca.
	• Se chupa y muerde la mano.	• Llora.
Cansancio	• Se frota los ojos.	• Protesta.
	• Llora.	• Aprieta los puños.
	• Bosteza.	• Se coge la oreja.*

Interés	• Establece contacto ocular con usted.	
		• Mira los objetos.
	• Intenta coger objetos.	• Sonríe.
	• Abre bien los ojos.	• Hace vocalizaciones.
Hiperestimulación	• Vuelve la cabeza.	• Llora o protesta.
	• Arquea o retuerce el cuerpo.**	• Tiene los ojos vidriosos.
	• Se agarra las manos o el cuerpo para consolarse solo.	• Da patadas o se mueve.
		• Hace muecas.
	• Tiene hipo.	• Saca la lengua.

*Acudir al pediatra para descartar una infección de oído.
**Acudir al pediatra para descartar reflujo gastroesofágico.

La química del amor

Se cree que las primeras experiencias de apego en la vida son las más cruciales para organizar las estructuras básicas del cerebro. Las primeras experiencias relacionadas con el hecho de que nuestras necesidades han sido respondidas no solo crean formas características de relacionarse con otros, sino que también forman los patrones psicológicos y neurológicos. En otras palabras, un niño cuyo llanto es atendido de una forma negativa (por ejemplo, le gritan, sufre abusos o dejación) probablemente se pondrá nervioso al prever una reacción negativa de sus padres. Cada vez que tiene una necesidad, crea una respuesta de estrés, lo que provoca un nivel elevado de hormonas de estrés que encienden la parte del cerebro del niño encargada del estrés. Posteriormente, se convierte en un adulto que contempla el mundo como un lugar inseguro donde sus necesidades proba-

EL LENGUAJE DE LOS BEBÉS DE DUNSTAN

Priscilla Dunstan, una madre con un don especial para el sonido, descubrió que había logrado captar determinados patrones de sonido en el llanto de su bebé. Dunstan afirma que todos los bebés utilizan cinco «palabras» diferentes en los tres primeros meses de vida para comunicar sus necesidades, con independencia de la raza o cultura. Defiende que, si los padres no responden a estos sonidos, el niño dejará de utilizarlos. Estos son los cinco sonidos:

Na = «Tengo hambre».

Au = «Estoy cansado».

Ja = «Estoy incómodo».

Aa = «Tengo gases en la parte inferior del abdomen».

A = «Tengo gases en la parte superior del abdomen (como un eructo)».

Si es capaz de percibir estas diferencias de sonido tan sutiles (yo no lo conseguí, pero mi marido, sí), aprender a distinguirlas es una excelente forma de entrar en sintonía con su bebé.

blemente no se verán cubiertas. Por otro lado, un niño cuyas señales se ven constantemente cubiertas de una manera amable seguramente se sienta seguro y será capaz de calmarse y confiar en las personas. Este niño accede al mundo esperando que las personas sean amistosas y amables.

La atención amorosa del principal cuidador, como mamá o papá, reduce el impacto de las tensiones de la vida en el cerebro, creando más receptores de cortisol. Cuando un bebé experimenta estrés, las glándulas suprarrenales liberan cortisol, que precisa receptores que lo reciban para impedir que el hipocampo se inunde. Una abundancia de receptores de cortisol significa que un niño está preparado para futuros factores de estrés (llevar un pañal sucio durante mucho tiempo o hacer un examen difícil en el colegio), ya que es más capaz de recuperarse. Las experiencias de apego y afecto proporcionadas por las interacciones positivas con los cuidadores fomentan el crecimiento y el desarrollo de redes neuronales que soportan las relaciones de apego, regulan las emociones y ayudan en la resolución de problemas, haciendo que dichas tareas tengan más posibilidades de solucionarse de forma exitosa.

¿Alguna vez se ha preguntado por qué sienta tan bien tanto a los niños como a los padres tener interacciones de cariño? Las experiencias de apego están relacionadas con un incremento en la producción de oxitocina, prolactina, endorfinas y dopamina. Si estas sustancias químicas le resultan familiares, es porque son las mismas que se activan con la adicción. Incluso podríamos decir que el amor es adictivo para el niño, ¡pero de una forma muy sana! Es a través de los primeros pasos de la interacción (arrullos, caricias, sonrisas, contacto ocular y balbuceos) como se establece la comunicación colaboradora que permite a los padres y al niño entrar en sintonía.

10 cosas que impiden a los padres responder a las señales de su bebé

Debo admitir que no soy una persona a la que le vuelvan loca los bebés. Me paso el día en mi consulta de psicoterapia hablando con la gente y comunicándome verbalmente. En mi opinión, esto es lo que hago mejor. Durante mi embarazo, la perspectiva de tratar con un ser humano, y mucho más con gemelas, que no podrían comunicarse con palabras y a las que no sería capaz de comprender, me ponía los pelos de punta. Me angustiaba la posibilidad de no distinguir entre llantos causados por hambre, cansancio o gases. Creo que mi ansiedad por interpretar las señales y ser la «madre perfecta» fue mi gran obstáculo para interpretar las señales de mis hijas. Es importante saber cuáles son sus *mayores* desafíos en este ámbito porque, si es consciente de ellos, puede superarlos. Estos son 10 de los problemas más comunes:

1. Distracciones electrónicas. Los niños de hoy en día tienen que competir con Blackberries, televisiones, iPods, videojuegos, correo electrónico, mensajes de texto y ordenadores portátiles si quieren tener la atención de sus padres. Todas estas distracciones impiden que los padres se entreguen a sus hijos y les den la atención individual que necesitan. Si entra en la habitación de su hijo con el móvil en la mano, no está preparado para dar a su hijo atención individual. Aunque reconozco que puede ser difícil no llevar nunca un móvil en la mano, conviene imponer algunos momentos «sin tecnología». Como madre trabajadora, he procurado mantener el momento del despertar y el aseo, las comidas y los rituales nocturnos de la familia libres de distracción. Durante estos momentos, nunca llevo encima el teléfono móvil cuando entro en la habitación de las niñas y tampoco respondo al teléfono fijo a no ser que espere una llamada urgente, en cuyo caso se lo hago saber a las pequeñas antes por si nos interrumpen. No fue fácil convertir estos momentos «sin tecnología» en un hábito, pero comprender que casi cualquier cosa puede esperar una o dos horas hasta que he terminado con nuestro tiempo familiar me ha facilitado la tarea.

2. Tiempo individual insuficiente. Conocer al niño y entrar en sintonía con él significa pasar mucho tiempo solos juntos sin distracciones. Recomiendo pasar tiempo con cada niño de la familia cada día además de disfrutar de un momento especial juntos en que lleve al niño a hacer una actividad más animada o vayan a un lugar favorito (en cuanto usted duerma lo suficiente para mantenerse en pie) de manera que se convierta en un hábito en su repertorio parental. Concéntrese en la conexión, compromiso, escucha, observación e interacción mientras permite al niño que dirija la situación. Por ejemplo, con niños muy pequeños, el momento individual debería tener lugar en el suelo para estar al nivel del niño, «uniéndose a su mundo y con sus condiciones», tal como indica el doctor Stanley Greenspan.

3. Hiperestimulación e hipercompromiso. En un intento por criar niños inteligentes, muchos padres dan a sus hijos demasiada estimulación demasiado pronto, abrumándoles con numerosos «juguetes educativos», DVD y música. Una madre que asistió a una de mis conferencias sobre maternidad me dijo que ponía a Mozart literalmente 24 horas al día para estimular el desarrollo cerebral de su bebé. ¡El pobre niño jamás tenía un momento de paz y tranquilidad! Muchos padres se exceden jugando demasiado con los pequeños, rodeándoles de demasiadas personas y no concediéndoles tiempo para ser ellos mismos. Todo este constante ruido y estimulación bienintencionados provocan distracción y pueden abrir una brecha entre usted y el niño, impidiendo la sintonía entre ambos de una manera satisfactoria.

4. Etiquetas. Las etiquetas nos impiden ver en su totalidad todas las comple-jidades y matices de quiénes son de verdad nuestros hijos. Las etiquetas, ya sean buenas o malas, imponen limitaciones. Además, las asociaciones y juicios de valor unidos a ellas pueden ser muy difíciles de superar para los niños. También le impiden ver las características que pueden contradecir la etiqueta. Por ejemplo, mi hija pequeña Mendez es muy observadora. Estudia a las per-sonas y las conoce antes de acercarse a ellas; como consecuencia de ello, es una excelente juez de la personalidad. Otra familia podría decir que es tímida, pero ponerle esa etiqueta significaría perder lo aspectos positivos inherentes a sus decisiones. O incluso peor, ponerle esa etiqueta podría convertirse en autosatisfacción, creando una connotación negativa que podría ser perjudicial. Las etiquetas como «mimoso», «difícil» o «cabezota» impiden a los padres interpretar de forma precisa las señales de los niños y definen a los niños de una forma limitada y negativa. Incluso las etiquetas aparentemente buenas pueden hacerles daño. Un niño al que siempre se le recuerda lo «listo» que es puede acabar teniendo tanto miedo de cometer un error o decir algo inapropiado que esa etiqueta aparentemente buena se convierte en restrictiva.

5. Proyección. La proyección se da cuando transferimos nuestros propios sen-timientos a alguien más, haciendo que pasemos por alto la experiencia de esa

---

DE LOS EXPERTOS...

Inteligencia emocional

En esencia, la Inteligencia Emocional (IE) consiste en trasladar la inteligencia a la vida emocional sabiendo quién es usted, qué siente y cómo identifica y resuelve sus emociones en relación con otros. Es un hecho aceptado que la inteligencia emocional es la clave para el éxito y la felicidad.

Como ahora sabemos hasta qué extremo la experiencia moldea el cerebro, comprendemos el impacto que la paternidad/maternidad tiene en la IE. Las primeras dos décadas de vida son una ventana crucial de oportunidad para ayudar a nuestros hijos a sentirse bien, lo que a su vez les ayuda a pensar claramente y a comportarse bien.

La piedra angular de la IE es la capacidad para tranquilizarse y regularse a sí mismo. Los padres pueden colaborar: primero observando y aceptando la experiencia emocional del niño y después ayudándole a clasificar sus sentimientos. Tal vez necesite reducir la intensidad de las emociones del niño animándole a controlar la respiración, por ejemplo.

persona. Por ejemplo, la hija de tres meses de Sarah, Elizabeth, tenía problemas para calmarse y se sentía cada vez más frustrada por su incapacidad para relajarse y quedarse dormida. Sarah también se estaba frustrando y se sentía como una «mala madre». Estos sentimientos la hacían enfadarse, pero al mismo tiempo, consideraba que no era correcto enfadarse con su hermosa bebé, por lo que apartaba dichos sentimientos. Cuando el marido de Sarah le preguntó qué pasaba, ella le respondió: «Elizabeth está enfadada conmigo porque soy una madre muy mala», una afirmación que ella creía de verdad. Las proyecciones como la de Sarah le impiden ver con claridad las necesidades de la bebé e interpretar sus señales. Si Sarah no hubiera proyectado sus propios sentimientos en los de Elizabeth, habría sido capaz de ver lo que su hija necesitaba de verdad y reaccionar ante ello.

6. Ansiedad y miedo. Como muchos padres primerizos, yo realmente luché con mis ansiedades y miedos: dos emociones poderosas que dificultan la interpretación y respuesta a las señales del niño. Los miedos y ansiedades más típicos en los primeros tres años incluyen ser un «mal» padre o madre, estar separado de su hijo, dejar caer al bebé, el síndrome de muerte súbita del lactante (SMSL), el autismo, la asfixia y ser incapaz de mantener económicamente la familia. El gran antídoto para estos temores totalmente normales es concentrarse en el pre-

---

Después, es importante narrar lo que ocurrió desde el punto de vista del pequeño y expresar empatía con su situación. El niño aprende que el paisaje completo de emociones humanas es aceptable, legítimo y tolerable: usted comprende sus sentimientos en lugar de «arreglarlos». Su reacción da a su hijo el respeto que merece y el tiempo que necesita para asimilar sus emociones e integrarlas en un sentido de la identidad sano. Su hijo se siente seguro, apoyado y bien tal como es.

Reflejar las experiencias y sentimientos del niño, sin distorsión, fomenta la autoestima y le ayuda a enfrentarse a los inevitables conflictos y decepciones de la vida. Aprende a aceptarse a sí mismo, a expresar las emociones de forma adecuada y a sentirse capacitado para resolver problemas personales o reparar y fomentar relaciones interpersonales.

La buena noticia es que sus hijos no serán los únicos beneficiados. Usted aprende IE al enseñarla. Y, mientras navegan juntos a través de las decepciones y heridas, el vínculo se hará más amoroso y más profundo.

—Allison LaTona, MFT, directora de BABYGROUP™,
consejera familiar y psicoterapeuta
www.allisonlatona.com

sente y vivir el momento con el niño, en lugar de preocuparse por lo que podría ocurrir en el futuro. Esto le permite concentrarse en las señales e interpretarlas mejor para así ser un padre o madre más receptivo y seguro.

7. Los traumas de los padres. Los padres que han tenido una niñez difícil o con abusos pueden sentir como algo especialmente desafiante el sintonizar con las necesidades de sus propios hijos sin juicios ni reacciones fuertes. Resolver estos traumas es particularmente importante para ser un padre atento y cariñoso. Un padre que no ha resuelto su propio pasado difícil probablemente provocará traumas en sus propios hijos. Si los llantos de su niñez fueron atendidos con violencia, es probable que usted trate a su hijo de la misma forma en que le trataron a usted, en lugar de escuchar lo que realmente necesita. Incluso en estas circunstancias, los niños crean relaciones con sus padres porque dependen de ellos, pero el afecto es confuso, desorganizado y, en último término, dañino.

8. Distracciones de la vida. La vida y sus tensiones pueden tirar de usted en muchas direcciones, haciendo difícil el dejar de lado los problemas diarios para concentrarse en sus hijos. Tal vez siga obsesionado por ese comentario desagradable que hizo su jefe o esté preocupado por cómo va a pagar la hipoteca este mes o quizá siga resentida porque su marido dejó la ropa interior tirada en el suelo. Resulta fácil estar ausente cuando está con su hijo. Pero la atención concentrada y sin distracción hacia su hijo resulta crucial para su desarrollo. Permanecer con el pequeño le ayudará a ser sensible a sus señales.

9. Depresión y depresión posparto. Las tensiones de dar a luz, unidas a la privación del sueño y otras presiones, dejan a las mujeres hormonalmente vulnerables a una depresión posparto. Las investigaciones muestran que los bebés de madres deprimidas tienen menor actividad en el cerebro frontal izquierdo (la parte del cerebro especializada en la expresión de emociones positivas) y exhiben más síntomas de retraimiento y depresión. Estos bebés carecen de la predominancia habitual del hemisferio izquierdo que tienen los otros bebés, incluso cuando parece que están contentos. A nivel estadístico, estos niños tienen una probabilidad seis veces mayor de padecer depresión cuando crezcan. Los resultados de estas investigaciones reflejan la importancia de tratar la depresión, desde sus síntomas más tempranos, tanto en la madre como en el niño.

10. Dificultad para aceptar las emociones negativas del niño. Es fácil responder al pequeño cuando está sonriendo. Pero es igualmente importante responder a sus emociones negativas. El niño necesita respuestas empáticas a su enfado, frustración y resentimientos del mismo modo, o incluso más, que a sus emociones más alegres. A muchos padres les resulta difícil saber qué hacer cuando sus hijos comienzan a mostrar sentimientos oscuros con cierta regularidad. En torno a los nueve meses, el niño puede volverse agitado cuando se le quita un juguete. Es lo bastante «mayor» para saber lo que quiere y puede expresarlo de una manera no verbal, pero no es lo bastante mayor para comprender que el objeto continúa existiendo aunque él ya no lo vea. Necesita saber que usted acepta toda la diversidad de sus emociones y que sigue queriéndole y apoyándole cuando tenga sentimientos de enfado intensos. Puede ser útil «narrar» lo que usted ve. Por ejemplo, podría decir: «Sé que querías jugar otro poquito con ese juguete, pero mamá tenía que quitártelo. Veo que estás enfadado y que quieres que te devuelva el juguete». En ocasiones, la mera experiencia de ver reflejados sus sentimientos puede ayudar al niño a sentirse comprendido y a calmarse, incluso cuando ya sea capaz de verbalizar.

Cuando los padres pierden el tren

Su bebé llega al mundo con una fuerte necesidad de interacción social que debe incluir atención empática y en sintonía. En otras palabras, necesita que usted responda de forma adecuada a sus sentimientos para que su cerebro social se desarrolle y organice de una manera sana. En resumen, la salud y el desarrollo del cerebro del bebé dependen literalmente del grado de relación amorosa que tenga con el pequeño. El abandono y el abuso, especialmente durante los primeros tres años formativos, pueden tener efectos neurológicos y emocionales duraderos. Cuando usted no responde a las necesidades y sentimientos de su hijo, él comienza a creer que no puede afectar a su propia vida y con el tiempo acaba por doblegarse. La experiencia de sentirse ineficaz crea lo que los psicólogos expertos denominan *indefensión adquirida*, lo que, en último término, desemboca en depresión. Los investigadores también han demostrado que la combinación de estrés e indefensión crea niveles elevados de cortisol y bajos niveles de norepinefrina en el cerebro, dificultando la concentración, disminuyendo la capacidad de ser emocionalmente flexible y reduciendo la capacidad de experimentar placer.

Cuando un niño siente temor hacia su padre o madre de forma reiterada (por ejemplo, causado por su abuso de alguna sustancia) o sufre abusos, ya sean físicos, emocionales o verbales, esta situación destruye su sentido de la seguridad y fractura la relación con su padre o madre. En su libro *Parenting from the Inside Out*, el doctor Daniel Siegel y Mary Hartzell describen con precisión el escenario difícil que crea esta situación: «No hay solución para la paradoja de que tu padre esté creando un estado de desorientación o terror en ti que te empuje a buscar consuelo en el mismo origen de tu miedo. Las experiencias desorganizadoras deterioran la capacidad del niño de integrar las funciones de la mente que le permiten regular y controlar el estrés». Además, las investigaciones muestran que los niños que han sufrido abusos tienen problemas con la

DE LOS EXPERTOS...

Seguridad básica

Al comenzar la vida en un estado de dependencia total, el niño no tiene más exigencias básicas (en lo que a la conducta de los padres se refiere) que la de seguridad. Esto implica la satisfacción de necesidades psicológicas, protección de los elementos y cuidado básico en todos sus aspectos obvios. Implica la creación de un entorno en el que el niño pueda ser educado y sentirse seguro.

En este contexto puede evolucionar el proceso de separación e individualización. Puede surgir una mente capaz de aprender posteriormente a confiar en sí misma. Puede desarrollarse una persona con un sentido seguro de los límites.

Si el niño va a aprender a confiar en los seres humanos y descubrir que la vida no es maligna, las bases estarán sentadas a este nivel.

—Nathaniel Branden, PhD, autor del superventas
The Six Pillars of Self-Esteem, *How to Raise Your Self-Esteem*,
Honoring the Self, y más de 20 libros más
www.nathanielbranden.com

comunicación social, tareas académicas de razonamiento, control emocional y control de los impulsos, y exhiben una tendencia hacia la violencia. El esfuerzo de separar sus emociones de todo el dolor que han sufrido predispone a estos niños a la disociación. El tira y afloja creado por la experiencia de amar y necesitar a la misma persona que es el origen de su dolor genera confusión en el desarrollo de la relación de afecto y provoca patrones de afecto desorganizados.

10 MOTIVOS POR LOS QUE ES TAN IMPORTANTE INTERPRETAR LAS SEÑALES DE SU HIJO

1. Hace que se sienta seguro.

2. Refuerza la autoestima sana.

3. Le enseña a regular sus emociones.

4. Le ayuda a aprender a interpretar señales en otros.

5. Aumenta la inteligencia emocional.

6. Le libera para un aprendizaje de orden superior.

7. Facilita el aprendizaje social.

8. Aumenta su potencial innato.

9. Crea las bases para las relaciones positivas.

10. Convierte al padre/madre en un valioso consejero emocional de su hijo.

Afecto 101

Un afecto seguro es la evidencia de una relación de confianza entre usted y su hijo que proporcione la base para relaciones sanas en el futuro. Aunque casi todos los niños se encariñan con sus padres, no todos ellos desarrollan uniones *seguras*. Es la experiencia constante de interpretar y responder a las señales de una manera cariñosa lo que crea lo que el teórico del afecto, Dr. John Bowlby, ha denominado *base segura*. Esta relación receptiva y de confianza permite que los niños exploren su entorno porque saben que pueden regresar a los brazos amorosos de sus padres. Un niño pequeñito se aleja para regresar a los brazos de su madre momentos después, mientras que un adolescente pasa el fin de semana en casa de un amigo y más tarde se gradúa en el instituto y se marcha a la universidad. Cada uno de estos pasos en el desarrollo se conseguirá mejor con una base segura y de confianza.

EL ABC DEL AFECTO SEGÚN LA DRA. JENN

A = Estar en armonía y ser afectuoso.

B = Crear una base de lazos fuertes.

C = Facilitar cuidado constante y ser consciente de las señales.

La doctora Marty Salter Ainsworth, psicóloga del desarrollo y teórica del afecto, ideó la «situación extraña», una valoración que ofrece un claro entendimiento de los tres tipos de afecto que los bebés pueden desarrollar. Reunió a madres y a sus bebés en salas privadas y les hizo recorrer los siguientes pasos:

1. Ainsworth hizo una breve introducción.

2. Se dejó al bebé solo en la sala con la madre, con libertad para explorar y jugar con juguetes.

3. Un desconocido entraba en la sala.
4. La madre salía de la sala, dejando al niño con el desconocido.
5. La madre regresaba y el desconocido salía de la habitación.
6. La madre salía de la habitación, dejando al niño completamente solo.
7. El desconocido regresaba para consolar al niño.
8. La madre regresaba.

Aisnworth centró su observación en la cantidad de exploración que los niños realizaban y en sus reacciones ante la salida y regreso de sus madres. Basándose en estas observaciones, clasificó el estilo de afecto de los niños en una de estas tres categorías.

Ambivalentes o inseguros. Estos niños se mostraban inquietos ante la posibilidad de explorar la sala y entrar en contacto con desconocidos, estuviera o no su madre allí. Cuando la madre salió, estos niños se angustiaron mucho y, cuando regresó, mostraron tendencia a empujarla o pegarla.

Esquivos. Estos niños esquivaron o evitaron a su madre y apenas reaccionaron cuando se reunieron con ella. Los niños de este grupo se alejaban de la madre cuando ella se acercaba y no se aferraban a ella cuando les cogían. No trataban a los desconocidos de forma muy distinta a su madre y su catálogo de emociones era reducido, con independencia de si la madre estaba o no en la sala.

Seguros. Estos niños exploraban con libertad cuando su madre estaba presente, se relacionaron con desconocidos, se mostraron visiblemente disgustados cuando su madre se fue y se alegraron al verla regresar. En general, no se relacionaron con el desconocido si su madre no estaba en la sala.

Todos los padres quieren que sus hijos tengan un afecto seguro. Un afecto seguro da a los niños una ventaja psicológica, ayudándoles a desarrollar un sentido de la seguridad que probablemente se traducirá en una autoestima elevada. Así pues, ¿qué puede hacer usted para lograr dicha unión? En comparación con los otros padres, Ainsworth descubrió unas cuantas diferencias en los estilos maternales de las mujeres cuyos niños tenían un afecto seguro. Estas madres

- eran más receptivas a las señales de sus niños. Cogían antes a los niños cuando estos lloraban, los abrazaban durante más tiempo y parecían sentir más placer con el contacto físico.
- obtuvieron mejor puntuación en las escalas de conducta maternal. Lograron puntuaciones más altas en sensibilidad, aceptación, cooperación y accesibilidad emocional.

- tenían más sintonía con las necesidades de alimentación de sus hijos. Estas madres alimentaban a sus hijos de inmediato en cuanto observaban señales de hambre o los distraían persuadiéndolos y engatusándolos.
- abrazaban a sus bebés con más ternura. Estas madres eran más cariñosas, tenían más cuidado y respondían acertadamente a las señales del bebé que indicaban cuándo los niños querían que les cogieran y cuándo no querían contacto.

Temperamento y rabieta: padre/madre y niño

Tu estilo de personalidad es tu principio organizador. Te impulsa en el camino de tu vida. Representa la disposición ordenada de todos tus atributos, pensamientos, sentimientos, actitudes, conductas y mecanismos de lucha. Es el patrón distintivo de tu función psicológica —la forma en que piensas, sientes y te comportas— que hace que tú seas definitivamente tú.

—JOHN M. OLDHAM y LOIS B. MORRIS,
*The New Personality Self-Portrait:
Why You Think, Work, Love, and Act the Way You Do*

Los conductistas como B. F. Skinner creen que los niños se modelan por mera recompensa conductual. Si quiere que su hijo se convierta en un gran jugador de baloncesto, un conductista le animará a ofrecerle una recompensa, como una pegatina de «¡buen chico!» cada vez que atrape el balón para que así desee jugar más y esté más motivado por la recompensa. Sin embargo, cada vez más investigadores están descubriendo lo mucho que la biología modela el carácter. Los niños comienzan a exhibir sus rasgos de personalidad desde el nacimiento. Un padre o una madre que tenga conciencia del carácter y personalidad de su hijo puede interpretar y comprender mejor estas señales, facilitar el apoyo que este necesita y ayudarle a alcanzar todo su potencial. Muchos padres cometen el error de luchar contra el temperamento de su hijo o de hacerle sentir culpable de ser quien es.

En su serie de libros titulada *Positive Discipline*, las autoras Jane Nelsen, Cheryl Erwin y Roslyn Ann Duffy hacen referencia a nueve caracteres. Para conocer bien a nuestro hijo, recomiendan considerar los siguientes puntos:

1. **Nivel de actividad.** ¿Cómo es su hijo de activo? ¿Cuánto tiempo pasa estando activo y cuánto inactivo?

2. **Ritmicidad.** ¿Cómo de predecibles son las funciones biológicas del niño como el hambre, sueño o hacer caca?

3. **Acercamiento o retirada.** ¿Cómo reacciona su hijo ante una nueva situación? ¿Cómo responde a un nuevo alimento, juguete, persona o lugar?

4. **Adaptabilidad.** ¿Cómo se adapta su hijo a una nueva situación a lo largo del tiempo? ¿Cuánto tarda en ajustarse al cambio?

5. **Umbral sensorial.** ¿Cómo es el niño de sensible a recepciones sensoriales procedentes del tacto, gusto, vista, olfato u oído? ¿Le gusta el ruido y la música? ¿Le atraen las luces y los colores o se aleja? ¿Le atraen los nuevos sabores y texturas? ¿Le gusta que le acaricien y le abracen?

6. **Calidad del estado de ánimo.** ¿Tiene su hijo una disposición optimista? ¿Es un bebé serio?

7. **Intensidad de las reacciones.** ¿Tiene su bebé alguna vez reacciones fuertes? ¿Enseguida muestra emoción, positiva o negativa?

8. **Distraibilidad.** ¿Cuánto tarda el estímulo exterior en interferir en la atención del niño sobre una tarea como comer o jugar?

9. **Persistencia y capacidad de concentración.** ¿Cómo de dispuesto se muestra su hijo a perseguir una actividad a pesar de los obstáculos? ¿Cuánto tiempo puede realizar una actividad sin interrupción?

LA BONDAD DE LA RABIETA

Los expertos en educación parental hablan mucho de la «bondad de la rabieta», haciendo referencia a su capacidad, como padre o madre, de comprender y trabajar con el temperamento de su hijo. No importa cuánto quiera a su hijo, su carácter y el del pequeño pueden no encajar bien. Esto no significa que usted esté condenado; simplemente significa que tal vez tenga que trabajar un poco más para comprender sus emociones. No existe nada parecido a un bebé o niño «malo». Aunque algunos temperamentos pueden ser más fáciles para los padres, tanto padres como niños pueden aprender juntos si el adulto tiene paciencia y es consciente de su propio carácter.

Por ejemplo, la hija de 18 meses de Devon, llamada Cynthia, se distrae con facilidad. Aunque a Devon le encanta tener música todo el tiempo y es capaz de realizar muchas tareas con facilidad, tiene que reducir dichas distracciones para facilitar las cosas a Cynthia. Durante la cena, Devon apaga la música, reduce las conversaciones al mínimo y no habla por teléfono. Esto ha ayudado a que Cynthia se relaje durante las comidas y, en consecuencia, la cena dura unos 20-30 minutos en lugar de más de una hora.

¿TIENE QUE SER UNA MADRE PERFECTA?

No hay que ser la madre perfecta para hacerlo bien con su bebé. Lo que importa es la coherencia y la impresión general de amor y aceptación que su hijo obtiene de usted. D. W. Winnicott, pediatra y psiquiatra infantil, creó el concepto de «madre suficientemente buena». Según Winnicott, la «madre suficientemente buena» se adapta a las necesidades del bebé y le da suficiente espacio para que pueda experimentar su propia autonomía. Ser una «madre suficientemente buena» significa que no se concentra en un único momento o se obsesiona con ser perfecta, pero sí interpreta las señales del niño con la suficiente frecuencia para que se sienta seguro. Lo genial es que las madres interpretan cada vez mejor las señales de sus hijos. En un estudio sobre la capacidad de las madres para interpretar las señales de sus hijos que examinaba esta dinámica a los tres, seis y nueve meses, los investigadores descubrieron que al comienzo del estudio las madres no lograban interpretar acertadamente las señales de sus hijos hasta en el 70 % del tiempo, pero a medida que pasaron los meses y las madres fueron adquiriendo experiencia, las interpretaban cada vez mejor.

Preguntas más frecuentes

P *¿Es posible malcriar a un niño?*

R Es imposible malcriar a un niño con demasiado amor o afecto. Sin embargo, sí es posible malcriar a un niño dándole demasiadas *cosas* en vez de atención, afecto y amor. Hace algún tiempo, yo estaba en un aeropuerto mientras un limpiabotas llamado Joe abrillantaba mis zapatos. Cuando descubrió que escribo libros sobre paternidad/maternidad, me planteó esta situación. A él le preocupaba que su suegra cogiera al niño cada vez que este lloraba. «No quiero que lo conviertan en una niña consentida», me dijo. Los niños no se malcrían cuando atiendes sus necesidades; al contrario, responder a los hijos y cuidar de ellos hace que se sientan más seguros. Las investigadoras Mary Ainsworth y Sylvia Bell descubrieron que los bebés cuyos llantos encontraban repuesta rápida lloraban menos a los nueve meses que los niños a los que se respondía con menos frecuencia.

P *¿Son manipuladores los bebés?*

R ¡No, no lo son! Los bebés intentan conseguir constantemente que sus necesidades se vean cubiertas. Esto es normal y natural, no manipulador.

P *¿Cómo debería responder a todas las emociones intensas y negativas que mi hijo experimenta?*

R En los primeros años de vida, el cerebro más elevado y racional del niño está tan incompleto que su cerebro inferior, más primitivo, está al mando. Esto explica muchos de sus actos. En esta etapa, las emociones e impulsos de sus hijos dirigirán muchos de sus actos y le abrumarán con frecuencia. No puede evitarlo. Tenga esto en mente cuando presencie berrinches, pataletas, chillidos y lloros. Su hijo no trata de ser difícil; simplemente todavía carece de la capacidad de ser racional. En ocasiones, aunque sepa que no se le permite hacer algo, es incapaz de dejar de hacerlo, ya que su cerebro primitivo está al mando.

Es muy importante que los padres ayuden a los niños a controlar las respuestas emocionales de gran calibre. En *The Science of Parenting*, la doctora Margot Sunderland escribe: «Cuando un niño no recibe suficiente ayuda con los sentimientos e impulsos primitivos del cerebro inferior, su cerebro tal vez no desarrolle las rutas que le permitan controlar con eficacia las situaciones estresantes». Los niños son especialmente vulnerables al estrés y, si no aprenden a controlar estos sentimientos en la primera fase de su vida, se enfrentarán a una vida adulta sin las herramientas necesarias.

Desde el principio, el niño necesita saber que usted puede manejar todas sus emociones, desde las «buenas» hasta las «malas». Es fácil reaccionar ante un bebé feliz. Las rabietas, enfados, protestas, pataletas y golpes plantean un desafío mayor a los padres a la hora de ser atendidas. Cuando somos capaces de sentir empatía con nuestros hijos, compartiendo sus altibajos emocionales, crecen sintiéndose comprendidos. Al narrar sus experiencias vitales (p. ej., decir lo que vemos), podemos ayudar a los niños a entender lo que están experimentando. La narración les hace saber que usted comprende por lo que están atravesando y les da las palabras para expresar sus emociones. Además, al permanecer con nuestros hijos y calmarlos (cuando están experimentando emociones negativas), somos capaces de contener sus sentimientos. Ofrecer soluciones es otra forma de ayudar a los niños a tranquilizarse. Para un niño muy pequeño, una solución puede ser tan sencilla como un abrazo, una tirita o un chupete, mientras que un niño más mayor puede ser lo bastante maduro para encontrar la solución... con nuestra ayuda. Todo se resume en cuatro sencillos pasos:

1. **Narración.** «Veo que te has caído. Parece que te has tropezado con este juguete y te has golpeado la cabeza».
2. **Empatía.** «¡Vaya! Parece que te has dado un buen golpe. Deja que te eche un vistazo a la cabeza».
3. **Contención.** «Papá está contigo. No me extraña que llores. ¡Menuda caída! Tiene pinta de doler mucho».
4. **Soluciones.** «Vamos a ponerte un poco de hielo en el chichón. ¿Quieres el chupete o prefieres tu osito? ¿Crees que un abrazo te ayudará a sentirte mejor?».

Cuando ayudamos a los niños a controlar los grandes sentimientos utilizando el plan de cuatro pasos, estamos estimulando las células de su cerebro superior para que comiencen a formar rutas que conecten con las de su cerebro inferior, permitiéndoles, con el paso del tiempo, controlar mejor los impulsos normales pero primitivos procedentes del cerebro inferior (como ira, temor o inquietud). Esto les permitirá reflexionar sobre sus sentimientos abrumadores y, en último término, controlarlos.

P *¿Cuál es la mejor forma de conocer a mi hijo y sintonizar con sus señales?*

R Observe a su hijo: mientras está tumbado en la cuna, cuando esté jugando con sus juguetes, mientras lo abraza, cuando esté cambiándole el pañal, en cualquier momento que esté en un lugar seguro. Pero para ser un observador realmente sensible, debe librarse de todas las distracciones, como el periódico, el teléfono móvil, la televisión, música y otras conversaciones. Debe estar completamente comprometido con el niño y emplear todos los sentidos.

Aproveche la presencia de otras personas que pasan tiempo con su hijo: una cuidadora, una canguro, amigos, miembros de la familia y, sí, incluso su suegra. Como padre o madre, debe dejar a un lado su ego y escuchar a todos los que ven a su hijo desde un punto de vista diferente. Todas estas personas pueden ofrecerle revelaciones de gran valor.

He aquí algunos consejos para observar a su hijo:

- **Procure pasar tiempo a solas con él.** Esto le permitirá concentrarse en conocer mejor a su hijo.
- **Haga menos y observe más.** Esta filosofía de Resources for Infant Educators (RIE) anima a los niños a hacer lo que quieran mientras sus padres permanecen cerca prestándoles apoyo. Los padres interfieren únicamente si la seguridad de los niños está en peligro.
- **Sea discreto.** No dirija el juego del niño. Demasiados padres tratan de dirigir el juego de sus hijos ofreciéndoles un juguete o moviendo un sonajero ante su rostro. Observe qué juguetes captan la atención de su hijo y lo que de verdad le interesa. Además, observe cómo interactúa con sus compañeros de juego sin interferir. Aprenderá mucho sobre el desarrollo social de su hijo.
- **Procure un entorno seguro a prueba de bebés.** Cuanto más libre se sienta su hijo para explorar por sí solo, más aprenderá usted al observarlo.
- **Deje que su hijo resuelva sus propios problemas siempre que pueda.** Cuando Mendez tenía unos cinco meses, yo estaba sentada con ella mientras jugaba con una pelota que rodaba y se le escapaba. Mi primer instinto era resolverle el problema. Después de todo, me resultaba fácil darle la pelota en lugar de verla frustrada.

Sin embargo, me contuve y la observé para comprobar lo que hacía mientras narraba lo que veía (p. ej., «veo que la pelota ha rodado y no llegas a cogerla»). Ella, poco a poco, se inclinó hacia la pelota, llegando hasta ella de una forma que nunca antes había hecho, y cogió el juguete ella solita. Fue una experiencia de aprendizaje para ambas.

- **No presuponga.** No crea que a todos los bebés les gustan las mismas cosas. Conozca las preferencias de su *propio* hijo.

20 PREGUNTAS QUE HACERSE CUANDO OBSERVA A SU HIJO JUGANDO CON OTROS (18-36 MESES)

1. ¿Qué hace bien?

2. ¿Qué le plantea un desafío?

3. ¿Qué actividades le gustan o le disgustan?

4. ¿Qué le hace reír?

5. ¿Qué le frustra?

6. ¿Cómo se expresa con otros?

7. ¿Es físicamente expresivo?

8. ¿Es capaz de conectar con otros?

9. ¿Llega a conectar con otros niños o participa en juego paralelo?

10. ¿Cómo maneja el conflicto con otros niños?

11. ¿Se siente cómodo interactuando con otros adultos?

12. ¿Cuánto tiempo es capaz de jugar o de concentrarse en una tarea?

13. ¿Cómo maneja la frustración?

14. ¿Cómo reacciona ante nuevas situaciones?

15. ¿Cómo expresa enfado?

16. ¿Cómo expresa emoción o entusiasmo?

17. ¿Se siente cómodo hablando con otra persona?

18. ¿Es capaz de hablar en grupo?

19. ¿Se siente cómodo interactuando con otros niños?

20. ¿En qué situaciones busca la ayuda de un adulto?

TIC-TOC

Cómo crear seguridad y previsibilidad

F ui arrojada a las profundidades de la maternidad cuando di a luz a mis gemelas con reflujo y cólicos *severos*. Los horarios que creé me ayudaron a cubrir las necesidades de mis hijas y a conservar la poca cordura que me quedaba. También me permitieron responder a correos electrónicos, trabajar mientras mis hijas dormían la siesta e incluso planificar salidas... cuando no estaba demasiado ocupada limpiando el vómito de mi pelo.

Reconozco que como madre de gemelas tengo predisposición a favor de los horarios. Las madres de partos múltiples suelen necesitar organización y estructura para asegurar que todas las necesidades de sus hijos quedan cubiertas. Pero como terapeuta y experta en asesoría parental, he comprobado cuán beneficiosos son los horarios para las familias que no tienen más de un hijo.

Aunque algunos padres o madres consideran las rutinas en el cuidado infantil como algo malo, he constatado una gran evidencia de lo contrario. Las rutinas aportan la estructura que los niños necesitan para sentirse seguros, lo cual les permite crecer sanamente. Los padres y madres que utilizan un horario para sus hijos tienen más facilidad para reconocer y responder acertadamente a sus señales. Esto ayuda a que los niños se sientan comprendidos y fomenta la autoestima.

La estructura también es la base principal de la disciplina en los niños más pequeños. A los niños pequeñines y en edad preescolar les encanta saber lo que viene a continuación en su mundo y rinden más en el colegio cuando tienen la experiencia de crecer con la estructura y los límites que proporcionan los horarios.

Los cuatro pilares de la seguridad

Al margen de la edad, todos nos sentimos más seguros cuando nuestro mundo es predecible, manejable y está conectado. Para los bebés, una cara familiar, el consuelo del ritual nocturno, el olor de la piel de mamá y la seguridad de la cuna se combinan para crear un ambiente relajado. En el libro *What Happened to My World?*, el autor Jim Greenman enumera lo que denomina los *cuatro pilares de la seguridad*, cuatro factores que crean confianza y seguridad en la vida de un niño y refuerzan la seguridad de su mundo:

- **Personas.** La seguridad procede de las personas de confianza que constantemente cubren nuestras necesidades y nos comprenden.
- **Lugar.** Encontramos consuelo en el orden, imágenes, sonidos y olores familiares.
- **Rutina.** Las rutinas familiares nos reafirman y nos dan estabilidad, protegiéndonos de lo desconocido.
- **Ritual.** El ritual nos ayuda a sentirnos conectados, nos enseña lo que viene a continuación y crea asociaciones positivas.

Un buen horario integra todos estos elementos en una rutina regular que da a los bebés y niños pequeños la seguridad que necesitan.

EL NUEVO HORARIO FLEXIBLE

Debo admitir que, cuando estaba escribiendo este libro, pensé en no utilizar la palabra *horario*. Tiene unas connotaciones tan rígidas y negativas que me preocupaba que los padres se desanimaran al oír la palabra o, lo que es aún peor, la usaran para justificar respuestas inflexibles, estrictas o insensibles a las señales de los niños. Un horario es una pauta que usted emplea para llevar orden a su vida y a la de su hijo. Un buen horario en realidad ayuda a perfeccionar su capacidad para interpretar y responder a las señales del niño.

Soy una firme creyente en la alimentación a demanda, pero considero que la mejor forma de lograr este objetivo es crear una estructura para su pequeño basada en la experiencia de interpretar sus señales y trabajar con sus ritmos lo antes posible. En Alcohólicos Anónimos dicen que nunca deberías llegar a tener demasiada hambre, estar demasiado cansado o demasiado enfadado. Esto mismo es aplicable a los niños. Por favor, siga las siguientes recomendaciones al pie de la letra para crear un horario para su hijo:

1. Nunca niegue comida a un bebé hambriento.
2. No despierte innecesariamente a un bebé que está profundamente dormido.
3. No ignore los llantos de un bebé.

El objetivo de un horario es ayudar al niño a sentirse más cómodo y estable. Los recién nacidos llegan a este mundo caótico anhelando un sentido de la seguridad, mientras que los niños pequeños ansían un sentido del orden y control. Los horarios pueden proporcionar esto.

PLANIFICACIÓN **PRECIOSA**

Algunas madres que alimentan a sus bebés a demanda malinterpretan las señales, pensando que cada llanto es síntoma de hambre. Un ejemplo de esto ocurrió recientemente mientras estaba almorzando con mi amiga Mary. En cuanto nos sentamos a la mesa en el restaurante, su hija, Emily, empezó a llorar. «Acabo de darle de mamar hace media hora», dijo Mary, poniendo el pezón en la boca de su hija; «¿cómo puede tener hambre otra vez?». Literalmente 15 minutos después, Emily empezó a llorar de nuevo y, de manera refleja, Mary respondió dándole otra vez de mamar. Después de tres rondas más en menos de hora y media, le sugerí a Mary que quizás el restaurante era demasiado estimulante para la niña y que tal vez deberíamos ir a un lugar más apacible. En cuanto salimos del ruidoso restaurante, Emily se quedó tranquila. El peligro de no tener horario es que es demasiado fácil malinterpretar las señales y creer que cada llanto es una solicitud de comida.

Los horarios deberían personalizarse para adecuarse a las necesidades, ritmos y edad del bebé. También deberían fomentar la lactancia. El doctor Scott Cohen, pediatra y autor de *Eat, Sleep, Poop*, recomienda «la regla del dos y el cuatro»: durante los primeros dos meses de vida es lo más normal es que el bebé se alimente entre cada dos y cuatro horas, y tomará entre dos y cuatro onzas (5 y 10 cl) de leche. Teniendo esto en cuenta y observando los niveles y patrones de hambre de su bebé, puede comenzar a encauzarle hacia un horario regular basado en sus necesidades.

Desde el principio, debería llevar la cuenta de cuándo el bebé parece tener hambre, estar cansado y alerta. Anotar todo esto en una libreta le ayudará a recordar los detalles y controlar los patrones. En el Apéndice C podrá comprobar los horarios que les han funcionado a otras familias, entre ellos el mío. Elija de entre ellos para crear un horario basado en la personalidad y en las necesidades de su hijo.

Un buen horario no es rígido. Permite ajustarse a las necesidades cambiantes del bebé al tiempo que crea una estructura que ofrece grandes posibilidades de prever dichas necesidades. También debería darle a *usted* la máxima cantidad de tiempo para prepararse con antelación para diversas eventualidades. Por ejemplo, si sabe que el bebé probablemente pida comer a mediodía, puede preparar la comida o un biberón, o planificar dónde le gustaría amamantarlo con antelación, haciendo que la experiencia resulte mucho más relajada para todos los implicados. El horario ideal, al igual que su bebé, es PRECIOSO.

Predecible
Receptivo
Estructurado
Coherente
Intencional
Organizado
Sano para los participantes
Optimista

TRES ENFOQUES DIFERENTES DEL HORARIO

Llamo *reguladores rígidos* a los padres que llevan los horarios hasta el límite. Estas personas viven bajo la dictadura del reloj, con frecuencia en detrimento de sus hijos. En su deseo de proveer una estructura necesaria, no sintonizan con las señales de sus hijos y dan prioridad a los horarios por encima de las necesidades de los pequeños. En el otro extremo del espectro están los padres a los que denomino *controlados por las señales* porque se dejan dirigir totalmente por sus hijos. Las intenciones de estos padres son buenas, pero la falta de estructura en la vida de los niños con frecuencia hace difícil, especialmente con los más pequeños, regular sus ritmos. Los padres de este grupo, como mi amiga Mary, también tienden a suponer que muchas de las señales no relacionadas con comida son una petición de comida. En medio están los padres que yo llamo *planificadores PRECIOSOS*, que han encontrado un equilibrio que cubre las necesidades de los niños y aporta estructura.

ESTILOS DE HORARIOS

	Reguladores rígidos	Planificadores PRECIOSOS	Controlados por las señales
El enfoque	El reloj marca cuándo y con qué frecuencia se alimenta el niño. Se ignoran las señales de hambre.	Horario flexible que tiene en cuenta las necesidades del niño; el reloj actúa como guía para prever las necesidades y crear regularidad, pero sigue estando supeditado a las señales del bebé.	Los padres están totalmente controlados por las señales del bebé, que con frecuencia pueden malinterpretarse. El resultado es una alimentación y rutinas de sueño nada coherentes.
Quién está al mando	Madre/padre	La madre (o el padre) y el niño trabajan juntos para lograr una estructura basada en las necesidades del niño.	Niño
Capacidad para planificar	Extremadamente alta	Alta	Muy baja
Sensibilidad a las señales del niño	Las señales del niño son ignoradas con frecuencia para poder cumplir el horario.	Como el horario se basa en los ritmos del niño, los padres pueden prever las necesidades e interpretar los distintos llantos de forma precisa.	Las tomas y horas de comer están determinadas por las señales del niño, con la salvedad de que los llantos de los niños pueden malinterpretarse con facilidad y sin la ventaja de cierta estructura.
Sensación de eficacia de los padres	Los padres tienden a sentirse frustrados por los llantos frecuentes del bebé, consecuencia de hacerles esperar por la comida que necesitan de inmediato. Es posible que los padres no desarrollen la capacidad de interpretar las señales de los niños con precisión debido a que son esclavos del reloj.	Los padres disfrutan de un alto grado de eficacia, lo que hace que se sientan más cómodos con respecto a su capacidad para interpretar las señales del niño con precisión, aportar estructura y cubrir sus necesidades.	La falta de estructura genera ansiedad en los padres. Su incapacidad para salir o planificar una actividad provoca frustración. Además, la alimentación constante y la falta de sueño pueden llegar a agotar a los padres e incluso reducir la producción de leche de la madre.

Ocho razones más por las que debería tener un horario para el bebé

Pero, aunque parezca mentira, al margen de cuál sea la situación específica que se presente —problemas de alimentación, patrones de sueño irregulares o cólicos mal diagnosticados—, una rutina estructurada es, con frecuencia, lo único que hace falta para resolver el problema.

—Tracy Hogg, *Secrets of the Baby Whisperer*

Por si todavía no le he convencido, he aquí algunos motivos más para comenzar a aplicar un horario regular en cuanto el bebé sea lo bastante mayor:

1. Un horario fomenta seguridad y confianza. A los bebés no les gustan las sorpresas. Llevar coherencia y orden a la vida del niño es un regalo que los padres deberían dar a sus hijos. Cuando el niño siempre disfruta de mimos después de la cena o de un libro antes de dormir, crece previendo esa experiencia y, en consecuencia, encuentra calma en la rutina. Esta predictibilidad fomenta seguridad y confirma la experiencia del mundo como un lugar previsible y fiable. En *Positive Discipline: The First Three Years*, Jane Nelsen, Cheryl Erwin y Roslyn Ann Duffy dicen: «Por su ritmo y repetición, estos eventos forman patrones, que ayudan a los pequeños a entender los días y las noches. Cuando un niño sabe que tiene las necesidades cubiertas y que la vida progresa de forma predecible, se siente seguro y aprende a confiar en otros y en el mundo que le rodea».

Lo mismo ocurre con los niños de dos y tres años. Estos pequeños necesitan orden y predictibilidad. La ausencia de estructura probablemente derive en un niño abrumado y gruñón. Aportar orden y predictibilidad puede reducir en gran manera el número de rabietas. Saber cuándo van a comer, dormir y jugar es tranquilizador para los pequeños. Practique diciéndole a su hijo cada día lo que va a ocurrir y cuál es el plan. En nuestra casa, normalmente hablamos sobre lo que va a ocurrir ese día cuando estamos levantándonos y vistiéndonos por la mañana. Hablamos sobre qué día de la semana es, qué actividades vamos a hacer, a qué personas van a ver mis hijas y cualquier cosa fuera de lo habitual que vaya a suceder. Recomiendo hacer esto incluso antes de que el niño tenga capacidad verbal.

2. Un horario ayuda a organizar el reloj interno del niño. Un horario regular para comer, dormir y realizar actividades ayuda a regular el ritmo circadiano del niño. Según la doctora Jodi Mindell, autora de *Sleeping Through the Night*, «como los bebés no saben la hora que es, necesitan que nosotros ajustemos sus relojes internos a lo largo del día por medio de sus actividades diarias. Necesitan comer más o menos a la misma hora cada día y necesitan irse a la cama aproximadamente a la misma hora. Al aportar regularidad al reloj interno del niño, este se dormirá con mayor facilidad y rapidez».

El reloj interno del niño está regulado por el hipotálamo, una área primitiva situada en el interior del cerebro que controla el apetito, la presión sanguínea, los cambios en los niveles hormonales y otras funciones básicas. Este reloj biológico, en realidad, va con unos 10 minutos de retraso en comparación con el tiempo de un reloj normal. En otras palabras, siguiendo sus propias pautas tardaría 24 horas y 10 minutos en completar un ciclo de 24 horas. Lo increíble es que se reajusta cada mañana cuando el cuerpo se despierta. Por eso, si el horario de su hijo fue un desastre ayer, hoy empezará de nuevo.

Si la alimentación, el sueño y las actividades del niño están desorganizadas, esto puede alterar su delicado reloj biológico y provocar ritmos fisiológicos igualmente desorganizados. Esto significa que es probable que experimente hambre y cansancio en momentos del día impredecibles e inadecuados. Sumada a unos hábitos de sueño deficientes, esta desorganización puede impedir que los ritmos corporales del niño funcionen en concierto, como se supone que deben hacerlo.

3. Un horario facilita la interpretación de las señales. Es demasiado fácil malinterpretar los llantos de los bebés si no tienen un horario. Esto es

LA BELLEZA DEL CUADERNO DE BITÁCORA

Un buen cuaderno de bitácora puede ayudarle a controlar las tomas, pises y cacas (especialmente útil para un bebé estreñido), patrones de sueño, medicaciones, desencadenantes de berrinches, sensibilidades o posibles alergias alimentarias, crecimiento y ganancia de peso, inmunizaciones y logros del bebé. Estos diarios son particularmente útiles cuando un niño tiene varios cuidadores. Pueden ayudarle a saber cómo fue el día del niño y a evitar una posible doble toma de medicaciones. Un cuaderno de bitácora también puede servir de dulce recordatorio de la época de bebé.

especialmente cierto en el caso de los padres primerizos, que suelen tener más ansiedad que los veteranos. La mayoría de los padres expertos calculan que sus bebés lloran una media de tres o cuatro horas al día. Según la Thomas Coram Research Unit, este llanto suele alcanzar el pico de cuatro horas cuando los niños tienen seis semanas. Cuanto más oímos al pequeño llorar sin consuelo, más difícil resulta averiguar lo que necesita, debido a nuestros propios sentimientos y ansiedades. Después de sobrevivir a gemelas con cólicos y reflujo, estoy en condiciones de asegurar que esto es cierto.

Cuando un bebé llora, casi todos los padres comprueban si el pañal está sucio y, si esa no es la causa, le ofrecen comida. Llorar es una señal desesperada de hambre. Si el niño de verdad está llorando de hambre, significa que usted no ha visto otras señales anteriores más sutiles como morderse una mano, hacer sonidos de succión o gimoteos. Con mucha frecuencia, un bebé que no tiene hambre pero necesita el consuelo de sentirse abrazado o la experiencia tranquilizadora de succionar, optará por un biberón o el pecho. Una madre cuyo pequeño siga un horario mirará el reloj y dirá: «Normalmente comes a mediodía, pero solo son las once y media. Parece que hoy tienes hambre antes» y alimentará antes al niño. O tal vez piense: «¡No me extraña que llores! Ya es hora de que eches la siesta», y deje al niño en su cuna. Puede comprobar cómo tener un horario podría facilitar la tarea de descifrar los llantos del bebé.

Hay muchos motivos por los que los bebés lloran:

- Hiperestimulación
- No querer hacer algo (como desvestirse o bañarse)
- Estrés
- Aburrimiento
- Pañal húmedo o sucio
- Sentir demasiado calor o demasiado frío
- Cansancio
- Hambre
- Sed
- Gases
- Cólicos
- Reflujo
- Necesidad de ser abrazado
- Dentición
- Sentirse agobiado
- Dolor (cualquier cosa, desde una irritación del pañal a un pelo muy enroscado en un dedito)
- Enfermedad
- Salto en el desarrollo

Si el llanto del bebé es anormalmente frecuente, tiene un tono muy agudo o va acompañado de fiebre, erupciones cutáneas u cualquier otro síntoma de enfermedad, debería acudir al pediatra de inmediato.

4. Un horario evita los problemas del sueño. Cuanto antes cree buenos hábitos de sueño, mejor estará su hijo cuando crezca. Según la American Academy of Pediatrics, un estudio realizado con niños de tres años que recibían tratamiento para problemas de sueño descubrió que el 84 % de estos niños habían experimentado problemas con el sueño desde que eran bebés. Según el doctor Richard Ferber, autor de *Solve Your Child's Sleep Problems*, «los niños con horarios descontrolados (...) pueden desarrollar problemas de sueño importantes. También pueden surgir problemas de conducta». Las investigaciones recientes muestran que esto puede ser solo la punta del iceberg.

Los problemas de sueño, o la falta de sueño adecuado, se han relacionado con un sinfín de problemas en niños, como capacidad de atención deficiente, incapacidad para concentrarse, poca memoria, problemas de aprendizaje, irritabilidad, conducta agresiva, coordinación deficiente, rabietas, insomnio e incluso obesidad. Un estudio australiano de 2006 que examinaba la relación entre la duración del sueño y el sobrepeso en bebés de siete a 15 meses descubrió que los pequeños que dormían menos de ocho horas por la noche tenían una tasa de obesidad 310 % más elevada que los niños que dormían 10 horas cada noche. Se cree que este problema de sobrepeso se debe a los cambios en los niveles de diversas hormonas, entre las que figuran la leptina, grelina, insulina, cortisol y hormonas del crecimiento, que ocurren como consecuencia de la privación del sueño. Estos cambios hormonales pueden contribuir a un desequilibrio de energía que, a su vez, deriva en problemas de peso o incluso obesidad.

Para prevenir futuros problemas de sueño, Jill Spivack y Jennifer Waldburger, conocidas expertas del sueño y autoras de *The Sleepeasy Solution*, recomendaron proporcionar lo que ellas denominan *buena nutrición del sueño*. Esto implica procurar que el niño tenga un sueño de calidad además de la cantidad de sueño que necesita. El sueño produce sueño, y un niño que desarrolla buenos hábitos de sueño en su más tierna infancia probablemente los mantendrá de por vida.

5. Un horario fomenta el crecimiento sano. Un horario regular crea patrones de sueño óptimos y hábitos alimentarios que fomentan el crecimiento. Según Shirley Munro, una especialista en neonatología en el UCLA Santa Monica Hospital, la alimentación organizada permite un mejor control de las tomas. Afirma que es especialmente importante para los recién nacidos y bebés prematuros, porque sus estómagos son tan diminutos que no pueden albergar demasiada comida. Los bebés a los que se deja mucho tiempo sin comer pueden llegar a estar demasiado hambrientos y después tienden a comer en exceso, lo que puede derivar en problemas de reflujo. Cuando un bebé sano se alimenta adecuadamente, luego duerme profundamente, lo que provoca una ganancia de peso y un crecimiento sano. Si su recién nacido no es capaz de dormir profundamente y sigue estando activo y despierto, quemará muchas calorías, lo que impide un crecimiento sano.

En contraste con los cuentos de viejas que advierten de que nunca se debe despertar a un bebé dormido, Munro dice que hay ocasiones en las que es necesario hacerlo. Un recién nacido sano normal debería despertarse de un sueño profundo en respuesta al hambre. Pero algunos bebés, entre los que figuran los que tienen ictericia, prematuros, bebés hipotérmicos y casi a término, pueden no despertarse aunque sea la hora de una toma muy necesaria. Munro recomienda no dejar a los recién nacidos dormir durante más de una hora y media de una vez para asegurarse de que obtienen toda la nutrición que necesitan para crecer. Si su pequeño no se despierta para las tomas o tiene problemas para alimentarse, debería consultar a su pediatra.

6. Un horario incrementa la capacidad de atención y fomenta el aprendizaje. La aplicación de un horario sencillo y predecible que permita al niño prever las actividades deja que su cerebro se concentre en un aprendizaje de orden superior. Por ejemplo, cuando el pequeño sabe que la cena siempre va después del baño, no tiene que preocuparse por si alguien va a darle de comer. Esta certeza libera su mente para aprender la canción del alfabeto que usted le canta mientras le baña.

Sabemos también que los niños que tienen buenos hábitos de sueño, que se crean mejor a través de un horario regular, prestan más atención y aprenden mejor. Por ejemplo, está demostrado que las siestas, en concreto, regulan la capacidad de atención, un elemento vital para el aprendizaje. Los niños que duermen la siesta tienen una mayor capacidad de atención y son menos gruñones que los que no la duermen. Los niños pequeños tienen enormes exigencias de energía, y una de las mejores formas de cubrir dichas necesidades es el sueño adecuado. El sueño proporciona un descanso de los estímulos y permite que los niños recarguen fuerzas. Este descanso permite que los bebés y los niños absorban nueva información de forma más eficiente. Según el doctor Marc Weissbluth, autor de *Healthy Sleep Habits, Happy Child*, «un bebé aprende mejor en el estado tranquilo y despierto que sigue a una siesta».

Al contrario de la creencia popular, el sueño no pierde importancia para las habilidades cognitivas de los niños a medida que crecen. En un estudio del doctor Avi Sadeh, se dividió de forma aleatoria a los alumnos de cuarto y quinto de primaria en dos grupos: el primero disfrutó de 30 minutos más de sueño por noche durante tres noches y el segundo tuvo 30 minutos menos de sueño por noche durante tres noches. A continuación se evaluaron las funciones neurobiológicas de los niños. El margen de rendimiento era enorme. Sadeh descubrió que «una pérdida de una hora de sueño es equivalente a la pérdida de dos años de maduración y desarrollo cognitivos». Es decir, un alumno de segundo curso con algo de sueño rendirá en clase como un niño de Infantil. Como el cerebro de los niños está en progreso constante hasta la edad adulta y gran parte del trabajo se realiza durante las horas de sueño, los investigadores llegaron a la conclusión de que esta hora perdida parece tener un impacto exponencial en los niños, aún mayor del que tendría en adultos.

7. Un horario prepara al niño para el colegio. La estructura del hogar ayuda a los niños a enfrentarse a la estructura del mundo; esto es especialmente cierto cuando los niños empiezan el colegio. La familia de Aiden no creía en horarios ni rutinas. Sus padres eran licenciados de Berkeley con buenas intenciones cuyos propios padres habían sido muy rígidos con los horarios cuando ellos eran niños, motivo por el que ellos se inclinaron hacia el otro extremo con su propio hijo. Aiden no tenía una hora específica de ir a dormir, no tenía hora para levantarse y no tenía horas concretas para comer o jugar. En su más tierna infancia, golpeaba el frigorífico para indicar que tenía hambre. Por la noche a veces dormía en su cuna y a veces en la cama de sus padres, no porque fueran una familia que creyera en la «cama familiar», sino porque sus padres dejaban que Aiden tomara sus decisiones.

La época preescolar fue muy problemática para Aiden, que nunca había experimentado la estructura. Le resultó muy difícil seguir las instrucciones de la profesora, participar en las actividades de la clase y hacer transiciones de una actividad a otra. Al igual que otros muchos niños que crecen en entornos desestructurados, tenía problemas para cumplir las normas y reconocer que los otros niños también tenían necesidades. En el caso de Aiden, ser educado viendo cumplidos todos sus deseos siempre que él quería desembocó en enormes desventajas sociales al llegar al colegio.

8. Un horario le permite planificar y cuidarse mejor. Alison vino a verme cuando su hija Jaiden tenía cinco meses. Alison era una madre entregada que no creía en horarios. Desde el nacimiento de su hija se sentía extremadamente aislada y muy deprimida. No entendía por qué. Cuando le pregunté sobre su vida cotidiana con su hija, descubrí que la vida de Alison era totalmente impredecible y, en consecuencia, también la de Jaiden. Jaiden nunca dormía, se despertaba, comía o jugaba a la misma hora. El resultado de ello era que su calidad de sueño era pésima y Alison no había dormido una sola noche seguida en cinco meses. Es más, Alison sentía que no podía salir de casa con el bebé porque era imposible saber cuándo Jaiden necesitaría volver a casa para comer o dormir la siesta. Alison había salido una vez con su marido y otra con las amigas desde que su hija había nacido. En efecto, Alison se había convertido en una esclava de la maternidad.

Cuando Alison logró superar su propia resistencia a la implantación de un horario y consiguió desechar algunos de los conceptos equivocados que tenía sobre los horarios, su vida cambió. Tener un horario para Jaiden mejoró el sueño del bebé y, por tanto, ella también podía dormir mejor; mejoró los hábitos alimentarios de la pequeña, que estaba menos gruñona, y la depresión de Alison se vio aliviada, permitiéndole salir de casa a intervalos planificados.

DE LOS EXPERTOS...

Partos múltiples y horarios

Para los padres primerizos, cuidar de los bebés de un parto múltiple puede ser especialmente abrumador. «Alimentarlos a demanda» hace que resulte difícil funcionar de forma organizada a lo largo de los aparentemente interminables días y noches, pero un horario puede acabar con el estrés de las rutinas diarias y darle la satisfacción de saber cuáles son y cuándo surgirán las expectativas del bebé y si se van a cubrir. De hecho, imponer un horario a niños de cualquier edad le permite saber exactamente cuándo deberán ser alimentados, cambiados y bañados (también les da cierto control, lo que significa que probablemente cooperarán y participarán más). Una vez instaurado un horario, disfrutará de una sensación de alivio y felicidad... y sus bebés entenderán de forma automática que sus necesidades siempre van a verse cubiertas.

—Sue Darrison,
experta en gemelos y profesora en Babies First Class,
madre de seis hijos, entre ellos, un par de gemelos
www.BabiesFirstClass.com

El doctor William Sears, considerado el padre de la «crianza con apego» (*attachment parenting*), dice: «Disfrutará más de su paternidad/maternidad si crea una rutina que encaje con su bebé en lugar de intentar hacer que su bebé encaje en la rutina. Los bebés son criaturas de hábitos y cuanto más predecible sea su día, más descansada será la noche». Tener un horario predecible permite a las familias crear tiempo compartido de más calidad y da a los padres el tiempo para ocuparse de necesidades más mundanas, como devolver llamadas telefónicas, ducharse o preparar una comida. Por mucho que ame a su bebé, saber que falta solamente una hora para la siesta puede ayudarle a superar esos 60 minutos con mucha más facilidad. Un horario establecido también permite que una canguro o una abuela cuiden del niño, lo que a su vez contribuye a crear padres más felices.

Grandes cambios

Confieso que no me gusta el cambio. Tengo la sensación de que, en cuanto me siento cómoda con un horario y empiezo a creer que sé cómo manejar las cosas, mis hijas pasan a una nueva fase del desarrollo que exige un cambio en la rutina. Aunque surgen cambios que son totalmente impredecibles, he aquí algunos cambios predecibles que puede esperar. No son la norma, ya que cada niño es diferente. Antes de tomar ninguna decisión sobre el horario de su hijo, consulte con el pediatra para comprobar que son apropiados para su pequeño en lo relativo al desarrollo.

HITOS DEL DESARROLLO INFANTIL PREDECIBLES HASTA LOS CINCO AÑOS

Edad	Cambio
A las 4-5 semanas o cuando el bebé es capaz de rodar	Dejar de envolver al niño con un arrullo (técnica del *swaddling*)
4-5 semanas	Empezar a usar sacos de dormir (una mantita con o sin mangas)
3-6 meses, dependiendo de la ganancia de peso, apetito y capacidad para dormir toda la noche sin alimentación adicional	Dejar la «toma nocturna» o biberón de medianoche
4-6 meses	Introducir alimentos sólidos
6 meses, cuando el niño tenga control total del cuello o sea capaz de gatear	Dejar de usar sacos de dormir
6-9 meses	Pasar de tres a dos siestas
12 meses	Pasar del biberón a una taza con boquilla o pajita
14-18 meses	Pasar de dos siestas a una
18 meses	Introducir el orinal
3 a 3 años y medio	Pasar de la cuna a la cama
3-4 años	Completar el control de esfínteres diurno
3-5 años	Decir adiós al último pañal

Cinco mitos sobre los horarios

Las personas que huyen de los horarios normalmente tienen conceptos erróneos sobre ellos. Sin embargo, cuando se enfrentan a los hechos, la mayoría de los padres acaban convenciéndose.

Mito n.º 1: Los horarios son rígidos. Los horarios no deberían ser rígidos. Las rutinas deberían estar estructuradas en torno al niño, en lugar de al revés. Aunque algunos padres prefieren basar el horario de sus hijos en el reloj, otros lo basan en el orden de las actividades. Por ejemplo, Tracy Hogg, coautora de *Secrets of the Baby Whisperer*, recomienda el siguiente orden de actividades: comer, actividad, dormir y luego «tu tiempo». Algunos padres planifican la primera siesta del bebé dos horas después de despertarse, sabiendo que el niño no aguantará más de dos horas de vigilia sin una siesta. Aunque el orden y la predictibilidad son importantes, también lo es la oportunidad ocasional de dormir más o quedarse en una fiesta de cumpleaños un poco más de tiempo del planeado.

Mito n.º 2: Es posible hacer que un niño duerma. No es posible hacer que su hijo duerma, pero sí «mantener la costumbre». Es decir, cuando deja al bebé en la cuna a su hora, incluso aunque no confíe en que su hijo se duerma o el pequeño decida no dormir, está facilitando una oportunidad para el descanso, además de darle la valiosa experiencia de saber lo que viene a continuación.

Por otra parte, el tiempo que el niño pasa en la cuna también es valioso, porque le concede tiempo a solas y una oportunidad de aprender a entretenerse por sí solo, lo cual es una vacuna contra el aburrimiento, la soledad y la baja autoestima. La capacidad de jugar adquiere cada vez más importancia a medida que el pequeño crece. Un niño que tiene práctica jugando solo desde que era bebé no necesitará de usted ni de la televisión para entretenerse mientras usted hace la cena. Estará contento en su cuna «leyendo» o jugando con sus juguetes.

Mito n.º 3: Es posible hacer que un bebé coma. Su trabajo como padre/madre consiste en preparar y facilitar al niño comida nutritiva apropiada para su edad, no en *hacer* que coma o controlar cuánto come. No podemos controlar cuánto pesa el niño o qué tipo de cuerpo tiene. Cuanto más intente hacer que su hijo pierda o gane peso, más probabilidades hay de que le salga el tiro por la culata o de que el pequeño desarrolle algún problema con la comida. Su tarea consiste en darle al niño la comida cuando es hora de comer, o cuando tiene hambre, y luego dejar que las cosas sigan su curso (véase capítulo 12 para más información sobre este tema).

Mito n.º 4: Los bebés no necesitan un horario hasta que tienen seis meses. Cuanto antes sea capaz su hijo de empezar a desarrollar una rutina, mejor les irá a los dos. Al hablar sobre iniciar a los bebés en un horario de inmediato, Tracy Hogg afirma: «Sus delicados sistemas funcionan mejor cuando comen, duermen y juegan más o menos a la misma hora cada día, y en el mismo orden». Comenzando desde el nacimiento, los patrones de hambre de los bebés probablemente se hagan regulares o caprichosos según lo constantes que sean las rutinas cotidianas. Según Gary Ezzo y Robert Bucknam en su libro *On Becoming Baby Wise*, «el mecanismo del hambre (digestión y absorción) opera como si tuviera una memoria metabólica reforzada por la rutina». La mayoría de los expertos, especialmente los que fomentan la lactancia materna, recomiendan poner un horario a los bebés en torno a los tres o cuatro meses, pero muchos padres, entre los que me incluyo, son capaces de seguir los ritmos del niño y seguir un horario regular antes de ese momento.

Mito n.º 5: Si el bebé tiene un horario, se pasará casi todo el tiempo llorando. Los bebés que no ven cubiertas sus necesidades, que son ignorados o que tienen cólicos o reflujo lloran mucho. Utilizar el plan PRECIOSO para instaurar un horario (véase página 55) *no* significa ignorar los ritmos naturales del niño o dejar que llore. Al contrario, el objetivo del plan no solo es cubrir las necesidades del niño, sino preverlas antes de que ocurran.

Empezar desde el principio: aprendizaje del sueño 101

Según Spivack y Waldburer, el aprendizaje del sueño es el acto de enseñar a un niño la capacidad de tranquilizarse solo para que pueda quedarse dormido o volver a dormirse tanto en las siestas diurnas como en el sueño nocturno.

Hasta que el niño tiene cuatro meses y pesa seis kilos sus sistemas están poco desarrollados para el aprendizaje del sueño, pero superado ese punto, los padres pueden hacer mucho por ayudar a sus niños, y a sí mismos, a dormir toda la noche. Según Waldburger, los bebés se abren al mundo a esta edad y es muy frecuente que su sueño se interrumpa. Ahora podemos pedir al bebé algo imposible antes de ese hito del desarrollo, lo que significa que podemos dejar al bebé en la cuna mientras está despierto para que aprenda a quedarse dormido solo.

En los primeros cuatro meses, los padres tienen que conocer dos importantes técnicas para enseñarles a dormir. En primer lugar, deber establecer un ritual para el sueño nocturno (véase página 70 para más información sobre los rituales para irse a la cama). En segundo lugar, los padres tienen que ayudar al bebé a aprender la diferencia entre el sueño diurno y el nocturno. Durante las tomas nocturnas, mantenga la voz baja, alimente al bebé en penumbra y compórtese como se suele hacer de noche. Durante las tomas diurnas, hable más alto, alimente al bebé con luz y compórtese como hace normalmente de día.

Aunque los niños tienen la suficiente madurez a nivel neurológico y de desarrollo para el aprendizaje del sueño, muchos padres lo evitan porque les asusta dejar que el niño «llore». Puede ser todo un desafío para los padres encontrar el equilibrio entre responder a las señales de los pequeños y enseñarles a calmarse solos. Durante el aprendizaje del sueño, el niño suele llorar por dos motivos: (1) no sabe qué hacer para tranquilizarse, y (2) protesta por el cambio. Si queremos que aprenda las habilidades para dormirse solo, tendrá que llorar un poco.

El doctor Sears advierte a los padres: «Con la mayoría de estos regímenes para enseñar a dormir corremos el riesgo de volvernos insensibles a las señales de los pequeños, sobre todo cuando se trata de dejar llorar al niño». Pero según Spivack, el aprendizaje del sueño no es una ausencia de respuesta en curso a los llantos del bebé, sino una herramienta inofensiva y de tiempo limitado que ayuda a los padres a enseñar a sus hijos a calmarse solos. A la larga, el aprendizaje del sueño es bueno para la familia, ya que ayuda al pequeño a aprender a dormir y a tranquilizarse solo, y concede a los padres el descanso necesario. Después de todo, una madre o un padre descansados tienen más paciencia y están más receptivos a cualquier emoción. Además, Spivack afirma: «Un niño que no duerme no se desarrolla bien a nivel físico, cognitivo y emocional. Cuando empiezan a disfrutar de la cantidad de sueño adecuada, comienzan a prosperar».

DE LOS EXPERTOS...

Consejos para el cambio al horario de verano

Primavera: adelantar la hora

1. Meta al niño en la cama antes de la hora habitual (p. ej., a las 19:30 h).
2. A medianoche, adelante una hora todos los relojes (a la 1:00 h).

La hora de despertarse por la mañana:

- Si quiere que su hijo se levante una hora más tarde, deje que el niño duerma (p. ej., hasta las 7:30 h). Debería despertarse una hora más tarde de lo habitual (lo que para el niño serán las 6:30 h). Si todavía duerme la siesta, deberá retrasar las siestas y la hora de ir a dormir una hora. Esto provocará un ciclo de sueño más tardío.
- Si quiere que su hijo siga su horario habitual, despiértele a su hora normal (p. ej., a las 6:30 h) y reanude su horario normal. Perderá una hora de sueño durante la noche, pero en cuestión de días se ajustará al nuevo horario.

Otoño: retrasar la hora

1. Meta al niño en la cama a su hora habitual (p. ej., a las 19:30 h).
2. A medianoche, retrase una hora todos los relojes (a las 23:00 h).

La hora de despertarse por la mañana:

- Su hijo se despertará una hora ANTES de lo habitual. Levántese con él (p. ej., a las 5:30 h).

La clave para que el niño vuelva a su esquema antiguo:

- Para un niño que duerma siesta: manténgale despierto hasta su hora de siesta NORMAL.
- Si el niño ya no duerme siesta, manténgale despierto hasta su hora de dormir habitual durante varias noches… aunque esté cansado y gruñón.

En tres o cuatro días el niño debería haberse ajustado al nuevo horario.

Hasta entonces, ¡tenga paciencia!

—Jill Spivack y Jennifer Waldburger,
fundadoras de Sleepy Planet
y autoras de *The Sleepeasy Solution.*
www.SleepyPlanet.com

HITOS DEL SUEÑO

Recién nacidos. Los bebés recién nacidos necesitan 16 horas de sueño cada día. La lección de sueño más importante que enseñar a su bebé a esta edad es la diferencia entre el día y la noche (cuanto antes aprenda el bebé que la noche es para dormir y el día es para estar activo y despierto, antes conseguirá usted dormir toda la noche). El obstáculo más típico al que los padres se enfrentan en esta etapa es que los recién nacidos apenas duermen durante más de tres o cuatro horas seguidas y no están despiertos durante más de dos horas seguidas.

De tres a seis meses. En esta etapa, los pequeños suelen necesitar de 14 a 15 horas de sueño al día, siendo nueve o 10 de esas horas por la noche. Según Spivack y Waldburger, «su bebé puede empezar a resistirse a una tercera siesta e iniciar la transición de tres siestas a dos». Las tareas más importantes en esta fase son establecer horarios de siestas y nocturnos predecibles para el bebé y crear rituales para ir a dormir. El obstáculo más típico al que se enfrentará es enseñar al bebé a quedarse dormido solo. Según Mindell, «precisa aprender a quedarse dormido solo para que, cuando se despierte de forma natural durante la noche (todos los bebés se despiertan de dos a seis veces por noche), pueda volver a dormirse solo sin su ayuda».

De seis a nueve meses. Los bebés de esta edad presentan necesidades de sueño similares a las que tenían en la etapa anterior. Sin embargo, a esta edad muchos niños desarrollan ansiedad por la separación y, en consecuencia, pueden comenzar a despertarse y a tener dificultad para volver a quedarse dormidos. Las perturbaciones del sueño ocurren con frecuencia cuando el bebé alcanza hitos en el desarrollo cognitivo. La emoción de aprender cosas nuevas puede dificultar que el pequeño duerma a esta edad.

De 12 a 18 meses. A esta edad, al bebé le suelen hacer falta 14 horas de sueño (11 horas durante la noche) y puede estar preparado para hacer la transición de dos siestas a una. No es raro que el niño empiece a resistirse a la siesta o incluso a irse a la cama por la noche hacia el final de este período, debido a los hitos de desarrollo, como caminar.

De 18 a 24 meses. Los pequeños de esta edad normalmente requieren 11-12 horas de sueño por noche más una siesta de una a tres horas

UN POCO DE SOL PARA DORMIR MEJOR

Un estudio realizado en pequeños sanos de seis a 12 semanas de edad del *Journal of Sleep Research* descubrió que los bebés que dormían bien de noche habían sido expuestos al doble de luz entre el mediodía y las cuatro de la tarde que aquellos que dormían mal. Se cree que la exposición a la luz del día propicia el desarrollo del reloj biológico, que regula la secreción de melatonina, una sustancia química que le dice al cuerpo cuándo es hora de dormir.

cada día. A esta edad los niños intentan reafirmar su independencia y poner a prueba los límites. Esta combinación puede ser difícil para los padres. A la hora de dormir, intente ofrecer al niño opciones que sean cómodas para usted al tiempo que mantiene los límites. Permitir que el niño elija entre dos alternativas aceptables le da sensación de control, pero no le abrume con demasiadas opciones.

Uno de los grandes peligros para su hijo a esta edad es trepar para salir de la cuna. Si observa signos de que está trepando, baje el colchón de la cuna o plantéese cubrir la cuna, siempre que el pediatra confirme que es seguro. Observe al niño con atención y retire de la cuna cualquier juguete que pueda ser utilizado como apoyo. Tenga en cuenta que, solo porque el niño sea capaz de salir de la cuna, no significa que esté preparado para pasar a la cama. La mayoría de expertos en sueño pediátricos recomiendan esperar por lo menos hasta que cumplen los tres años para la transición de la cuna a la cama.

De 24 a 36 meses. A esta edad la mayoría de los niños demandan 11-14 horas de sueño, de las cuales, de una a tres horas son durante el día. Aunque algunos niños se aferran a la siesta de la tarde hasta los seis años, otros comienzan a dejarla en torno a los tres años. Según la encuesta de la National Sleep Foundation's Sleep in America, el porcentaje de niños que todavía duermen siesta durante el día es el siguiente:

- 57 % de tres años
- 26 % de cuatro años
- 14 % de cinco años
- 2 % de seis años

El mayor obstáculo para un sueño de calidad a esta edad es la curiosidad, imaginación activa y deseo de poner a prueba los límites. Para facilitar la transición a la hora de dormir, es especialmente importante mantener el plan a pesar de su resistencia y tener un ritual nocturno bien establecido a esta edad.

CÓMO CREAR UN RITUAL NOCTURNO

Es importante comenzar un ritual para dormir lo antes posible: desde el principio, a ser posible, o al menos en los tres primeros meses. El ritual para dormir debería prolongarse de 15 a 60 minutos y cambiará a medida que el niño crezca. El ritual consta de una serie de acontecimientos predecibles que tienen lugar en el entorno donde el niño descansa y que le indican que es hora de irse a dormir.

A medida que los niños se van haciendo mayores, pueden tener dificultades para hacer la transición a la hora de dormir. Los pequeños suelen tener problemas para irse a la cama por los siguientes motivos:

- Irse a la cama supone separación.
- Los pequeños no quieren relajar el ritmo de su cuerpo para dormir.
- Las órdenes de los padres para dormir hacen que los niños se sientan controlados.
- Los pequeños se resisten a perderse actividades divertidas.
- Sienten ansiedad por quedarse solos.
- Tienen temores imaginarios (monstruos, fantasmas, etc.).
- Tienen dificultades con las transiciones.
- Temen renunciar al control y dejar que el sueño los posea.

Los principales objetivos del ritual nocturno son relajar al niño y llevarlo de un estado de alerta y vigilia a un estado de calma, hacer asociaciones positivas con el sueño, crear sentimientos de conexión, reducir la ansiedad y crear una sensación de protección y contención para sus sentimientos de inseguridad. Los rituales nocturnos estructurados pueden fomentar sentimientos de conexión que harán que su hijo se sienta seguro mientras duerme.

Para que sean efectivos, los rituales nocturnos deben:

- ser coherentes y predecibles
- ser tranquilizadores y no incluir ninguna actividad física, historias de miedo o televisión
- durar de 15 a 60 minutos
- acabar a la misma hora cada noche
- comenzar y terminar en la habitación del niño
- incluir transiciones y recordatorios sutiles
- ser agradables

Una buena rutina nocturna indica al niño que es hora de dormir. Elija una combinación de entre las siguientes actividades, según la edad y preferencias del niño, para crear un ritual nocturno efectivo. Procure hacer las mismas actividades y en el mismo orden cada noche.

Bebés:
>   Dar un masaje de bebé
>   Cambiar el pañal
>   Dar de mamar o el biberón

Pequeños de 1-3 años:
>   Contar un cuento
>   Lavarse los dientes
>   Comentar el día
>   Contemplar las estrellas por la ventana
>   Beber agua
>   Arroparlos

Todas las edades:
Darles muchos mimos
Bañarlos
Rebajar la intensidad de las luces
Escuchar música relajante
Ponerse el pijama
Leer un libro
Cantar una canción tranquila
Rezar
Dar besos de «buenas noches»

El ritual nocturno que sigue a la cena con mis dos gemelas de dos años y medio, Quincy y Mendez, tiene lugar en su habitación y normalmente dura 45 minutos. Llegado este momento, las dos ya se han bañado y están en pijama. Primero, cada niña elige un libro para que yo lea. Me siento en el suelo con ellas en mi regazo y leo los cuentos. Después, rebajo la intensidad de las luces y comienza la música nocturna (*Golden Slumbers: A Father's Lullaby*). Una de las niñas (por ejemplo, Quincy) se acurruca conmigo en la mecedora (alternamos quién va primera cada noche); mientras tanto, Mendez suele estar sentada en el suelo cerca «leyendo» un libro. El tiempo de los mimos es tiempo ininterrumpido con mamá. Ofrezco a Quincy un poco de agua y charlamos sobre su día, sobre lo que va a hacer mañana y sobre cualquier otra cosa que ella quiera comentar. «Nuestros mimos van a terminar y ahora irás al regazo de la abuela a darle un abrazo» (o al regazo de papá, dependiendo de quién esté haciendo el ritual conmigo o de si estoy sola). Quincy va al otro regazo a recibir mimos y Mendez disfruta de sus mimos, agua y tiempo ininterrumpido conmigo. Después, pasa con papá o la abuela para los abrazos. A continuación arropo a las dos niñas en sus cunas y les pregunto a cada una de ellas qué quieren que diga en la pantalla. Esta parte del ritual, iniciada después de una mala temporada de ansiedad por la separación cuando Quincy y Mendez tenían 18 meses, sirve como recordatorio de que mamá está cerca. Entonces, voy a la pantalla de mi dormitorio y repito lo que me han pedido que diga, les recuerdo sus planes de sueño (véase página 70) y les deseo buenas noches con muchos «te quiero». Cuando hago el ritual sola, el orden es el mismo. Cuando las niñas eran demasiado pequeñas para mantenerse sentadas en el suelo y yo estaba sola, la pequeña que no dormía la siesta se quedaba en la cuna con algunos libros para bebés.

Aunque esta serie de acontecimientos predecibles puede sonar rígida, es realmente divertida y agradable. No hay discusión sobre qué va a continuación porque todo el mundo lo sabe. Cada una de mis hijas disfruta de un momento a solas conmigo y con papá o la abuela, lo cual es realmente importante. Consiguen hacer su voluntad al elegir, por ejemplo, qué libro desean leer y reciben avisos antes de las transiciones, lo que facilita las mismas. Nuestro ritual nocturno nos ofrece a los padres un momento verdaderamente delicioso para conectar con nuestros hijos. Y todos deseamos que llegue ese momento.

CONSEJOS PARA IMPLANTAR UN PROGRAMA

Según Tracy Hogg, lo ideal sería «comenzar tal como deseas seguir». Pero si carece de horario o plan programado, nunca es demasiado tarde para empezar a seguir uno. Comience añadiendo estructura al inicio y al final del día. Procure compartir el nuevo plan con el niño, aunque todavía no hable. No haga demasiados cambios de una sola vez. Comience con cosas pequeñas y añada un nuevo ritual al día de su hijo cada tres a siete días, dependiendo de cómo reacciona a las modificaciones y lo importante que sea el cambio.

He aquí unas cuantas sugerencias a tener en cuenta a la hora de desarrollar un nuevo horario o mejorar el que ya tiene. Algunas de estas sugerencias suponen mantener la estructura, mientras que otras hacen referencia al sueño, ya que un buen sueño es la base sobre la que se construye el horario.

1. Anote el horario y péguelo donde pueda verlo, preferiblemente en la cocina y en la habitación del niño o el cuarto de baño. Esto permite que otros cuidadores lo vean y ayuda a que todos sigan el mismo rumbo.

2. Empiece un diario donde pueda anotar los hábitos de sueño y comida de su hijo de manera que pueda reajustar el programa cuando observe que las necesidades de su hijo cambian.

3. La hora de despertarse debería ser la misma cada día, con una variación posible de 30 minutos.

4. La hora de dormir y la hora de la siesta deberían ser siempre las mismas y suceder en el mismo lugar cada día.

5. Para preservar el sueño nocturno de calidad, no deje que la última siesta se prolongue hasta las cuatro de la tarde.

6. Mantenga el mismo horario el fin de semana, incluso la hora de despertarse.

7. Para mantener la coherencia, mantenga el horario incluso ante las protestas. Sea amable y cariñosa… pero firme.

8. Evite dormir al niño meciéndolo en los brazos, sobre todo después de las primeras seis a 12 semanas. Arrullar a un niño hasta que se duerma crea dependencia y asociaciones negativas con el sueño (en oposición a los rituales nocturnos beneficiosos, en los que los niños participan mientras todavía están totalmente despiertos) antes de meterlo en su cuna o cama.

9. A la hora de irse a dormir, ofrezca solo alternativas aceptables, como «¿quieres ponerte el pijama rojo o el azul?».

10. No haga preguntas retóricas (para las que no espera ni quiere una respuesta), como «¿quieres irte a la cama ahora?».

11. Lleve a los niños a dormir cuando están adormecidos pero aún despiertos para que aprendan a quedarse dormidos solos.

12. No tenga al niño despierto hasta tarde solo porque usted ha regresado tarde del trabajo. Una hora de dormir razonable es crucial para un sueño de calidad.

13. Mantenga la habitación del niño entre 20–22 °C para un sueño óptimo y para reducir el riesgo de síndrome de muerte súbita del lactante. Si desea más información sobre el SMSL, véase Apéndice D.
14. Dígale al niño lo que va a hacer al día siguiente para que sepa qué esperar.

EL PLAN

En cuanto el niño sea lo bastante verbal para mantener una conversación, puede comenzar a hablar de un plan «autotranquilizante» y de lo que él puede hacer si tiene problemas para dormirse. Como madre o padre, habrá observado lo que funciona para ayudar a que el niño se calme solo y lo que no. El plan debería incluir tres cosas que él pueda hacer solo para tranquilizarse y dormirse. Will, un niño de 18 meses con el que trabajé, tenía el siguiente plan: chupete, osito y manta. Cada noche antes de irse a la cama, su madre le recordaba que aplicara el plan. También hablaban de él durante el día. Si Will tenía algún problema para volver a dormirse en medio de la noche, su madre le recordaba el plan. Estos recordatorios tenían un efecto impresionante sobre el aprendizaje de Will para calmarse solo. Aunque hubo momentos en que el niño necesitó más de lo que el plan podía ofrecer y su madre acudió en su ayuda, en general este plan permitió que Will aprendiera las habilidades necesarias para volverse a dormir solo.

10 COSAS QUE PUEDE HACER PARA ORGANIZARSE MEJOR

La planificación y preparación previas son la clave para ser una madre o un padre organizados. He aquí algunas cosas que puede hacer para que su vida sea más sencilla:

- Pegue el horario o programa en la pared donde pueda verlo.
- Procure tener todo lo que necesita en la zona donde da de mamar o donde se saca la leche.
- Tenga bolsas preparadas con pañales limpios, toallitas, protector solar, un juego de ropa limpia, aperitivos no perecederos, etc.
- Prepare las comidas y lave los platos y biberones mientras el niño duerme la siesta
- Si el niño usa biberón, tazas antiderrame o vasos con pajita para tomar la leche, rellene con antelación las bebidas de uno o dos días.
- Deje la mesa puesta para el desayuno por la noche.
- Deje programada la cafetera si toma café.
- Prepare por la noche la ropa del niño del día siguiente, permitiendo que los niños mayores elijan lo que van a ponerse.
- Tenga una lista de la compra abierta para que los viajes al supermercado sean eficientes.
- Compre los artículos que utiliza con frecuencia como pañales, crema para las irritaciones, champú y protector solar en grandes cantidades para tenerlos siempre a mano y conseguir mejores precios.

Saque sus dedos a pasear

La importancia del tacto

*L*a enfermera llevó a la pequeña Catherine a sus padres para que la cogieran por última vez. Estaba muy enferma. Los médicos del Brigham and Women's Hospital de Boston habían hecho todo lo posible para mantenerla con vida, pero sus niveles de oxigenación eran peligrosamente bajos, haciendo que respirara con gran dificultad. Estaba en insuficiencia respiratoria y muy cerca de la muerte. Esperando paliar el sufrimiento de los padres, una de las enfermeras de la unidad neonatal de cuidados intensivos (UNCI) sugirió que Edward y Marilyn Real mantuvieran a su hija sobre su piel. Mientras ellos abrazaban a su diminuto bebé, los monitores comenzaron a mostrar cambios drásticos, y para mejor. Turnándose para sostener a Catherine durante las treinta y seis horas siguientes, los Real vieron mejorar poco a poco su estado. Cuatro meses después, el bebé pudo ir a casa, y un mes más tarde apareció en Good Morning America con sus padres y la enfermera Mariela Field, que habló sobre los efectos curativos del tacto, en especial de lo que ella llamaba «el cuidado del canguro». Edward Real dijo: «Creo que, si no hubiera sido porque las enfermeras nos dejaron tocarla, ella no lo habría conseguido».

¡Todo depende de usted! El significado de la piel

El cuerpo de su bebé se hace sensible al tacto poco después de la concepción, haciendo de la piel sensible uno de los primeros y más completamente desarrollados sentidos. Este temprano desarrollo apoya la teoría —basada en una ley embriológica, la idea de que cuanto más pronto se desarrolla una función, es más probable que esta devenga en esencial— de que el tacto de la piel es vital para el desarrollo. Un niño nace con unos 50 receptores del tacto por cm², que suman unos cinco millones en total. De hecho, hay más de 100 tipos diferentes de receptores que permiten a su bebé responder a distintos tipos de tacto, como el dolor, la presión, la temperatura y la vibración. Como señala con acierto la doctora Tiffany Field, del Instituto de Investigación del Tacto, «ya que la piel no puede cerrar los ojos ni taparse los oídos, está permanentemente dispuesta para recibir mensajes: siempre está activada». Las primeras experiencias de su bebé sobre el mundo, sobre sí mismo y sobre usted vienen a través de ese sentido. De hecho, posteriores investigaciones del doctor Ashley Montagu muestran que su bebé necesita el contacto piel con piel para que su sistema nervioso se desarrolle adecuadamente.

LA PIEL NO SOLO ES AGRADABLE DE VER:
LOS 8 MAYORES BENEFICIOS FÍSICOS DEL TACTO

Hay muchas maneras en que puede tocar positivamente a su bebé: sujetar, abrazar, acariciar, mecer, amamantar, dar masaje y el cuidado del canguro (CC) son solo algunas. Para su bebé, los efectos de su tacto suave son coadyuvantes, mejorando drásticamente su salud física, emocional e intelectual. Hay ocho beneficios físicos del tacto, basados en los hallazgos más importantes de estudios recientes:

1. Niños más listos. El 80 % del crecimiento del cerebro de su hijo tiene lugar en los dos primeros años de vida. Cada vez que su bebé es tocado, los estímulos sensoriales disparan el crecimiento y la ramificación de las neuronas de su cerebro. En estudios que comparan animales privados de contacto con otros que no lo han estado, los que habían sido cogidos y tocados experimentaron un crecimiento en la masa cerebral, un aumento en el número de conexiones sinápticas entre neuronas y una mayor tasa de funcionamiento cortical.

En un estudio de los doctores Marshall Klaus y John Kennell en que las madres estaban en contacto continuo con sus bebés, piel con piel, durante una hora en las dos primeras horas después de nacer y durante cinco horas más en los siguientes tres días, los investigadores hallaron que, un mes más tarde, las madres se sentían más próximas y conectadas con sus bebés, y cinco años después, sus hijos puntuaban mejor en test de CI y lenguaje. Un estudio de prematuros en la UNCI descubrió que aquellos que habían recibido caricias adicionales mostraron ser más listos cuando se les hacían test a los siete años.

2. Digestión más sana. Los bebés nacen con el aparato digestivo poco desarrollado, y por ello tienen a menudo problemas digestivos. Tocarles, y en espe-

DE LOS EXPERTOS...

Consejos para nuevos padres

Las primeras horas tras el nacimiento de un bebé son críticas para los nuevos papás y para él mismo. Numerosos cambios hormonales, neuroquímicos y fisiológicos ocurren en las tres personas, que establecen un escenario para toda una vida de relaciones entre los padres y el bebé. Debe permitirse que haya un período ininterrumpido de apego para maximizar estos beneficios:

- ◆ Nada más nacer, el bebé debe ser puesto directamente sobre el abdomen o el pecho desnudo de su madre.
- ◆ Los padres deben pasar al menos la primera hora tocando y mirando a su nuevo bebé.
- ◆ Permitir al bebé mamar del pecho si lo desea (pero sin preocuparse de si se alimenta con ganas o no: se trata de establecer lazos).
- ◆ La primera o dos primeras horas tras el nacimiento pueden ser un tiempo de alerta y observación para el bebé; conviene pasar tanto tiempo como sea posible en contacto visual con él antes de que caiga dormido.
- ◆ Los procedimientos médicos rutinarios, como inyectar vitamina K, lavado

cial darles masajes, puede ayudar. Según la doctora Field, cuando los niños reciben masajes, la presión estimula una rama del nervio craneal que, a su vez, estimula el tracto intestinal. Además, el masaje estimula la circulación de la sangre y el fluido linfático, lo que ayuda al cuerpo a liberarse de sustancias de desecho, disminuir la tensión y rebajar las hormonas del estrés. El masaje también libera endorfinas en el cerebro, dando al bebé una sensación de bienestar. El masaje incluso alivia el estreñimiento, porque estimula las contracciones musculares necesarias para empujar la comida por el tracto digestivo hasta que sale del cuerpo.

3. Aumento de peso mejorado. El masaje puede rendir efectos drásticos. En un estudio de 1986 sobre niños prematuros en la UNCI del Memorial Hospital de Miami, los investigadores dieron masajes a bebés en tres períodos diarios de 15 minutos durante 10 días, con resultados sorprendentes. Comparados con otro grupo de bebés, los niños que recibieron masajes dieron un promedio de aumento de peso al día superior en un 47 %, lo que les permitió dejar el hospital seis días antes.

de ojos, inyecciones, toma de peso y baño, deben retrasarse hasta que se termine la primera comida (todos ellos pueden esperar varias horas).

◆ El examen físico inicial (llevado a cabo normalmente por la enfermera asistente al parto) debe realizarse con el bebé sobre el pecho de la madre.

◆ En partos sin complicaciones y recién nacidos sanos, no hay razón para que un bebé abandone la presencia de su madre durante el período de recuperación.

La importancia de la primera hora para establecer lazos está hoy reconocida por la Academia Americana de Pediatría (AAP). El texto del procedimiento oficial sobre cómo deben cuidarse los bebés tras el nacimiento incluye muchos de los consejos anteriores (buscar «lactancia materna y el uso de la leche humana» en el apartado de política de la web de la AAP). Dado que muchos hospitales están desfasados y no han adaptado la política de la AAP, los futuros padres deben asegurarse de que su Maternidad está dispuesta a adaptarla. Quién sabe, tal vez ustedes pueden ser el catalizador del cambio de su hospital local.

—Dr. Bob Sears,
pediatra y coautor de
The Baby Book and
HappyBaby: The Organic Guide to Baby's First 24 Months
www.askdrsears.com

Además, los bebés masajeados estaban más activos y alerta, sus habilidades motrices eran mejores y tenían un desarrollo más maduro.

4. Sistema inmune mejorado. Distintos estudios han mostrado lo importante que es el tacto para la salud del sistema inmunitario de los niños. Por ejemplo, en un estudio de bebés cuyas madres les daban masajes en la espalda a las 10 semanas, había una menor incidencia de resfriados y diarrea cuatro meses después. Otros estudios han mostrado la cara negativa de la ecuación del tacto: preescolares que habían sido separados de sus madres —y consiguientemente privados del tacto— experimentaban enfermedades con más frecuencia, en especial estreñimiento, diarrea e infecciones del tracto respiratorio superior.

5. Mejor sueño. Cualquiera que haya recibido un masaje antes de ir a la cama puede decir cuánto facilita dormir —y disfrutar de un sueño de más calidad— a continuación. Los estudios han mostrado que el masaje mejora la calidad del sueño de los niños. Un llamativo estudio en el que las enfermeras acunaban dulcemente la cabeza mientras daban masaje en el abdomen de niños prematuros con síndrome de insuficiencia respiratoria descubrió que mejoró el recuento de glóbulos rojos en los bebés que, por otra parte, necesitaban menos oxígeno y menos transfusiones de sangre, y dormían significativamente mejor.

6. Mejora del tono muscular y la coordinación. Los bebés prematuros que reciben tan solo 10 días de terapia de tacto muestran mejor tono corporal, control de la cabeza, coordinación mano-boca y estado de alerta que los bebés que no tuvieron las ventajas de la terapia de tacto. Según el pediatra Dr. Jay Gordon, «el masaje estimula y activa los receptores de la piel, músculos y articulaciones, ayudando a su bebé a aprender a coordinar sus movimientos musculares».

7. Percepción sensorial más desarrollada. Cuando los niños nacen no tienen una percepción consistente de su cuerpo. El tacto saludable, no obstante, crea estímulos que les animan a descubrir y a hacerse más sensibles y conocedores de su cuerpo en relación con el mundo que les rodea.

8. Mayor habilidad para manejar el estrés. Tal vez usted se pregunte: «¿Por qué tendría que estresarse un bebé?». Lo crea o no, ser un bebé es muy estresante. Al estar tan indefensos y tener recursos tan limitados, para los bebés puede ser muy frustrante satisfacer sus requerimientos. Ello es aún más grave para los niños a cuyas necesidades no se responde. Según Sue Gerhardt, autora de *Why Love Matters*, «cuando estas necesidades no son cubiertas por otros, el bebé puede percibir un mayor sentido de incapacidad e indefensión. El estrés para los bebés puede llegar a tener la calidad de trauma».

¿Cómo puede usted saber si su bebé está especialmente estresado? Los expertos identifican seis signos de estrés en los bebés:

- Respuesta de alarma aumentada (por ejemplo, reaccionar con miedo a los ruidos).
- Excesiva confusión o quejas.
- Llanto continuado, incluso después de cogerlo.
- Espalda arqueada.
- Tasa respiratoria aumentada.
- Sacudidas o tics.

Reducir el estrés de su bebé es importante, porque la energía que gasta en dar respuestas al estrés es energía que su bebé no tendrá disponible para otras funciones importantes, como comer o aprender.

Manos fuera: los efectos de la privación de tacto

Los efectos documentados más profundos y dolorosos de la necesidad del tacto tuvieron lugar en los orfanatos de Europa y Estados Unidos en el siglo XIX y a principios del XX. Debido a la falta de cuidados infantiles adecuados y a los intentos de mantener desinfectados a los niños, los pequeños institucionalizados recibían muy pocos cuidados dados a mano. Aunque les fueran procurados una alimentación y cuidados médicos adecuados, un gran número de ellos enfermaba. Muchos de estos niños pasaban largos períodos de tiempo llorando, y terminaban decaídos y deprimidos, rechazaban la comida y, finalmente, morían. Este lamentable fenómeno era tan común que los profesionales le dieron muchos nombres distintos, como *marasmo, hospitalismo* y *fallo en prosperar*. En 1930, cuando el hospital Bellevue de Nueva York cambió su política para incorporar el contacto físico con los niños bajo cuidados hospitalarios, la tasa de mortalidad se redujo del 30 % al 10 %.

LA JAULA INVISIBLE

Muchos de los aparatos modernos que encontramos tan útiles, como los carritos y las sillas de bebé para el coche, reducen realmente el tiempo que pasamos sosteniendo y tocando a nuestros hijos. No defiendo la abolición de esos cómodos aparatos: como madre de gemelas, habría estado perdida sin ellos, sobre todo el primer año. Lo que le recomiendo es que los use menos y los utilice de forma reflexiva. No sabría decirle la cantidad de veces que he visto a padres dejar a sus niños en la silla del coche mucho después de haber sacado la silla del vehículo.

Tomemos a la pequeña Sofía, por ejemplo. Mientras viaja en coche con sus padres a casa de sus abuelos para cenar, se queda dormida en su silla. Cuando llegan, los padres sacan a Sofía en su grupo 0 y la dejan cerca de la mesa del comedor, donde todos están cenando. Cuando se despierta, sus padres mecen la sillita y agitan algún juguete delante de ella para mantenerla entretenida. Tras la cena, ajustan el grupo 0 al carrito compatible y salen a dar un paseo. Al terminar la visita, ponen a Sofía, aún en el grupo 0, de nuevo en el coche. Esto significa que, durante horas, la niña ha estado privada por completo de tacto, estimulación y socialización.

El bebé Henry, por el otro lado, visita a sus abuelos en condiciones diferentes. Henry, como Sofía, cae dormido en el coche, pero al llegar a casa de sus abuelos, sus padres lo sacan de la silla y lo ponen en una mochila, que le permite seguir durmiendo contra el cálido pecho de su padre. Cuando se despierta, todos se turnan para tomarlo en su regazo: el abuelo le lee un cuento, y la abuela establece contacto visual con él y le habla. Su madre pone una manta en el suelo, donde él disfruta de un «rato de barriguita» y juega con sus juguetes. Henry pasa todo el tiempo que está despierto interactuando y recibiendo estímulos de sus padres y abuelos. El despliegue de energía de su familia para entretenerle garantiza un viaje mucho más interesante para Henry, así como un empuje para el desarrollo de su cerebro.

En vez de mantener a su hijo atado al asiento del coche, pruebe lo siguiente:

- Téngalo en brazos.
- Siéntelo en su regazo.
- Mézase con él en una silla.
- Llévelo en brazos.
- Use una mochila o portabebés para llevarlo.
- Ponga una manta en el suelo y concédale un «rato de suelo», o «rato de barriguita».
- Déjele jugar con juguetes y libros seguros en su cuna.

RAZONES PARA SACAR A SU BEBÉ DE LA SILLA DEL COCHE

En 2003, la Academia Americana de Pediatría sugirió que los niños «deben pasar el menor tiempo posible en las sillas de los coches (cuando no sean pasajeros del vehículo) o en otros asientos que mantengan la posición supina». Estas son algunas buenas razones para seguir la sugerencia de la AAP:

Síndrome de cabeza plana (también llamado *plagiocefalia*). Con la campaña «Dormir de espaldas», que animaba a los padres a poner a sus niños a dormir sobre la espalda para prevenir el riesgo de síndrome de muerte súbita, los médicos están viendo más y más niños con lo que comúnmente se denomina *síndrome de cabeza plana*, que ocurre como resultado de una presión continuada en un punto particular del cráneo. Períodos prolongados de tiempo en sillas de coche, carritos, mecedoras y otros aparatos que mantienen a los bebés bocarriba contribuyen a este problema. Según los expertos, la distorsión craneal por el uso excesivo de sillas de coche y mecedoras es más severa y compleja que la causada por yacer de espaldas sobre una manta.

Privación de orientación por la vista y el oído. Las sillas de coche suele tener costados muy altos que acurrucan al bebé en el fondo del asiento, como medida de seguridad. Pero esta envoltura limita su capacidad para ver y oír lo que ocurre a su alrededor. Un bebé que escucha un golpe en la puerta tal vez quiera volver la cabeza hacia el sonido, pero no podrá si los lados de su silla son demasiado altos.

Privación del tacto. Cuando los niños están atados a un contenedor de plástico, es menos probable que sus padres lo toquen y conecten con él.

Alineación de la espina cervical. Según la doctora Jeanne Ohm, coordinadora ejecutiva de la Asociación Pediátrica Internacional, los carritos y sillas de coche fuerzan a los niños a inclinar la cabeza a un lado o al otro, lo que causa que su espina cervical superior quede desalineada.

Dolor de espalda de mamá. Una silla de coche puede pesar tanto como su bebé, y puede resultarle difícil llevarla sin que le golpee en el costado. Las mamás primerizas son especialmente vulnerables debido a una hormona llamada *relaxina*, que mantiene «flojas» sus articulaciones hasta nueve meses después de dar a luz.

Una buena nana: los beneficios emocionales del tacto

> *El animal inadecuadamente amansado… es una criatura emocionalmente insatisfecha.*
>
> —ASHLEY MONTAGU,
> *Touching: The Human Significance of the Skin*

El contacto físico —su tacto suave y positivo— es un elemento profundo y esencial del desarrollo y salud emocional de su hijo que transmite amor, aceptación, mérito y seguridad. El tacto físico tiene cinco beneficios principales para su hijo:

1. El tacto físico crea autoestima. Para un bebé que no habla, el tacto es el lenguaje del amor, que le dice que es deseado, querido, aceptado y que está seguro. Este mensaje inicial es crucial en el desarrollo de la autoestima. Además, según la doctora Field, «los primeros lazos emocionales de un niño se construyen sobre el contacto físico, dejando los cimientos para el posterior desarrollo emocional e intelectual». No hay nada tan eficaz como el tacto para comunicar un sentimiento de amor y pertenencia. Los estudios han mostrado que las afirmaciones verbales, incluso dadas desde círculos próximos, no producen el mismo efecto calmante que el contacto físico y los abrazos.

2. El tacto físico contribuye al apego entre niños y cuidadores. En 1958, un psicólogo llamado Harry Harlow llevó a cabo un experimento con monos *Macaccus rhesus*. Eligió esta especie porque comparte con los humanos aproximadamente el 94 % de sus genes. Al nacer los monitos, Harlow los separaba de sus madres y les daba a elegir entre dos tipos de «madre» sustituta. Uno era un maniquí cubierto de felpa suave y con una bombilla, que proporcionaba calor. El segundo sustituto estaba hecho de alambre, con un biberón lleno de leche sujeto a él. Los bebés mono pasaban el tiempo justo para comer con la madre de alambre, y se agarraban hasta 22 horas al día a la madre de felpa, que les proporcionaba más confort. Los descubrimientos de Harlow cambiaron fundamentalmente la forma en que vemos la relación madre-hijo. Antes de estos experimentos, los expertos creían que el acto de alimentar creaba apego entre niños y cuidadores, pero la investigación de Harlow probó gráficamente que el *tacto*, y no la *comida*, une a los niños con sus cuidadores.

3. El tacto físico enseña a «autocalmarse». La habilidad para «autocalmarse» actúa como preventivo del abuso de sustancias, los desórdenes alimentarios y toda clase de conductas compulsivas. La capacidad de calmarse a uno mismo y de manejar las emociones es una parte crucial de la inteligencia emocional. Según Joanne Bagshaw e Ilene Fox, autoras de *Baby Massage for Dummies*, «cuanto más frecuentemente experimente su bebé relajación en su cuerpo, más fácil será para él llevar de nuevo su cuerpo a un estado relajado por sí mismo». ¿Recuerda el estudio en que los bebés que recibían masajes ganaban un 47 % más de peso que el grupo control? Se descubrió que estos mismos bebés también eran mejores calmándose a sí mismos. Esto tiene sentido biológicamente, porque la atención maternal positiva disminuye el impacto del estrés en el cerebro, y aumenta el desarrollo de sistemas cerebrales responsables de la regulación del afecto, o la capacidad de regular emociones.

4. El tacto físico mejora el cuidado maternal. Cuando usted toca a su recién nacido, su cuerpo libera una hormona llamada *oxitocina*, que le ayuda a reforzar lazos con su bebé. Tras dar a luz, la oxitocina también es responsable de estimular al útero para que se contraiga; le ayuda a relajarse, y promueve el reflejo que lleva la leche al pecho, permitiendo al bebé alimentarse cuando chupa el pezón. No debería sorprender que los estudios muestren que las madres que tocan y dan masajes a sus bebés produzcan más leche.

En el estudio de Klaus y Kennell, las madres que tuvieron contacto piel con piel con sus bebés durante una hora tras el parto, y cinco horas más durante los tres días siguientes, estaban significativamente más involucradas con sus niños en comparación con las madres del grupo control que habían tenido menos contacto con sus bebés. En entrevistas posteriores, los investigadores comprobaron que las madres involucradas:

- calmaban más a los bebés.
- tocaban a sus bebés y establecían mayor contacto visual al alimentarlos.
- pasaban más tiempo ayudando al pediatra durante los exámenes de un año.
- hacían a sus hijos más preguntas, involucrándose más con ellos.
- daban menos órdenes (como «deja eso» o «ven aquí») a sus hijos dos años más tarde.

5. El tacto físico ayuda a su bebé a aprender a confiar. Su bebé está totalmente indefenso y, por ello, es completamente dependiente de usted para cubrir sus necesidades. El psicólogo del desarrollo Erik Erikson cree que, durante los primeros 18 meses, la tarea primaria de un bebé es averiguar si el mundo y sus cuidadores son dignos de confianza. Erikson llama a esta etapa *confianza frente a desconfianza*. Si las necesidades de su bebé (cambios de pañal, comida, confortarle, caricias para calmarle, etc.) se satisfacen consistentemente, él creerá que el mundo es un lugar seguro. Su sentido de la confianza o la desconfianza se basa en sus experiencias sensoriales del mundo, que llegan, para bien o para mal, en gran medida a través de su piel.

Todos necesitan una mano: dos tipos de supertacto

Todo lo que los recién nacidos y niños saben sobre el universo lo aprenden a través de sus sensaciones físicas.

—Dr. Reuven Bar-Levav

Los padres tocan a sus hijos en los cuidados diarios de rutina: cambiar un pañal, dar de comer, bañar... y, con gusto, dan un extra de caricias, abrazos, besos y afecto. Pero todavía hay más que los padres pueden hacer para dar a sus hijos los máximos beneficios del tacto: «el cuidado del canguro» y los masajes al bebé pueden integrarse fácilmente en la rutina diaria y tienen beneficios fácilmente observables.

«El cuidado del canguro»

Cuando mis dos hijas mellizas, Mendez y Quincy, nacieron prematuras, pesaban 1,800 g (63,5 oz) y 2 kg (70,5 oz), respectivamente. Les costaba mantener la temperatura corporal, comían con esfuerzo y tenían dificultades para ganar peso. Tuve la gran fortuna de ser introducida en «el cuidado del canguro» a través de una experimentada enfermera de la UNCI, Shirley Munro, del Hospital Santa Mónica de la UCLA. Munro nos instruyó a mi marido y a mí para colocar a un bebé sobre nuestro pecho desnudo y cubrirlo con una manta cálida y suave. Hicimos esto al menos 15 minutos cada día durante los primeros cinco meses. Con el tiempo, nuestras niñas ganaron peso y se hicieron más fuertes, y nos sentimos más y más ligados a ellas.

Este proceso, conocido como «cuidado del canguro», o «método canguro», se ha estudiado en todo el mundo por su eficacia, sobre todo en prematuros. Los padres que practican «el cuidado del canguro» generalmente ponen a su bebé sin más que el pañal sobre su pecho o barriga desnudos. Al descansar su cabeza en el pecho, el bebé se tranquiliza con el latido del corazón, como lo hacía en el útero.

«El cuidado del canguro» puede tener resultados milagrosos, como vimos en la historia de Catherine Real. La técnica parece haber surgido en Bogotá, Colombia, en 1979, cuando los neonatólogos Dr. Edgar Rey y Dr. Héctor Martínez encontraron una forma de cuidar a prematuros a pesar de la falta de energía eléctrica fiable para las incubadoras y otros equipos. No solo encontraron que el contacto piel con piel es la forma natural de restaurar los signos vitales del niño y de mantener la temperatura corporal, sino que también reducía la tasa de mortalidad en Bogotá del 70 % al 30 %.

Aparte de incrementar las posibilidades de supervivencia de los bebés a su cargo, Rey y Martínez descubrieron que esta intervención era muy reconfortante tanto para los padres como para el hijo, y era un excelente método de apego. Desde que comenzaron su régimen del «cuidado del canguro», muchos otros hospitales y pediatras de todo el mundo han implementado programas similares. Los estudios muestran de modo consistente que puede:

- ayudar a estabilizar el ritmo cardíaco.
- regular la respiración y mejorar la dispersión de oxígeno por todo el cuerpo.
- incrementar los períodos de alerta.
- promover la lactancia con éxito.
- maximizar el aumento de peso.
- mejorar el sueño.
- prevenir infecciones.

- reducir los retrasos en el desarrollo motor.
- reducir el llanto.
- prevenir el estrés por frío.
- aumentar la probabilidad de dejar pronto el hospital.

Durante «el cuidado del canguro», los sistemas del niño se mantienen a una temperatura regular, gracias al cuerpo de la madre. Los investigadores del «método canguro», los doctores Susan Ludington-Hoe y Gene Anderson descubrieron lo que se ha llamado *sincronía térmica*, que ocurre cuando la madre, inconscientemente, regula la temperatura de la piel del bebé modificando su propia temperatura en respuesta. En otras palabras, cuando el bebé empieza a enfriarse, la temperatura de la piel del pecho de su madre comienza a aumentar para calentar a su niño. Lo inverso también es cierto: cuando la temperatura del bebé es muy alta, la temperatura de la piel de la madre disminuye y ayuda a estabilizar la temperatura del niño. En un estudio reciente, los investigadores descubrieron que tan solo con decir a una madre que el bebé en sus brazos tenía un poco de frío, la temperatura de su pecho comenzaba a aumentar, calentando al niño, y cuando los investigadores decían que su bebé «ya estaba lo bastante caliente», la temperatura de su pecho se estabilizaba, ayudando a mantener la temperatura del bebé donde debía estar.

«EL CUIDADO DEL CANGURO» NO ES SOLO PARA BEBÉS ENFERMOS

«El cuidado del canguro» no solo tiene ventajas para prematuros; los niños que nacen a término completo se benefician igual de la experiencia. Una revisión comprensiva de la investigación en «el método canguro» conducida por las doctoras Ludington-Hoe y Barbara Morrison, que examinaron cinco tipos diferentes de «cuidado del canguro», halló que los beneficios eran universales. Comparados con bebés a término completo que no recibieron «el cuidado del canguro», muchos niños:

- experimentaban apego más temprano.
- tenían mejor técnica de succión al mamar.
- padecían menos infecciones.
- mantenían una temperatura corporal más uniforme.
- sufrían menos pérdidas de calor corporal.
- lloraban con menos frecuencia y sus gemidos eran más cortos.
- mejoraban y aumentaban su sueño.
- mostraban mejores movimientos corporales.
- interactuaban más con sus madres.

- toleraban mejor el dolor.
- tenían menos cólicos.
- tenían tasas bajas de hipoglucemia.
- no perdían peso después de abandonar el hospital.

Sus madres:

- tenían más éxito en la lactancia.
- mostraban más conductas de apego.
- experimentaban un aumento de confianza.
- eran más afectuosas con sus bebés.

CONSEJOS PARA «EL CUIDADO DEL CANGURO»

- Mantenga la temperatura a 21-22 ºC.
- Aléjese de acondicionadores de aire, puertas abiertas y corrientes de aire.
- Asegúrese de que está sana, para no contagiar al bebé un resfriado o gripe.
- Vacíe su vejiga antes de empezar.
- No comience una sesión de «cuidado del canguro» con el estómago vacío.
- Siéntese en un asiento acolchado, preferiblemente que le permita mecerse.
- Pruebe a usar un reposapiés, que puede aumentar su comodidad y mantener la circulación sanguínea en las piernas.
- Lleve prendas cómodas, y asegúrese de que la blusa se abre por delante.
- Si está dando el pecho, tenga a mano discos absorbentes, pues es probable que tenga alguna pérdida.
- Asegúrese de que su bebé tiene un pañal limpio antes de empezar.
- Mantenga abrigado a su bebé con una manta suave.
- Muchos niños están más cómodos durante «el cuidado del canguro» en posición fetal, ya que esta imita su postura en el útero.

EL MASAJE

El masaje ha demostrado ser enormemente beneficioso para bebés y niños. Aunque sus defensores reclaman que el masaje puede ayudar a su bebé a ser más listo y a curar su estreñimiento o sus gases, el propósito real del masaje es ayudarle a establecer sintonía con su hijo y llegar a conocerle mejor. Joanne

Bagshaw lo dice mejor en *Baby Massage for Dummies*: «El masaje no es solo algo que le haces a tu bebé; es una forma de comunicar a través del tacto cuánto amor tienes para tu pequeño».

Pero no lo hará muy bien, sin embargo, si no está plenamente enfocado en el bebé. Es importante apagar la televisión (véase capítulo 10), apartar la Blackberry y concentrarse totalmente en su hijo y en sus reacciones a su tacto.

Lo ideal sería que el niño esté en lo que los expertos denominan un estado de *alerta tranquila*, un estado de atención consciente, antes de empezar el masaje. Sabrá que su bebé está listo si está interesado en lo que usted hace, si hay contacto visual con usted y si no está quisquilloso. No importa lo joven que sea, y aunque no pueda entender lo que le dice, asegúrese de pedir permiso a su bebé antes de empezar. Esto muestra a su hijo respeto y honra su territorio personal. Estas tempranas comunicaciones establecen el escenario del futuro.

Vimala McClure, fundadora de la Asociación Internacional de Masaje Infantil y autora de *Infant Massage*, recomienda dar a su niño una pista especial antes de comenzar cada masaje. La pista puede ser algo tan simple como frotarse un poco de aceite en las palmas mientras le dice: «Es hora de tu masaje», lo que tiene el beneficio añadido de comunicar verbalmente a su bebé lo que va a ocurrir. Un niño que no es receptivo al masaje a menudo echará sus brazos hacia arriba, tendrá hipo, agitará los brazos o moverá sus ojos de un lado a otro rápidamente. Si su hijo no parece dispuesto al masaje, no se lo dé. El masaje tiene que ser un tiempo maravillosamente placentero entre padres e hijos, no una prueba forzada.

Al principio, puede que su bebé solo tolere un par de minutos de masaje, lo que es normal. Su nivel de tolerancia aumentará con la experiencia, en tanto usted observe las pistas de su lenguaje corporal y responda adecuadamente. De acuerdo con McClure, «un masaje diario eleva el umbral de estimulación de un niño. Los bebés que tienen dificultad en manejar la estimulación aumentarán su tolerancia poco a poco. Los bebés muy exigentes aprenden la manera de responder a experiencias estresantes, lo que reduce el nivel de tensión que desarrollan durante el día».

BENEFICIOS MÉDICOS DEL MASAJE EN EL BEBÉ

Aunque el masaje nunca debe sustituir los cuidados médicos en un niño, puede aliviar muchos síntomas típicos en los bebés. Consulte siempre con su pediatra para asegurarse de que el masaje es adecuado para su hijo. Los defensores del masaje argumentan que este puede aliviar las siguientes afecciones:

Estreñimiento	Cólico
Eccema	Gases
Asma	Erupción de los dientes
Congestion	
Seborrea del cuero cabelludo	Piel seca

LOS BEBÉS MÚLTIPLES Y EL TACTO

Satisfacer las necesidades de varios niños de la misma edad es un reto especial. Es más difícil durante el primer año, cuando usted se está adaptando a su maternidad/paternidad y aprendiendo cómo cuidar de más de un niño en la misma etapa de desarrollo. Aunque sus dos (o más) hijos estén en la misma etapa de desarrollo y tengan las mismas necesidades a la vez, merecen la atención focalizada e individual que recibe un niño solo. Dado que los bebés múltiples tienden a ser tocados, hablados y tomados en brazos con menos frecuencia que los niños únicos, es esencial hacer un esfuerzo mayor para cubrir las necesidades de todos.

Estos son algunos consejos:

Trate de que haya una proporción uno a uno de adultos y niños al dar masajes. Si no tiene a mano un compañero, abuelo, amigo o cuidador de niños que le ayude a dar masajes, trabajo con un niño cada vez. No vaya y venga de un bebé a otro.

Use un portabebés mientras sea posible para mantener a su hijo junto a usted, aumentando así el tiempo de contacto que su bebé recibe. Un portabebés de tipo cabestrillo libera sus manos para ocuparse de otro niño, y el contacto próximo es confortante para el padre o madre y el hijo.

Dé de comer a cada hijo individualmente. Tome a cada niño individualmente, tanto si da el pecho como si usa biberón. Alimento y amor van inexorablemente unidos, y la atención focalizada es vital para cada niño. El intercambio verbal y no verbal que tiene lugar durante la alimentación es esencial para crear sentimientos de conexión, para ayudarle a interpretar las señales de su pequeño y para dar a su hijo un sentido de comunicación temprana.

No deje que el niño «se sirva solo». Sujetar un biberón mediante algún objeto para que su hijo beba por sí mismo es una terrible idea. Aunque puede parecer una buena forma de ahorrar tiempo y liberarle para hacer otras cosas, en realidad expone a su hijo a un alto riesgo de ahogarse. Además, la desconexión entre usted y su hijo elimina la alegría de dar de comer.

CONSEJOS SOBRE **EL MASAJE**

- Consulte a su pediatra antes de comenzar un régimen de masajes.

- Establezca un programa regular de masajes. A los bebés les gusta lo predecible.

- Mantenga la habitación entre 21 y 26 °C. Los bebés pierden calor corporal rápidamente.

- Lávese las manos antes y después del masaje.

- Quítese anillos y otras joyas.

- Asegúrese de tener las uñas bien cortadas para no arañar a su bebé.

- Use un aceite específico para niños o un aceite alimentario, como el de oliva.

- Los estudios manifiestan que los niños que reciben masajes con aceite muestran menos conductas de estrés que los que no son masajeados con aceite.

- Tenga presente, si utiliza aceite, que su bebé se volverá resbaladizo. Levántelo con una toalla para que no resbale de sus manos.

- Pruebe el aceite que vaya a usar con su hijo untando una pequeña zona de su piel, para asegurarse de que no tiene una mala reacción.

- Ponga música relajante.

- Esté atento a las señales que le dé su hijo.

- No toque a su bebé de forma floja, ni con golpecitos o sacudidas.

- No use aceites esenciales, ya que son muy concentrados y pueden ser nocivos para su bebé si los traga.

- No use aceite de frutos secos o semillas, aunque crea que su hijo no es alérgico a ellos.

- No use aceites de bebé derivados del petróleo. Contienen posibles carcinógenos humanos, y sus efectos a largo plazo aún no se conocen.

- No dé masaje al bebé si tiene fiebre, una enfermedad infecciosa, una infección cutánea, una erupción, una herida abierta o un cardenal.

- No permita distracciones: apague el televisor, el teléfono y el ordenador.

- No masajee a su bebé inmediatamente después de comer; espere una hora.

PREPARADOS, LISTOS, ¡A FROTAR!

La mayoría de los instructores en masaje infantil recomiendan comenzar los masajes el primer día de vida del bebé, para que se aclimate al tacto. Según Lynne Oyama, instructora titulada en Masaje Infantil, comenzar una rutina de masajes debe ser algo «orgánico», pero lo más importante es sintonizar con las señales del bebé. A algunos bebés les encanta un masaje a la hora de dormir, mientras que otros lo encuentran muy estimulante. Por eso es importante experimentar con masajes a distintas horas del día y ver cuándo funciona con su hijo. Una vez averigüe cuál es el momento, establezca un ritual. Oyama señala que a los niños les gusta lo predecible; se sienten seguros si les permite saber lo que va a pasar. Lo ideal es comenzar los masajes a edad temprana, pero nunca es tarde para empezar. Cuando su hijo tenga seis meses y comience a tener mayor movilidad, le resultará más difícil estarse quieto durante un masaje, pero disfrutará con un masaje a la hora de la siesta. Si usted puede mantener esta rutina relajante, aun cuando su hijo se haga más activo, puede seguir interesado cuando tenga unos años y pedir por sí mismo que le dé un masaje

EL MÁS PEQUEÑO DE SUS CLIENTES DE MASAJES: SU PREMATURO

Al nacer los prematuros con sus sistemas poco desarrollados, tal vez su bebé prematuro no sea capaz inicialmente de hacerse al masaje. Es especialmente importante ser sensible a las pistas que da su bebé, así como mantenerlo arropado durante el masaje si usted cree que puede perder calor corporal al estar desnudo. Para mejorar sus probabilidades de éxito, mantenga una iluminación tenue y la habitación en silencio para evitar la hiperestimulación. Pase sus manos de arriba abajo, hacia los pies del bebé, una técnica que es menos estimulante que muchas otras, y comience masajeando, o incluso solo sujetando algunas partes de su cuerpo (piernas o dedos).

Si a su bebé le han hecho una punción en el talón (un método común para obtener una muestra de sangre, usando una lanceta para pinchar el pie del niño), recuerde que esta zona puede permanecer sensible mucho después de que el enrojecimiento haya desaparecido. El valor del tacto para los prematuros fue mostrado en un estudio sobre bebés prematuros a los que se había tomado muestras de sangre por punción en el talón. Los que recibieron contacto piel con piel al estar en brazos de sus madres durante quince minutos antes de la punción lloraron menos que los del grupo control, que estuvieron abrigados en incubadoras antes del procedimiento. Cuando los investigadores valoraron el dolor de los niños midiendo su ritmo cardíaco, saturación de oxígeno y expresión facial a los treinta segundos, un minuto y dos minutos después de la punción, descubrieron que, a los dos minutos, los bebés sostenidos por sus madres tenían la mitad de dolor que los de las incubadoras.

TRUCOS DEL OFICIO: LAS TÉCNICAS

Ahora que conoce los beneficios del masaje, ¡es hora de empezar a masajear! Ponga una manta grande y limpia en el suelo, preferiblemente sobre una superficie lisa, en la habitación del bebé. Al inicio de cada masaje, frote sus manos con aceite delante de su hijo y pídale permiso para comenzar. Recuerde dar el masaje con delicadeza. Para un inicio fácil, recomiendo cinco técnicas básicas:

1. Ordeño sueco. A veces es más fácil comenzar con un masaje de piernas, ya que los bebés son menos defensivos con esta área del cuerpo, y están acostumbrados a explorar el mundo con sus brazos y sus piernas.

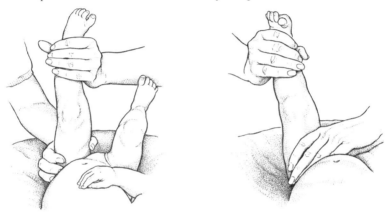

Sostenga el tobillo izquierdo de su bebé con su mano izquierda. Con la derecha, aplique un suave movimiento de «ordeño» hacia abajo para masajear la pierna desde el tobillo hasta la cadera. Cambie las manos y masajee el otro lado de la pierna.

2. Caricias en la espalda. Aunque los bebés no tienen el suficiente desarrollo muscular para tener «nudos» en los músculos, como los adultos, es muy común para los niños y sus padres tener idénticos puntos de tensión. Por ello, este es uno de mis favoritos.

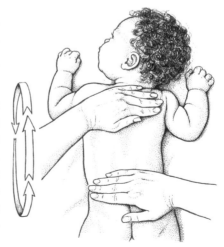

Ponga una mano horizontalmente sobre la parte superior de la espalda de su bebé, justo bajo el cuello y, suave pero firmemente, deslícela hacia sus nalgas. Levante la mano justo antes de llegar allí, y coloque su otra mano en la posición inicial. Luego acaricie hacia abajo con esa mano, igual que hizo con la primera. Repita estas caricias varias veces.

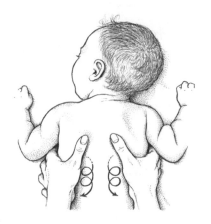

Ponga sus manos a ambos lados de la espalda del bebé con los pulgares junto a su espinazo, justo bajo el cuello. Haga pequeños movimientos circulares con los pulgares, moviéndolos espalda abajo y deteniéndose justo antes del final. Asegúrese de que sus pulgares están a ambos lados del espinazo, no sobre él.

3. Podar las ramas. Empezar el masaje con las extremidades de su hijo puede ser una buena forma de introducir la técnica a los bebés. Pero no olvide que, de acuerdo con Oyama, los brazos son a menudo la parte más difícil de masajear, por su gran movilidad. Frotar primero los dedos puede relajar el brazo.

4. La barriga como libro abierto. Tenga en mente que el abdomen es una parte especialmente sensible y vulnerable del cuerpo de la mayoría de los bebés, especialmente en los prematuros. Si su prematuro tiene tubos u otros aparatos invasivos en su abdomen, quizá prefiera saltarse esta parte.

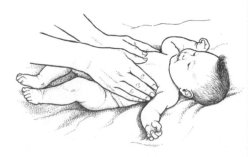

Ponga ambas manos en el centro del pecho de su hijo, y acaríciele con un movimiento descendente hacia los lados, como si aplanara las páginas de un libro. Mantenga las manos sobre el bebé mientras las mueve hacia abajo,

DIEZ SIGNOS DE QUE EL MASAJE HIPERESTIMULA A SU BEBÉ

Cualquiera de estas pistas puede ser señal de que es hora de dejar el masaje con aceite, porque su bebé está hiperestimulado:

1. No mantiene contacto visual con usted, cerrando los ojos o volviéndolos a un lado.
2. Protesta, gime, llora o trata de liberarse.
3. Hace muecas.
4. Su cara se enrojece o palidece.
5. Arquea la espalda.
6. Estira los brazos y separa sus dedos.
7. Tensa el cuerpo.
8. Le entra hipo.
9. Saca la lengua.
10. Bosteza o se duerme.

alrededor y de vuelta hacia el punto de partida en un movimiento en forma de corazón. La presión se ejerce en el punto inicial sobre el pecho, mientras que el resto del movimiento sirve solo para mantener las manos en contacto con su cuerpo. Recuerde hacerlo con suavidad.

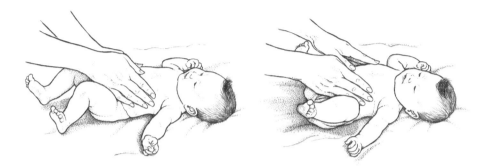

5. Técnica de las caras felices. A algunos bebés les gusta un masaje facial desde el principio, mientras que otros nunca se acostumbran a él. Para la mayoría de los bebés es un gusto adquirido. Sea sensible a la reacción de su bebé cuando comience un masaje facial, y sea especialmente cuidadoso con su «fontanela».

Rodee la cabeza de su bebé con las manos, poniendo los índices en el arranque del pelo. Luego pase sus manos simultáneamente hacia atrás sobre la coronilla de su cabeza.

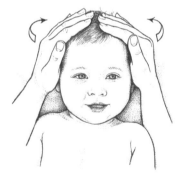

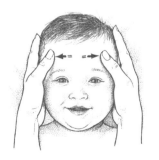

Ponga sus pulgares en medio de la frente de su hijo, directamente sobre el puente de su nariz. Frote cada pulgar hacia afuera en línea recta, hacia los lados de su cara. Repítalo cada vez más abajo en su cara, como su dibujase una serie de líneas.

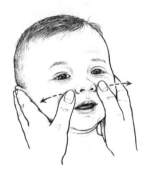

Ponga sus pulgares a ambos lados del puente de la nariz de su bebé, cerca del orificio nasal, y deslice simultáneamente ambos dedos hacia afuera, hasta la base de sus orejas.

Algo más que cháchara

Cómo propiciar el desarrollo del lenguaje

A pesar de poseer un CI en el rango de los genios, mi amigo David no pronunció sus primeras palabras hasta que tuvo tres años. Cuando le pregunté a su madre por qué un niño tan brillante tardó tanto en hablar, ella me respondió: «Supuse que no tenía sentido hablarle ya que no podía entenderme». La primera experiencia infantil de David y su consecuente desarrollo tardío del habla sugieren la importancia de la comunicación verbal con los bebés y los niños pequeños Los primeros años de David son un claro «lo que nunca hay que hacer» para la adquisición temprana del lenguaje.

Estudios realizados en gemelos muestran que el desarrollo del lenguaje es genético hasta en un 50 % y, sin embargo, los investigadores afirman que el mayor determinante en la adquisición del lenguaje es la exposición al mismo. Usted es el profesor de idiomas más importante del niño y no necesita tarjetas con imágenes, programas informáticos, clases especiales o vídeos educativos para ayudar a progresar a su hijo. El beneficio obtenido por el niño procederá de las interacciones cotidianas cargadas de lenguaje con usted y otros seres queridos de su vida. En este capítulo ofrezco un sinfín de consejos que fomentan el desarrollo del lenguaje. Sin embargo, es necesario tener en cuenta que todos ellos proceden de interacciones significativas con personas reales. Cuando los niños están inmersos en el lenguaje desde el principio, tienden a usarlo pronto y de manera eficiente. Si desea crear un entorno rico para su hijo, debe centrarse tanto en la cantidad como en la calidad.

Cantidad

Se ha demostrado que el número de palabras dirigidas a un niño es directamente proporcional al alcance de su vocabulario. Sin embargo, esto solo es aplicable a conversaciones directas que tenga con su hijo. Las que llegan a sus oídos procedentes de la televisión, vídeos, radio u otras conversaciones no cuentan.

En un estudio a gran escala sobre el lenguaje, los investigadores Betty Hart y Todd Risley dedicaron dos años y medio a grabar, transcribir y analizar las palabras pronunciadas en casa por 42 familias de tres grupos socioeconómicos diferentes. Este estudio generó lo que los expertos consideran los datos más completos sobre cómo los distintos entornos de lenguaje influyen en el lenguaje resultante. Las conclusiones fueron sorprendentes.

Hart y Risley descubrieron que el vocabulario difería mucho según la clase. A los tres años, los niños de familias «profesionales» tenían un vocabulario medio de 1116 palabras; los niños de familias de «clase trabajadora» tenían una media de 749 palabras; los niños de familias dependientes de la asistencia social, una media de 525 palabras. Cuando Hart y Risley profundizaron algo más, descubrieron que el motivo para estas disparidades era la exposición al lenguaje. Los padres profesionales utilizaban una media de 2153 palabras por hora; los padres de clase trabajadora empleaban 1521 palabras por hora; los padres de asistencia social, 616 palabras por hora. A lo largo de un año, esto significa que los niños del grupo de asistencia social estaban expuestos a tres millones de palabras, los niños de clase trabajadora, a seis millones y los niños profesionales, a 11 millones. Al final del estudio, el vocabulario oral de los niños de tres años de familias profesionales era incluso mayor que el vocabulario grabado de los *padres* de las familias de asistencia social.

Estas influencias del entorno tienen consecuencias a largo plazo. Según la doctora Lise Eliot, autora de *What's Going On in There?*, «el habla es, sin lugar a dudas, la forma más importante de estimulación que recibe un bebé. Cuando los padres hablan a sus bebés, están activando los centros del oído, social, emocional y lingüístico del cerebro todos a la vez, pero su influencia sobre el desarrollo del lenguaje es especialmente profunda». Un estudio realizado en ratones expuestos a un entorno enriquecido descubrió que tenían más células cerebrales que los ratones que fueron criados en condiciones menos estimulantes a nivel intelectual. El flujo entrante de imágenes, olores, ruidos, tacto y, lo que es más importante, lenguaje y contacto visual (que favorece la conexión y estimulación) hace literalmente que el cerebro cobre forma. El acto del aprendizaje del lenguaje modifica en sí mismo el cerebro lingüístico.

Calidad

Al margen de la educación o clase social, la calidad de cómo los padres les hablan a los niños varía enormemente. La exposición no es suficiente; la forma en que hablamos al niño tiene un gran impacto en el desarrollo de su lenguaje. Los padres que hablan demasiado deprisa, juntan las palabras o no se centran en el niño de una forma intencionada que le permita aprender perderán muchas oportunidades.

La exposición a vocabulario variado también marca la diferencia. En el estudio Hart Risley, el 86-98 % de las que se recogieron en el vocabulario de cada niño consistía en palabras recogidas del vocabulario de los padres. A los tres años, estos niños ya hablaban y utilizaban muchas palabras que eran similares a las de los padres. A esta edad, la cantidad de conversación, el crecimiento del vocabulario y el estilo de interacción ya estaban bien establecidos.

Cuando Hart y Risley estudiaron la calidad de las interacciones, en concreto el «tono del *feedback*», descubrieron que oír muchas prohibiciones y palabras de desánimo («No hagas eso», «basta ya», «¡no!») tiene un impacto negativo en el CI del niño, mientras que oír afirmaciones y oraciones complejas («¡Vaya! Has puesto la leche en la mesa», «si quieres golpear algo, puedes dar golpes a esta almohada») tiene un efecto positivo sobre el CI. De los 13 a los 19 meses, el 80 % del *feedback* de los padres profesionales del estudio era afirmativo y aproximadamente el 50 % del *feedback* de los padres de clase trabajadora era positivo, pero casi el 80 % del *feedback* de los padres del grupo de asistencia pública era negativo. A los tres años, el tono del *feedback* de todos los niños reflejaba lo que habían recibido. Dicho de otro modo, si los niños recibían un 80 % de *feedback* negativo, a los tres años su propio tono con los padres y la familia era negativo el 80 % del tiempo.

¡Usa tus palabras, mamá!

Mucho antes de que los niños pronuncien sus primeras palabras, empiezan a comprender las que se hablan alrededor de ellos. Los estudios han demostrado que los bebés de cuatro meses pueden reconocer su propio nombre. Se cree que existe un lapso de tiempo de cinco meses entre el momento en que un niño puede entender palabras y el momento en que es capaz de decirlas. Hace falta mucha capacidad y habilidad para formar esas primeras palabras y rescatarlas de los archivos neurológicos del cerebro. Si alguna vez ha aprendido un idioma extranjero, probablemente haya tenido la experiencia de reconocer palabras antes de entenderlas. Posteriormente, usted posiblemente pasó un período en el que podía entender al profesor pero todavía no era capaz de recordar y pronunciar lo que quería decir. Se cree que esta experiencia es similar para los niños que están aprendiendo a hablar.

En un estudio realizado por la McArthur Foundation, los investigadores examinaron la capacidad de los bebés de comprender frente a la capacidad de hablar. El estudio, en el que se comparaba a los niños mediante test normativos, era tan completo que se ha convertido en una herramienta de valoración para muchos profesionales. Los investigadores descubrieron que a los 10 meses los bebés pueden comprender 40 palabras, lo cual resulta realmente sorprendente ya que, como media, un bebé no será capaz de decir 40 palabras en otros seis meses.

DE LOS EXPERTOS...

El mejor profesor de idiomas del niño

La tecnología abunda en nuestra sociedad y muchas personas, incluidos los padres, parecen abrazarla con entusiasmo. Por tanto, no resulta sorprendente que los especialistas en mercadotecnia animen a los padres a usar productos tecnológicos para ayudar a que sus niños desarrollen las habilidades del lenguaje. Padres y madres, ¡no os dejéis engañar! Tal como han demostrado los informes más recientes, no existe evidencia científica de que los bebés o niños pequeños necesiten escuchar la televisión o programas de ordenador que dicen enseñar habilidades del lenguaje o se beneficien de ellos. Recordad, padres y madres: VOSOTROS sois los mejores profesores para vuestro hijo. Cuando habléis al niño sobre lo que está haciendo o lo que está viendo, cuando leáis cuentos o participéis en sus juegos, cuando oigáis al niño balbucear como si ese fuera un lenguaje de verdad, VOSOTROS sois la herramienta más valiosa para aprender el lenguaje que el niño necesita. El bebé necesita oír cómo, por qué y cuándo se utilizan las palabras. Debido al lenguaje que usted y otras personas significativas utilizan con el bebé, él empezará a recorrer el maravilloso camino del aprendizaje del lenguaje.

—Kenn Apel, PhD, CCC-SLP, catedrático,
Florida State University School of Communication Science and Disorders, y
coautor de *Beyond Baby Talk: From Sounds to Sentences—
A Parent's Complete Guide to Language Development*
www.roll.cci.fsu.edu

MÁS ALLÁ DEL **GU-GÚ, TA-TÁ**

Los niños pasan el primer año de vida practicando y preparándose para la pronunciación de sus primeras palabras. Como media, el niño dice su primera palabra al año, pero el rango de «normalidad» es bastante amplio: algunos niños empiezan a los nueve meses y otros esperan hasta que han cumplido los dos años. Algunos de estos niños simplemente son menos habladores, pero para otros, esto es un síntoma de un problema de habla más grave (véase páginas 122-124 para obtener más información).

Con frecuencia damos por sentado todo lo que implica la evolución de la primera palabra del niño. El nivel de intelecto, energía y tenacidad que exige es realmente milagroso. Es una auténtica maravilla que cualquier niño dé ese salto. Tomando *gato* como ejemplo, echemos un vistazo a lo que supone formar ese primer y sorprendente término. El niño debe hacer todo lo siguiente:

1. Tiene que comprender que ese vocablo es un símbolo que representa el objeto, en este caso, un animal.
2. Tiene que desarrollar lo que los expertos denominan *naming insight*, lo que significa que tiene que comprender que todos los objetos tienen nombre.
3. Tiene que reconocer la palabra entre todas las otras palabras que oye a lo largo del día.
4. Tiene que averiguar dónde empieza y acaba cuando mamá pregunta a papá: «¿Hasdadodecomeralgato?».
5. Tiene que ser capaz de encontrar frases con los torrentes de palabras que oye.
6. Tiene que descifrar lo que significa cada una. ¿La palabra *gato* se aplica solo al gato de la familia? ¿Se aplica a todas las criaturas de cuatro patas?
7. Tiene que averiguar cómo colocar correctamente la lengua y la boca para pronunciarla.
8. Necesita comprender la causa y el efecto: «Si digo *gato*, mamá me trae al gato que quiero acariciar».

Los niños generalmente aprenden a comunicarse por dos motivos: para comentar sobre su entorno y para hacer una petición. Es con estas razones en mente por las que los bebés eligen su primera palabra. Un determinado número de factores ayudarán al bebé a elegir su primera palabra:

- **Entorno.** Para un niño que crezca en Nueva York, *taxi*, frente a *gallo*, tiene más probabilidades de estar en su primer vocabulario. Los niños están influidos por las palabras que oyen con más frecuencia.

- **Tipo de palabra.** Casi todas las primeras palabras suelen ser nombres porque son muy concretos. Pero algunos bebés empiezan con palabras sociales como *adiós* u *hola*.

- **Sonido de la palabra.** Los bebés suelen elegir términos que contienen sonidos que ya dominan. *Mamá* y *papá* son las primeras palabras más populares, lo que tiene sentido ya que /m/ y /p/ son primeros sonidos que los niños son capaces de pronunciar.

- **Utilidad.** Los niños tienden a elegir aquellas que les resultan útiles. Saber cómo obtener la atención de tus padres es muy motivador.

- **Estilo.** En el ámbito de la expresión oral (y en la vida), algunos niños son más cautos que otros y tienen más probabilidad de elegir una palabra que contenga sonidos que dominan y con los que se sienten cómodos. También es probable que graviten hacia palabras que describen personas y objetos. Los bebés más temerarios no esperan a pronunciarla perfectamente y probablemente utilizarán todo tipo de palabras.

Curiosamente, las investigaciones muestran que, en las primeras fases de la adquisición del habla, los niños no son capaces de hablar y expresar emoción al mismo tiempo. Un estudio realizado por Lois Bloom descubrió que, de dos a ocho segundos antes de que un niño diga una palabra, su cara adopta una expresión «seria». Los investigadores llegaron a la conclusión de que hablar exige una tremenda energía cognitiva al principio y que un niño no puede emplear energía en la emoción y cognición a la vez hasta que se siente muy cómodo hablando.

Muchos padres y madres se preguntan si los niños que dicen sus primeras palabras antes que la media son de verdad más inteligentes que otros. Pero los expertos afirman que para los niños que se encuentran en el «rango normal» no hay correlación entre la edad a la que se pronuncia la primera palabra y su posterior CI. Dicho esto, el habla temprana parece tener ventajas para los niños. Según el doctor Elliot, «los niños que hablan temprano son evidentemente más capaces de comunicar sus necesidades, comenzar interacciones con otros y comprender lo que ocurre a su alrededor. Así pues, un inicio temprano en el habla aparentemente no puede sino acelerar todos los aspectos del desarrollo emocional, social y cognitivo del niño».

Ventanas abiertas

Los períodos críticos, también conocidos como *ventanas críticas*, son períodos de tiempo en que se consigue con facilidad el desarrollo o aprendizaje de una determinada habilidad. Cuando acaba esta fase, adquirir dicha habilidad resulta difícil o incluso imposible. Por ejemplo, varios períodos críticos son importantes para el desarrollo de una visión normal. El ojo de un niño ha de tener la experiencia de ver para que el cerebro realice las conexiones apropiadas para la visión. Los estudios con animales privados de visión durante los períodos críticos mostraron que experimentaron daños permanentes tanto en la estructura como en la función de la corteza visual, impidiendo que desarrollaran una visión completa. Según el doctor Eliot, «el lenguaje, al igual que la visión y la mayoría de

¡CUIDADO CON LAS INFECCIONES DE OÍDOS!

Además de ser capaz de oír lenguaje modelado, oír las vocalizaciones de uno mismo es esencial para el desarrollo del lenguaje. Aunque pueda parecer evidente, es crucial asegurarse de que su hijo pueda oír. La mayoría de los padres llevan a su hijo al pediatra cuando sospechan de una enfermedad o una infección de oído, pero muchos no regresan al médico para realizar un seguimiento y comprobar que el oído está limpio de líquido después de una infección de oído. El líquido puede permanecer en la oreja de 14 a 15 días después de que se resuelva la infección, posiblemente causando nuevas infecciones. A largo plazo, el líquido presente en los oídos puede llegar a deteriorar el desarrollo del lenguaje.

He aquí los síntomas que podrían indicar una infección de oídos:

- Fiebre
- Nariz que moquea
- Irritabilidad
- Problemas para dormir
- Reducción del apetito
- Supuración del oído
- Dolor de oídos

Si sospecha que el niño tiene una infección de oídos, trátela como cualquier otra posible enfermedad y acuda a su pediatra de inmediato.

las otras funciones cerebrales, está limitado por un período crítico, una fase temprana en la que un niño debe experimentar el lenguaje o, de lo contrario, su *hardware* especial no se conectará correctamente». Es la combinación de sonidos, significado y gramática lo que moldea y desarrolla la gran red del lenguaje necesaria para el habla.

Los niños son como esponjas. Algunos expertos, como Steven Pinker, autor de *The Language Instinct*, creen que el lenguaje es totalmente instintivo, «una adaptación biológica para comunicar información». De igual modo que las arañas llegan al mundo sabiendo cómo tejer una tela sin necesidad de que su mamá araña les enseñe, los niños, según Pinker, llegan al mundo con un instinto para el lenguaje. Antes de 1980, los niños sordos de Nicaragua estaban tremendamente aislados porque no había escuelas para sordos y no existía lenguaje de signos oficial en el país. En 1980 se inauguró una escuela llamada Villa Libertad para facilitar a los niños sordos el lenguaje hablado, así como instrucciones para leer los labios. Los signos estaban prohibidos en las clases y se desalentaban en cualquier otro lugar. En su deseo por comunicarse, los niños de la escuela desarrollaron un lenguaje de signos propio, junto con su gramática y estructura. Este lenguaje inventado ahora es el Idioma de Señas de Nicaragua. La clave radica en que el instinto y el deseo de lenguaje y comunicación son inmensos. Sabemos que el cerebro de los niños es más capaz de adquirir el lenguaje, especialmente las reglas gramaticales, durante los primeros seis o siete años de vida, siendo los primeros tres años especialmente importantes. Existe un brusco declive después de la pubertad. Como padres, debemos aprovechar este momento óptimo para la adquisición del lenguaje.

15 COSAS SENCILLAS QUE LOS PADRES PUEDEN HACER PARA FOMENTAR EL DESARROLLO DEL LENGUAJE

Facilitar a su hijo un entorno rico en lenguaje no exige mucho dinero ni equipo especial, pero sí requiere un gran esfuerzo consciente. Dar a su hijo muchas oportunidades de comunicarse y ser escuchado es uno de los mayores regalos que usted puede ofrecer.

1. Busque oportunidades para hablar. En los primeros años hay tres ocasiones especialmente útiles para conectar con su hijo. La primera es cuando el niño le mira a usted o mira a un objeto. La segunda es cuando el niño gesticula (p. ej., señala, alarga la mano o le enseña un objeto). La tercera es la vocalización o arrullo. Estos tres intentos de comunicación son grandes oportunidades de establecer una conversación con su hijo.

2. Utilice mucha repetición. Aunque la repetición puede resultar aburrida para un adulto, resulta fascinante para el bebé. En niños muy pequeños, refuerza las rutas neuronales que conectan sonido y significado en el cerebro del niño. La repetición también le da la oportunidad de rebuscar en su memoria el concepto que usted le presenta y finalmente confirmarlo en su mente. Cuando el niño cumple el primer año, tendrá en su repertorio la mayoría de los sonidos del habla necesarios, pero no hablará bien porque no sabe dónde va cada sonido. La repetición es la clave para ayudar a perfeccionar esta tarea.

3. Deje que el niño guíe. Un estudio del *Journal of Speech and Hearing Research* descubrió que los «padres facilitadores» que seguían el ritmo de los niños y les daban oportunidades para comunicarse eran capaces de ayudar en el desarrollo del lenguaje mucho más que los padres con un «estilo directivo», en el que ellos elegían los objetos de juego y los temas de conversación y preveían de forma excesiva las necesidades de sus hijos.

Hablar sobre los intereses de sus hijos, en lugar de sobre lo que le interesa a usted, es mucho más beneficioso para el desarrollo del lenguaje. El margen de atención de los niños es corto, especialmente en los primeros meses y años, cuando les resulta mucho más fácil concentrarse y aprender si usted está hablando sobre lo que les interesa a *ellos*.

4. Hagan turnos para hablar. Hacer turnos para hablar consigue varias cosas. Muestra respeto hacia el niño y le enseña a llevar una conversación. Esto debería comenzar desde el primer día, mucho antes de que el niño pronuncie palabras. Aunque solo esté balbuceando, debería tratársele como un participante activo en la conversación. Esta experiencia recíproca también le da la oportunidad de practicar el habla.

5. Responda siempre a los intentos de comunicación de su hijo. Antes de que su hijo pueda hablar, usted debería responder a sus sonidos y balbuceos respondiendo y reconociendo sus intentos de comunicación («Te encanta este osito, ¿verdad?»). Cuando esté aprendiendo a hablar y pronuncie observaciones y peticiones de una palabra, procure ampliar las observaciones del pequeño («Sí, ¡eso es un perro! Es grande y ¡mira sus ojos azules!»). A medida que el niño empiece a unir palabras, ayúdele a formar frases sin corregirle («¿Has dicho que querías salir fuera y jugar? ¡Vamos!»).

Usted es la fuente de validación más importante de su hijo en lo relativo al lenguaje. Cómo responde a sus intentos de comunicarse determinará lo cómodo que se siente el niño cuando empiece a hablar y conectar. Cuando respete estos intentos, al margen de lo imperfectos que puedan ser, estará enseñándole que está seguro y, en consecuencia, animándole a aceptar más riesgos verbales.

6. Establezca contacto ocular. Resulta muy útil que su hijo le vea la cara cuando usted esté comunicándose. Además de permitirle comunicarse, esto le facilita ver la forma en que usted utiliza la boca para formar términos y sonidos. El *feedback* positivo que recibe en forma de expresiones faciales, movimientos de la cabeza y sonrisas fomenta más comunicación.

El contacto «rostro con rostro» también ayuda a los pequeños a comprender mejor lo que usted le está diciendo. Puede ser especialmente interesante arrodillarse, sentarse o inclinarse cuando hable a su hijo. En nuestra casa tenemos la costumbre de hacer esto. Un día yo estaba sentada en el suelo y me encontré cara a cara con una de mis hijas, que estaba inclinándose para establecer contacto ocular conmigo mientras hablaba. Al hacerlo, observé lo importante y especial que me sentí: no era el contenido de lo que ella decía lo que me hacía sentirme así, sino simplemente que ella se tomara la molestia y la energía de mirarme a los ojos. Es esa sensación de importancia y amor lo que da a los niños la confianza para utilizar el lenguaje.

7. Hable «dialecto mamá». ¿Conoce ese tonillo agudo y tontorrón con que las madres con frecuencia les hablan a sus bebés? Los investigadores del lenguaje lo llaman *dialecto mamá* o *lenguaje infantilizado*, y verdaderamente ayuda a que los niños desarrollen el lenguaje en los primeros años. Antes de que nacieran nuestras hijas, mi marido y yo juramos que nunca lo usaríamos. Pero, como polilla a la llama, en ocasiones me sentí obligada a hablar a mis hijas en «dialecto mamá». Esta forma de hablar se ha observado en muchas culturas y países diferentes, y a los bebés les encanta.

Además del hecho confirmado en diversas investigaciones de que los bebés muestran más interés en las personas que hablan «dialecto mamá», los estudios muestran que los pequeños expuestos a este modo de hablar tienen un vocabulario más amplio y más precisión gramatical.

Hay varias razones por las que se cree que el «dialecto mamá» es beneficioso:

- Capta la atención del niño porque el tono, inflexión y atención que lo acompañan dicen: «Esta conversación es para ti».
- Al niño le resulta fácil seguir este habla de ritmo lento, debido a que los bebés procesan la información auditiva dos veces más despacio que los adultos.
- Revela sus emociones al hablar, lo que ayuda al niño a conectar y aumenta su interés por lo que usted dice.
- Tiende a ser alto y directo, lo que ayuda al pequeño a separar lo que usted está diciendo de otros sonidos de fondo; esto resulta especialmente útil, ya que el oído de los pequeños es mucho menos sensible que el del adulto.
- El timbre se encuentra en el rango de frecuencia al que el bebé es más sensible.
- Sus pronunciaciones exageradas ayudan al bebé a distinguir sonidos y voces.

Los expertos recomiendan reducir este tipo de charla cuando el niño tenga de 18 meses a dos años y medio de edad.

8. Proporcione oportunidades para la comunicación. Comience fomentando la comunicación creando situaciones en las que su hijo necesite comunicarse con usted para conseguir lo que quiere. En lugar de anticiparse a sus necesidades, concédale espacio para preguntarle lo que quiere, incluso antes de que sea verbal. Si se termina los plátanos y cree que va a querer más, en lugar de echarle más en el plato de manera automática, espere a que señale, gruña o pida más (dependiendo de la edad y el nivel de comunicación), o simplemente pregunte: «¿Te apetece más plátano?». Dele la oportunidad de pedir lo que quiere.

Busque siempre estas oportunidades para fomentar la comunicación. Por ejemplo:

- Su hijo está disfrutando viendo cómo usted hace pompas de jabón. Deténgase un momento y espere a que señale o pida que usted siga en lugar de continuar haciendo pompas sin más.
- Después de sacarle de la bañera, ofrezca alternativas como: «¿Quieres la toalla verde o la toalla amarilla?», en lugar de simplemente taparle.
- Si están jugando al caballito, coloque al niño sobre su rodilla, deténgase y espere que solicite seguir antes de empezar de nuevo.

9. Aprovéchese de su público cautivo. Utilice los rituales diarios —cambios de pañal, tomas, baño, vestirse y desvestirse, siestas y hora de dormir— para conectar y comunicarse con su hijo. Al narrar lo que está haciendo y comentar las acciones y curiosidades del niño, ¡pronunciará 30 000 palabras al día sin apenas intentarlo!

10. Utilice lenguaje de signos. Muchos padres creen que, si enseñan a sus hijos a utilizar el lenguaje de signos, no se sentirán motivados para hablar cuando, en realidad, ocurre al contrario. «Los signos fomentan la capacidad del bebé para comunicarse y le motivan a comenzar a hablar», afirman los doctores Robert Owen y Leah Feldon, autores de *Help Your Baby Talk*. Los estudios han demostrado que, comparados con niños que no utilizan signos, los niños sin problemas de oído que aprenden a hacer signos reconocen mejor las letras y los sonidos, tienen un vocabulario más amplio, una capacidad de comunicación más avanzada y niveles de lectura más elevados. Los signos son una herramienta tan importante que les he dedicado un capítulo entero (véase capítulo 6).

11. Sea un modelo del lenguaje. Los bebés aprenden a hablar imitando lo que oyen; así pues, usted es el «mayor modelo del lenguaje» que tiene el niño. Procure que el trabajo de su hijo, aprender el lenguaje, sea lo más fácil posible haciendo lo siguiente:

- Utilice palabras cortas que el niño pueda aprender.
- Hable despacio para que el bebé pueda percibir todos los sonidos que componen un término.
- Deténgase entre las palabras para que el pequeño pueda identificar sus límites.
- Utilícelas de forma correcta para que el niño no aprenda un uso pobre del lenguaje.

12. Léale al niño. Leer proporciona una gran oportunidad para la estimulación del lenguaje. Resulta atractivo y puede sentar la base para un amor de por vida a los libros. ¡Nunca es demasiado pronto para empezar! A los ocho meses, los bebés pueden reconocer palabras específicas hasta dos semanas después de oírlas en un cuento. Además, los estudios realizados en niños de dos años a los que se leía con frecuencia, comenzando a una edad temprana, descubrieron que dichos niños tenían habilidades del lenguaje más avanzadas que los niños a los que se leía con menos frecuencia. Una vez más, este tema es tan importante que merece un capítulo propio (véase capítulo 8).

13. Emplee técnicas de los patólogos del habla. Aunque las técnicas enumeradas en la tabla de la página siguiente fueron desarrolladas para niños que tienen problemas para aprender el lenguaje, son beneficiosas para los niños en cualquier fase del desarrollo del lenguaje. También ayudan a aumentar el número de palabras pronunciadas por día, acercándole hasta el objetivo deseado de 30 000. Cuando emplee cualquiera de estos métodos, evite corregir el lenguaje del niño.

14. Realice viajes de estimulación del lenguaje. En su libro *Talking from Infancy*, William Fowler sugiere llevar a los niños a lo que él denomina «viajes de estimulación del lenguaje». ¿Caro? En realidad, no. No tiene que llevar al niño a los Campos Elíseos para disfrutar de un viaje beneficioso. Simplemente sáquele a dar un paseo cerca de casa y comente lo que ve, poniendo nombre a las distintas cosas que vean. Si se anima, pasee por el vecindario o vayan en coche a algún lugar más interesante, como la playa. Procure prestar especial atención a lo que interese al niño y utilice un lenguaje adecuado a la edad y el nivel de desarrollo del lenguaje del pequeño. Al principio, puede llevarle en brazos, pero en cuanto sea capaz de moverse, anímele a gatear o caminar para tener idea de dónde quiere ir y qué le interesa. Incluso puede convertirlo en un juego haciendo preguntas como: «¿Dónde está tu sillita?» o «¿ves algo azul?». Procure que el viaje no parezca un entrenamiento. Ha de ser divertido.

CONSEJOS PARA FOMENTAR EL LENGUAJE

Técnica	Descripción	Ejemplo
Modelar	Utilizar de modelo la palabra correcta que el niño está tratando de decir sin corregirle.	Niño: «¡Babá!» (señalando al biberón). Papá: «¿Quieres el biberón?».
Monólogo	Describir lo que está haciendo, pensando, sintiendo, viendo u oyendo.	«Ahora voy a poner la ropa sucia en el cesto. Quiero asegurarme de que esté limpia para la próxima vez que quieras ponértela».
Charla en paralelo	Describir lo que el niño hace.	«Shayla está recogiendo los juguetes».
Expansión	Desarrollar una expresión articulada del niño en una frase completa, expandiéndola sin cambiar el orden de las palabras o el significado original.	Niño: «Mamá come». Mamá: «Sí, mamá está almorzando con Ashley».
Remodelado	Crear una afirmación o pregunta basada en la afirmación del niño mientras añade nueva información o comparte la pronunciación correcta.	Niño: «¡Tu camisa es "amaílla"!». Papá: «Sí, mi camisa es amarilla».
Extensión	Añadir información a un tema que el niño ha iniciado sin modelar necesariamente una frase completa.	Niño: «¡Avión!». Mamá: «¡Avión grande en el cielo!».

15. Concéntrese en el proceso, no en el resultado. Existe una gran variación en lo que se considera «normal» a nivel de desarrollo. En último término, es imposible controlar cuándo el niño alcanza un hito en el desarrollo; lo único que puede hacer es crear el entorno óptimo para que eso ocurra. Muchos programas de 12 pasos defienden que lo mejor es procurar hacer todo lo posible por apoyar al niño y después esperar el resultado. Los doctores Jill Stamm y Paula Spencer proponían en su obra *Bright from the Start*: «En lugar de centrarse en lo que el niño hace o no hace (lo cual suele estar fuera de nuestro control)... céntrese en lo que USTED, como cuidador, puede hacer para fomentar el desarrollo del lenguaje y la comunicación con su hijo».

PERO ¿DE QUÉ ME ESTÁS HABLANDO?

Inteligibilidad es la proporción del habla de un niño que un oyente puede comprender. Cuando los niños aprenden a hablar, comprender sus esfuerzos puede resultar difícil a las personas que están fuera del círculo familiar. Hablar claramente exige mucho dominio y coordinación vocal por parte del niño. He aquí lo que usted puede esperar.

CALENDARIO DE INTELIGIBILIDAD DEL NIÑO

Edad del niño	Porcentaje de habla que pueden entender los padres	Porcentaje de habla que pueden entender los extraños
18 meses	95%	25%
2 años	98%	50%
3 años	100%	75%
4 años	100%	100%

Cómo evitar los ocho grandes errores que cometen los padres

Los padres, posiblemente con la mejor intención, en ocasiones cometen errores producto de un abrumador deseo de acelerar el desarrollo del lenguaje del niño o por estar mal informados. Muchos padres simplemente presionan demasiado, un esfuerzo que casi siempre tiene efectos no deseados. No había nadie con más prisa que yo para que mis hijas hablaran. Como terapeuta, toda mi vida gira en torno a la expresión verbal y a comprender la psique de las personas a través de las palabras. Apenas podía esperar el momento en que pudieran decirme lo que pasaba por su mente para poder comunicarnos.

1. Hable con su bebé, no al bebé. Empiece a tener «conversaciones» con su bebé cuando este todavía sea preverbal. Responda a sus arrullos y llantos, y no pise sus respuestas. Permitir el desarrollo de este tipo de patrón de conversación sienta las bases de la comunicación posterior, anima al bebé a ser un participante activo y le ayuda a aprender las normas sociales de la comunicación. También le enseña que usted está interesado en lo que tenga que decir, lo que le animará a comunicarse con usted aún más.

La mayoría de las personas no son grandes oyentes. De hecho, muchos padres hablan *a* sus hijos en lugar de hablar *con* ellos. Los investigadores han descubierto que muchos padres se pierden las primeras palabras de sus hijos. Es muy fácil que esto ocurra cuando las primeras veces se dan con frecuencia pronunciaciones equivocadas. Cuando uno se detiene a escuchar los balbuceos del bebé, puede llegar a darse cuenta de que «ba» significa «biberón». Cuando oímos estas primeras palabras y animamos al niño a seguir diciéndolas, estamos fomentando el desarrollo del lenguaje.

CUANDO NO TENEMOS NI IDEA DE LO QUE EL BEBÉ NOS ESTÁ DICIENDO

No importa lo bien que pronuncie el bebé, hay veces en que no estamos seguros de lo que está diciendo. En ocasiones, para evitar contrariar al bebé, los padres fingen comprender diciendo cosas como «ajá», «oh», o «¡qué bien!». Fingir que entendemos al niño no le engañará y es irrespetuoso. El pequeño está intentando decirle algo que es importante para él. Tómese el tiempo necesario para ayudarle a comunicarse, transmitiendo así el mensaje de que a usted le importa lo que vaya a decirle y fomentando más la comunicación. Pruebe alguna de estas sugerencias:

- Pídale que repita lo que ha dicho.
- Dígale que no entiende lo que le dice pero que le encantaría saber qué es.
- Cójale de la mano y pídale que se lo enseñe.
- Repita las que sí ha entendido.
- Haga preguntas como: «¿Estás hablando de este juguete?» o: «Dijiste algo sobre una manzana. ¿Quieres una?».

2. No corrija al bebé. Corregir el habla del bebé no mejora su lenguaje; al contrario, lo inhibe. Esto ocurre por diversas razones: (1) la corrección anula el entusiasmo del niño y sus intentos de conectar con usted; (2) su bebé no comprende con exactitud qué parte de su verborrea está corrigiendo; y (3) se resiste a modificar su comunicación para acomodarse a un modelo adulto.

¿Alguna vez ha tenido la experiencia de hablar con un amigo sabelotodo o tal vez con un adulto cuando usted era un niño y ser corregido a media frase? Es algo que desinfla a cualquiera y hace que uno se sienta como si no estuviera hablando. Esto es lo último que queremos que sienta el niño. Lo bueno es que, en general, con el tiempo el niño corregirá sus pronunciaciones equivocadas y errores gramaticales. Lo mejor que puede hacer para fomentar la pronunciación y gramática correctas es usar los «Consejos para fomentar el lenguaje» de la página 105 y modelar con frecuencia y coherencia el habla del niño.

3. Evite las preguntas y órdenes. Evite hacer demasiadas preguntas directas como: «¿Cómo se dice...?»; «¿qué es esto?»; «¿cuál es la palabra para...?». Este enfoque puede resultar intimidante y presiona demasiado al niño. A nivel cognitivo, las preguntas son difíciles de procesar para ellos. En general, las preguntas con *qué* y *dónde* suelen ser más fáciles para los pequeños que las preguntas con *cuándo*, *cómo* y *por qué*.

Evite retener cosas que el niño quiera hasta que diga una palabra o frase. Es decir, no haga lo siguiente:

> **Bebé:** *Ah, ah (señalando la pelota).*
> **Papá:** *Di* pelota *(sujetando la pelota lejos del alcance del niño).*
> **Bebé:** *Ah (mostrando frustración).*
> **Papá:** *Si quieres la pelota, di* pelota *(aún sujetando la pelota lejos del alcance del niño).*
> **Bebé:** *Bua, bua (ahora se siente frustrado y llora).*

Confíe en que, siempre que usted facilite mucho lenguaje de calidad, su hijo aprenderá a hablar.

4. No utilice habla infantilizada. No emplee habla infantilizada cursi. Su trabajo consiste en modelar un habla correcta. No tiene que ser formal (y es importante divertirse), pero usar habla infantilizada puede dar a su hijo una información equivocada del lenguaje. Tenga en cuenta que el «habla infantilizada» es distinta del «dialecto mamá». A diferencia del habla infantilizada, el «dialecto mamá» no refuerza el habla incorrecta. Por ejemplo, si un niño dice: «¡Quiero mi lechecita!», una madre que utilice habla infantilizada dirá: «¡Aquí tienes tu lechecita!», mientras que una madre que hable «dialecto mamá» diría: «Quieres tu leche». Podría decirlo despacio o de forma especialmente animada, pero emplearía las palabras correctas.

5. Sepa cuándo callarse. Poco después de contarle a una amiga mía lo del estudio de Hart y Risley (véase página 99), que descubrió que el número de términos dichos a un niño tiene un impacto directo sobre el futuro lenguaje y puntuación del CI, pasé una tarde con ella y su hijo pequeño en el parque. Desde el momento en que nos vimos hasta que nos despedimos, mi ansiosa amiga no dejó de hablar. «¡Árbol! ¡Esto es un árbol! ¡Los árboles tienen hojas! ¡Mira las hojas! ¡Mira la ardilla! ¡Las ardillas comen frutos secos! ¡Nosotros también comemos frutos secos a veces!». Parecía que intentaba apretar las 30 000 palabras recomendadas al día en una hora. Cuando por fin salimos del parque, yo tenía dolor de cabeza y el niño apenas había dicho nada: paradójicamente, el resultado opuesto al que ella buscaba. Por suerte, mi amiga estaba abierta a mi *feedback* y rápidamente cambió su enfoque. Pero su error es común y muy frecuente en padres bienintencionados.

6. No prevea las necesidades del niño. Las buenas mamás y los buenos papás son adivinos que se vuelven adeptos a prever las necesidades del niño (o, al menos, muchas de ellas) sin usar el lenguaje. Cuando el bebé está en la cuna, le damos el chupete antes de que lo pida. Cuando el niño se acaba el cereal, le echamos más en el cuenco, sabiendo que todavía tiene hambre. Pero si siempre prevé las necesidades del niño y no le da la oportunidad de emplear las palabras para que consiga lo que quiere, está enseñándole que no necesita usar el lenguaje para cubrir sus necesidades. Esto puede disuadirle de intentar utilizarlo y, por lo tanto, ralentizar este aprendizaje.

7. Apague la televisión y no caiga en la trampa de los DVD «educativos». La televisión es tan perjudicial para el desarrollo del niño durante los primeros tres años de vida que he dedicado un capítulo entero de este libro a este tema (véase capítulo 10). Aunque la Academia Norteamericana de Pediatría recomienda que ningún niño menor de dos años vea nada de televisión, un estudio de la Kaiser Family Foundation descubrió que en un día cualquiera, el 61 % de los bebés de un año y menores ven la televisión, mientras que un estudio de la revista *Pediatrics* informó de que el 29 % de los niños menores de cuatro años tienen televisión en su habitación.

La televisión es un medio de comunicación que fomenta la pasividad y carece de la comunicación interactiva necesaria para desarrollar el lenguaje. Cuando los niños ven vídeos, son receptores pasivos de información y no se involucran de verdad. La televisión habla a los niños y no comenta el tema de interés del niño, lo que sabemos que es la mejor forma de despertar el aprendizaje del lenguaje. Un estudio del doctor Dimitri Christakis, publicado en *Pediatrics*, reveló que, por cada hora de televisión vista por dos grupos de niños, de edades comprendidas entre uno y tres años, cada niño se enfrentaba a un riesgo un 10 % mayor de padecer problemas de atención a la edad de siete años.

Muchos padres no se dan cuenta de que los denominados vídeos educativos plantean los mismos riesgos que ver la televisión. Los padres que son aficionados a DVD como *Baby Einstein* y *Brainy Baby* recibieron una sorpresa desagradable cuando un estudio del *Journal of Pediatrics* reveló que, por cada hora al día que los bebés de ocho a 16 meses pasaban viendo «programas infantiles educativos», sabían de seis a ocho palabras *menos* que los otros niños. Un estudio aún más reciente realizado entre niños de uno y dos años publicado en *Archives of Pediatrics & Adolescent Medicine* descubrió que tras seis semanas de ver *Baby Wordsmith*, un DVD de la serie *Baby Einstein*, las pruebas de habilidad del lenguaje revelaron que los niños que vieron el vídeo unas cuantas veces a la semana no lo hacían nada mejor que aquellos que nunca lo habían visto. Pero cuando los investigadores preguntaron a los padres sobre el visionado de los niños anterior al estudio, descubrieron que, cuanto más temprano un niño empezaba a ver este tipo de DVD, menor era su vocabulario.

Según la doctora Susan Linn, la cofundadora de Campaign for a Commercial-Free Childhood (CCFC), «no solo no hay pruebas de que los vídeos para bebés hagan ninguna de las cosas que la industria del vídeo infantil proclama, sino que estos medios de comunicación pueden socavar el desarrollo de las habilidades que dicen fomentar». Gracias al duro trabajo de la CCFC, en 2009 Baby Einstein, una subsidiaria de Walt Disney Company, accedió a ofrecer compensaciones a los consumidores que habían adquirido vídeos *Baby Einstein* debido a la publicidad falsa que aparecía en la caja y en la página web.

8. No contrate cuidadores de poca calidad. Un estudio sobre el cuidado de bebés y niños pequeños llevado a cabo por el National Institute of Child Health and Human Development descubrió que los pequeños que están en un entorno de guardería o cuidadoras de calidad tienen un vocabulario más amplio y habilidades de lenguaje más complejas que los que están en guarderías de menor calidad. Teniendo en cuenta que el 70 % de las mujeres con niños menores de tres años están trabajando, encontrar cuidadores de calidad es un reto al que la mayoría de nosotras tenemos que enfrentarnos en algún punto de nuestras vidas. No importa si contrata una niñera o si lleva a su niño a una guardería, hay cuatro cosas (después de los evidentes asuntos de seguridad) que debería buscar en esta situación que pueden marcar una gran diferencia en las habilidades del lenguaje de su hijo (si desea más información sobre guarderías y cuidadores infantiles, véase Apéndice A):

- Asegúrese de que la persona que se va a hacer cargo del niño es cariñosa, atenta y responde a las necesidades del pequeño. La receptividad da al niño confianza para comunicarse.

- Procure que el niño reciba cuidado constante de una persona con la que pueda estrechar lazos y a la que pueda llegar a conocer. La sensación de seguridad que el pequeño obtiene de este nivel de atención libera su cerebro para realizar la compleja tarea de adquisición del lenguaje.

- Lo ideal sería que el cuidador o cuidadora tenga conocimientos sobre el desarrollo del niño. Los estudios han demostrado que esto puede suponer una gran diferencia para la adquisición del lenguaje.

- Cuantos más estudios tenga el cuidador, mejor. Los niños cuyos cuidadores tienen niveles de educación altos puntúan mejor en las pruebas de lenguaje.

LA MALDICIÓN DE LA TAZA ANTIGOTEO

En algún lugar entre el biberón y el vaso se sitúa la taza antigoteo. Con la esperanza de evitar los derrames de líquido, los padres han utilizado tazas antigoteo durante más de 50 años. Pero según los patólogos del lenguaje, el uso de tazas antigoteo puede crear dificultades con la articulación y causar el desarrollo de un ceceo. La actividad continua de succionar y tragar exigida por la típica taza antigoteo obliga a la lengua a permanecer plana o moverse hacia atrás y hacia delante. Beber de un vaso implica que las mejillas y los labios del niño succionen el líquido al tiempo que la lengua se contrae, se levanta y envía el líquido hacia abajo por la garganta del pequeño, un proceso que desarrolla los músculos de la boca utilizados en el habla. La mayoría de los terapeutas del habla recomiendan el uso de tazas con pajita o tazas con boquilla.

El abecé del habla por edades y fases

Los niños aprenden a hablar siguiendo una serie de fases prácticamente predecibles de aprendizaje e hitos del lenguaje. Existe un amplio rango considerado «normal», pero hay ciertos hitos, en un determinado orden, que los padres pueden prever. La investigación muestra que el 60 % de los niños están en la categoría de desarrollo «normal», mientras que el 30 % quedan fuera de dicho rango y otro 10 % serán «anormalmente tardíos», lo que indica un problema del desarrollo significativo. En general, el término *normal* tiene en cuenta la producción de términos, no la comprensión. La comprensión de palabras retrasada es un factor significativo para evaluar un retraso en el lenguaje.

Nunca está de más que un patólogo del habla pediátrico profesional evalúe a su hijo si hay algo que le preocupe. Esperar demasiado tiempo para obtener una valoración puede hacer que su hijo se pierda importantes ventanas neurológicas y del desarrollo de oportunidad que son vitales para su desarrollo y crecimiento, provocando así que tarde más en ponerse al día.

DEL NACIMIENTO A LOS SEIS MESES

Al principio, los primeros sonidos del bebé no serán intencionados. Como todavía no comprende que tiene la capacidad de influir en usted o de cubrir sus necesidades a través de la comunicación, la mayoría de sus sonidos serán meras respuestas a su cuerpo. Pero poco después del nacimiento comenzará a comprender que sus sonidos provocan un impacto y los utilizará para comunicarse con usted.

El primer hito emocionante típico de esta fase es la «sonrisa social». Este gesto recíproco ocurre en respuesta a algo que alguien ha hecho para conseguir la atención del niño, como sonreír, poner una cara o hablar con el pequeño. Este hito, que normalmente se da entre la semana cuarta y sexta, es un signo de que su cerebro se está desarrollando correctamente: es capaz de ver de cerca, dar sentido a un objeto y producir su propia sonrisa a cambio. Es uno de los grandes pasos hacia la comunicación temprana y refuerza mucho la relación.

Entre los tres y los seis meses, el bebé debería ser capaz de identificar un lugar girando la cabeza hacia dicho sonido. Debería ser capaz de vocalizar emoción o disgusto y de balbucear, empleando sonidos similares a los del habla.

He aquí otros hitos que buscar a esta edad:

- El bebé se queda callado o sonríe cuando se le habla.
- Reconoce la voz de la madre.
- Utiliza distintos llantos para indicar diferentes necesidades.
- Mueve los ojos en la dirección de los sonidos.
- Sigue la dirección de los ojos de la madre cuando usted desvía la mirada de él a un objeto.
- Vocaliza placer y disgusto.

DE LOS SEIS A LOS 12 MESES

En lo relativo a comunicación, las dos cosas más emocionantes que ocurren en esta edad son el «balbuceo diversificado» y los gestos. Estos dos hitos suponen saltos en el desarrollo cognitivo que acercan a los bebés al habla.

Entre los seis y los nueve meses, los bebés suelen comenzar a imitar los patrones de habla y sus balbuceos empiezan a tener grupos de sonidos largos y cortos. Estas combinaciones de vocales y consonantes, que suenan como una cadena de frases de balbuceos que en realidad tienen entonaciones e inflexiones de oraciones regulares de adulto, son calificadas por los lingüistas como «balbuceos diversificados». En ocasiones, cuando solía escuchar a mis hijas charlar por el monitor infantil, parecía que estaban manteniendo una conversación de verdad consigo mismas o entre ellas. En este punto del desarrollo, las inflexiones en los balbuceos serán lo bastante específicas para permitir distinguir de qué países proceden los niños.

Entre los nueve y los 12 meses, los bebés suelen ser capaces de mover la cabeza para decir *no*, saludar con la mano para decir *adiós*, señalar objetos que desean e intentar coger cosas. En ocasiones estos gestos se combinan con gruñidos. La facilidad del bebé para señalar y hacer gestos convierte esta fase en el momento ideal para empezar a utilizar el lenguaje de signos (véase capítulo 6). A esta edad el bebé es capaz de iniciar la comunicación con usted y captar su atención. Hasta ahora, casi toda su comunicación ha sido una respuesta a sus sensaciones de aburrimiento, frustración, ira, etc., o una respuesta a usted. Pero ahora está desarrollando la capacidad de decidir, por sí solo, que algo le interesa y puede expresar su deseo de compartirlo con usted señalando, chillando o gesticulando. Este es un enorme salto en el desarrollo para el bebé porque muestra que tiene un entendimiento básico de la causa y el efecto, e incluso la capacidad para pensar con antelación.

He aquí otros hitos que buscar a esta edad:

- El bebé escucha cuando se le habla.
- Disfruta de los juegos sociales como el «cucú-tras».
- Reconoce las palabras para los objetos comunes.
- Responde a preguntas sencillas o instrucciones sencillas como: «Ven aquí» o: «¿Quieres más?».
- Incluso puede utilizar un par de palabras básicas.

DE LOS 12 A LOS 18 MESES

Los 12 meses es la edad media cuando todas las habilidades acumuladas que se han aprendido hasta ahora erupcionan en la tan esperada primera palabra: unos niños «normales» la dicen a los 10 meses como muy pronto y a los 18 meses como muy tarde. Durante los primeros meses de habla, el vocabulario se amplía poco. A los 12 meses, un niño normal entenderá 50 palabras, pero no será capaz de pronunciar las 50 hasta que tenga unos 24 meses. A esta edad el bebé todavía se pelea con la pronunciación y solo los miembros de la familia más cercana consiguen entender lo que dice. Yo me sentía como una intérprete cuando salía con mis hijas a esta edad. Al final del período de los seis meses, cuando el niño empieza a repetir frases de dos palabras como: «Ya está», pueden hacerlo como si se tratara de una sola. La encantadora hija de mi amiga Leslie, Goldie, agitaba las manos al acabar la comida y decía: «Ya-tá».

He aquí otros hitos que buscar a esta edad:

- El bebé señala partes del cuerpo o dibujos de un libro cuando se le mencionan.
- Lleva a cabo órdenes sencillas.
- Mueve la cabeza para indicar *no* y empuja objetos no deseados para alejarlos.
- Utiliza habla de palabras sencillas.
- Emplea vocablos de ritual como *hola* y *adiós*.

DE 18 A 24 MESES

Esta es la edad de la explosión del vocabulario, ¡cuando el tema comienza a ser interesante! En cuanto el niño domine 50 palabras, lo que suele ocurrir entre los 18 y 24 meses, experimentará un gran salto en el uso del vocabulario. Con anterioridad quizá haya aprendido de ocho a 11 nuevas cada mes, pero durante la segunda mitad del segundo año, la tasa puede elevarse hasta nueve nuevas cada día: ¡63 nuevas cada semana! Esta explosión de vocabulario representa un salto en el desarrollo del cerebro, abriendo el camino para las frases de dos palabras.

Una de las muchas razones por las que las explosiones de vocabulario ocurren en este momento es que los niños están ahora lo bastante preparados a nivel de desarrollo para interpretar señales sociales. Esta nueva habilidad les permite captar hasta las señales o signos más sutiles para el aprendizaje del lenguaje después de una sola exposición. Por ejemplo, la pequeña Nicole escucha cómo su papá le pregunta a su mamá dónde está la leche. Cuando la madre responde: «Está en la encimera» y Nicole ve a su padre cogerla de la encimera, llega a la conclusión de que *la encimera* es la superficie plana de la cocina cerca del fregadero, aunque sea la primera vez que ha oído esta palabra. Los especialistas del lenguaje se refieren a esta habilidad (saber dónde y cuándo aplicar una palabra recién oída después de oírla una sola vez) como *mapeo rápido*. Es la *clave* para el tremendo crecimiento del lenguaje de esta edad. Los estudios también muestran que los niños que no habían experimentado esa explosión de vocabulario eran incapaces de hacer *mapeo rápido*, ya que parece que esta habilidad se desarrolla justo antes o durante la explosión.

He aquí otros hitos que buscar a esta edad:

- El bebé hace combinaciones de dos palabras.
- Hace preguntas sencillas como: «¿Qué es eso?».
- Lleva a cabo órdenes más complejas.

DE LOS DOS A LOS TRES AÑOS

Esta es la edad de la explosión gramatical, cuando el niño da el salto de frases de dos palabras al habla compleja. No existe la fase de tres términos. Cuando el niño tiene 36 meses, su oración media es de seis palabras (oraciones subordinadas) que combinan más de una idea. Por ejemplo, un niño de esta edad podría decir: «Quiero jugar con ese juguete pero no lo encuentro», que contiene *quiero jugar con ese juguete y no lo encuentro*. Cada una de estas oraciones puede funcionar por sí sola. A esta edad, se considera que la mayoría de los niños tienen fluidez en su lengua nativa.

Es también la edad de las preguntas. Ahora que el niño domina *qué*, *quién* y *cuándo*, es posible que le oigamos hacer muchas más preguntas empezando por *puedo*, *por qué* e incluso *cómo*.

He aquí otros hitos que buscar a esta edad:

- El niño hace peticiones de dos partes («Por favor, abre el frigorífico y dame una manzana»).

- Utiliza oraciones de múltiples palabras y mantiene diálogos cortos.
- Aporta detalles descriptivos.
- Empieza a usar artículos como *un* y *el*.
- Añade desinencias, como *jugando* y *saltó*.
- Habla cuando juega solo.
- Su habla es comprendida por los oyentes de la familia en la mayoría de los casos.
- Expresa emoción verbalmente.

Tres motivos comunes para el retraso en el habla

En el área del desarrollo del lenguaje, existe una gran variación considerada «normal» a nivel de desarrollo. Sin embargo, hay ciertos factores que pueden propiciar un retraso en el habla menor.

GÉNERO

Por lo general, las niñas son más verbales que los niños. La diferencia en la habilidad comienza en el útero. Un estudio realizado en fetos en el segundo trimestre de embarazo descubrió que las niñas movían la boca mucho más que los niños. Parece que esta práctica temprana las prepara para empezar a hablar un mes o dos antes que los niños. Las niñas articulan mejor que los niños y emplean oraciones más largas y complejas, una gramática más variada, un habla más abstracta y un vocabulario más amplio. Los niños generalmente se ponen a su altura a los cuatro o cinco años, pero algunos nunca lo hacen. Quizás el motivo, como ha demostrado la investigación, sea que las madres tienden a usar oraciones más complejas y comentan conceptos más abstractos, como los sentimientos, con las niñas que con los niños, o, como indicaron los mencionados descubrimientos del segundo trimestre, tal vez la clave esté en la conexión. Algunos investigadores biológicos defienden que, como las niñas maduran antes que los niños, el área del cerebro que controla el lenguaje se especializa antes, dando a las niñas una ventaja biológica.

ORDEN DE NACIMIENTO

Los niños primogénitos muestran mejores habilidades para desarrollar vocabulario durante su segundo año de vida que los hermanos nacidos después. También suelen alcanzar el hito de las 50 palabras y frases de dos palabras antes que sus hermanos nacidos más tarde. Algunos estudios han descubierto que las habilidades del lenguaje son más débiles con cada incremento en el orden de nacimiento numérico. Se cree que esto es debido a la reducción de las interacciones tú a tú entre el padre o la madre y el niño a medida que la familia crece. Para que un niño se beneficie al máximo de la exposición al lenguaje, el lenguaje debe ir dirigido directamente a él y lo ideal sería que trate sobre algo que interese al niño. Esto se hace más difícil con cada nuevo hermano. Los niños primogénitos disfrutan de atención especializada no repartida de sus padres, mientras que los hermanos nacidos después reciben atención diluida.

PARTOS MÚLTIPLES

Las mellizos suelen adquirir el lenguaje más despacio que los niños que nacen solos porque los padres de mellizos con frecuencia se ven agobiados, sin tiempo, y establecen menos interacción verbal con sus hijos que los padres de hijos de parto simple. Un estudio australiano que midió la longitud de la comunicación entre las madres y sus hijos descubrió que las madres de niños nacidos solos establecían interacciones de dos minutos de media mientras que las interacciones de las madres de mellizos eran de solamente 90 segundos por niño. Los niños necesitan escuchar los patrones del habla y el uso del lenguaje de los adultos como un modelo con el fin de aprender a comunicarse en ese lenguaje. Además, como el habla de la madre se divide entre dos oyentes, los mellizos reciben la mitad de la atención individual del lenguaje. A partir de dos hermanos, no hay más que dividir entre el número de niños para hacerse una idea de cuán diluida es la atención del lenguaje en el hogar.

Otro motivo por el que los mellizos y los hermanos múltiples adquieren el lenguaje más despacio que los hijos únicos tiene que ver con su peso y desarrollo en el momento del parto. Se ha calculado que el 60 % de los gemelos, más del 90 % de los trillizos y el 100 % de los cuatrillizos o múltiples de grado superior nacen de forma prematura. El parto prematuro y el bajo peso al nacer están asociados con retrasos en el desarrollo temprano. En los gemelos, estos retrasos suelen estar compensados por una tendencia entre los gemelos prematuros a crecer y desarrollarse más rápido que otros bebés. Los estudios muestran que cualquier lapso intelectual o del desarrollo que pueda existir entre los hijos solos o los múltiples tiende a equipararse a los seis años.

Sin embargo, la explicación más común de por qué los gemelos aprenden a hablar su lenguaje primario más despacio que otros niños es que los gemelos tienden a aprender las habilidades del lenguaje el uno del otro. Como pasan tanto tiempo juntos, suelen modelar el lenguaje del otro, lo que significa que absorben las malas pronunciaciones y los errores de gramática del otro. Con frecuencia esto explica lo que muchas personas llaman el *lenguaje secreto de los gemelos*, al que los expertos se refieren como *idioglosia* o *lenguaje gemelar*. Se calcula que el 40 % de todos los gemelos utilizan este tipo de comunicación entre sí. Aunque los extraños puedan verlo como un lenguaje secreto, en realidad es una forma de habla infantil compartida, el resultado de un modelado incorrecto del lenguaje mutuo. La mayoría de los gemelos superan este lenguaje a los cuatro años.

Houston, tenemos un problema

Los trastornos del habla y el lenguaje son el deterioro del desarrollo más importante en niños menores de cinco años. Con frecuencia, cuando los niños no desarrollan las habilidades del habla adecuadamente o según lo considerado normal, los padres comienzan a sospechar que algo va mal, pero los amigos bienintencionados les dicen que no se preocupen. Estos padres con frecuencia experimentan una falsa sensación de alivio cuando se enteran de que Albert Einstein no empezó a hablar hasta cumplidos los tres años o cuando oyen historias sobre los «habladores tardíos» que ahora hablan bien. El problema de esperar para obtener una valoración y un tratamiento profesional es que el niño puede saltarse una ventana crítica importante, lo que hará que el tratamiento resulte mucho más difícil.

En *The Late Talker: What to Do If Your Child Isn't Talking Yet*, los autores Marilyn Agin, Lisa Gen y Malcolm Nicholl diferencian entre un retraso y un trastorno. Definen un retraso como «un lapso de maduración en el desarrollo», después del cual un niño se pone al día con sus semejantes de forma natural y sin intervención alguna. Por otro lado, un trastorno «es un retraso significativo (grave) con una interferencia en la secuencia normal del desarrollo que supone un contraste extremo con respecto al desarrollo típico de sus semejantes». Este niño no es capaz de ponerse al día sin algún tipo de intervención profesional.

Si su hijo no alcanza los hitos del desarrollo mencionados anteriormente, podría haber un problema. Sin embargo, es importante que los padres comprendan que existe una ventana bastante amplia en la que los niños desarrollan y adquieren las habilidades del habla y el lenguaje, que entra dentro de la categoría «normal». ¿Cómo saber si su hijo está bien? Agin, Geng y Nicholl señalan ocho posibles factores de predicción de los trastornos del habla:

1. Los niños pequeños producen consonantes limitadas y cometen errores frecuentes en la pronunciación de vocales y consonantes.
2. Los niños tienen repertorios verbales pobres y con frecuencia utilizan palabras simples (p. ej., *querer, ir, tener*).
3. Los niños de dos años solamente utilizan cuatro o cinco consonantes y un número limitado de vocablos.
4. Los niños pequeños no imitan.

5. El juego de un niño pequeño parece inmaduro a nivel de desarrollo.
6. Los niños no utilizan ningún gesto.
7. Los niños preescolares prefieren iniciar conversaciones con adultos en lugar de con niños de su edad.
8. Los niños preescolares tienen problemas de conducta.

Sobre todo, como madre o padre, debe confiar en su instinto. Si cree que algo va mal con el desarrollo del habla de su hijo, no pierde nada obteniendo la evaluación de un profesional. Por otro lado, si hay un problema, el niño puede perder un tiempo valioso si espera demasiado tiempo.

TARTAMUDEO

El auténtico tartamudeo afecta solamente al 5 % de los niños, según Patricia McAleer Hamaguchi, y es poco habitual entre niños pequeños. El tartamudeo va acompañado con frecuencia de conductas secundarias como:

- movimientos físicos, como ponerse una mano en la boca o dar golpecitos con la pierna, en un intento de pronunciar.
- aumento de los movimientos faciales, como un parpadeo excesivo, que indica que el niño se está esforzando por hablar.
- introducción constante de palabras innecesarias como *eh, como, así que* o *ah*.
- sustitución de palabras, especialmente cuando la elegida es menos adecuada.

Aunque aproximadamente el 4 % de los niños experimenta tartamudeo hasta los seis meses, muchos se recuperan en una fase posterior de la niñez; solo el 25 % de los niños afectados desarrollará un tartamudeo crónico y severo. Si cree que su hijo podría estar tartamudeando, una intervención temprana es la clave. No se pierde nada por hacer que evalúen al niño, mientras que sí se pierde mucho al esperar: puede saltarse una ventana importante de oportunidad para solucionar el tartamudeo de su hijo cuando es más tratable. Incluso los pequeños que tartamudean pueden aprender estrategias que reduzcan su efecto.

Si busca ayuda cualificada, la primera persona a la que debiera consultar es al pediatra del niño. Los pediatras pueden ser un recurso muy útil tanto para obtener información como para que les derive al lugar correcto. Sin embargo, lo último que desean la mayoría de los padres es acudir a un patólogo pediátrico del habla. Debería conocer y entrevistarse con distintos patólogos para asegurarse de que el que ha elegido encaja con su hijo en términos de enfoque, filosofía y personalidad. Una buena terapia del habla debería ser divertida para el niño.

¿TARTAMUDEA MI PEQUEÑÍN?

Entre los 30 meses y los cinco años, muchos niños comienzan a tener problemas para hablar de forma fluida. El término técnico que muchos expertos del habla utilizan para este desarrollo es *disfluencia*, que normalmente ocurre cuando el niño experimenta un gran salto en el desarrollo de las habilidades del habla. ¿Qué ocurre? Sus pensamientos fluyen más deprisa que su capacidad para recordar las palabras adecuadas, por lo que el niño se atasca en una voz o sílaba y la repite una y otra vez hasta que es capaz de completar la frase.

A diferencia del tartamudeo, en que el niño suele atascarse en el primer sonido («p-p-p-p-erro») o suele abrir la boca para hablar pero no produce ningún sonido, los niños con disfluencia con frecuencia se detienen como si estuvieran buscando la palabra o repiten la primera palabra («El-el-el perro estaba en el parque») o la primera sílaba («El a-a-a-a-gua está fría»). Este estado puede verse exagerado por el cansancio, la emoción o simplemente por estar disgustado.

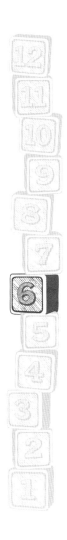

Hablar con las manos

Lenguaje de signos

C uando comencé a utilizar lenguaje de signos con mis hijas pequeñas, me preguntaba si lo aprenderían. Durante meses y meses hice signos y no ocurrió nada. Y entonces, un día, Mendez miró desde su trona e hizo el signo LECHE. Me sentí como Anne Sullivan en El milagro de Anna Sullivan, cuando Helen Keller hizo el signo AGUA por primera vez. De repente, ¡mi hija tenía la capacidad de comunicarse cuando quisiera!

Desde finales de la década de 1980 se ha practicado utilizar el lenguaje de signos para comunicarse con niños que oyen, pero no se puso de moda en Estados Unidos hasta 2005, cuando el nieto de la película Los padres de él manifestó con signos que estaba cansado, tenía hambre y necesitaba que le cambiaran el pañal. De pronto, el lenguaje de signos pasó de ser una herramienta utilizada exclusivamente por personas que tenían problemas de audición y padres excéntricos de tipo A con sus hijos oyentes a ser una forma aceptada y viable de salvar el lapso de comunicación existente entre los padres y los niños preverbales.

Como los bebés desarrollan los delicados músculos de sus manos mucho antes de lo que desarrollan la coordinación oral y el control muscular necesarios para el habla, el lenguaje de signos es una forma práctica de ayudar a los pequeños a comunicarse. Muchos niños comienzan solos a usar gestos simbólicos, como mover la mano para decir adiós. Como se ha mencionado en el capítulo 5, el lenguaje receptivo infantil (capacidad de comprender palabras) se desarrolla mucho más rápido que su capacidad para hablar. Por muy pequeños que

sean los niños, tienen deseos, necesidades y pensamientos
que quieren expresar, pero carecen de la habilidad para
hacerse entender. Ahí es donde entra el lenguaje de signos.

Nota de la T. Las lenguas de signos no son universales, cada país tiene la suya propia. Fieles a la versión original de esta publicación, en este capítulo se hace referancia al lenguaje de signos americano (ASL).

Por qué debería dejar que sus dedos hablen

Hay muchos motivos por los que los padres deciden empezar a usar lenguaje de signos con sus hijos sin problemas de audición. Muchas de estas razones están bien estudiadas, otras son más controvertidas y unas cuantas son anecdóticas. Una cosa puedo decir, no solo como orientadora parental, sino como madre que decidió utilizar el lenguaje de signos con su propia familia: fue una experiencia sorprendentemente positiva a la que me alegra haber dedicado tiempo.

1. La lengua de signos ayuda a los niños a adquirir el habla antes e incrementa el vocabulario. Los signos proporcionan una fuerte base para el lenguaje. Sabemos que utilizar lenguaje engendra más habilidades relacionadas con el propio lenguaje, y estudio tras estudio muestran que el lenguaje de signos ayuda en este proceso lingüístico. Los niños suelen ser capaces de utilizar signos mucho antes y de manera más eficiente que las palabras porque estas son mucho más difíciles de crear. Cuando una de mis hijas fue capaz de decir 14 palabras habladas, podía triplicar el número de palabras que indicaba con signos. Ser capaz de triplicar su vocabulario tan temprano en el proceso de comunicación hizo que sus necesidades comunicativas fueran mucho más fáciles para las dos. Los signos también le permitieron transmitir conceptos abstractos como *sed*, *hambre*, *ayuda* o *dolor*, lo que me resultó muy útil para cubrir sus necesidades.

En un estudio dirigido por Linda Acredolo y Susan Goodwyn para el National Institutes of Health, 140 familias con bebés de 11 meses fueron divididas en tres grupos. Se enseñó lenguaje de signos a un grupo de familias; al segundo grupo se le indicó que hiciera un esfuerzo especial por hablar a sus hijos con mayor frecuencia de lo que lo harían normalmente; el tercero era un grupo de control. Los investigadores descubrieron lo siguiente:

- A los 24 meses, los bebés del grupo de signos tenían el vocabulario de un niño de 27 o 28 meses.

- A los 24 meses, los bebés del grupo de signos empleaban frases significativamente más largas.
- A los 36 meses, los niños del grupo de signos hablaban al nivel de un niño de 40 meses.

Un niño que no ha sido expuesto a signos pronunciará dos o tres palabras de media a los 12 meses y, probablemente, de 10 a 50 palabras habladas a los 18 meses. Según las doctoras Michelle Anthony y Reyna Lindert, educadoras e investigadoras del desarrollo infantil, los niños que hacen signos que ellas estudiaron tenían como media 25 signos y 16 palabras habladas a los 12 meses, y 70 signos y 105 palabras habladas a los 18 meses. Esta gran disparidad marca una gran diferencia cuando el niño intenta cubrir sus necesidades, uno de los motivos más importantes por los cuales los niños pequeños se frustran.

2. La lengua de signos reduce la frustración. La reducción de la frustración no es sólo una ventaja para el niño; es una bendición para los padres. Nada hace que los padres se sientan más competentes que ser capaces de ayudar a sus hijos y cubrir sus necesidades. Permítanme que comparta un ejemplo de dos familias: la familia Jones y la familia Smith se conocieron en una clase «Mamá y yo» cuando sus hijos tenían un año. Los Jones decidieron no introducir a su hija Olivia al lenguaje de signos, mientras que los Smith optaron por enseñar lenguaje de signos a su hijo Max.

A las dos de la madrugada, Amy Jones se despertó al oír un llanto terrible. Corrió a la habitación de Olivia para ver qué le ocurría. Comprobó el pañal de Olivia, pero estaba seco. Tocó la frente de la pequeña, pero tampoco detectó ningún síntoma de fiebre. Como Olivia había comido hacía poco, Amy dedujo que no podía tener hambre y que no quería agua. Desorientada sobre cómo consolar a su hija, Amy se pasó casi toda la noche acunándola sobre su pecho mientras caminaba. Hay pocas cosas peores que encontrarse agotada y abrazando a un bebé que no deja de chillar en medio de la noche, incapaz de consolarle o de averiguar qué le pasa.

Sin saberlo Amy, su amiga Jamie Smith se despertó la misma noche a la misma hora a causa de un llanto similar. Hizo las mismas comprobaciones, pero, en cambio, su hijo Max le dijo lo que le pasaba con las manos. Puso los dos dedos índice juntos delante de la boca para indicar que le dolían los dientes. Al igual que Olivia, estaba echando los dientes. Jamie le dio medicina para el dolor y los dos se fueron a dormir.

Dar al niño una forma de expresar sus necesidades y sentimientos reduce la frustración de forma notable. Uno de los grandes motivos por los que los niños tienen pataletas, sobre todo en el período de los dos años, es su incapacidad para expresar sus necesidades con claridad. A esa edad, los pequeños tienen ideas fijas de lo que quieren, pero su habilidad con el lenguaje hablado normalmente no está a la misma altura. Tener una forma de comunicarse puede reducir en gran manera el número de pataletas que tiene un niño.

3. La lengua de signos está relacionada con una mayor puntuación en el CI. En un seguimiento del estudio del National Institutes of Health, también llevado a cabo por Acredolo y Goodwyn, se descubrió que los niños que usaban signos puntuaban una media de 12 puntos más en los test de inteligencia que los niños que no los usaban a los ocho años de edad. Los niños que usaban signos tenían una media en el CI de 114 en comparación con los que no lo hacían, que tenían una media de 102. Un motivo para esos resultados puede ser que la información hablada o relacionada con el oído se almacena en el hemisferio izquierdo del cerebro, mientras que la información visual se almacena en el hemisferio derecho. Los niños que hacen signos utilizan ambos lados del cerebro, incrementando así la función cerebral. Además, algunos expertos defienden que aprender lenguaje de signos en los tres primeros años es especialmente beneficioso porque estimula el cerebro en un momento en que tiene lugar un crecimiento significativo del mismo, añadiendo habilidades cuando este está en su momento álgido de plasticidad (la capacidad de cambio como consecuencia de una actividad o experiencia). Acredolo afirma que, muchos años después, los niños del grupo de signos lograron puntuaciones muy superiores a la media en el examen de acceso a la universidad.

4. La lengua de signos mejora las habilidades de lectura y vocabulario. La doctora Marilyn Daniels, autora de *Dancing with Words: Signing for Hearing Children's Literacy*, está considerada la investigadora más prolífica en el uso del lenguaje de signos con niños oyentes. Daniels ha diseñado numerosos estudios que han demostrado repetidamente que el lenguaje de signos puede utilizarse para mejorar el vocabulario, habilidad lectora y destreza para deletrear de los niños oyentes. Daniels descubrió una y otra vez que los niños a los que se enseñaba Lengua de Signos Americana (ASL en inglés) tenían niveles de lectura más altos que los que no lo hacían. Además:

- Un estudio realizado entre niños oyentes de guardería a los que se enseñaba ASL descubrió que lograban mejoras significativas en su comprensión de vocabulario y obtenían puntuaciones superiores en los test de lectura que los niños que no sabían signos.

- En un estudio realizado entre 14 niños que usaban signos a los que se aplicó el Test de Vocabulario de Imágenes Peabody, los niños que usaban signos lograron una puntuación aproximadamente 10 % superior al grupo de control sin signos en la parte correspondiente al vocabulario.

- Un estudio llevado a cabo entre 60 niños desfavorecidos cuyas maestras de la guardería hacían signos para representar palabras y frases, y utilizaban signos de letras para introducir las primeras letras del alfabeto descubrió que los niños expuestos a los signos obtuvieron una puntuación 15 puntos superior en el Test de Vocabulario de Imágenes Peabody. Este resultado es especialmente significativo porque, según Daniels, «cada palabra del vocabulario de un niño actúa como moneda para aprender más palabras».

Añadir el deletreo con los dedos (que emplea el alfabeto digital ASL para indicar letras específicas o deletrear palabras) al proceso de signos puede contribuir a que los niños adquieran interés por las letras y los sonidos, lo que, como base para la lectura, les ayudará a comenzar más pronto. Siempre me pareció que, cuando deletreaba con los dedos a mis niñas pequeñas les hacía reír y fomentaba su deseo de aprender el alfabeto. Además, creo que la lengua de signos fue uno de los factores determinantes que llevó a su interés tan temprano por la lectura.

DE LOS EXPERTOS...

Abriendo puertas a la comunicación

Los bebés gatean antes de caminar y hacen signos antes de hablar. Es tan natural como decir *adiós* con la mano o señalar. Los bebés quieren comunicarse; simplemente nos necesitan para ampliar su vocabulario más allá del *adiós* y de señalar.

Esta ha sido mi guerra desde 1998, cuando me di cuenta de que mi hija Leah, entonces de 14 meses, estaba sorda.

Me convertí en embajadora de la lengua de signos. En primer lugar, por necesidad: quería un mundo que pudiera comunicarse con Leah. Posteriormente, por pasión: nunca imaginé el poder de unos cuantos signos para cambiar tantas vidas. No solo la de los bebés, sino la de los niños en edad preescolar, además de los niños con necesidades especiales. Desde el lanzamiento del primer vídeo *Signing Time!* en 2002, he tenido el gran privilegio de conocer a familias cuyas vidas se han visto enriquecidas e incluso transformadas por el lenguaje de signos.

Stacey Warnick se me acercó al acabar un seminario y me confesó que los constantes signos de su hijo de un año para expresar su sed, *MÁS-LECHE-POR FAVOR*, ayudaron al diagnóstico precoz de diabetes, un diagnóstico que al que normalmente no se habría llegado sin una emergencia médica.

Kelly Chambliss llamó entre lágrimas a la oficina de la productora Two Little Hands Productions para decir que acababa de «conocer» a su hijo de tres años, Jacob, que tenía autismo. Explicó que acababa de «conocerle» porque por fin podía expresar sus deseos a través de los signos que había aprendido de *Signing Time!*

5. La lengua de signos aumenta el desarrollo cerebral. Aprender lengua de signos desde la infancia parece activar mucho más una parte de la sección derecha del cerebro dedicada al procesado visual-espacial que si los signos se aprenden posteriormente en la vida. Un estudio que utilizó la resonancia magnética (RM) de 27 adultos oyentes que aprendieron la lengua de signos durante su niñez, de los cuales 16 comenzaron al nacer, descubrió que el grupo que aprendió a usar signos en su más tierna infancia utiliza una región del cerebro a la que no pueden acceder los que aprenden signos más tarde en la vida. Solamente aquellos que aprenden lenguajes no hablados desde el nacimiento parecen desarrollar todo el potencial de esta zona del cerebro.

La lengua de signos ayuda al niño a crear una palabra con más facilidad debido a que ve el signo de la palabra, oye la palabra y tiene la sensación física

Kei Malone me contó cómo su hijo de cuatro años, William, que tenía síndrome de Down, sorprendió a sus profesores y equipo médico no solo con su extenso vocabulario de signos, sino con su habilidad para leer y deletrear dichas palabras.

Observé con emoción cómo mi sobrino de cinco años hizo el signo *LECHE.*

Cada día oigo o leo historias inspiradoras sobre el final de pataletas, bebés que leen y deletrean, conexión y comunicación sorprendentes, así como las historias milagrosas de niños con necesidades especiales que despiertan más allá de sus limitaciones y problemas de comunicación. He visto cómo mi hija Leah leía y deletreaba a los dos años, y se comunicaba con un vocabulario de signos superior al de los niños de su edad. Mi hija Lucy nació con espina bífida y parálisis cerebral. Los médicos de Lucy nos avisaron de que sería diagnosticada como retrasada mental y dieron por hecho que nunca se comunicaría por medio de palabras habladas o signos. Las primeras comunicaciones de Lucy aparecieron a los dos años y llegaron a través del lenguaje de su hermana sorda… lengua de signos.

No importa la edad que tengamos. ¡Todos queremos comunicarnos! Y esto mismo les ocurre a los bebés y los niños. Tiene gracia, después de estar inmersa en lengua de signos durante tantos años, todavía me sorprende que algo tan simple y tan divertido pueda literalmente cambiar la experiencia de ser niño… y padre o madre.

—Rachel Coleman, creadora de la serie Signing Time!
www.SigningTime.com

de hacer el signo. Esta experiencia multisensorial estimula el cerebro en múltiples lugares. También ayuda a los niños con diferentes estilos de aprendizaje. Los niños pueden aprender de forma auditiva, visual o cinestésica —lo que la autora Cheri Fullers denomina *hablantes*, *observadores* y *hacedores*— y obtienen los mayores beneficios del aprendizaje experimentando la palabra utilizada de las tres maneras.

6. La lengua de signos ofrece una ventana al pensamiento del niño y ayuda a cubrir sus necesidades. La lengua de signos ofrece un atisbo a la mente del niño. En su libro *Sign with Your Baby*, el doctor Joseph García cuenta una historia sobre su hijo de 11 meses Damián titulada «AVIÓN» para iniciar una conversación sobre un avión que habían visto el día anterior. Como sabía signos, Damián era capaz de decirle a su padre que estaba pensando en el avión y quería hablar sobre ello. Los signos le permitieron iniciar una conversación por sí solo.

7. La lengua de signos permite una comunicación discreta. Estoy en la clase de «Mamá y yo» cuando noto olor a caca. Deduzco por las narices arrugadas de la sala que no soy la única madre que nota que alguien necesita que le cambien el pañal. Desde el otro lado de la sala, mi hija de 14 meses establece contacto visual conmigo. De forma inquisitiva le hago el signo: *¿CACA?*, a lo que ella me responde con signos, *NO*, *PIS*, y continúa jugando mientras localizamos al portador de la caca.

Cuando los niños van creciendo, muchas familias optan por tener al menos unos cuantos signos por este motivo. Pueden ser especialmente útiles al quitar el pañal a los pequeños, a los que es necesario recordar que hagan un viaje al cuarto de baño, pero consideran una ofensa que se les recuerde delante de sus amigos.

Un simple signo puede marcar la diferencia. La lengua de signos también puede ser útil para recordar a un niño delante de otros que diga *por favor* o *gracias*. Y también puede tener aplicaciones útiles para los padres. Mi marido y yo hemos utilizado signos en restaurantes cuando hemos tenido la necesidad de comunicar mensajes discretos como: «Se me ha olvidado la cartera» o: «Deberíamos coger la factura» y, por supuesto: «Estoy aburrido, vámonos a casa».

8. La lengua de signos mejora la dinámica y la conexión familiar. La capacidad para comunicarse a una temprana edad permite al bebé participar en la dinámica familiar y hacer sus propias contribuciones a una conversación. Esta experiencia de ser visto, oído y comprendido a una temprana edad es una inyección de autoestima. Envía el mensaje al niño de que merece la pena prestarle atención y escucharle. En mi trabajo con familias que emplean lengua de signos, he observado que los padres tienden a prestar más atención a sus hijos para captar cualquier signo que pueda hacer. Esta atención puede ayudar interpretar las señales del niño e incrementar el vínculo padre/madre-hijo.

Los hermanos que se comunican por signos tienen la oportunidad de «enseñar» signos a los miembros recién llegados a la familia. Ocupar una posición de poder y autoridad puede suavizar la rivalidad entre hermanos y puede ayudar al hermano mayor a sentirse valioso en un momento en que los niños con frecuencia se sienten celosos y desplazados.

9. La lengua de signos puede emplearse como puente para otros idiomas.
La lengua de signos puede facilitar el aprendizaje de múltiples idiomas. Cuando mis hijas, de unos 14 meses, empezaron a enseñar signos a su profesor de chino, sirvió de conexión entre las dos lenguas. Mientras las veía hacer signos, descubrí también que era más fácil aprender palabras en mandarín porque veía un recordatorio visual mientras yo aprendía la palabra. La lengua de signos puede servir de puente entre los niños adoptados y los padres que no hablen el mismo idioma, algo muy común en la adopción internacional.

Cuando los niños empiezan a aprender un idioma, normalmente eligen solo una palabra para un objeto determinado. Pero, cuando van creciendo, los niños bilingües desarrollan «conciencia metalingüística»: una comprensión de que las distintas lenguas emplean diferentes etiquetas para el mismo objeto. Según la lingüista Linda Easton-Waller, «al dar a los niños el mismo símbolo visual *signo* tanto para *leche* como para *milk*, hacemos que la tarea de conectar el objeto con el significado de ambas palabras sea MUCHO más fácil para los bebés». Cuando un bebé oye *leche* emparejado con el signo, y luego oye *milk* emparejado con el mismo signo, la indicación visual de que las dos palabras significan lo mismo hace que le resulte más sencillo comprender que ambas representan la misma cosa.

10. La lengua de signos abre la puerta a otra cultura. Cuando tenía nueve años vi la obra *Hijos de un dios menor*, una historia de amor que transcurre en un colegio para sordomudos. La forma en que sus personajes comunicaban emociones poderosas por medio del lenguaje de signos me inspiró a comprar un diccionario de lengua de signos y aprender a hacer signos. Me atraía tanto la belleza de esta forma de comunicación única que estudiaba los signos a diario. Nunca olvidaré el día en que entré en una tienda y fui capaz de hablar con signos con un dependiente adolescente sordo. Fue una sensación increíble poder comunicarme en otra lengua con una persona con la que, de no ser así, no podría haber conectado. Nuestra conversación parecía agradarle. Enseñar lengua de signos a nuestros hijos tiene la ventaja de abrirles puertas a otro mundo, cultura y grupo de personas que nunca habrían llegado a conocer de otro modo. Si tenemos en cuenta que hay 28 millones de personas sordas y con problemas de oído en Estados Unidos, la lengua de signos abre muchas puertas. «El simple hecho de crear más conciencia por la comunidad sorda es bueno», dice Reeba Lynn, una educadora social de San Mateo, California, cuya hija de 17 años es sorda. El hijo de Lynn, de nueve meses, hizo el signo de *frío* por primera vez después de ver hacer signos a su hermana mayor. Los tres hijos de Lynn dominan ahora la Lengua Americana de Signos.

Primeros síntomas de disposición

La mayoría de los expertos recomienda introducir la lengua de signos a los niños a los seis o siete meses. Antes de esta edad, la mayoría de los niños no son capaces de recordar un signo, y mucho menos de establecer una asociación entre el signo y una palabra o acción. Sin embargo, cada niño es diferente, y su hijo puede estar preparado un poco antes o un poco después de los seis meses. He aquí algunos indicativos de que el niño puede estar preparado para empezar a comunicarse por signos:

- Señala los objetos que quiere.
- Dice *hola* y *adiós* con la mano.
- Es capaz de mantenerse sentado.
- Le mira a la cara atentamente cuando usted habla.
- Muestra interés por cosas que usted hace con las manos.
- Tiene buen agarre de pinza (la coordinación para hacer signos).
- Usted es capaz de captar su atención de cinco a 10 segundos.

Muchos padres que empiezan a hacer signos antes de los seis meses están obteniendo resultados sorprendentes y, aunque algunos expertos siguen recomendando esperar a los síntomas mencionados anteriormente, otros sugieren ahora que los padres comiencen a usar dos o tres signos desde el principio. Incluso hay informes de niños que reciben exposición temprana a ella y empiezan a comunicarse por signos a los cuatro o cinco meses sin que los padres hagan nada más que simplemente gesticular al niño a lo largo del día.

Comenzar desde el principio...

La mayoría de los expertos en lengua de signos recomiendan empezar con tres signos que ayuden al niño a comunicar algo que sea importante para él, como *LECHE*, *MÁS* y *COMER*. Yo recomiendo aumentar los tres signos a seis y 12 en cuanto hayan dominado cada grupo de tres y el bebé se sienta cómodo con ellos. Limitarse a solo tres signos reducirá el número de contextos en los que le puede hacer signos, e incrementar a más de 12 signos puede sobrecargar al niño.

SIGNOS DE NECESIDAD

Los signos de necesidad reflejan cosas que su bebé podría pedir; por ejemplo, *DORMIR, CHUPETE, MANTA, HAMBRE, SED, CAMA.*

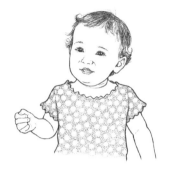

Leche
Abrir y cerrar el puño como si ordeñara una vaca.

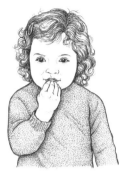

Comer
Golpear los labios con las yemas de los dedos unas cuantas veces.

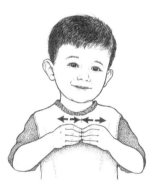

Más
Golpear repetidamente las yemas de los dedos de ambas manos.

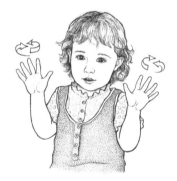

Terminé
Agitar las palmas de las manos por delante del cuerpo unas cuantas veces.

SIGNOS DE MUCHO INTERÉS

Estos signos hacen referencia a cosas que son muy emocionantes para el niño: *BICICLETA, TELÉFONO, PERRO, GATO, FLOR, PÁJARO, AVIÓN, PELOTA, JUGAR, COLUMPIO.*

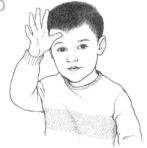

Padre
Colocar la yema del pulgar de la mano abierta sobre el centro de la frente.

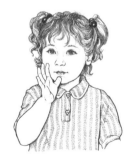

Madre
Colocar la yema del pulgar de la mano abierta sobre el centro de la barbilla.

SIGNOS DE INTERÉS PARA LOS PADRES

Estos signos comunican necesidades básicas, peticiones y modales que pueden hacer más fácil la vida a todos: *BAÑO, PIS, DOLOR, CUIDADO, DESPACIO, COMPARTIR, PARAR, IR.*

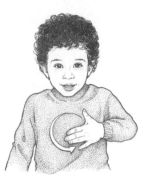

Por favor
Deslizar la mano abierta sobre el corazón en un movimiento circular.

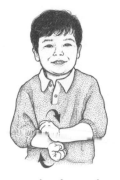

Cambio de pañal
Con las manos cerradas, poner puño contra puño con la mano derecha arriba, y luego la izquierda.

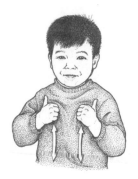

Baño
Mover las manos cerradas arriba y abajo contra el pecho como si frotara.

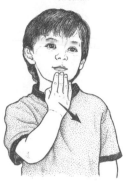

Gracias
Tocar los labios con las yemas de la mano abierta y luego mover la mano hacia abajo con la palma hacia arriba.

Debería comenzar a hacer signos inmediatamente antes, durante y después de hacer la acción relacionada con el signo. Antes de dar de comer al niño, debería decir: «Es hora de tomar leche» (signo *LECHE*). Mientras está bebiendo: «Parece que te gusta la leche» (signo *LECHE*). Cuando haya acabado: «Ya te has terminado la leche» (signo *LECHE*). Procure hacer el signo justo por debajo de la línea visual del niño, y siempre hable y haga el signo a la vez.

En su obra *Signing with Your Baby*, el doctor Joseph García recomienda aprovechar los tres tipos de miradas para enseñar un signo:

- **Mirada expresiva:** cuando el bebé tiene una necesidad o deseo y le está mirando con esa expresión de «quiero algo».
- **Mirada de casualidad mutua:** cuando usted y su bebé se miran a la vez sin motivo alguno.
- **Mirada dirigida:** cuando usted y su bebé miran a la misma cosa y luego se miran uno al otro.

Cada uno de esos momentos es una oportunidad para introducir un signo.

OTROS MOMENTOS PARA ENSEÑAR

Los niños son especialmente receptivos a aprender signos durante las comidas, mientras se bañan, cuando se les está vistiendo, en la cama, cuando les leemos un cuento y durante los cambios de pañal. Hacer el signo *MÁS* antes de dar más comida al niño, por ejemplo, ayuda a establecer la conexión entre el signo y obtener más de lo que quiere. Enseñarle el signo para *CAMBIO DE PAÑAL* puede ayudarle a entender lo que va a ocurrir a continuación y, posiblemente, facilitará el paso al orinal si es capaz de decirle cuándo necesita que le cambien el pañal.

Cuando el bebé comienza a hacer signos, estos tal vez no sean tan evidentes como usted supondría, ya que los niños necesitan un tiempo para adquirir las habilidades motrices finas requeridas para hacer signos comprensibles. Por ejemplo, la primera vez que mi hija Quincy hizo el signo *MÁS*, creí que estaba dando palmas. Después, se me ocurrió que estaba haciendo un signo y conseguí servirle otra ración de lo que pedía. ¡Ella estaba emocionada!

Aunque nunca es demasiado tarde para empezar a hacer signos al bebé, resulta especialmente útil si comienza antes del año. En torno a los 18 meses, los niños tienden a frustrarse con facilidad y tienen pataletas porque su capacidad para tolerar la frustración es baja y su necesidad de expresarse es elevada. Los niños que saben cómo hacer signos suelen coger menos berrinches.

SEA SU PROPIA ANNE SULLIVAN

Es importante conseguir que hacer signos sea divertido y nunca obligar al niño. Lo mejor será incorporarlo a sus actividades cotidianas. Recomiendo tener un libro con signos en algún lugar accesible. Nosotros siempre guardamos unos cuantos libros de signos en cestas en la cocina, el cuarto de baño de los niñas y su dormitorio. Además, a mi marido y a mí nos encanta la serie de libros, *flashcards*, CD y DVD de *Signing Time!*, que enseñan signos a través de la repetición y la música. Aunque no recomiendo ver DVD con los niños antes de los tres años (véase capítulo 10), sí recomiendo que usted los vea y los utilice para incrementar su vocabulario de signos. Nos gusta tanto *Signing Time!* que fuimos a un concierto con nuestras hijas. Fue una experiencia sorprendente y emocionante para toda la familia de la que nunca habríamos disfrutado si no estuviéramos interesados en la lengua de signos.

Las clases de lengua de signos son otra excelente forma de aprender signos nuevos, conocer a otras familias que los utilizan y llevar la comunicación del niño al siguiente nivel. Mis hijas y yo tuvimos la gran suerte de asistir a una clase de lengua de signos impartida por Etel Leit, que dirige el programa de *SignShine* en Los Ángeles. Cuando asistí a esta clase yo ya llevaba utilizando signos con mis hijas desde hacía casi un año y, con toda sinceridad, tenía mis dudas sobre si la clase iba a ser más beneficiosa de lo que yo ya estaba haciendo en casa. Lo que descubrí es que hizo avanzar la lengua de signos de mis hijas (y la mía) al siguiente nivel. La combinación de estar en una sala con otros niños que hacían signos, la exposición a los nuevos signos, el uso de música con los signos y un profesor realmente bueno lograron un incremento increíble en el vocabulario, comprensión e interés de mis hijas por los signos. Tras asistir a un par de clases, mis hijas empezaron a preguntarme cómo hacer signos para nuevas palabras y descubrí a Mendez «leyéndose» cuentos mientras gesticulaba las palabras.

10 motivos para utilizar ASL en lugar de «lengua de signos para niños»

La mayoría de los niños que son expuestos a la «lengua de signos para niños» están expuestos a una de tres variantes: Lengua de Signos Americana (ASL), una lengua utilizada por los sordos de Estados Unidos; lengua de signos adaptada para niños, una variante de ASL usada por algunos padres para enseñar signos a sus hijos dependiendo de su nivel de coordinación y habilidades motrices; y signos domésticos, inventados por los padres o por los niños y que normalmente recuerda las palabras o acciones que simboliza.

ASL es, con diferencia, la mejor opción para los niños por diversas razones.

1. Es una lengua establecida; por lo tanto, no hay motivo para inventar uno para el bebé.

2. Si se le olvida un signo, siempre puede consultarlo en un libro, mientras que los signos «inventados» pueden hacerse de forma diferente cada vez según el recuerdo de lo que hizo la última vez. Anotar cada signo que invente para no olvidarlo es una tarea tediosa.

3. ASL puede mejorar las habilidades motrices finas del niño. Simplificar un signo para hacerlo más fácil para el niño es el equivalente de llamar al agua «a-ba» porque el niño tiene problemas para pronunciar la palabra correcta. Enseñarle la palabra correcta le da la oportunidad de desarrollar las habilidades de verdad.

4. ASL incluye deletreo con los dedos (un alfabeto digital utilizado para indicar letras específicas o deletrear palabras), una herramienta útil que puede mejorar las habilidades de lectura y deletreo.

5. Con ASL tendrá cientos de recursos a su alcance. Es fácil encontrar libros de instrucciones, libros infantiles, páginas web, diccionarios, clases, juegos, pósteres y muchas más cosas.

6. El uso de ASL permite que otros cuidadores, profesores y amigos aprendan a comunicarse con el niño. Un niño que utiliza signos inventados se confundirá y frustrará cuando otras personas no le comprendan.

7. Una lengua unificada como ASL permite al niño comunicarse con signos con otros compañeros y participar en clases de signos.

8. Usted y su hijo pueden comunicarse con los sordos. Crear signos inventados elimina la necesidad de aprender ASL posteriormente en la vida.

9. La investigación muestra que los niños oyentes prefieren ASL a la lengua de signos inventada.

10. Cuando los padres utilizan ASL son capaces de valorar con más claridad el desarrollo de las habilidades motrices finas del niño y de disfrutar con sus progresos.

Eche una mano al niño: 26 consejos para los padres

La lengua de signos es una gran experiencia para toda la familia. El pequeño compromiso de tiempo y el gasto mínimo exigidos pueden hacer del hogar un lugar más placentero para todos. He aquí algunas cosas que usted puede hacer para mejorar la experiencia con los signos.

1. Los bebés aprenden de la repetición. Cuantos más signos haga, más rápido obtendrá resultados.

2. Utilice siempre los mismos signos para las mismas palabras.

3. Utilice siempre la palabra mientras hace el signo.

4. Haga el signo cerca de la cara y establezca mucho contacto ocular.

5. Exagere el signo para que resulte más claro a los principiantes.

6. Continúe modelando el signo correcto incluso si su hijo lo hace incorrectamente.

7. Continúe usando los signos que su hijo ya domina mientras añade otros nuevos.

8. Reconozca los intentos del niño para hacer signos.

9. Responda siempre a las invitaciones habladas o por signos del niño.

10. Haga signos de cosas y objetos que el niño esté experimentando en el presente.

11. Siga el rumbo del niño, prestando atención a lo que él quiere aprender en lugar de a lo que usted quiere enseñarle.

12. Aprenda signos que usted crea que podrían interesar al niño.

13. Dé a su hijo refuerzo positivo respondiendo a sus signos, comentando sus signos o dándole lo que ha pedido cuando sea conveniente.

14. Capte el interés del bebé empleando expresiones faciales vivas que reflejen lo que está gesticulando. Si hace el signo *TRISTE*, deje que su rostro exprese el significado de la palabra.

15. Utilice lengua de signos haciendo el signo de las palabras clave cuando lea un cuento al niño.

16. Si no sabe lo que está diciendo el niño, pídale que se lo «diga con las manos».

17. Haga que la comunicación por signos sea divertida.

18. Sea paciente con el progreso del niño.

DE LOS EXPERTOS...

¿Por qué hacer signos cuando ya habla?

Algunas familias que utilizan lengua de signos reconocen que dejan de usarla cuando sus niños adquieren habilidades verbales y disponen de una mayor variedad de palabras expresivas. La «lengua de signos para niños» se malinterpreta como simplemente eso, hacer signos para bebés, pero los beneficios de comunicarse por signos con los niños no acaban cuando comienza el habla. Cada vez más padres y expertos en educación preescolar defienden que la ASL fomenta el desarrollo académico y social en niños oyentes preescolares y de primaria cuando se utiliza como complemento al lenguaje hablado:

Estimulación cognitiva. Los niños que saben hacer signos

- disponen de más vocabulario.
- deletrean mejor.
- son capaces de retener información de forma más efectiva.
- mejoran su habilidad lectora.
- tienen una mejor coordinación motriz fina para la escritura.

Estimulación emocional. Los niños que saben hacer signos

- expresan emociones de forma más productiva.
- interactúan mejor con los compañeros.
- aceptan sensibilidades culturales.

19. Cree oportunidades para hacer signos en la vida cotidiana con el niño.
20. Haga signos en muchos lugares diferentes, no solo en casa.
21. Tenga en casa un diccionario de lengua de signos para consultar palabras cuando sea necesario.
22. Utilice más de un signo en una frase cuando los signos del niño sean más avanzados.
23. Tenga en cuenta que, cuantos más signos sepa el niño, más fácil le será comunicarse.
24. Tenga en cuenta que experimentar nuevos saltos en el desarrollo, la dentición o las enfermedades puede afectar temporalmente a la comunicación verbal y de signos.
25. Haga que toda la familia aprenda lengua de signos.
26. Procure enseñar a todos los cuidadores los nuevos signos del bebé.

◆ adquieren confianza y autoestima.
◆ emplean los modales de forma efectiva.

La doctora Marilyn Daniels descubrió que la lengua de signos fomenta el desarrollo cerebral estimulando tanto el lado derecho como el izquierdo del cerebro. Ella ha descubierto que la lengua de signos aumenta el vocabulario inglés receptivo y expresivo de los preescolares y eleva el nivel lector. Por ejemplo, cuando un niño emplea el deletreo digital está estableciendo conexiones físicas, visuales, táctiles y cinestésicas.

Cuando los niños más mayores hacen signos establecen contacto visual, emplean el lenguaje corporal y la expresión facial. Pueden interpretar de forma más sensible las emociones de otras personas y permanecer conectados. Esta es la base del crecimiento emocional, una herramienta que se ha perdido en la era de los ordenadores y los medios sociales.

Continúe haciendo signos a su hijo aunque él deje de hacerlo. La magia consiste en ofrecer diferentes oportunidades para hacer signos, y en cuáles son más complejas que el mundo del bebé: sentimientos, colores, modales, conceptos (p.ej., opuestos y adjetivos), e incluso como un «lenguaje secreto».

La lengua de signos aporta una dimensión nueva y divertida a las experiencias educativas del niño. Y cuando aprender es divertido, los niños asimilan mejor y retienen el conocimiento durante más tiempo.

—Etel Leit, MS, experta en lengua de signos con bebés y niños
fundadora y propietaria de SignShine
Nacional: www.SignShine.com · Internacional: www.BabySignShine.com

Los cinco grandes mitos sobre enseñar signos a los bebés

Existen muchos mitos y conceptos equivocados sobre la enseñanza de lengua de signos a bebés. La mayoría están basados en informaciones equívocas o una falta de interacción con las familias que la utilizan. He aquí algunos de los más comunes.

1. La lengua de signos retrasará el lenguaje hablado. Como los signos fomentan la comunicación precoz, incrementan el vocabulario, reducen la frustración y aumentan el lenguaje expresivo, la mayoría de expertos del habla están a favor de introducir los signos a los bebés. Según los doctores Marilyn Agin, Lisa Geng y Malcolm Nicholl, autores de *The Late Talker*, «la investigación indica que la lengua de signos es un trampolín —y uno muy importante— en el camino hacia el habla. A medida que la capacidad del niño para vocalizar aumenta, los signos van quedando a un lado. Los signos no son una alternativa al habla, sino un método de ayudar al niño a *descubrir* el habla».

2. La lengua de signos es cara y exige mucho tiempo. La lengua de signos no exige mucho tiempo ni cuesta mucho. La cantidad de tiempo que dedique a hacer signos y el grado en el que la integre en la vida de su familia depende de usted. Por supuesto, cuanto más haga, más probabilidades tendrá de ver los resultados. He visto familias que usan solo tres signos beneficiarse de la experiencia. En lo relativo al compromiso financiero, puede ser tan reducido como el coste de un libro en edición de bolsillo. Amasar una biblioteca de lengua de signos, usar DVD o asistir a una clase puede ser muy divertido y aumentará su vocabulario de signos, pero no son cosas obligatorias, sobre todo cuando hay tantos recursos útiles *online*.

3. La lengua de signos es algo que solo harían los padres de tipo A que intentan criar a un bebé genio. Creo que el doctor Alan Greene lo dijo con claridad: «Enseñar lengua de signos a su bebé no tiene nada que ver con crear genios, es una forma cariñosa de interactuar». La lengua de signos puede incrementar el CI, el vocabulario y la habilidad lectora del niño, pero lo más importante es que abre al niño la puerta a la comunicación mucho antes de lo que ocurriría sin ella, permitiendo que usted y su hijo se acerquen. Esta capacidad para comunicarse antes con su hijo es un regalo que puede reducir las lágrimas y la frustración tanto de los padres como del niño. ¿Quién no querría algo así?

4. El ASL es demasiado complicado para los bebés. Siempre que hablo con mis pequeñas, Mendez y Quincy, utilizo palabras reales con el fin de facilitar un modelo preciso, aunque sé que todavía no son capaces de reproducir los sonidos que hago. A medida que los niños adquieren más experiencia como hablantes, refinan su habla y se vuelven más capaces de pronunciar palabras con precisión. No es buena idea inventar palabras para ocupar el lugar de palabras complejas que el niño todavía no puede pronunciar. Si no puede decir la palabra *preescolar*, no debería enseñarle a decir «*baba*» porque sea más fácil. Simplemente debería seguir modelando la palabra correcta hasta que sea capaz de decirla. De igual forma, no hay motivo para inventar sus propios signos porque las versiones ASL sean más sofisticadas. Debe confiar en que las habilidades motrices del niño mejorarán.

5. Tiene que aprender un idioma nuevo. No tiene que aprender un idioma completo para empezar a hacer signos a su hijo. Lo único que necesita es conocer los signos que son valiosos para usted y su bebé. Lo ideal sería que esté al menos un paso por delante de su hijo, aunque muchos adultos aprenden los signos junto con sus hijos. Se sorprenderá de lo rápido que aumenta su propio vocabulario de signos simplemente consultando los signos cuando sienta curiosidad o que el niño se lo pida. A mi marido, padres y amigos íntimos les pareció muy divertido aprender ASL.

Preguntas frecuentes sobre la lengua de signos

P *¿Pueden hacer signos todos los bebés?*
R Todos los bebés son capaces de hacer signos. En realidad, los gestos son naturales en el desarrollo del bebé, e incluso los bebés que no están expuestos a la lengua de signos comenzarán a gesticular (señalar algo que quieren, agitar las manos, etc.) entre los seis y los nueve meses. Según Diane Ryan, fundadora de KinderSign y autora de *The Complete Idiot's Guide to Baby Sign Language,* «el grado de éxito en la lengua de signos que logra un bebé es directamente proporcional al nivel de dedicación y entusiasmo de sus padres».

P *¿Cuándo puedo esperar que mi bebé comience a hacer signos?*
R Hay muchas variables que afectan al momento en que un niño comienza a hacer signos.

Salud y desarrollo. En qué punto de su desarrollo se encuentra el niño tiene un efecto importante sobre su proceso de aprendizaje. Los descensos en los signos (o adquisición de nuevas palabras) son muy comunes antes de alcanzar hitos del desarrollo (gatear, ponerse de pie, caminar, primera palabra) o cuando un niño está enfermo o le está saliendo algún diente.

Humor y temperamento. Algunos niños simplemente necesitan expresarse y se aferran a la lengua de signos de inmediato, mientras que otros pueden ir más lentos. Es menos probable que los niños hagan signos cuando están muy cansados o enfadados.

Compromiso y consistencia. Cuantos más signos haga, antes comenzará a hacerlos su bebé. Además, cuanto más refuerzo obtenga de otros miembros de la familia y amigos, más rápido desarrollará su propio vocabulario de signos.

CINCO PROHIBICIONES

Mostrar desaliento.

Frustrarse con la habilidad para hacer signos del bebé.

Pedir a su hijo que haga signos delante de otros.

Hacer signos fuera de contexto.

Comparar a su hijo con otros niños que hagan signos.

CUÁNDO EMPEZAR A HACER SIGNOS

Edad del niño a la que fue expuesto por primera vez a los signos	Cuándo es probable que el niño empiece a hacer signos	Notas sobre el desarrollo
3–6 meses	3–6 meses después	Aunque algunos expertos recomiendan empezar a hacer signos cuando el niño tiene seis o siete meses, muchos niños que crecen en hogares que emplean lengua de signos hacen sus primeros signos entre los seis y los nueve meses.
6–9 meses	2 meses después	Las habilidades de memoria del bebé aumentan de manera increíble a esta edad. Es probable que el bebé empiece a mantenerse sentado por sí solo, lo que aumenta la probabilidad de un primer signo.
8–10 meses	6–8 semanas después	Como las habilidades motrices finas del niño mejoran tanto durante esta etapa, es probable que empiece a hacer signos.

10–12 meses	2–3 semanas después	A esta edad, el niño es más capaz de concentrarse; gesticulará con naturalidad, podrá coordinar mejor sus movimientos y comprenderá que los signos y las palabras son símbolos para objetos y conductas.
12–18 meses	2 días– 2 semanas después	Aproveche la inclinación natural del niño a imitar a esta edad. Los niños expuestos a los signos en esta etapa del desarrollo suelen captarlo muy deprisa.

P *¿Debería hacer que mi bebé me mire cuando hago signos?*

R Nunca debería obligar a un niño a que le mire. Girar la cara el niño hacia usted no va a hacer que se interese más por los signos y seguramente no lo hará divertido, dos aspectos básicos para que el niño se implique. Si está mirando en otra dirección, en lugar de mirar a otra cosa que le haya llamado la atención, puede significar que está abrumado o hiperestimulado. Asegúrese de que no está agobiando al niño tratando de enseñarle demasiados signos nuevos o poniéndose constantemente «delante de sus narices». Concédale un poco de espacio.

Procure aprovechar los momentos óptimos para hacer signos cuando tenga su atención. Sea consciente de los tres tipos de mirada (véase pág. 136) para sacar partido a la atención del pequeño. Además, emplee los momentos de cuidado, como las comidas, baños, vestido, hora de ir a la cama y cambios de pañal, cuando el niño suele mirarle a usted o a la persona que le cuide, para comunicarse empleando signos. Los signos también pueden hacer esos momentos más divertidos. Como Etel Leit con frecuencia recuerda a los padres, tenga en cuenta que «el bebé puede estar prestando atención incluso cuando usted crea que no es así». No deje de hacer signos porque tenga la sensación de que ha perdido a su público. Probablemente los signos se filtrarán a ese cerebro de bebé.

P *¿Qué debería hacer si mi hijo mezcla signos o se inventa signos propios?*

R Procure ser realmente positivo y responsable, pero actúe de igual manera que si el pequeño dijera una palabra de forma incorrecta. Si, cuando va a coger el zapato, hace su propio signo para ZAPATO o, en su lugar, hace el signo de CALCETÍN, pruebe a decir algo como: «Ya veo que quieres el zapato» (mientras hace el signo ZAPATO) o «¿quieres el zapato o el calcetín?» (mientras hace el signo de ZAPATO y CALCETÍN). Esto reconoce lo que quiere y le enseña el signo correcto sin corregirle descaradamente.

P *¿Debería enseñar a mi hijo a hacer signos para las letras?*

R Aunque no recomiendo empezar a deletrear con lengua de signos antes de que el niño tenga seis meses, resulta útil enseñar a los niños letras cuando van creciendo. Entender letras facilita el aprendizaje de nuevos signos. A los niños les encanta aprender el alfabeto y cómo se deletrea su nombre con signos. Mis hijas solían reírse a carcajadas cuando les cantaba la canción del alfabeto haciendo los signos. Cuando Quincy tenía solo un año y medio, levantaba las manos e intentaba hacer los signos de todas las letras ella sola. Este tipo de introducción precoz y divertida a las letras puede facilitar el desarrollo de la lectura en un futuro.

P *¿Son buena idea los vídeos de lengua de signos?*

R Junto con la Academia Americana de Pediatría, no recomiendo nada de pantallas (televisión, DVD o películas) antes de los dos años. Animo a los padres a esperar hasta los tres años siempre que sea posible. Cuando los niños ven vídeos, son receptores de información pasivos y no se implican de verdad. Los niños aprenden mejor la lengua de signos (y la hablada) al participar en conversaciones con personas reales, no contemplando una pantalla de forma pasiva. Dicho esto, si usted insiste en poner a su hijo un vídeo, la serie *Signing Time!* estaría la primera en mi lista de recomendaciones. Fue el primer DVD que vieron mis propias hijas, después de cumplir los tres años.

P *¿Es posible emplear signos con el niño cuando se trabaja fuera del hogar?*

R ¡Por supuesto! La clave es la comunicación abierta con las personas que lo cuiden. Así pues, haga saber a quienquiera que se ocupe de su hijo que está utilizando lengua de signos en el hogar. Procure darles o prestarles un diccionario de lengua de signos y manténgales informados de los nuevos signos que el niño ha aprendido. La niñera de mis hijas y yo aprendimos signos juntas y nos enseñábamos nuevas palabras a medida que las aprendíamos. Conozco a una madre trabajadora que les daba a los cuidadores de su hijo una clase gratuita de lengua de signos una vez al mes. Esto hizo que los cuidadores se interesaran en la lengua de signos y garantizaba a la madre que supieran los signos más utilizados por su hijo.

Todo es diversión y juegos

Utilizar signos para jugar y conectar con su hijo puede ser muy divertido y hace que los niños se emocionen con la lengua de signos. He aquí algunos juegos a los que puede jugar con niños de diferentes edades y niveles de habilidad.

Burbujas

Para: Bebés
Materiales: Burbujas no tóxicas

Forme burbujas para el niño mientras hace el signo *BURBUJAS*. Los niños muy pequeños con frecuencia hacen el signo *MÁS* o *BURBUJAS* cuando se detenga. Dé al pequeño la oportunidad de pedir más. También puede enseñarle una canción sobre burbujas o inventar una.

El paseo de las *buenas noches*

Para: Bebés a partir de seis meses
Materiales: Ninguno

Incorpore un «paseo de las *buenas noches*» al ritual nocturno: igual que en el cuento clásico de Margaret Wise Brown y Clement Hurd *Buenas noches, luna,* usted y su hijo dicen y hacen el signo *BUENAS NOCHES* a las personas y cosas importantes para él: mamá, papá, perro, gato, osito, hermana, hermano, luna, estrellas, amigos o abuelos. Incluso puede optar por *BESAR* al desear buenas noches. Procure dar las buenas noches siempre en el mismo orden para que el niño sepa lo que va a ocurrir y se concentre en los signos. Si alguien al que quiere desear buenas noches no está presente, siempre puede utilizar una fotografía.

Leer libros

Para: Su hijo, en cuanto empiecen a leer juntos
Materiales: Libros

Haga el signo de las palabras clave del cuento que esté leyendo. Puede usar signos con cualquier tipo de libro. Hay también muchos libros infantiles maravillosos que integran signos en la historia.

¿Dónde está?

Para: Bebés a partir de seis meses
Materiales: Un pañuelo fino y objetos que quepan debajo del pañuelo. No use nada que pueda caber en el interior de un rollo de papel higiénico porque podría plantear un potencial peligro de asfixia.

Coloque el pañuelo por encima del objeto cuando el niño no esté mirando y pregunte: «¿*DÓNDE* está la *PELOTA*?» mientras hace el signo de las palabras clave. Utilice varios objetos que capten la atención del niño.

Juego de fotografías

Para: Bebés a partir de nueve meses
Materiales: Fotografías de la familia y amigos (tal vez también de las mascotas).

Elija una foto y diga: «¿Quién es?» mientras hace el signo, p. ej., *ABUELA*. Con niños más mayores, puede extender las fotos y luego preguntar: «¿*DÓNDE* está la *ABUELA*?».

El bolso de mamá

Para: Bebés a partir de nueve meses
Materiales: Un bolso vacío que contenga artículos por los que el bebé ha mostrado interés y de los que usted conoce el signo: un teléfono móvil, por ejemplo, o una pelota, una foto de papá, un chupete o un plátano.

Deje que el niño saque objetos del bolso mientras usted pregunta y hace signos: «¿*QUÉ* hay en el bolso de *MAMÁ*?». Nombre y haga el signo de los artículos mientras los saca. Con niños más mayores puede hacer el signo de los objetos mientras el niño los saca del bolso.

Juegos con tarjetas

Para: Bebés a partir de nueve meses (dependiendo del juego que elija)
Materiales: *Flashcards* (tarjetas didácticas) con dibujos
Hay muchos juegos divertidos a los que puede jugar con *flashcards*, pero lo más importante es no usar *nunca* las tarjetas para presionar al niño a que aprenda. Sin embargo, debo reconocer que una de mis hijas solía ponerme a prueba. Señalaba las tarjetas y decía «eto, eto» («¿Qué es esto?») una y otra vez. Procure que sea divertido.

* Puede hacer el signo *DÓNDE ESTÁ* y luego, el signo de algo que vea en una tarjeta para que el bebé lo encuentre.

* Cuente un cuento con signos y las tarjetas para crear imágenes visuales.

* Utilice las tarjetas para hacer preguntas como: «¿Ves un *ANIMAL MARRÓN*?» (respuesta: *CABALLO*) o «¿cuál es el *BEBÉ* del *PERRO*?». (respuesta: *CACHORRO*).

Caliente / frío

Para: Niños a partir de 14 meses
Materiales: Objetos templados y fríos, procurando que ninguno esté demasiado caliente ni sea demasiado pequeño. Los ositos de peluche son una excelente forma de empezar este juego.

Antes de jugar, meta un osito en la secadora y otro en el congelador. Déselos al niño para que los vea y los toque, mostrándole el signo *CALIENTE* cuando toque el osito caliente y *FRÍO* cuando toque el frío. Puede proseguir con cualquier otro objeto que sea seguro, como cubitos de hielo o una bolsa de agua templada (no caliente), que demuestre el concepto *calor/frío*.

Picnic

Para: Niños a partir de 18 meses
Materiales: Comida de juguete de madera o plástico

Hagan un picnic «de mentirijillas». Extienda una manta y ponga encima comida de juguete, utilizándola como una oportunidad para practicar signos: «¿Me *DAS* una *MANZANA*?»; «¿*QUIERES* una *ZANAHORIA*?»; «Estoy *COMIENDO* un *BOCADILLO*», etc.

El escondite

Para: Niños a partir de 18 meses
Materiales: Objetos seguros

Esconda un objeto, diga y haga signos: «¿*DÓNDE ESTÁ* el *ZAPATO*?» y deje que el niño lo encuentre. Continúe haciendo el signo de todos los nombres de los distintos objetos que esconda.

Veo, veo

Para: Niños a partir de dos años
Materiales: Ninguno

Observe la habitación y diga al niño algo que esté viendo mientras dice: «Veo, veo…» y hace el signo del objeto mientras el niño lo encuentra.

Parado y en marcha

Para: Niños a partir de dos años y medio
Materiales: Ninguno

Explique al niño que, cuando diga *PARAR* tiene que pararse, y cuando diga *MOVERSE*, puede moverse. Corran juntos, bailen y jueguen hasta que usted diga y haga el signo *PARAR*. Espere un minuto y haga el signo *MOVERSE*. Se trata de un recurso útil cuando salgan juntos.

¿Cómo me siento?

Para: Niños a partir de dos años y medio
Materiales: Ilustraciones de un libro como *Caras de bebés* o recortes de caras de personas

Es una excelente forma de practicar signos que identifiquen sentimientos, así como de aprender a interpretar el rostro de las personas (un componente crucial de la inteligencia emocional). Elija una foto y pregunte al niño cómo cree que se siente la persona de la fotografía. Cuando identifique el sentimiento, haga el signo mientras dice la palabra.

La canción del alfabeto

Para: Su hijo, en cuanto muestre interés cuando usted mueve los dedos… y siempre que no espere que el niño sea capaz de deletrear

Materiales: Ninguno

Cante la canción del alfabeto mientras hace signos.

Bingo de signos

Para: Niños a partir de tres años

Materiales: Bingo de signos

Juegue al bingo con tarjetas que muestren signos en lugar de números.

Bebés sin fronteras

La lengua extranjera

*Promover el bilingüismo es una de las mejores cosas que un padre puede hacer
por su hijo o hija del siglo XXI.*

—STEVEN PARKER, *7 Steps to Raising a Bilingual Child*

Unos nueve meses después de que nacieran mis hijas,
leí un libro llamado *The Bilingual Edge: Why, When,
and How to Teach Your Child a Second Language,*
y me inspiró tanto que comencé a leer extensamente sobre los
beneficios de enseñar a los niños otra lengua. Como resultado
de mi investigación, decidí introducir a mis hijas en el chino
mandarín y el español. Sé que esto suena como una práctica muy
«tipo A», pero permítame explicar cuán gratificante puede ser
compartir un segundo idioma con su hijo.

Admito que me encantan los idiomas. Para mí, el sonido de una
nueva lengua es como el código secreto que me abre una ventana
a la cultura, la experiencia y el alma de otros. Cuando tenía unos
diez años entablé amistad con Julia, una niña hispanohablante que
apenas conocía el inglés. Para comunicarme con ella aprendí español,
y pronto Julia y yo nos hicimos muy amigas. A los catorce años
participaba en competiciones de gimnasia rítmica, y me presenté a
una competición internacional con el equipo nacional de gimnasia
rítmica de México. Ninguna de sus componentes hablaba inglés, y
no tenían a ningún intérprete con ellas. Gracias a Julia, yo tenía un
español lo bastante fluido como para actuar como intérprete.

Esta oportunidad me abrió un nuevo mundo de cultura,
amistad y experiencia. Disfruté tanto que comencé a estudiar francés
y, tras varios años escuchando a mi entrenadora rusa de gimnasia
gritarme en ruso, decidí añadir este idioma a mi repertorio.

Al llegar a la edad adulta, sin embargo, solo hablaba una lengua. Aunque conservaba algunas de mis habilidades en español, no tenía cerca a nadie con quién hablarlo; no completé mi francés y, al dejar la gimnasia y no escuchar más el ruso con regularidad, comencé a perder esta lengua también. A diferencia de algunas de las familias que se describen en este capítulo, todos en mi familia son hablantes nativos de inglés. Mi marido, al que también gustan los idiomas, hablaba hebreo, italiano, español y francés en distintos momentos de su vida, pero ya no tiene fluidez en ninguno de ellos. Después de repasar la información disponible, ambos nos convencimos de que queríamos que nuestras hijas fueran bilingües –o trilingües– a pesar de nuestras limitadas destrezas lingüísticas. En este capítulo hablaré de las elecciones que hemos hecho, y de cómo puede educar a su hijo como bilingüe o plurilingüe, cualesquiera que sean sus circunstancias.

Benefits, bienfaits, въ|года y más beneficios

Lo que realmente me convenció para traer a casa la enseñanza de una segunda lengua fueron todas las ventajas neurológicas, psicológicas y sociales para los niños, que, estudio tras estudio, han demostrado ser drásticas.

Aunque algunos de los hallazgos solo se pueden aplicar a niños que desarrollan un alto grado de eficiencia en un segundo idioma, los niños que no tienen tanta fluidez también se benefician enormemente. En un estudio sobre niños anglohablantes que aprendieron solo un poco de italiano, se encontró que tenían un mayor entendimiento de las palabras y mejor habilidad para la lectura que sus compañeros monolingües. Los investigadores concluyeron que los niños adquieren beneficios cognitivos y académicos a partir de tan solo una pequeña exposición a un segundo idioma, ¡lo que encontré muy estimulante!

He aquí 10 beneficios más de la adquisición de una segunda lengua:

1. CI más alto. Los niños bilingües desarrollan un sistema cerebral más flexible. En un estudio de referencia, se compararon niños canadienses bilingües (inglés y francés) de cuarto grado con niños monolingües en test de inteligencia. Los bilingües puntuaron significativamente más alto que los monolingües en la mayoría de las medidas de inteligencia verbal y no verbal. Los investigadores llegaron a la conclusión de que los bilingües superan a los monolingües porque la adquisición de un segundo idioma les proporciona mayor flexibilidad mental y habilidades más fuertes para formar conceptos.

2. Atención incrementada. Los bilingües puntúan consistentemente más alto que los monolingües en test que requieren centrarse en uno o más aspectos de una tarea, bloqueando la atención sobre otros. La habilidad para ignorar la información conflictiva o extraña es crucial para desarrollar una atención centrada. Los investigadores hallaron que, cuanto más engañoso fuera el material a ignorar, mayor era la ventaja de los bilingües. Esto era aplicable tanto en test de percepción como en pruebas verbales de atención selectiva.

3. Creatividad aumentada. El pensamiento divergente —la capacidad de llegar a diferentes soluciones— se considera un elemento clave en la creatividad. En test donde se pedía a los sujetos que pensaran en más usos para objetos corrientes —un clip, un ladrillo o una caja de cartón, por ejemplo—, los bilingües fueron capaces de idear un número significativamente mayor de posibles soluciones que los monolingües. Cuando se les pasó un test de razonamiento científico, los bilingües generaron un número tres veces mayor de hipótesis de calidad para resolver problemas científicos.

4. Mejor capacidad de pensamiento. Un estudio tras otro muestran una mejora en los procesos de pensamiento de los niños plurilingües. Estudios sobre niños de Sudáfrica de entre cuatro y nueve años que hablaban inglés y afrikáans con fluidez demostraron que estaban dos o tres años por delante de sus compañeros monolingües en desarrollo semántico. En un estudio con niños de entre cinco y ocho años en Estados Unidos e Israel, los investigadores retaron a los niños a completar múltiples patrones de organización con tres niveles de clavijas en un tablero. Los monolingües y bilingües realizaron la reorganización igualmente bien, pero las descripciones de los bilingües eran más analíticas y sistemáticas que las de los monolingües. También eran más capaces de seguir la pista de cómo se relacionaban las clavijas, referirse a múltiples dimensiones, buscar normas bajo los patrones y usar estas normas para organizar su entendimiento de los cambios en los patrones.

5. Percepción del lenguaje potenciada. «El idioma es un código, y cuando te presentan ese código, tienes una plantilla», explica Angelika Putintseva, directora de *WordSpeak*, una escuela de idiomas para niños de Los Ángeles. El entendimiento de este código hace más fácil a los niños comprender que hay muchas formas distintas en muchas lenguas diferentes para un mismo objeto. Esta clase de pensamiento abstracto hace más fácil conceptualizar nuevos idiomas.

Los niños bilingües puntúan mejor en test de asociación de palabras. Pruébelo usted mismo. ¿Cuál es la primera palabra en la que piensa cuando digo *perro*? Los niños suelen responder con una palabra como *ladra*, como si completaran un frase, mientras que los adultos tienden a dar respuestas con una relación más abstracta, como *gato*. Las respuestas infantiles «tipo frase» son típicas en niños de entre cinco y ocho años, mientras que las más abstractas «tipo diccionario» muestran capacidad de pensar en las palabras separadas de las frases en que aparecen comúnmente. Un estudio sobre niños bilingües halló que estos daban respuestas de «tipo diccionario» mucho más pronto que los niños monolingües.

Otra destreza que demuestran los niños bilingües es la «percepción fonémica», o la percepción de cómo funcionan dentro de las palabras los fonemas, sílabas y unidades. Esta percepción lingüística es el fundamento para aprender a leer y escribir. También ayuda a los niños a aprender un tercer, cuarto o quinto idioma más fácilmente.

6. Destreza matemática mejorada. Los niños bilingües son capaces de captar reglas y procesar información con más facilidad, lo que les da ventaja para resolver problemas. Parece ser que estas habilidades se trasladan al campo de las matemáticas. Un estudio sobre niños plurilingües de escuela secundaria en Bruselas encontró que estos superaban a sus compañeros monolingües en la resolución de problemas y en ejercicios con fracciones. Un estudio fascinante sobre los efectos del aprendizaje de un idioma extranjero en destrezas de lectura y matemática halló que, tras un trimestre con 90 minutos por semana de estudio de idiomas con un grupo experimental que recibía 90 minutos semanales menos de enseñanza de matemáticas, el grupo que estudiaba idiomas aún superaba en matemáticas al grupo control.

7. Destrezas de lectura y escritura más tempranas. En un estudio con lectores incipientes monolingües y bilingües, se enseñó a los niños imágenes de dos objetos (por ejemplo, un perro y un gato). El investigador dijo a los niños: «Esta tarjeta tiene la palabra *perro* escrita, y la voy a poner aquí», y la colocaba bajo la imagen del perro. El experimentador representaba entonces una riña entre dos animales de peluche, haciendo que la tarjeta con la palabra escrita fuese a parar bajo la imagen equivocada. El investigador pedía entonces a los niños que identificaran lo que estaba escrito en la tarjeta. Solo el 38 % de los niños monolingües ofrecieron la respuesta correcta, mientras que el 82 % de los bilingües acertaron. Los bilingües de cuatro años incluso puntuaron mejor que los monolingües de cinco años, lo que mostró una significativa ventaja de lectura de los bilingües.

Un estudio de la Universidad de Florida sobre las destrezas lectoras se realizó sobre 960 niños divididos en tres categorías: 1) monolingües; 2) bilingües (inglés-español) en colegios solo anglohablantes; y 3) bilingües (inglés-español) en colegios bilingües. Lógicamente, no había diferencias en los jardines de infancia, ya que no se espera que los niños sepan leer a esa edad. En segundo grado, en cambio, los bilingües mostraban ventaja. Tres años más tarde, en quinto grado, los niños que estudiaban en dos lenguas no solo lo hacían mejor en lectura de español, lo que era de esperar, sino que también puntuaban más alto en lectura de inglés.

8. Sensibilidad cultural incrementada. Las lenguas proporcionan una ventana al espíritu de otras culturas, y ayuda a entender su forma de pensar. Los aspectos culturales son especialmente significativos. Primero está lo obvio: cuando un niño aprende a hablar otra lengua, es capaz de desarrollar amistades y relaciones con gente de diferentes culturas, lo que le permite acercarse a ellas.

El segundo aspecto es la «relatividad lingüística», la idea de que el idioma determina la forma en que uno percibe el mundo y piensa sobre él, y que aprender a hablar otra lengua ayuda a formar una concepción diferente del mundo basada en esas diferencias lingüísticas. Por ejemplo, la expresión *criar hijos* en inglés es to *raise children*, lo que literalmente significa «levantar (a los) hijos», pues lleva implícita la idea de hacerlos crecer.

El tercer concepto es lo que los lingüistas llaman *competencia comunicativa*, el entendimiento intuitivo de que hablamos a personas distintas de formas diferentes, sobre todo, en lenguas diferentes. Esto ilustra una sensibilidad tanto a la lengua como a la identidad, que generalmente se desarrolla muy pronto en niños bilingües, a menudo incluso desde los dos años de edad. Recientemente, una de mis hijas se acercó a una persona de habla hispana y comenzó a hablarle en español. Curiosamente, ella no me había oído hablar en español a esa persona antes de este encuentro. El idioma realmente conforma el modo en que vemos el mundo: según la doctora Barbara Zurer Pearson, autora de *Raising a Bilingual Child*: «Los bilingües han roto los confines de la forma simple de ver el mundo de cada una de sus lenguas, y demuestran ser pensadores más flexibles y divergentes, y mejores resolviendo problemas. Si tuviéramos solo una lengua y una visión del mundo en la Tierra, la falta de diversidad cultural reduciría nuestro margen de adaptabilidad a las condiciones cambiantes, que es el sello de la supervivencia de los más aptos».

9. Mayor posibilidad de ingresos. Según un equipo de investigadores sobre política de la Universidad de Miami que estudiaron el potencial de obtener ingresos de bilingües y monolingües, los bilingües tienen ventaja en las ganancias a lo largo de la vida. Hablar una segunda lengua da alcance internacional a una persona de negocios; entender otras culturas le permite dirigirse a audiencias diferentes, y la capacidad de comunicarse en ese idioma expande sus oportunidades profesionales. Si su hijo es capaz de dominar dos idiomas, siempre habrá oportunidades de trabajo para él.

10. Prevención del alzhéimer. Hablar más de una lengua parece tener beneficios permanentes para la salud cognitiva. Un estudio canadiense que examinaba los efectos del bilingüismo sobre la demencia halló que hablar un segundo idioma durante toda la vida puede retrasar la demencia unos cuatro años, en comparación con las personas que hablan solo una lengua. Se encontró que la edad media del comienzo de los síntomas de demencia en el grupo monolingüe era de 71,4 años, mientras que en el grupo bilingüe era de 75,5 años. Según el doctor Morris Freedman, miembro del equipo investigador y una autoridad en deterioro cognitivo debido a enfermedades como el alzhéimer, «no hay intervenciones farmacológicas con efectos tan drásticos».

El bilingüismo: la versión casera

Imaginar cómo integrar una segunda lengua en su hogar puede ser un reto si usted ha hablado un solo idioma hasta ahora. Aunque hable una «segunda» lengua, comenzar es a menudo la parte más difícil. Según un informe de la dra. Pearson, a los padres que deciden usar un idioma diferente en casa les lleva de cuatro a seis semanas adaptarse. Aquellos de ustedes que, como yo, no sean hablantes nativos de una segunda lengua, tengan en cuenta que, aunque oír un acento nativo es lo ideal, los niños pueden aprender idiomas igualmente de hablantes imperfectos. Darles la inmersión necesaria para escuchar puede ser un reto, pero si sigue estos consejos, sus hijos estarán hablando otra lengua antes de que usted se dé cuenta.

1. Cree interacciones con sentido en el idioma. Según los doctores Kendall Kingston y Alison Mackey, autores de *The Bilingual Edge*, «el factor realmente crítico es la interacción rica, dinámica y con sentido con los hablantes de esa lengua (y esto se puede hacer de muchas formas)». La clave es implicar a su hijo en el idioma:

- Diríjase a él directamente, asegurándose de que le implica en esa lengua con una conversación interesante.

- Hable a su hijo al nivel de su desarrollo: por ejemplo, si es un bebé, háblele en la segunda lengua en el mismo tono infantil simple que en la primera, y use el nivel adecuado en el segundo idioma con su hijo de pocos años, según cuál sea su nivel de desarrollo.
- Haga lo posible por buscar la cantidad de idioma por encima de la calidad, sobre todo al principio. Para su hijo, una plena inmersión en la lengua es clave para que capte la segunda lengua.
- Asegúrese de usar la segunda lengua cuando se muestre afectuoso y al compartir momentos de amor. Cuando vaya a la habitación de su hijo a media noche, trate de calmarlo en el otro idioma para crear asociaciones positivas y confortantes.

2. ¡Que sea divertido! Haga que las conversaciones en la segunda lengua sean informales y divertidas. Trate de crear asociaciones positivas para su hijo. Háblele de sus temas favoritos en el segundo idioma. Sea receptivo y deje que él trate de lo que le interesa en cada momento. Proporcionar una segunda lengua para jugar ayuda a tu hijo a hacerla *suya*. En particular, interpretar papeles en otra lengua exige a los niños utilizar un lenguaje nuevo y exponerse a él sin que se den cuenta. No deje de usar el segundo idioma al jugar, hacer manualidades, cantar o simplemente «hacer el tonto» juntos.

3. Lea... ¡un montón! La herramienta más poderosa para aprender un idioma es un libro. Los investigadores han encontrado que la amplitud del vocabulario de un niño en su primera lengua, lo que los lingüistas llaman *L1*, está directamente relacionada con la frecuencia con que leen en esa lengua. En 2002, la doctora Janet Patterson investigó si lo mismo es cierto para niños que usan una segunda lengua, examinando los vocabularios de sesenta niños de cuatro años que aprendían inglés y español. Encontró que la amplitud del vocabulario en cada lengua estaba relacionada directamente con la frecuencia con que leían en esa lengua. Y aquí está la sorpresa: la frecuencia con que escuchaban lecturas en lengua extranjera tenía más impacto incluso que el tiempo total dedicado a esa lengua. De acuerdo con los resultados de la doctora Patterson, la lectura pude ser un impulsor del vocabulario mayor que la conversación.

Comencé a leer libros infantiles en español a mis hijas cuando eran pequeñas, y descubrí que leer en ese idioma reavivaba mis destrezas en lengua española. Incluso aprendí palabras como *chupete*, *cuna*, *zapatillas* y «cucú-¡tras!», que ciertamente no tenía razón para usar cuando mi español era más fluido.

4. Haga una experiencia cultural. Diviértase con la cultura. Utilice música, alimentos, juguetes y juegos adecuados a la edad. Este tipo de experiencia en diversos planos hace más probable que un niño haga asociaciones positivas. Si el idioma es la lengua nativa de uno de los padres, ello puede crear un sentimiento temprano de orgullo e identidad, a la vez que potencia las conexiones y tradiciones de la familia. La investigación demuestra que los niños que tienen un fuerte sentido de identidad y conexión con su cultura logran mejores resultados escolares y una autoestima más fuerte.

5. Anime a su hijo a conversar. Anime a su hijo a hablar el segundo idioma. Cuando lo haga, asegúrese de dar una respuesta positiva y de apoyo. Haga preguntas en la lengua y anime a su hijo a hacer lo mismo. Trate de implicarle en el idioma objetivo (p. ej.: «Veo que señalas el osito. Me parece que lo quieres»). Asegúrese de usar técnicas de modelado, hablar consigo mismo, charla paralela, expansión, cambiar los papeles y extensiones, todo descrito en la página 103.

BIOGRAFÍA BREVE DE UN LINGÜISTA

Charles Berlitz, nieto de Maximilian Berlitz, fundador de las famosas escuelas de idiomas, hablaba treinta y dos lenguas. Por órdenes de su padre, cada familiar y sirviente tenía que hablar a Charles en un idioma diferente. Su padre le hablaba en alemán, su abuelo, en ruso y su niñera, en español. Durante muchos años, creyó que cada ser humano hablaba un único idioma y que no podía entender lo que no estaba en su propia lengua.

Seis enfoques del bilingüismo

La mayoría de las familias con lenguas mezcladas se esfuerzan en buscar un equilibrio entre los idiomas que hablan los padres. Normalmente la meta es tener la misma fluidez en ambas lenguas. Pero de acuerdo con la doctora Naomi Steiner, autora de *7 Steps to Raising a Bilingual Child*, «es raro que los niños bilingües (y los adultos, en este aspecto) muestren la misma eficacia en ambas lenguas». Los *bilingües equilibrados*, como los expertos en idiomas los llaman, son raros. La mayoría de los bilingües tienen un idioma dominante, incluso si han crecido en una casa donde siempre se han hablado las dos lenguas.

Imaginar cuál puede ser el enfoque adecuado para su familia —si no hay nativos del idioma objetivo en casa— puede ser difícil. Diferentes enfoques sirven para distintas familias, por lo que recomiendo probar en su propio hogar, teniendo en cuenta que tal vez tenga que cambiar de estrategia con el tiempo.

ENFOQUES DEL PLURILINGÜISMO

Nombre	Descripción	Pros	Contras
Un padre, una lengua (UPUL)	Uno de los padres habla siempre una lengua al hijo, y el otro siempre le habla la otra.	Se considera el estándar de oro de máxima inmersión en ambas lenguas. • Simple y fácil de recordar. • Consistente. • Límites claros. • El niño obtiene la máxima inmersión en ambas lenguas. • Lleva al niño a responder de forma natural en la lengua en que se le habla	• Puede derivar en bilingüismo pasivo (poder entender una lengua sin hablarla). • Puede ser complicado si el niño está con personas que no hablan las lenguas de sus padres. • El niño puede resistirse a usar la lengua minoritaria (segunda lengua).
Un cuidador, una lengua (UCUL)	Un cuidador (niñera, canguro, abuelo, amigo o familiar) habla siempre al niño la lengua objetivo.	• Crea una implicación natural con el idioma. • El niño se motiva a aprender para obtener lo que necesita. • Alto nivel de inmersión en la lengua, dependiendo de la frecuencia.	• Si el niño sabe que el cuidador habla la lengua dominante, o primera, puede resistirse a usar la lengua objetivo. • Un progenitor que no habla la lengua objetivo puede sentir celos.
Lengua minoritaria en casa (LMEC)	La familia apoya la lengua minoritaria usando solo esa lengua en casa.	• Alta inmersión en la lengua. • Produce fluidez. • Alto nivel de refuerzo emocional, pues ambos padres hablan la lengua. • No es complicado.	• Un niño pequeño no inmerso en la lengua de la cultura dominante puede tener dificultad para adaptarse a la escuela o a su cuidador en esa lengua. • Si un padre no tiene total fluidez, la comunicación puede ser difícil.

Nombre	Descripción	Pros	Contras
Estrategia de hora y lugar, o de lenguas mezcladas (H&M o ELM)	La familia usa una lengua específica en determinadas situaciones, lugares, actividades o rituales; p. ej., hablar solo francés en la cena, solo alemán en casa de los abuelos, solo inglés al jugar al fútbol con un equipo que hable esa lengua, y ver solo canales de televisión en coreano.	• Proporciona una inmersión regular en lenguas. • Puede hacer especiales las actividades en otra lengua. • Puede ser más fácil para quien no habla con fluidez en casa.	• Los límites pueden ser confusos. • Es difícil redirigir a un niño a hablar alguna lengua si no está motivado. • Depende de la motivación y de la identificación positiva del propio niño como hablante de la lengua. • Tendencia a usar la lengua mayoritaria.
Estrategia Trilingüe (ET)	La familia habla tres lenguas; p. ej., mamá habla en inglés al niño, papá habla en francés al niño y ambos hablan entre sí en español (la lengua en que se conocieron y desarrollaron su relación).	• El niño se expone a tres lenguas. • Da movilidad internacional a la familia.	• Requiere dos progenitores que deseen usar una tercera lengua para comunicarse. • Usar una lengua poco familiar puede llevar a no entenderse bien. • Puede ser difícil obtener la misma exposición a las tres lenguas.
Estrategia No Nativa, o Estrategia Artificial (ENN o EA)	Dos hablantes de la lengua dominante crean situaciones regulares de inmersión; p. ej., • Contratar un tutor de lengua. • Crear una guardería en la lengua objetivo. • Ir de vacaciones familiares donde se hable la lengua. • Mudarse a otro país.	• Crea una buena base de partida para el futuro aprendizaje de la lengua. • La situación creada puede ser divertida y añade diversidad al horario del niño • Una buena forma para padres no hablantes de lengua extranjera de ofrecer apoyo a otra lengua, que no podrían proporcionar de otro modo.	• La adquisición de una segunda lengua depende de la inmersión y de la consistencia de su uso. • Los padres deben asegurarse de que las interacciones en el idioma tienen sentido para motivar al niño a hablar esa lengua. • Puede resultar difícil reforzar la segunda lengua.

DE LOS EXPERTOS...

«Pero ¿qué idioma?»

La cuestión de «qué idioma» es una de las preguntas iniciales más importantes que los padres deben atender. La elección de una lengua es más fácil para algunos padres que para otros. Por ejemplo, hay padres que son bilingües y ya saben que quieren que su hijo pueda comunicarse en las lenguas que herede de ellos. Otros no hablan una segunda lengua, pero saben que deben dar a su hijo una importante oportunidad que ellos no tuvieron. Es útil para los padres entender que el conocimiento de dos (o más) idiomas cualesquiera es una ventaja para los niños en muchos aspectos, tanto cognitivos como sociales. Lo que importa al elegir un idioma es que usted sea capaz que *pegarse* a *él* con el tiempo. Ello se debe a que casi todos los beneficios del bilingüismo vienen de conocer bien la segunda lengua. Por ello, antes de invertir tiempo, energía y esfuerzo en la enseñanza de una lengua, los padres deben considerar:

—*Lo personal.* ¿Qué destrezas lingüísticas tienen los padres y sus familiares? ¿Cuánto tiempo pueden emplear estas personas en interactuar con el niño? ¿Están la mayoría de los adultos implicados dispuestos a hablar a su hijo en una segunda lengua?

—*Lo local.* ¿Qué oportunidades hay en el vecindario y en la comunidad para aprender y utilizar el idioma? ¿Qué opciones hay de canguros y compañeros de juegos bilingües? ¿Hay escuelas o campamentos de día bilingües, y clases de idiomas de fin de semana o de verano? ¿Hay guarderías bilingües?

—*Lo global.* ¿Qué oportunidades existen de usar el idioma más adelante en la vida? ¿Qué lenguas están en auge? ¿De cuáles hay demanda? ¿Es probable que esas tendencias se mantengan?

Los nuevos padres deben considerar atentamente sus propios sentimientos e investigar todo lo posible. Aunque no hay una respuesta de «talla única» para familias que buscan una segunda lengua, existe sin duda una respuesta óptima para usted y su hijo.

—Kendall King, PhD and Alison Mackey,
autores de *The Bilingual Edge* y profesores,
respectivamente, de las Universidades de Minnesota y Georgetown

Los niños, los mitos y los idiomas

Los mitos sobre la enseñanza de una segunda lengua son abundantes. Como es muy probable que usted los oiga de amigos y parientes bienintencionados y hasta de médicos y profesores, no quiero dejar de referirme a estos mitos y prevenirle con la información más reciente para desmontarlos.

Mito n.º 1: Aprender otra lengua hará que su hijo tenga un retraso en el habla. Aunque hay una enorme variación en la edad en la que los niños comienzan a hablar, la vocalización de la primera palabra suele ocurrir entre los 10 y los 18 meses. Cuando un niño es bilingüe, hay una tendencia a echar la culpa al segundo idioma si el niño está en el segmento posterior de ese margen (de 15 a 18 meses). Según los doctores King y Mackey, sin embargo, «no hay evidencia científica que demuestre que oír dos, tres o más lenguas lleve a retrasos o desórdenes en la adquisición del lenguaje». Además, es importante tener en cuenta que, estadísticamente, del 5 % al 10 % de los niños experimentan algún déficit de lenguaje sean o no bilingües. El bilingüismo no causa retrasos en el habla.

El ambiente es clave en la adquisición del lenguaje. Un niño de dos años llamado Álex nos da un ejemplo: Álex creció en un hogar donde nadie le leía cuentos, la televisión estaba encendida casi todo el tiempo y gran parte del lenguaje que escuchaba eran órdenes («Quita de ahí tus juguetes», «deja de jugar con la comida», «¡no toques eso!»). Aunque su madre le hablaba en ruso y su padre en inglés, el ambiente no era el propicio para que aprendiera o hablara una lengua. Aunque era capaz de escuchar la cantidad de lenguaje que necesitaba, la calidad del mismo era terrible: no era estimulante o no estaba a su nivel y, como resultado, Álex estaba muy por detrás de sus compañeros en la lengua dominante. Un maestro con poca experiencia, al verlo en el jardín de infancia, podría pensar que el bilingüismo estaba causando un problema, cuando realmente era el ambiente lo que fallaba.

¿Y qué hay respecto al vocabulario total? Según el doctor Steiner, «la investigación muestra que, si se considera el vocabulario *total* de ambas lenguas, un niño bilingüe suele conocer el mismo número de palabras que sus compañeros monolingües. Cualquier pequeña diferencia se desvanece con el tiempo, y típicamente desaparece en el jardín de infancia. Con esto, un niño bilingüe puede realmente terminar con una comprensión verbal *mayor* que la de un niño monolingüe».

Mito n.º 2: Su hijo usa dos idiomas en una frase. Usted puede crear confusión al enseñarle otra lengua. La mezcla de idiomas, a la que los lingüistas se refieren como *cambio de código*, es una parte normal del desarrollo bilingüe. Este tipo de mezcla de lenguas suele ocurrir entre frases o dentro de una frase. Lo crea o no, esta práctica está relacionada con una mayor eficiencia en el lenguaje, así como con puntuaciones más altas en test de inteligencia. Hace falta cierto nivel de dominio y entendimiento de la lengua para la mezcla de códigos. El cambio de código léxico ocurre cuando una persona sustituye una palabra de una lengua por su equivalente en otra; por ejemplo: «quiero ir a la *bookstore*» en vez de «Quiero ir a la librería». El cambio de código gramatical ocurre cuando se comienza una frase en una lengua y se termina en otra; por ejemplo: «quiero ir a la casa de *Grammy and Grampy's to play*» («Quiero ir a la casa de abuelita y abuelito a jugar»).

Hay varias razones comunes por las que un niño tiende a cambiar el código:

1. Hay una laguna en el vocabulario del niño en la lengua en que está hablando.
2. El niño reconoce que el término en la lengua que está usando no es exactamente equivalente del término en la otra lengua.
3. Está respondiendo a un resorte emocional, que es una palabra o elemento gramatical que facilita el cambio de una lengua a otra.
4. Asocia la actividad o cosa de la que habla con la otra lengua, por lo que cambia a esa lengua.
5. La gente a su alrededor está mezclando códigos, y el niño cree que es la norma.

La mezcla de idiomas no es resultado de la confusión. En su libro *7 Steps to Raising a Bilingual Child*, la doctora Steiner cuenta la historia de una niña que dijo: «*Je veux aller* (quiero ir) a nadar ahora». Cuando su madre le preguntó si estaba confusa sobre las lenguas que hablaba, la niña respondió: «Aunque no sepa la palabra en francés, sigo queriendo ir a nadar».

¿Está bien que su hijo cambie de código, y qué debe hacer usted cuando lo haga? Usted no quiere criticar el lenguaje de su hijo, ni desanimarle para hablar, pero al mismo tiempo no quiere estimular ese hábito. Aquí van algunos consejos para manejar el cambio de código:

1. No cambie de lengua en presencia de su hijo. Usted es el mejor modelo para él.
2. No le corrija ni critique cuando mezcle idiomas.
3. Sea positivo cuando use frases largas en la lengua objetivo.
4. Repita la frase en la lengua objetivo usando solo palabras de esa lengua sin prestar atención a ello («¿Así que quieres jugar con tu muñeca?»).
5. Espere para ver si él se da cuenta y de forma natural cambia al idioma objetivo.

Mito n.º 3: La tele, los DVD y los libros y juguetes parlantes son un buen modo de enseñar un idioma a su hijo. Se gastan millones de euros en producir DVD y programas de televisión en un intento de convencer a los padres de que estos métodos promueven con éxito el desarrollo de una segunda lengua, pero los argumentos de sus promotores sobre estos productos no puede estar más lejos de la verdad. Como se ha mencionado anteriormente, la compañía Baby Einstein fue presionada para que rediseñara por completo su sitio web, se abstuviera de atribuir valor educativo a sus vídeos y DVD, y devolviera el dinero a los consumidores como resultado de una queja ante la Comisión Federal de Comercio presentada por la Campaña por una Infancia Libre de Publicidad. Un estudio en el *Journal of Pediatrics* reveló que, por cada hora al día que los bebés de ocho a 16 meses pasan viendo programas infantiles como *Brainy Baby* o *Baby Einstein*, saben de seis a ocho palabras menos que otros niños. Es justo pensar que este hallazgo también es aplicable a lenguas extranjeras.

Mientras los estudios muestran que tan solo una hora de interacción en el idioma objetivo puede ayudar a un niño a oír pequeñas distinciones en sistema de sonidos de esa lengua, esa interacción debe venir de una persona real. Un estudio del doctor Daniel Anderson que comparaba la capacidad de los niños para aprender y seguir instrucciones viendo una demostración en vivo, o viendo un vídeo de la misma demostración, concluyó que los niños aprendían sustancialmente menos viendo el vídeo. Otro estudio que examinaba específicamente si los bebés aprenden o no un idioma extranjero a partir de grabaciones audiovisuales o solo de audio, concluyó que este tipo de experiencias es completamente inútil para el aprendizaje de las lenguas. En este estudio, los investigadores dividieron a sus sujetos de nueve meses en tres grupos. Un grupo estuvo oyendo hablar a nativos en chino mandarín en 12 sesiones de laboratorio. El segundo grupo escuchó inglés en solo 12 sesiones. El tercer grupo oyó a los mismos hablantes de chino mandarín hablando de los mismos temas, pero solo a través de grabaciones audiovisuales y de audio. La conclusión fue que la exposición al chino mandarín con material audiovisual y de audio no tenía efecto en absoluto, mientras que los niños que oyeron el idioma en vivo mostraron aprendizaje fonético.

Mientras que los «libros parlantes» pueden parecer una gran idea, sobre todo para padres que no sean hablantes nativos que quieren exponer a su hijo a la lengua, los estudios han mostrado que también son ineficaces. En un estudio con madres que usaban libros parlantes con sus hijos, se encontró que, mientras la cantidad del habla no era muy diferente de la obtenida con libros leídos por las mamás a sus hijos, la calidad era drásticamente distinta. Los investigadores del estudio encontraron que casi toda el habla de padres a hijos se destinaba a controlar su conducta, como «no toques eso», «déjalo» y otras parecidas, mientras que los niños cuyos padres les leían libros con regularidad se beneficiaban de conversaciones y vocabulario mucho más ricos.

En lo referido a juguetes electrónicos, una vez más, no son tan útiles para enseñar a los niños un segundo idioma como la interacción directa con una persona. Un estudio de dos años financiado por el gobierno de la Universidad de Stirling, en Escocia, encontró que los juguetes electrónicos educativos no tienen un beneficio perceptible para los niños. El único modo en que los juguetes electrónicos son útiles es si una persona los usa para la interacción. Por ejemplo, uno de los pocos juguetes electrónicos que tienen mis hijas es una muñeca Lengua Littles llamada Ling, que suelta frases en chino mandarín cuando aprietas su mano. Mis niñas disfrutan jugando con Ling, pero ni ellas ni yo tenemos expectativas de que aprendan nada de chino, a menos que yo (o alguien que hable chino mejor que yo) use a Ling como catalizador para iniciar conversaciones en chino o sobre chino.

Mito n.º 4: Solo los padres bilingües pueden enseñar a sus hijos una lengua. Usted no tiene que ser completamente bilingüe para que sus hijos adquieran un segundo idioma. Muchos padres que no son fluidos o no hablan una segunda lengua en absoluto eligen buscar una niñera, canguro o profesor de idiomas, mientras que otros usan solamente la lengua objetivo hasta donde son capaces. Mientras los hablantes nativos tienen una clara ventaja para enseñar a sus hijos su lengua, para un padre monolingüe es posible crear una base sólida. Muchos hablantes no fluidos temen que si hablan a sus hijo esa lengua, este tomará malos hábitos, pronunciación pobre o mala gramática. Pero, según la doctora Pearson, «mientras usted desee hacerlo, y tenga una razonable fluidez en la lengua, en la mayoría de los casos la oportunidad extra de ofrecer a sus hijos practicar el idioma sobrepasa el posible inconveniente de que adquiera sus errores». Si usted hace un esfuerzo para exponer a su hijo al idioma en otros lugares, es probable que oiga acentos y fluidez nativos, y aprenda también de ello.

En un centro de juegos al que asistí con una de mis hijas conocí a Emily, una mujer británica que hablaba solo en español a su hija de dos años. Aunque estaba claro que no era hablante nativa, su español era bastante bueno: su hija no solo entendía cada palabra, sino que respondía también en español. Yo estaba impresionada. Cuando pregunté a Emily sobre el uso del español en su casa, me dijo que tanto ella como su marido eran ingleses, pero ella había pasado mucho tiempo en España durante su adolescencia y quería asegurarse de que su hija conociera el español, porque Emily amaba esta lengua. Personalmente, siempre he encontrado que las historias como esta son inspiradoras.

Si es usted monolingüe y quiere que su hijo crezca hablando y entendiendo un segundo idioma, hay muchas cosas que puede hacer. Aunque la tarea es más desafiante de lo que sería para un hablante nativo, los padres monolingües *pueden* ayudar a sus hijos a aprender otra lengua. Estos son algunos consejos:

1. Tenga en casa diccionarios bilingües, y busque cada palabra que no conoce para incrementar su vocabulario (y el de su hijo).
2. Consulte con hablantes nativos cualquier cuestión sobre el idioma.
3. Planee excursiones familiares a lugares donde se hable esa lengua.
4. Planee sus vacaciones considerando practicar el idioma.

5. Aprenda de los materiales de sus hijos: canciones, poesías, cuentos, libros de imágenes, etc.
6. Busque recursos como escuelas de idiomas y campamentos de idiomas para sus hijos.

En lo que respecta a desarrollar fluidez, el «20 %» parece una cifra mágica. En un estudio con niños a los que se estaba educando para ser bilingües, los investigadores contemplaron tres tipos de familias: unas con ambos padres bilingües en inglés y español, otras con uno de los padres con buen español, y otras cuya niñera o canguro era la única fuente de español. Los niños que estuvieron expuestos a la segunda lengua por tan solo el 20 % (un quinto) del tiempo que estaban despiertos eran capaces de desarrollar un vocabulario productivo. Los niños que estaban menos expuestos al segundo idioma eran reticentes a hablarlo. Más adelante en este capítulo aprenderá cómo realizar un informe en su casa para ver a cuántas horas de lengua objetivo está expuesto su hijo, y hacer su propio plan de idiomas.

Mito n.º 5: Si su hijo tiene un problema en una o ambas lenguas, debe ceñirse a una de ellas. Sara llevó a su hijo Max de dos años al pediatra, que no estaba instruido en enseñanza bilingüe, para su visita anual. Cuando Max usó dos lenguas en una frase (una parte normal del desarrollo bilingüe), el pediatra recomendó a Sara que dejase de hablar su francés nativo a Max, porque el niño estaba confuso. Antes de abandonar su lengua nativa, Sara consultó sabiamente a un patólogo del habla cuya especialidad era el bilingüismo. Afortunadamente para Max y Sara, el patólogo reconoció que el idioma mezclado era normal y animó a Sara a continuar con el francés y el inglés en casa. Max, que hoy tiene seis años, habla completamente fluido en ambas lenguas y no las mezcla.

«Hoy podemos decir con seguridad que no hay evidencia científica que apoye la idea de que abandonar una lengua necesariamente promueve el desarrollo de la otra», dice la doctora Steiner. «Un niño que deja de hablar español o ruso, por ejemplo, no será mejor hablante de inglés simplemente porque centre su atención en una lengua». Sabemos, no obstante, que si una segunda lengua se aprende pero no se usa, el cerebro pierde su capacidad de recordar palabras y estructura gramatical, impidiendo a esa persona hablar esa lengua cuando lo necesite. ¡Es una pérdida muy grande! Por ello es especialmente importante contar con la opinión de un experto que esté familiarizado con la enseñanza de una segunda lengua, si le aconsejan a usted abandonar la segunda lengua en casa.

¿Y si el niño tiene una verdadera disfunción del lenguaje? Según el doctor Fred Genesee, coautor de *Dual Lengua Development and Disorders*, la mayoría de los niños bilingües con disfunciones lingüísticas expresan estas disfunciones en ambas lenguas. Todas las lenguas tienen sus propias áreas de vulnerabilidad, por lo que una disfunción se manifestará de distinta forma en la lengua primaria del niño y en la secundaria. Dado que del 5 % al 10 % de los niños se les

---

DE LOS EXPERTOS...

Elija un programa de lengua extranjera

Son muchos los beneficios de aprender una segunda lengua para los niños, pero ¿cómo hacemos para evaluar un programa?

Estos son algunos criterios:

1. Profesores de idiomas nativos. Los profesores deben ser capaces de hablar de forma cómoda y natural. Idealmente, el profesor tendrá formación en adquisición de segunda lengua y desarrollo temprano en los niños.

2. Uso de lengua nativa al 100%. Un programa al 100% en la lengua objetivo proporciona el mejor ambiente para desarrollar la escucha comprensiva. Los niños entre 0 y 3 años no necesitan traducción.

---

diagnostica algún desorden de lenguaje, es importante trabajar con un patólogo del lenguaje familiarizado con la enseñanza en lengua dual. Además, asegúrese de descartar problemas de audición, que son una de las causas más comunes de dificultades de lenguaje en niños pequeños.

Mantener abierta la ventana del idioma

Los niños nacen como ciudadanos del mundo. En otras palabras, el cerebro de un niño está preparado para aprender cualquier lengua a la que se exponga. Si un bebé nace en Noruega, aprenderá a hablar noruego como nativo, pero si el mismo niño naciera en Italia, hablaría italiano con el mismo acento de un nativo. Todos los niños nacen con la capacidad de escuchar las sutiles diferencias entre distintos sonidos, incluso en las lenguas que no oyen con regularidad. En algún momento entre los seis y los 12 meses de edad, el cerebro de un bebé comienza a centrarse en la lengua primaria a la que está expuesto. Las rutas neuronales del cerebro comienzan a consolidarse y especializarse, haciendo perder la habilidad de oír los sonidos de lenguas que no escuchan con frecuencia. Se suele llamar a esto ventana *crítica* o *período sensitivo*. Una ventana no se cierra de golpe, impidiendo a su hijo aprender otra lengua; es más bien un cierre gradual.

Los hablantes de japonés adultos, por ejemplo, que no hablan un segundo idioma no son capaces de distinguir el sonido de la /l/ y la /r/, como el loto y

3. Interacción humana con diferentes métodos. El profesor puede usar canciones, movimiento físico, construir cosas y representar papeles para aprovechar las múltiples formas en que los niños aprenden.

4. Programas basados en un tema o cuento. Los programas construidos alrededor de temas o cuentos ofrecen un contexto que facilita a los niños la comprensión. Es mucho más fácil recordar un guion que una lista aislada de animales o colores.

5. Ambiente divertido, adecuado a la fase de desarrollo y no estresante. Por último, una clase debe ser divertida, adaptada a la edad de los niños para que les interese, y permitirles aprender a su ritmo sin dejarse presionar por los resultados. Esto rebaja la ansiedad y mejora la receptividad, facilitando la adquisición de lenguaje.

—Sharon Huang, fundadora y directora de Bilingual Buds,
un programa de inmersión en chino mandarín para niños
www.bilingualbuds.com

roto. Sin embargo, los estudios han encontrado que los niños japoneses nacen con capacidad de oír las diferencias tonales entre esos sonidos, pero la pierden con el tiempo por falta de uso. En resumen, los bebés se adaptan a oír las diferencias sutiles entre sonidos que se usan a su alrededor a diario.

Si está usted interesado en enseñar a su hijo una segunda lengua pero él tiene mucho más de 10 meses, no desespere. Aunque es mejor más pronto, la siguiente «ventana» no se cerrará hasta que el niño tenga unos seis años, después de lo cual se vuelve progresivamente más difícil adquirir un segundo idioma, y los matices y acentos nativos se hacen más difíciles o imposibles de adquirir. Según un artículo en *Parent's Press* titulado «Más pronto es mejor», desde el nacimiento hasta la pubertad el cerebro literalmente se formatea a sí mismo para desarrollar varias funciones especializadas, como adquisición y uso del lenguaje, basándose en los datos que recibe del mundo que experimenta. Las redes neuronales se tejen poco a poco, y funcionan con más y más eficacia cuanto más se usan. Si una segunda lengua es parte de esos datos, las redes para entenderla y usarla se harán más ricas. Por lo tanto, la exposición temprana a una segunda lengua lleva a desarrollar más conexiones en el cerebro de un niño, facilitando el aprendizaje tanto de la segunda lengua como, sorprendentemente, de la primera. Este proceso, aunque continúa a diferentes ritmos durante toda la vida, es especialmente activo en los seis primeros años.

La gramática parece tener una ventana específica, sin embargo. Un estudio del uso de la gramática por parte de inmigrantes en Estados Unidos encontró que la edad de llegada a ese país era el mayor determinante de la calidad de la gramática usada, aún más que la motivación, actitud, años de aprendizaje o años de residencia en EE. UU. Quienes habían inmigrado a los siete años de edad hablaban inglés como hablantes nativos. La calidad del habla decrecía con la edad de llegada del inmigrante, con los más jóvenes puntuando mejor, y los mayores, peor. Los que llegaron a EE. UU. con más de 17 años obtuvieron la peor puntuación.

Otra ventana de oportunidad para la adquisición fácil de lenguaje se cierra alrededor de la pubertad, debido a un proceso cerebral que suprime las conexiones que no se utilizan y hace más difícil reconocer los sonidos no familiares que pueden usarse en otra lengua. Además, al llegar a la pubertad, los adolescentes tienden a evitar arriesgarse por miedo a parecer idiotas: aprender un nuevo idioma exige a una persona equivocarse a menudo y en voz alta.

Aprender el abc y el $\alpha\beta\gamma$

Mientras el aprendizaje de un segundo idioma es fácil para los niños, ya que su cerebro está preparado para la tarea, los expertos creen que, cuanto más pronto se exponga el niño a una lengua y comience el proceso de aprendizaje, más fácil será para él captarla. Los niños pasan por las etapas típicas cuando aprenden un segundo idioma a través de la inmersión, bien sea en casa o en un nuevo país. Estas etapas están descritas por el doctor Patton Tabors, psicólogo educativo:

ETAPAS DEL APRENDIZAJE DE UNA LENGUA EXTRANJERA

Etapa	Nombre	Descripción
Etapa 1	Prueba	El niño intenta usar su primera lengua solo para descubrir que no es eficaz en el nuevo ambiente.
Etapa 2	Período silencioso	El niño no habla mucho y puede parecer, erróneamente, como si no hubiera progreso lingüístico. De hecho es un tiempo de aprendizaje muy activo, en el que el niño escucha y aprende sonidos, combinaciones de sonidos, límites entre palabras, gramática, vocabulario y uso apropiado de las palabras.
Etapa 3	Uso de fórmulas	El niño aprende frases hechas y fórmulas, y las usa todo lo posible. Esta etapa es un escalón importante.
Stage 4	Uso productivo	El niño comienza a usar el nuevo idioma productivamente, en oposición a usarlo perfectamente. Este es el punto del aprendizaje en que se comunica en la lengua eficazmente.

Muchos factores afectan la forma en que un niño adquiere una lengua. Un factor importante citado con frecuencia en aprendizaje de idiomas es la «memoria funcional fonológica», que es la capacidad de una persona de recordar lo que ha escuchado por períodos cortos de tiempo. Cuanto más puntúe en esta habilidad, más fácil será a esa persona aprender idiomas. Otro factor citado a menudo es a lo que King y Mackey se refieren como *aprendices fluidos* contra *aprendices precisos*. Los aprendices fluidos son personas que tienden a hablar en frases rápidas porque aceptan los riesgos de la lengua, aunque de ello resulten una pronunciación y gramática menos precisas. Los aprendices precisos, en cambio, se centran en perfeccionar los sonidos y sílabas, y tienden a resistirse a usar una palabra que les es difícil de pronunciar.

Distintos niños tienen diferentes estilos y preferencias de aprendizaje. Algunos aprenden mejor usando medios visuales; otros prefieren las audiciones o el aprendizaje cinestésico. No hay estilos correctos y erróneos cuando se trata de aprender, pero entender el estilo de su hijo puede ayudarle a hacer el aprendizaje de lengua, y no digamos la comunicación en el futuro, más fácil y divertido para toda la familia. También puede ayudarle, en su experiencia de aprendizaje, a percibir mejor su propio estilo de aprender.

TRES ESTILOS DE APRENDIZAJE

Estilo de aprendizaje	Descripción	Mejores métodos de aprendizaje
Visual	Los aprendices visuales prefieren ver el idioma y funcionan mejor con datos visuales: imágenes, colores y palabra escrita (para niños mayores).	• Mirar libros de imágenes. • Leer. • Usar fotos para aprender palabras y contar historias. • Mostrar cómo ensamblar las cosas.
Auditivo	Los aprendices auditivos prefieren escuchar datos acústicos, como música o palabra hablada.	• Escuchar relatos. • Oír canciones. • Cantar. • Seguir reglas verbales. • Hablar.
Cinestésico	Los aprendices cinestésicos prefieren experimentar el idioma usando actividad, movimiento y tacto.	• Libros de tocar y sentir. • Manualidades (pintura de dedos, colorear, etc.). • Danza y movimientos relacionados con el lenguaje. • Excursiones a ambientes ricos en el idioma.

METAS DEL **IDIOMA**

Para determinar cuál es el mejor método para su familia, debe usted tener claras sus metas. Karen, que vive en Los Ángeles, esperaba que su hija Jillian fuera capaz de entender el suficiente español para poder tener una conversación breve con sus vecinos de habla hispana. Marina quería que su hija Alexandra pudiera hablar y entender el ruso suficiente para sentirse cómoda en eventos familiares donde solo se hablaba el ruso. Nicole quería que su hijo John fuera capaz de hablar el suficiente francés para que pudiera estudiar en un colegio de Suiza cuando fuera mayor. La comprensión del idioma se desarrolla en un continuo, y ocupa toda la vida. Puesto que en general una habilidad se crea sobre otra, la curva de aprendizaje se parece a esto:

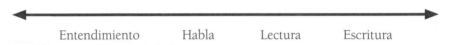

Entendimiento   Habla   Lectura   Escritura

Es importante que examine sus metas para ver si son realistas. Me encantaría que mis hijas fueran completamente fluidas en chino y en español, pero dada la cantidad de exposición a idiomas que reciben y cuáles son las limitaciones de mi familia, sé que esa no es una meta realista. La doctora Steiner señala que «es muy importante adecuar su meta bilingüe con la cantidad de tiempo y esfuerzo que su hijo puede dedicar a la segunda lengua». Tenga en cuenta que sus metas pueden cambiar con el tiempo.

PLANES **Y AUDICIONES**

Ahora que ya ha definido sus metas, es hora de crear un plan de acción. Tenga en cuenta las siguientes sugerencias:

1. Dé pasos de bebé. Es más probable que las metas pequeñas y alcanzables mantengan su motivación.
2. Haga del uso del lenguaje una prioridad para su familia, y asegúrese de que su hijo sabe que lo es.
3. Asegúrese de incluir a su pareja en sus metas lingüísticas.
4. Apoye y anime a su pareja a aprender el idioma objetivo, aunque no sea su primera lengua.
5. Determine cuál de los padres hablará la segunda lengua y cuándo se hablará esta.
6. Sea constante. Crear rituales y patrones con el idioma hace más fácil seguir su plan.
7. Busque un apoyo para la lengua secundaria, como una niñera coreana, un profesor de música francés o visitas a parientes que hablen árabe.

8. Esté dispuesto a reconsiderar sus planes y a cambiar el método, según los cambios en la vida de su hijo (p. ej., comienzo de preescolar, cambio de cuidador, saltos en el desarrollo).

9. No se lamente por lo que no hizo en el pasado. Use este conocimiento para avanzar.

10. Hágalo divertido. Dé a su hijo muchas razones para querer usar la lengua minoritaria.

Para hacer cambios, tiene que saber de dónde parte, y para hacer esto le recomiendo que haga un informe de lengua. Un informe le ofrece una imagen a vista de pájaro de la exposición al idioma que su hijo recibe en una base semanal. Es una evaluación particularmente valiosa, porque las apreciaciones no siempre se alinean con la realidad de lo que está haciendo. Al hacer este registro del idioma usado, será útil notar la diferencia entre los usos interactivos y pasivos de la lengua. Las interacciones activas ocurren entre personas, y requieren destrezas como escuchar, hablar y moverse. Son acciones interactivas hablar, quedar para jugar, ir a clase de música, asistir a la guardería, leer libros con un cuidador, jugar a un juego o tomar un baño. Las interacciones pasivas son las que suponen una escucha pasiva, como asistir a un espectáculo de marionetas, escuchar una narración, oír un cedé o ver la televisión. Las experiencias de lenguaje interactivas son las más valiosas. Sentar a su hijo frente a la tele para que vea *Dora la exploradora* en español es pasivo, y para un niño menor de dos años puede llegar a ser perjudicial (la Academia Americana de Pediatría recomienda nada de televisión antes de los dos años). Aunque muchas actividades pasivas, como escuchar música o ver un espectáculo, pueden ser beneficiosas, son las activas las más valiosas, ya que las interacciones con sentido promueven la fluidez del lenguaje.

Mientras define sus metas y rellena su audición, es importante que tenga en mente que la mejor forma de hacer que su hijo use una lengua es ofrecer interacciones divertidas y con sentido en dicha lengua.

Lo que sigue es un informe en blanco que cubre una semana típica. Si su hijo no tiene un horario regular, use sus actividades de la semana anterior como muestra (a menos que estuvieran de vacaciones o hubiese otras circunstancias no habituales). Para rellenar el informe, anote cada actividad y la lengua usada, y marque la casilla «Interactiva» o «Pasiva».

INFORME DE LENGUA

Hora	Lunes	Martes	Miércoles
6 mañana	Actividad: Lengua: ☐ Interactiva ☐ Pasiva	Actividad: Lengua: ☐ Interactiva ☐ Pasiva	Actividad: Lengua: ☐ Interactiva ☐ Pasiva
7 mañana	Actividad: Lengua: ☐ Interactiva ☐ Pasiva	Actividad: Lengua: ☐ Interactiva ☐ Pasiva	Actividad: Lengua: ☐ Interactiva ☐ Pasiva
8 mañana	Actividad: Lengua: ☐ Interactiva ☐ Pasiva	Actividad: Lengua: ☐ Interactiva ☐ Pasiva	Actividad: Lengua: ☐ Interactiva ☐ Pasiva
9 mañana	Actividad: Lengua: ☐ Interactiva ☐ Pasiva	Actividad: Lengua: ☐ Interactiva ☐ Pasiva	Actividad: Lengua: ☐ Interactiva ☐ Pasiva
10 mañana	Actividad: Lengua: ☐ Interactiva ☐ Pasiva	Actividad: Lengua: ☐ Interactiva ☐ Pasiva	Actividad: Lengua: ☐ Interactiva ☐ Pasiva

Jueves	Viernes	Sábado	Domingo
Actividad: Lengua: ☐ Interactiva ☐ Pasiva	Actividad: Lengua: ☐ Interactiva ☐ Pasiva	Actividad: Lengua: ☐ Interactiva ☐ Pasiva	Actividad: Lengua: ☐ Interactiva ☐ Pasiva
Actividad: Lengua: ☐ Interactiva ☐ Pasiva	Actividad: Lengua: ☐ Interactiva ☐ Pasiva	Actividad: Lengua: ☐ Interactiva ☐ Pasiva	Actividad: Lengua: ☐ Interactiva ☐ Pasiva
Actividad: Lengua: ☐ Interactiva ☐ Pasiva	Actividad: Lengua: ☐ Interactiva ☐ Pasiva	Actividad: Lengua: ☐ Interactiva ☐ Pasiva	Actividad: Lengua: ☐ Interactiva ☐ Pasiva
Actividad: Lengua: ☐ Interactiva ☐ Pasiva	Actividad: Lengua: ☐ Interactiva ☐ Pasiva	Actividad: Lengua: ☐ Interactiva ☐ Pasiva	Actividad: Lengua: ☐ Interactiva ☐ Pasiva
Actividad: Lengua: ☐ Interactiva ☐ Pasiva	Actividad: Lengua: ☐ Interactiva ☐ Pasiva	Actividad: Lengua: ☐ Interactiva ☐ Pasiva	Actividad: Lengua: ☐ Interactiva ☐ Pasiva

Hora	Lunes	Martes	Miércoles
11 mañana.	Actividad: Lengua: ☐ Interactiva ☐ Pasiva	Actividad: Lengua: ☐ Interactiva ☐ Pasiva	Actividad: Lengua: ☐ Interactiva ☐ Pasiva
Mediodía	Actividad: Lengua: ☐ Interactiva ☐ Pasiva	Actividad: Lengua: ☐ Interactiva ☐ Pasiva	Actividad: Lengua: ☐ Interactiva ☐ Pasiva
1 tarde	Actividad: Lengua: ☐ Interactiva ☐ Pasiva	Actividad: Lengua: ☐ Interactiva ☐ Pasiva	Actividad: Lengua: ☐ Interactiva ☐ Pasiva
2 tarde	Actividad: Lengua: ☐ Interactiva ☐ Pasiva	Actividad: Lengua: ☐ Interactiva ☐ Pasiva	Actividad: Lengua: ☐ Interactiva ☐ Pasiva
3 tarde	Actividad: Lengua: ☐ Interactiva ☐ Pasiva	Actividad: Lengua: ☐ Interactiva ☐ Pasiva	Actividad: Lengua: ☐ Interactiva ☐ Pasiva

Jueves	Viernes	Sábado	Domingo
Actividad: Lengua: ☐ Interactiva ☐ Pasiva	Actividad: Lengua: ☐ Interactiva ☐ Pasiva	Actividad: Lengua: ☐ Interactiva ☐ Pasiva	Actividad: Lengua: ☐ Interactiva ☐ Pasiva
Actividad: Lengua: ☐ Interactiva ☐ Pasiva	Actividad: Lengua: ☐ Interactiva ☐ Pasiva	Actividad: Lengua: ☐ Interactiva ☐ Pasiva	Actividad: Lengua: ☐ Interactiva ☐ Pasiva
Actividad: Lengua: ☐ Interactiva ☐ Pasiva	Actividad: Lengua: ☐ Interactiva ☐ Pasiva	Actividad: Lengua: ☐ Interactiva ☐ Pasiva	Actividad: Lengua: ☐ Interactiva ☐ Pasiva
Actividad: Lengua: ☐ Interactiva ☐ Pasiva	Actividad: Lengua: ☐ Interactiva ☐ Pasiva	Actividad: Lengua: ☐ Interactiva ☐ Pasiva	Actividad: Lengua: ☐ Interactiva ☐ Pasiva
Actividad: Lengua: ☐ Interactiva ☐ Pasiva	Actividad: Lengua: ☐ Interactiva ☐ Pasiva	Actividad: Lengua: ☐ Interactiva ☐ Pasiva	Actividad: Lengua: ☐ Interactiva ☐ Pasiva

Hora	Lunes	Martes	Miércoles
4 tarde	Actividad: Lengua: ☐ Interactiva ☐ Pasiva	Actividad: Lengua: ☐ Interactiva ☐ Pasiva	Actividad: Lengua: ☐ Interactiva ☐ Pasiva
5 tarde	Actividad: Lengua: ☐ Interactiva ☐ Pasiva	Actividad: Lengua: ☐ Interactiva ☐ Pasiva	Actividad: Lengua: ☐ Interactiva ☐ Pasiva
6 tarde	Actividad: Lengua: ☐ Interactiva ☐ Pasiva	Actividad: Lengua: ☐ Interactiva ☐ Pasiva	Actividad: Lengua: ☐ Interactiva ☐ Pasiva
7 tarde	Actividad: Lengua: ☐ Interactiva ☐ Pasiva	Actividad: Lengua: ☐ Interactiva ☐ Pasiva	Actividad: Lengua: ☐ Interactiva ☐ Pasiva
8 tarde	Actividad: Lengua: ☐ Interactiva ☐ Pasiva	Actividad: Lengua: ☐ Interactiva ☐ Pasiva	Actividad: Lengua: ☐ Interactiva ☐ Pasiva

Jueves	Viernes	Sábado	Domingo
Actividad: Lengua: ☐ Interactiva ☐ Pasiva	Actividad: Lengua: ☐ Interactiva ☐ Pasiva	Actividad: Lengua: ☐ Interactiva ☐ Pasiva	Actividad: Lengua: ☐ Interactiva ☐ Pasiva
Actividad: Lengua: ☐ Interactiva ☐ Pasiva	Actividad: Lengua: ☐ Interactiva ☐ Pasiva	Actividad: Lengua: ☐ Interactiva ☐ Pasiva	Actividad: Lengua: ☐ Interactiva ☐ Pasiva
Actividad: Lengua: ☐ Interactiva ☐ Pasiva	Actividad: Lengua: ☐ Interactiva ☐ Pasiva	Actividad: Lengua: ☐ Interactiva ☐ Pasiva	Actividad: Lengua: ☐ Interactiva ☐ Pasiva
Actividad: Lengua: ☐ Interactiva ☐ Pasiva	Actividad: Lengua: ☐ Interactiva ☐ Pasiva	Actividad: Lengua: ☐ Interactiva ☐ Pasiva	Actividad: Lengua: ☐ Interactiva ☐ Pasiva
Actividad: Lengua: ☐ Interactiva ☐ Pasiva	Actividad: Lengua: ☐ Interactiva ☐ Pasiva	Actividad: Lengua: ☐ Interactiva ☐ Pasiva	Actividad: Lengua: ☐ Interactiva ☐ Pasiva

RESUMEN DEL INFORME

Lengua				
Activa				
Pasiva				
Horas totales despierto:	Horas totales:	Horas totales:	Horas totales:	Horas totales:

Este es el resumen del informe de lengua de mis hijas:

Lengua	Español	Chino
Activa	7,3 horas	2 horas
Pasiva	0	0
Horas totales despierto: 70	Horas totales: 7,3	Horas totales: 2

Haciendo este informe de lengua, descubrí lo siguiente: dado que mis hijas de dos años y medio duermen aproximadamente 12 horas cada noche y tienen una siesta de dos horas cada día, están despiertas 70 horas a la semana. Al ceñirme a mi plan de lengua actual (y soy todo menos perfecta), mis hijas tenían aproximadamente siete horas y 20 minutos de español, lo que es un 10% de exposición. Toda esta interacción es activa: leen libros, toman clases de música, y hablan con su abuela y conmigo casi todas las noches (ella apoya el aprendizaje de las niñas tomando clases de español). Cada semana están expuestas a dos horas de chino, que viene totalmente de sus clases. Decidí no contar las horas de música, en las que tienen una hora diaria en cada lengua, porque es muy pasiva y algo inconsistente. Tampoco cuento el refuerzo que hacemos diariamente con el poco chino que sabemos mi marido y yo. Aunque usamos palabras chinas a diario, no somos aún lo bastante fluidos para hablar con frases o tener conversaciones... a menos que valgan «hola», «¿cómo estás?» o «estoy bien». También estamos planeando algunas vacaciones de inmersión en el futuro.

Ahora que ha hecho usted su propio informe de lengua, puede ver las debilidades y fortalezas de su programa. El siguiente paso es ponerse nuevas metas. Sugiero tres metas pequeñas y manejables. Por ejemplo, yo he establecido estas tres nuevas metas:

- Normalmente leo libros en español a mis hijas. Mi nueva meta es leer tres libros en español al día.
- Me gustaría aumentar la exposición pasiva a la lengua de mis hijas con más música, a una hora en que sea más probable que quieran

escucharla. Ponemos algunos CD, tanto en español como en chino, que les gustan tanto que cantan al oírlos. Como ya ninguna de ellas duerme a la hora de la siesta (están a punto de renunciar a ella), y suelen jugar y «leer» en sus cunas, mi nueva meta es poner uno de sus CD favoritos de música en chino o español en vez de la música sinfónica o de orquesta que ponemos normalmente.

- Me gustaría comprometerme a hablar más en español a la hora de la cena, aun cuando mi madre no nos acompañe. El español de mi marido es bastante bueno, y es un gran animador de nuestras metas de lengua, siempre dispuesto a nuevos retos.

Antes de que escriba sus nuevas metas, piense en lo que ha funcionado bien y en lo que no. Asegúrese de que sus metas sean realistas. Avanzar sobre el éxito hace más probable que usted cumpla sus nuevas metas.

Meta n.º 1: _____

Meta n.º 2: _____

Meta n.º 3: _____

OCHO CONSEJOS PARA LA LECTURA EN LENGUA OBJETIVO

1. **Comience con libros sencillos a nivel de su hijo.** Si usted no es hablante nativo, puede usar estos libros para evaluar sus avances en el idioma.

2. **Elija libros con muchas imágenes interesantes.** Cuanto más se interese su hijo en las imágenes, es más probable que preste atención a las palabras que usted lee.

3. **Busque libros que reflejen los intereses de su hijo.** Si le gusta el camión de la basura, busque libros en esa lengua sobre camiones de la basura. Si le gustan las bicicletas, compre libros de bicicletas.

4. **Hable sobre el libro en la lengua en que lee.** Pare de vez en cuando y comparta sus observaciones en el idioma (p. ej.: «Esto es una flor azul. Nunca he visto una flor azul»).

5. **Hágase con versiones en esa lengua de libros que ya sean familiares para su hijo.** Los libros de grandes autores de literatura infantil y juvenil se han traducido a muchas lenguas.

6. **Haga de la lectura una experiencia positiva conectada.** Acurrúquese con su hijo y un libro, cree un ritual de lectura que ambos puedan compartir, y pasen juntos un rato divertido leyendo. Tenga en mente no tratar de enseñar mientras lee: tan solo diviértanse disfrutando de las imágenes, las palabras y el lenguaje.

7. **Deje a su hijo escoger el libro.** Dé a su hijo un cesto con libros en el idioma objetivo y deje que elija el que quiere que le lea.

8. **Tenga los libros de lengua en un lugar accesible y grato para el niño.** Los niños que tienen acceso constante a los libros desarrollan el hábito de volver a ellos para entretenerse.

Llegar al 20%

Ya ha evaluado usted la exposición al idioma de su hijo, y tal vez no llega al 20%, o bien lo está exponiendo menos al idioma objetivo de lo que usted esperaba. He aquí 20 formas de aumentar la apuesta inicial y aumentar la exposición de su hijo a una segunda lengua. Son relativamente baratas, o incluso gratuitas, y pueden ser muy divertidas.

1.   Narre lo que está haciendo en el idioma.

2.   Piense en voz alta en el idioma.

3.   Haga de oír música en esa lengua una parte normal de la vida de su hijo.

4.   Cree un grupo de juegos en la lengua objetivo.

5.   Deje un tiempo especial «mano a mano» en el idioma.

6.   Tenga juegos especiales a los que solo juega en la lengua.

7.   Busque clases de música en la lengua objetivo.

8.   Cuando llame a casa para hablar con su hijo, trate de hablar en el idioma.

9.   Busque un taller de cuentos en la lengua objetivo en la biblioteca local o librería.

10. Compre libros de niños en la lengua objetivo.

11. Haga noches temáticas sobre el idioma en casa, donde solo se hable ese idioma, se coman platos de esa cultura y se escuche música en esa lengua.

12. Haga planes con amigos y familiares que hablen la lengua, y anímelos a usar solo esa lengua con su hijo.

13. Lleve a casa un profesor de idiomas, asegurándose de que sabe trabajar con niños pequeños y que las clases serán ligeras y divertidas.

14. Sustituya a su niñera habitual por una que hable en la lengua objetivo.

15. Contrate una niñera o canguro que hable en la lengua objetivo.

16. Lleve a su hijo a un colegio o centro de día bilingüe. Si esto no es posible, lleve a su hijo a un programa de lengua extranjera, o ayude a la escuela de su hijo a crear uno (actualmente, el 31% de los colegios públicos de enseñanza primaria en Estados Unidos tienen programas de idiomas).

17. Para sus hijos mayores, pruebe una escuela de fin de semana, que enseñe lengua y cultura que conecte a los niños al país en el que se habla la lengua.

18. Planee sus próximas vacaciones familiares en torno a la lengua objetivo.

19. Pruebe un campamento de idiomas familiar, un campamento para adultos y niños centrado en el aprendizaje del idioma que a menudo ofrece una experiencia de inmersión total.

20. Compre juguetes parlantes en la lengua objetivo, sin olvidar que *usted* sigue siendo el catalizador para el aprendizaje de la lengua, y no las muñecas o juguetes.

MOTIVACIÓN Y RESISTENCIA

El grado de éxito que usted tenga educando a su hijo en el bilingüismo estará directamente relacionado con la definición de su propia familia del bilingüismo, y con su convicción de que perseguir ese nivel de eficacia en el lenguaje es lo que hay que hacer.

—Dr. Naomi Steiner, *7 Steps to Raising a Bilingual Child*

Tener una actitud positiva hacia la adquisición de una segunda (o tercera) lengua es vital. Saber que usted puede influir en las prácticas de lenguaje de su hijo le da la oportunidad de crear razones para que él quiera usar el idioma, y oportunidades de exposición divertidas, que son importantes para mantener la motivación. Pero aunque usted haga todo lo «correcto», seguirá encontrando resistencia en algún momento, con más probabilidad tras la aparición de la voluntad (18 meses) y cuando el niño entienda que distintas personas hablan diferentes lenguas (entre dos y tres años). Normalmente, la resistencia de un niño a una actividad de idioma, como recibir clase o que le lean en la lengua, pasará con el tiempo, pero a veces hará falta algún cambio (un nuevo profesor, nueva música o actividades nuevas) para salvar los obstáculos.

Una de las formas más duras de resistencia del niño es rehusar a utilizar la lengua objetivo. Hay muchas maneras de responder:

- Actúe como si no entendiese otro idioma que el objetivo. Asegúrese de que su hijo conoce el nuevo plan (hablar y responder solo en el nuevo idioma) de antemano, para que sepa cuáles son sus expectativas y pueda anticipar su respuesta.
- Pregunte lo que su hijo ha dicho usando ambas lenguas (por ejemplo, «¿has dicho *"I want an apple"*?»).
- Haga cambio de código con el niño (p. ej., «¿Quieres una *cookie* [galleta]?»).

- Repita la afirmación del niño en el idioma objetivo.
- Pida al niño aclaraciones en la lengua objetivo.
- Siga hablando en la lengua objetivo sin referirse al tema.
- Use afirmaciones en primera persona como sugiere la doctora Pearson, como: «Me siento muy bien cuando me respondes en mi lengua».
- Pruebe la psicología inversa (esto puede ser un juego, dependiendo de la personalidad de su hijo) y dígale que no se le permite hablar la lengua. No soy fan de esta táctica, pero he oído que funciona.
- Haga que el idioma parezca especial, enfatizando lo «de mayores» que es hablar otra lengua.
- Píquele con el tema de las vacaciones (solo si realmente está planeando un viaje) y haga saber a su hijo que van a ir a algún sitio donde la gente solo habla esa lengua, y usted quiere que él sea capaz de entender lo que pasa durante el viaje.

Sea lo que sea lo que usted decida hacer, es probable que esté satisfecho con los resultados de traer una nueva lengua a su casa. Le deseo la mejor de las suertes en su viaje por los idiomas.

El bebé y los libros

La lectura

La actividad simple más importante para construir el conocimiento necesario para un futuro éxito en la lectura es leer en voz alta a los niños.

—BECOMING A NATION OF READERS:
Informe de la Comisión de Lectura de EE. UU.

Antes de ser padres, muchos de nosotros fantaseamos con sentarnos en una cómoda mecedora con un niño en nuestros brazos y compartir un buen libro. El libro podría ser un clásico de nuestra infancia. En la fantasía, uno está totalmente conectado con su hijo, que le mira con adoración mientras lee. Los momentos tiernos como este pueden ser realidad, sobre todo si uno comienza a leer a su hijo desde el principio.

La lectura es una forma maravillosa de crear lazos con su hijo. La experiencia compartida y atención centrada conectan a padre o madre con el hijo, reforzando la unión entre ambos. La lectura es una forma especialmente buena para unir al niño con su papá, sobre todo en los primeros meses, cuando la lactancia puede hacer al padre sentirse irrelevante. Mientras mamá es la única equipada para llenar la barriguita del bebé, papá puede alimentar su cerebro con la lectura.

Seis beneficios inmediatos de la lectura

Leer le ayuda a mucho más que establecer lazos con su hijo. De hecho, leer en voz alta a niños pequeños es tan crucial que la Academia Americana de Pediatría recomienda que «los médicos prescriban actividades de lectura junto a otros consejos dados a los padres en las revisiones rutinarias». Como verá en este capítulo, los beneficios son significativos:

1. El principio del placer: disfrutar los libros. Cada vez que usted lee a su hijo, está condicionando su cerebro para que relacione lectura con placer. La proximidad entre padre e hijo, la experiencia compartida, la atención y la alegría de un cuento y sus ilustraciones son procesadas como placer. Todos buscamos aquello que disfrutamos más. Si su hijo hace estas asociaciones tempranas, es más probable que sea un buen lector más adelante. Si comienza a leerle cuando es niño, verá los primeros frutos de su dedicación cuando se dirija a usted por sí mismo, le alcance un libro y le pida que se lo lea.

Si su hijo está expuesto a libros desde el principio, también descubrirá que tiene la habilidad de sentarse y «leer» por sí solo, aun antes de que pueda leer palabras. Esto le capacita para entretenerse solo por períodos largos de tiempo, dándole a usted libertad para hacer otras cosas. A mis propias niñas les gustan tanto los libros que permanecen sentadas en silencio mientras estoy en la cocina. Nunca tengo que encender la tele para distraer a mis hijas y así poder terminar una tarea. Siempre han estado felices entreteniéndose solas en el suelo de la cocina o en sus cunas con un libro… o una pila de ellos. Creo que esto se debe en gran medida a la forma en que hemos usado los libros en casa. Usted también puede tener la misma experiencia si sigue mis recomendaciones.

2. Tatá, gugú, tatá. Vocabulario aumentado. ¿Quiere saber un modo rápido y barato de aumentar el vocabulario de su hijo? Lo crea o no, tan solo leer tres libros de imágenes a la semana ha demostrado incrementar el vocabulario entre un 15 % y un 40 %, una tasa que mantiene el ritmo con el tiempo. En lo que a mí respecta, tres libros a la semana es el mínimo; yo recomiendo que los padres lean al menos tres libros al día. La mayoría de los libros para niños pequeños son muy cortos, y solo le llevará unos minutos leérselo a su hijo. No tiene que ser *Guerra y paz*, pero debe ser interesante y con gancho.

En términos de complejidad, hay tres tipos de palabras. Primero está el *léxico básico*, las 5000 palabras más comúnmente usadas en el lenguaje diario. Típicamente, el 83 % de las palabras que un niño escucha en la conversación están entre las 1000 usadas con más frecuencia. El siguiente tramo, las *palabras menos frecuentemente usadas*, se compone de las siguientes 5000 palabras más usadas. Juntas, estas 10 000 palabras forman aquello a lo que los investigadores Donald Hayes y Margaret Ahrens se refieren como el *léxico común*. Las palabras que no estén en este grupo de 10 000 se llaman *palabras raras*.

En última instancia, la mayor medida de nuestro vocabulario es nuestro conocimiento de estas palabras raras, y la mejor forma de adquirirlas es leyendo libros. Normalmente, cuando hablamos a niños menores de cinco años usamos solo nueve palabras raras por cada 1000 palabras, mientras que los libros preescolares usan 16, y un libro infantil promedio usa más de 30 por cada 1000. Cualquiera que piense que la televisión es una buena fuente de vocabulario se sorprendería al oír que el 95 % de todas las palabras que usan están en el grupo de léxico básico, es decir, las 5000 más simples.

3. ¿Cómo me has dicho que te llamas? Atención y memoria más amplias.
La capacidad de prestar atención y la habilidad de recordar hechos están conectadas. Si usted no puede prestar atención, no hay forma de que recuerde. Puesto
que el cerebro de los bebés está cableado para buscar significado, patrones e
información, tiene la habilidad de concentrarse. Es importante alimentar esta
habilidad con la lectura, que requiere un estado mental centrado, más que
exponer a su hijo a las imágenes y retazos de sonido rápidos, dispersos y esqui-
zofrénicos de la televisión.

Leer es la herramienta más poderosa que tienen los padres para aumentar
la amplitud de atención y la memoria de un niño. Dé a su hijo la mejor oportunidad de desarrollar esa atención creando un ambiente de lectura tranquilo
y silencioso. Apague la música y la tele (en el capítulo 10 verá por qué no debe
estar encendida en primer lugar) para que nada compita por la atención de su
hijo. Permítale disfrutar del sonido e inflexión de su voz al leer, mientras usted
disfruta del placer de sus atenciones unidas en el libro.

Esta «atención unida» es una valiosa herramienta para su hijo. En un
estudio de niños de entre siete y nueve años, los investigadores presentaban un
objeto desconocido a los niños y le daban un nombre sin sentido. En el primer
escenario, el investigador y el niño compartían la visión del objeto mientras
era etiquetado, y en el segundo escenario el investigador miraba para otro lado
cuando etiquetaba el objeto. Los niños eran capaces de identificar y localizar
correctamente los objetos que les habían sido presentados con *atención unida
compartida*, pero tenían dificultad para identificar los objetos que les habían
presentado sin atención unida. Leer en voz alta a su hijo es una forma orgánica
y placentera de desarrollar esta habilidad. Cuanto más pronto comience este
proceso, más pronto empezará su hijo a fortalecer estos músculos mentales.

4. Escucha, escucha. Mejores oyentes. Los niños a los que se lee son realmente mejores oyentes, y ¿qué padre no quiere que su hijo sea un buen oyente?
Un estudio de 150 000 niños de cuarto grado reveló que aquellos a los que se
leía a menudo en casa puntuaban 30 puntos más en comprensión lectora.

Cuando su hijo empieza el colegio, las dos mayores ventajas que puede
darle son un vocabulario amplio y una habilidad de escucha fuerte. Dado que
la mayor parte de la instrucción que reciben los niños en los primeros cuatro
años de la vida es verbal, los niños con estas habilidades tienden a disfrutar el
proceso y aprovechar mucho más que sus compañeros. Tener las palabras para
saber lo que alguien te está diciendo te permite entender, y tener la habilidad
de entender te permite captar el contenido de lo que se está diciendo.

La relación entre escucha y vocabulario es innegable. En el rompedor libro
de Jim Trelease *The Read - Aloud Handbook* (*Manual de lectura en voz alta*), el
autor describe cómo las palabras van de la comprensión al vocabulario del
habla. «Dentro del oído, estas palabras se recogen en un depósito llamado el

vocabulario de escucha. Finalmente, si echas bastantes palabras en él, el depósito comienza a desbordarse y echa palabras en el vocabulario del habla».

5. Días de colegio: lectura y destrezas de escritura. La lectura provoca lectura. Desde muy pronto, los niños a los que se ha leído desde el nacimiento se familiarizan con la forma en que funciona un libro: entienden que las letras son para leer, cuál es el «lado de arriba», dónde comienza y termina el libro, el orden de lectura de una página (de arriba abajo), qué se hace al terminar una línea y qué se hace al terminar una página. Los niños a los que se lee con regularidad se percatan de las palabras, letras, números y frases y, a un nivel más complejo, se familiarizan con figuras como la aliteración («Mi mamá me mima») y la rima («Los pollitos dicen "pío, pío, pío" cuando tienen hambre, cuando tienen frío»), palabras raras, frases complejas, lenguaje descriptivo y tópicos de los cuentos («Érase una vez…»). Todos estos elementos forman mejores lectores. Según el Estudio Longitudinal de Infancia Temprana, los niños a los que un miembro de la familia ha leído al menos tres veces por semana tienen casi dos veces más probabilidad de puntuar en el 25 % superior en lectura.

En los tres primeros años, puede ser difícil para usted imaginar a su bebé escribiendo, y aún más acudiendo tan pancho a clase de Lengua en secundaria, pero cuanto más le lea a su hijo, más probable es que se convierta en un gran lector. Según un estudio publicado en *Review of Applied Linguistics*, los estudiantes que leían más tenían menos «aprensión a la escritura», o miedo a escribir, por su excepcional dominio de la lengua escrita.

6. Un viaje en alfombra voladora. Creatividad e imaginación. La lectura abre un mundo de creatividad e imaginación que nutre la habilidad del niño para pensar «fuera de la caja». Escuchar libros leídos en alto allana el camino para crear sus propias imágenes. Los niños educados en grandes narrativas crecen con pasión por los cuentos, y se hacen grandes cuentacuentos ellos mismos.

Sabemos que los estudiantes mayores que son grandes lectores son más creativos que sus compañeros. Un estudio sobre alumnos de secundaria halló que los estudiantes más creativos leían significativamente más que sus compañeros; estos alumnos declararon leer más de 50 libros al año. Los grandes lectores son grandes escritores. Una evaluación nacional en EE. UU. del progreso en escritura de alumnos basada en los boletines de calificaciones reveló que los escritores que mejor puntuaban no eran los que escribían más, sino los que leían más de forma recreativa y tenían más material de texto en casa.

De *érase una vez* a *fueron felices para siempre*

Nunca es demasiado pronto para empezar a leer a su hijo. Aunque suene a locura, le recomiendo que le lea a su bebé en el útero. En un estudio de los doctores Anthony DeCasper y Melanie Spencer, se pidió a mujeres embarazadas que leyeran *The Cat in the Hat (El gato Garabato),* del Dr. Seuss, a sus bebés en el útero comenzando a las 32 y a las 37 semanas de gestación. Los investigadores examinaron luego a los bebes a las 38 semanas de gestación y poco después de nacer, midiendo su ritmo cardíaco y patrones de lactancia. Encontraron que los bebés preferían los pasajes familiares a los no familiares leídos por la misma voz.

Aunque usted no empezara a leer a su hijo cuando estaba en el útero, nunca es demasiado tarde. Muchos padres no piensan en leer a sus hijos antes de que comiencen a hablar, o incluso sean preescolares. Yo le animo a que empiece inmediatamente, si no en el útero, al menos tan pronto como nazca su hijo. Asegúrese de llevar varios libros al hospital para cuando nazca. Según Trelease, «si un niño es lo bastante mayor para hablarle, lo es para que le lean». Igual que usted le habla con palabras que su bebé aún no entiende, debe leer a su niño antes de que sepa hablar. De ese modo su niño adquirirá consciencia, asociando la lectura a amor y placer.

Muchos padres dejan de leer en voz alta a sus hijos en cuanto estos son capaces de leer por sí mismos. ¡Esto es un error! Le animo a que siga leyendo durante todo el tiempo posible a su hijo. Uno de mis recuerdos infantiles más felices es mi madre leyendo *The Secret Garden (El jardín secreto),* de Frances Hodgson Burnett. Ella me leía la misma copia del libro que su madre le había leído a ella, la misma que un día leeré a mis hijas. Por entonces tenía unos siete años, y aun cuando el libro está recomendado para niños de nueve a 12 años, me encantaba. Los niños son capaces de escuchar niveles de lectura distintos y más avanzados de los que son capaces de leer. No es hasta primer curso de secundaria cuando son capaces de escuchar y leer al mismo nivel. Por ello recomiendo que los padres interpreten las recomendaciones de edad con una pizca de sal, centrándose en qué creen que sus hijos disfrutarán más oyendo y qué disfrutan los padres leyendo.

Crear un ambiente rico en letras

El crear un lector entusiasta depende de usted. Los estudios muestran que los niños que vienen de lo que los investigadores llaman un *ambiente rico en letras* puntúan consistentemente mejor en escritura, lectura y destreza matemática que los niños que proceden de un *ambiente pobre en letras*. Las *letras*, en este caso, se refieren a una amplia variedad de materiales como libros, revistas, periódicos y hasta cómics. Cuando los investigadores examinaron 21 clases de jardín de infancia para ver quién mostraba un alto interés y quién mostraba un bajo interés, quedó claro que el ambiente en casa y los hábitos de lectura de los padres eran cruciales. La diferencia entre los ambientes de casa, actividades y preferencias entre los lectores con alto interés y los lectores con bajo interés era drástica, como se muestra en esta tabla:

Ambiente en el hogar	Grupo de alto interés	Grupo de bajo interés
Madres que leen en su tiempo de ocio	78%	28%
Padres que leen en su tiempo de ocio	60%	16%
Promedio de libros en el hogar	80	32
Porcentaje de niños que han visitado bibliotecas	98%	7%
El niño tiene un carné de biblioteca	38%	3%
El niño escucha lecturas a diario	76%	2%

La posesión de libros es otro factor importante en el entusiasmo y la satisfacción por la lectura. Según Trelease, los niños han de tener sus propios libros, poder escribir en ellos su nombre y no tener que compartir con sus hermanitos. Él también cree que, al hacerse mayores, los niños deben ser capaces de hacer anotaciones en el margen, subrayar y marcar páginas. Esto les permite aprender nuevas palabras, volver a pasajes que les intrigan y hacer de la experiencia de lectura algo suyo.

Crear un ambiente rico en letras en casa no tiene por qué que costar una fortuna. Gracias a las librerías locales, las librerías de viejo (tanto físicas como en internet) y los clubes de intercambio de libros, formar una biblioteca casera para su hijo puede ser una empresa razonable.

Nunca debe obligar a su hijo a leer; en vez de ello, haga de la lectura una parte tan divertida y disponible de la cultura de su familia, que resulte difícil abandonar un libro. El viejo dicho «puedes llevar un caballo al agua, pero no puedes hacer que beba» es aplicable aquí. La clave es proveer acceso al agua, en este caso, los libros. Si hace que los libros sean accesibles a su hijo, ofrece buenos modelos de rol de lectura y hace de la lectura en voz alta un hábito, su hijo crecerá amando los libros.

Una de las mejores herramientas para crear un ambiente rico en letras para su hijo es una cesta de libros. Esta no tiene por qué ser una cesta de verdad, puede ser un contenedor blando de cualquier tipo en el que su hijo tenga acceso a los libros. Me encantan las cajas de cartón y tela que mucha gente da con los regalos. Siempre puede tener cestas de libros en el suelo, al alcance de su hijo. Nosotros tenemos las nuestras en el cuarto de las niñas, en nuestro cuarto (tenemos una «caja de mamá» y una «caja de papá»), en la cocina, en los baños y hasta en el coche. Los viernes rotamos las cajas para que haya variedad. Si mis hijas están muy ligadas a algún título en especial, el libro puede quedarse otra semana o más.

También le recomiendo llevar libros consigo a todas partes. Pueden ser especialmente útiles en sitios donde es fácil que haya que esperar, como el supermercado, la consulta del médico, el restaurante, el avión o el autobús. Es muy fácil meter un par de libros de cartón pequeños en la bolsa de los pañales, o mejor aún, guarde unos pocos allí para tener algunos siempre a mano.

DE LOS EXPERTOS...

Fomentar la lectura independiente cuando su hijo crece

Las personas que pierden la capacidad de elegir, pierden capacidad de hacer. Esto es cierto para adultos y para niños. Si todos los libros que un niño lee han sido escogidos por padres o profesores, el niño perderá la motivación para leer y el interés por la lectura. Los niños deben elegir su propio material de lectura mientras puedan, pero han de estar expuestos a un flujo de libros para determinar cuáles les gustan y que aprendan a elegir por sí mismos. Puede ayudar a su hijo así:

Presentar a autores y libros por la lectura en voz alta. Seleccione libros de autores prolíficos o el primer libro de una serie, y léalos con su hijo. Cuando su niño disfrute con la lectura, localice otro libro o dos del mismo autor, siga con una serie o lea otro libro del mismo género. Cree fanes de la lectura, y creará lectores.

Llenar los estantes: crear una buena biblioteca casera

Una biblioteca doméstica completa no se crea de la noche a la mañana. Conseguir los libros adecuados para su hijo es una experiencia de aprendizaje llena de ensayo y error. La mayoría de las bibliotecas caseras para niños empiezan por unos pocos libros recibidos como regalo o heredados de otros miembros de la familia. Recomiendo que los padres comiencen a coleccionar libros para bebés y para niños tan pronto como empiecen a pensar en tener familia. La mayoría de los niños comienzan por los libros de cartón, porque son casi indestructibles y se pueden morder, masticar y arrojar desde la cuna sin arrancar una página. Le animo a que piense sin ideas (de libro) preconcebidas y considere materiales de lectura alternativos para su bebé como revistas, cómics y libros hechos en casa. Pero asegúrese, si lee estos materiales menos tradicionales, de que permanecen en sus manos y no en las del bebé, para evitar riesgos de asfixia o de materiales potencialmente tóxicos.

Crear ocasiones frecuentes de que los niños vean, compartan y escojan libros. Los niños deben sentirse cómodos con los libros y sentir que leen mejor eligiendo libros por sí mismos. Lleve a los niños a la biblioteca o librería, y discuta libros que usted lea. Hable de lo que leía de pequeño y explique lo que le gustaba de esos libros.

Aumentar el acceso del niño a los libros con una biblioteca en casa. Cuantos más libros tenga el niño, más leerá, y más cómodo se sentirá eligiendo libros fuera de casa. Visite e-bay, mercadillos, lugares de intercambio de libros y ofertas en librerías, donde encontrará libros baratos para su hijo. Regale libros por fiestas y cumpleaños, y anime a sus parientes a hacer lo mismo. Compre tarjetas-regalo en librerías e invite a su hijo a escoger un libro nuevo.

Sobre todo, apruebe las elecciones de su hijo aunque usted deseara que hubiera elegido otros. A veces nos quejamos de que los niños no leen, y lamentamos sus poco intelectuales elecciones cuando escogen sus propios libros. No importa si a su hijo le gusta leer cómics, leer el mismo libro una y otra vez o si prefiere los libros fantásticos. ¡Después de todo, los lectores adultos también tienen claras preferencias en lo que eligen leer!

—Donalyn Miller, profesor de Lengua y Literatura y autor de
The Book Whisperer: Awakening the Inner Reader in Every Child

Los estudios muestran que los mejores lectores leen la más amplia variedad de textos. No hay razón para no iniciar pronto este hábito. Más adelante le ayudará a encontrar material con el que conecte su hijo. Cuanto más expuesto esté, más probable es que encuentre su primer libro «ajá»... el que le hace darse cuenta de lo maravillosa que es la lectura y le haga adicto al proceso. Me gusta engancharles cuando son pequeños. Hay unas cuantas cosas que tener en cuenta al elegir libros para su hijo:

Empiece con libros de tela y libros de cartón. Estos libros pueden echarse a la lavadora o limpiarse con un paño, lo que los hace especialmente aptos para bebés. Las páginas también son fáciles de pasar para sus deditos. Al estar hechos para bebés, puede dejar que su hijo se los lleve a dormir.

A los bebés les encanta ver otros bebés. A los bebés les fascina ver las caras de otros niños. Los primeros planos son especialmente excitantes para ellos. Asegúrese de comprar libros con bebés de diferentes razas y etnias, para que su hijo vea bebés que se parecen a él, así como gente diferente.

Examine los libros antes de comprarlos. Asegúrese de que en el libro no hay nada que usted considere cuestionable. Preparando a mis hijas para la muerte de nuestro viejo gato Tai Chi, comencé a buscar libros que hablaran de la muerte y la pérdida de una mascota. Me sorprendió leer un libro de los Osos Berenstain donde los padres mentían sobre la muerte de un pez de colores y lo reemplazaban por uno nuevo si decir nada a su hijo. ¡Esta no es la clase de mensajes que quiero enviar a mis hijas!

No se aferre a los estereotipos de género. Muchos padres solo piensan llevar libros de camiones a sus hijos y libros de *ballet* a sus hijas. Lleve de todo a su hijo para ver qué le interesa realmente. A mis hijas les encantan los libros de camiones, bichos y deportes porque siempre los han visto. También les gustan los libros sobre cosas más típicamente femeninas.

Sea escéptico con el nivel de edad recomendado en los libros. Como he mencionado anteriormente, los niveles de lectura sugeridos suelen ser reflejo de la edad que un niño «debería» tener para leer el libro por sí mismo, y no para *escucharlo* y entenderlo. Los niños, en especial los de edad preescolar, escuchan a un nivel de más años del que pueden leer. Los niños se fijan más en el sonido de su voz que en el contenido. Uno de los papás de mi consulta lee con regularidad la sección de deportes a su niña pequeña, que se ríe con alegría con el sonido de su voz.

Sea imaginativo e innovador con las secciones de libros. Solo cuando comencé a ser creativa con nuestras selecciones de lectura, las cosas empezaron a ser divertidas para todos en casa. Cuando dejé los típicos libros de animales, de números y del abecé y empecé a buscar libros infantiles sobre personajes históricos, el medioambiente, y distintas profesiones y ciudades del mundo, nuestra lectura se volvió una experiencia excitante, entretenida y educativa para todos nosotros.

Use los libros como libroterapia. Cuando su hijo o su familia pasen por una etapa difícil o un gran cambio, como mudarse a una casa nueva, aprender a usar el orinal, comenzar preescolar o pasar por un divorcio, use los libros para suavizar la transición. Le ayudarán a explicar ideas complejas, estimular la conversación y dar palabras a la tristeza.

Cuando encuentre un autor que guste a usted y a su hijo, averigüe qué más cosas ha escrito. Si le gusta el estilo de un escritor, probablemente disfrutará con otros libros de la misma persona. Lo mismo ocurre con los editores: muchos ofrecen series de libros.

Siga los intereses de su hijo. Seguir los intereses y la curiosidad de su hijo por determinados temas u objetos le permitirá descubrir autores maravillosos, que de otra forma nunca habría encontrado.

Leer el abc: los trucos del oficio

Idealmente, usted querrá que la lectura sea una experiencia divertida, conectada, amorosa y educativa para su hijo. Los libros pueden crear curiosidad e interés, además de amor por la literatura, incluso en los primeros años. Para que su hijo obtenga el máximo de la experiencia lectora, he aquí algunos consejos:

1. Tenga y acune a su hijo mientras lee. Establecer una atmósfera de afecto, amor e intimidad alrededor de los libros creará asociaciones positivas que durarán toda la vida. Lo que más quiere su hijo es que le dedique tiempo y atención. Deje que los libros sean el catalizador.

2. Dé al libro una introducción adecuada. La primera vez que lea un libro a su hijo pequeño, dedique algo de tiempo con él antes de comenzar la lectura. Háblele de quién lo ha escrito, quién ha hecho las ilustraciones, de qué trata el libro e incluso de por qué eligió ese libro para él.

3. Aporte _feedback_ positivo y estímulo. Cuando observe a su hijo contemplar tranquilo los libros, usted puede comentar que ve lo que disfruta de ellos, o relacionarlo con alguno de los padres (p. ej., «parece que te gustan los libros tanto como a papá»). Querrá que su hijo sepa que la lectura es una actividad valorada y apreciada en casa.

4. Invite a participar. Deje que él toque el libro, lo sostenga, pase las páginas, señale cosas, muerda las páginas de cartón y haga preguntas. Asegúrese de que puede ver los dibujos mientras usted lee, y pare para responder a cualquier pregunta que haga durante la lectura. Implíquele dejando que termine frases («Espejo mágico, dime: ¿quién es la más...?»). Este método funciona especialmente bien con libros en verso. Deje que se divierta haciendo efectos de sonido e incluso interpretando alguna parte del texto.

5. Haga la mamá dramática (o el papá dramático). Sea expresivo al leer. Use todos los registros de su voz, hablando deprisa o despacio, alto o bajo, grave o agudo, según los personajes, el diálogo y la acción del texto. Use la expresión facial para reflejar los sentimientos de los personajes, pero asegúrese de no sobreactuar o ser demasiado condescendiente con su hijo.

6. No exija atención estricta. A menudo, un niño que parece no prestar atención está atendiendo más de lo que creemos. Deje a su niño mamar, chupar su mordedor o jugar con un juguete mientras le lee, si no puede estar quieto. Deje a su hijo mayor sentarse en el suelo con unos lápices y papel, si le cuesta estarse quieto y le gusta colorear. Todo lo que lo mantenga en la habitación y sea una experiencia agradable sirve.

7. Forme un equipo de lectura. Asegúrese de que todos los que están en contacto con su hijo apoyan la experiencia de lectura, y anímelos a participar. La otra noche mi suegra, que vive a casi 5000 km (3100 millas, aprox.), leyó un cuento de buenas noches a mis hijas por teléfono. ¿A que es fantástico? Es especialmente importante que cualquier cuidador, canguro, etc., apoye sus metas de lectura. Asegúrese de que quien cuida a su hijo cuando usted no está también le lee.

8. Tenga en cuenta que la repetición refuerza la memoria y ayuda a asimilar las experiencias emocionales. Puede ser un tostón leer por décima vez el mismo libro de una sentada, pero eso es lo que crea en la mente del niño las rutas neuronales que le ayudarán a aprender palabras, patrones y la historia. Además, leer un cuento con carga emocional, o uno sobre un personaje al que le ocurre algo que su hijo está experimentando, le ayuda a asimilar las emociones complejas.

9. Señale siempre las palabras mientras lee. Esta sutil herramienta le permite «mapear» el lenguaje hablado para su hijo. Simplemente siguiendo el texto con su dedo, usted no le quita nada a la experiencia de leer, ¡y añade mucho! Al principio, hacer esto permite al niño ver cómo se usa la lengua española en un libro: leemos las páginas de arriba abajo, hacemos una pausa al final de cada frase, volvemos las páginas de derecha a izquierda, etc. Con el paso del tiempo, esta práctica ayuda a su hijo a hacer la correlación entre la palabra escrita y la hablada de una forma completamente orgánica. Según Timothy D. Kailing, autor de *Native Reading*, esa correlación surge de forma natural: «Los niños no necesitan que se les enseñe esta relación, será solo una parte obvia y natural de su mundo; simplemente, la absorberán. Más que ser una nueva y compleja habilidad con la que tendrán que luchar más adelante, la lectura es simplemente una extensión natural del lenguaje como siempre lo hemos conocido».

No deje de señalar las palabras y seguir el texto con el dedo, aunque parezca que su hijo no presta atención. Tenga en cuenta que usted *no* está tratando de enseñar a leer. Tan solo está creando un ambiente que ofrece información a su hijo y le prepara para el momento en que esté listo para aprender a leer. No recalque lo que está haciendo, le dé demasiada importancia o haga acertijos con su hijo sobre qué palabras está señalando.

De acuerdo con Trelease, los receptores visuales del cerebro sobrepasan a los del sonido en una proporción de 30 a 1, por lo que las probabilidades de retener una palabra en la mente son 30 veces mayores si vemos la palabra que si solo la escuchamos. Señalar el texto hace la conexión visual y auditiva en los niños, y pueden empezar a relacionar letras y sonidos. Me gustaría haber empezado a hacer esto antes, pues noté una respuesta casi inmediata de mis hijas cuando comencé a usar este método. De pronto empezaron a señalar las palabras por sí mismas, haciendo preguntas, señalando letras y tratando de «leer» para mí.

10. Cree rituales y metas de lectura. Muchos expertos en lectura recomiendan una meta de lectura de 30 minutos al día. Personalmente, encuentro más fácil establecer un número mínimo de libros para leer cada día. Mi meta son seis, pero casi siempre llego a más de 10. Dado que la mayoría de los libros de cartón tienen solo unas 20 páginas, esto no lleva mucho tiempo, pero establece grandes hábitos de lectura muy pronto.

Asegúrese de crear rituales diarios de lectura. Casi desde el momento en que mis hijas podían sentarse en una trona, comenzamos a leer dos libros al final de cada comida. Tan pronto como fueron lo bastante mayores para hacerme saber qué libros preferían, animamos a cada una de ellas a elegir un libro para que se lo leyéramos. Mis niñas también escogen un libro para la hora de dormir. Estos rituales de lectura se han convertido en parte habitual de nuestro día a día.

11. Haga constantes correlaciones entre el lenguaje escrito y el hablado. Asegúrese de que su hijo puede ver letras y palabras a menudo y pronto. Puede hacerlo incorporándolas de forma natural en el juego (véase págs. 202-208 para más información). De acuerdo con Kailing, «haciendo algo tan simple, los niños aprenden que estos símbolos son una parte importante y significativa de su mundo. Con este fundamento se hace perfectamente natural para su hijo interesarse por los símbolos del lenguaje escrito». Su propósito aquí no es tratar de enseñar ni inculcar esta información a su hijo: simplemente quiere hacer de letras y palabras una parte divertida de su vida. Actividades simples como jugar con imanes de letras o esponjas de letras en la bañera, usar moldes en forma de letra al hacer pastas, y señalar palabras y letras en su vida diaria son buenas formas de establecer estas correlaciones.

12. Use los trucos del oficio de leer en voz alta. Hay varias técnicas que hacen de la lectura una experiencia amena, dinámica, interactiva y sí, educativa. Puede ver qué modelos resultan más naturales para usted y su hijo. Siéntase libre de tomar algo de cada uno o de saltárselos todos. Mientras usted y su hijo se diviertan, están haciendo lo correcto. Pruebe estos tres:

- **Lectura con explicación.** Es un método enfocado al vocabulario en el que el lector da breves explicaciones sobre palabras desconocidas, bien usando sinónimos o señalando una imagen en la página. En un estudio sobre niños de ocho años a los que se había leído el mismo cuento tres veces en siete días, el grupo que usó este método experimentó una ganancia de vocabulario de casi el 40 %, mientras que el grupo control ganó menos del 2 %.

- **La lectura dialogada es una técnica de lectura interactiva.** Aunque es ideal para niños que tienen al menos 50 palabras en su vocabulario, puede usarse con niños que aún no hablan. Para usar el método con niños preverbales, el padre o madre deben responder en lugar del niño. Hay informes en que la lectura dialogada ha adelantado hasta nueve meses el desarrollo del lenguaje de niños de dos años.

  La lectura dialogada incluye tres métodos diferentes:

  1. Preguntar: «¿Qué...» y luego reafirmar la respuesta de su hijo.
     Ejemplo: «Qué es esto?»... «Sí, es un conejo».

  2. Ampliar lo afirmado por su hijo. Haga explicaciones breves y céntrese en lo que ha dicho su hijo.
     Ejemplo: «Sí, es un conejo. ¡Es un conejo grande y rosa!».

  3. Hacer preguntas abiertas. Cuando su hijo esté lo bastante avanzado para pasar las preguntas de «qué...», pruebe con preguntas de repuesta abierta.
     Ejemplo: «¿Qué más ves aquí?», «¿qué pasaría si el conejo trepara a la colina?» o «¿qué te parece la forma en que el conejo ayudó al chico?».

- **Lectura implicadora.** Es una técnica de lectura derivada de la lectura dialogada, que implica al niño como oyente activo. La implicación activa comprende cuatro pasos:

1. Haga pausas periódicas para hacer preguntas abiertas.
2. Extiéndase sobre las respuestas del niño.
3. Sugiera posibilidades alternativas.
4. Haga preguntas cada vez más difíciles.

Un grupo de padres de preescolares recibieron un entrenamiento de una hora con este método y luego pasaron un mes leyendo ocho veces a la semana con sus hijos. Después se hicieron test a los niños, que tenían dos años y medio como media, y se vio que habían avanzado 8,5 meses en expresión verbal. En otras palabras, los niños de dos años y medio dieron resultados al nivel de niños de 38,5 meses, y puntuaron seis meses por delante del nivel de vocabulario esperado para niños de 24 meses.

Enseñe bien a sus hijos

Los padres deben leer a los niños preescolares e, informalmente, enseñarles sobre la lectura y la escritura. Leer a los niños, comentar los cuentos y las experiencias con ellos y, con un ligero toque, ayudarles a aprender las letras y palabras son prácticas que se asocian constantemente al éxito final en la lectura.

—BECOMING A NATION OF READERS:
Informe de la Comisión de Lectura de EE. UU.

Las semillas del éxito académico se pueden rastrear hacia atrás hasta llegar al hogar. Así de simple: los niños cuyos padres tenían tiempo de leerles y de introducirlos en las letras, palabras y sonidos lo harán mejor en el colegio. Muchos de los buenos resultados académicos de un niño dependen de cuánto ha aprendido antes de llegar al colegio.

Aunque usted podría esperar que la escuela ayude a su hijo a hacerse con las destrezas de que carece, generalmente es cierto lo contrario. Los estudios muestran que los niños llegan a la guardería con distintos niveles. Los más avanzados (niños en el percentil 75) están cerca de un año por delante de los más atrasados (niños en el percentil 25) y, a medida que el tiempo pasa, esta brecha solo se engrosa. Según el doctor Andrés Biemiller, autor de *Language and Reading Success*, «la brecha entre los niños con un lenguaje avanzado y los que tienen un lenguaje restringido se hace más ancha durante los años de educación elemental». En tercer grado, la comprensión de los niños avanzados está generalmente un año por delante del promedio de su curso, y la de los niños atrasados está un año por detrás.

Para que a los niños les vaya bien, deben percibir tres conceptos antes de entrar en la escuela:

- **Percepción de las letras.** El texto es para leer, y las imágenes para observar. Distintos sonidos forman palabras, y combinaciones de palabras forman frases que tienen significado.

- **Percepción del abecedario.** Las letras tienen formas y sonidos únicos. Cuando se combinan, forman palabras.

- **Percepción fonética.** Las palabras están formadas por diferentes sonidos que se representan por letras. Estas letras pueden aislarse para crear sonidos individuales. Cuando se combinan, forman palabras.

CÓMO LA LECTURA A LA HORA DE ACOSTARSE CAMBIA REALMENTE SU FISIOLOGÍA

Un estudio que examinaba por qué la lectura al acostarse es tan placentera monitorizó las respuestas fisiológicas de los lectores comparadas con actividades como relajarse con los ojos cerrados, escuchar ruido blanco, hacer aritmética mental o imaginar visualizaciones. El estudio reveló que los lectores estaban más estimulados, inicialmente, de lo que estaban cuando se relajaban con los ojos cerrados, pero poco tiempo después, al continuar leyendo, se quedaban más relajados de lo que habían estado con los ojos cerrados. Este hallazgo sugiere lo eficaz que la lectura puede ser para ayudar a su hijo a relajarse antes de la hora de dormir.

Entiéndase que, al usar el término *percepción*, no quiero decir *dominio*. Estos son conceptos muy abstractos, pero son los que su hijo empezará a conocer de forma natural si le lee en voz alta todos los días.

Haga de la lectura algo placentero

Lo que enseñamos a los niños a amar y desear siempre tendrá más peso que lo que hacemos que aprendan.

—JIM TRELEASE, *Manual de lectura en voz alta*

Bajo ninguna circunstancia debe usted dar una enseñanza *formal* a su bebé o niño pequeño en casa. Aunque esto puede parecer una contradicción de lo que acaba de leer, no lo es. Sentarse y bombardear a su hijo con tarjetas de vocabulario o ponerle adivinanzas sobre las palabras de la página es una forma rápida de convertir la lectura en una tarea estresante, de alta presión y repelente. La presión es lo contrario de lo que funciona.

Céntrese en el proceso, en vez de en el resultado. Haga la lectura placentera, y su hijo querrá hacerla. Es así de simple. Usted no puede controlar cuándo su hijo reconoce una letra o lee su primera palabra, pero depende de usted hacer de las letras y palabras algo divertido. Según Helen Coronato, profesora, bibliotecaria y autora de *The Complete Idiot's Guide to Reading with your Child*, «cuando animamos la lectura a través de hábitos, rituales, juegos y guía, el dominio de la habilidad de leer se convierte en un producto añadido del disfrute de la lectura».

ESTOY VIENDO A **LA MAMÁ DEL ESPEJO**

Cada vez que aprieto el botón *Play* en el reproductor de CD del cuarto de mis hijas para poner música «de ir a la cama», pongo mi mano izquierda al costado del altavoz de graves para ajustar el volumen. Pensaba que esto era un movimiento sutil —e inadvertido— hasta que una de mis hijas fue lo bastante mayor y lo bastante alta para comenzar a hacerlo por sí misma. Desde la primera vez que ella misma apretó el *Play*, puso su mano izquierda en el lado izquierdo del aparato, sin saber por qué exactamente, pero imitando sin embargo mi gesto. Este ejemplo muestra realmente cuán de cerca observan los niños nuestra conducta, imitan nuestros actos y recrean nuestros hábitos. La lectura no es diferente.

Nuestros actos dicen más que nuestras palabras. Somos los principales modelos de rol de nuestros hijos. En los primeros años, modelamos el placer de la lectura de dos formas. La primera es leer en voz alta con nuestros hijos, y hacer de ello una prioridad. La segunda es dejar que los niños nos vean leer. A veces, al ir al cuarto de mis hijas para sentarme con ellas mientras juegan, llevo un libro. Mi marido siempre lee el periódico durante el desayuno, y comparte los dibujos con nuestras hijas. Incluso les da la sección de cómics para que tengan su propia experiencia con la prensa mirando los dibujos y las palabras, aunque no tengan edad aún para leer por sí mismas. Es especialmente importante que los niños vean a ambos padres leer, para que no asocien la lectura con solo un padre o con un sexo. Recuerde, usted no tiene que sentarse y leer delante de su hijo durante horas de una vez. Deje que le vea leer cuando le pone a dormir la siesta, le deja jugar en un lugar seguro o incluso cuando se sienta en el cuarto de baño (¡todos tenemos que ir al baño de vez en cuando!). La causa más fuerte que aparta a padres (e hijos) de la lectura, no obstante, es la televisión. Apáguela. Usted es un modelo de rol mucho mejor cuando lee que cuando ve la tele. Sé que los viejos hábitos son difíciles de romper, pero si una adicta confesa a la tele como yo puede hacerlo, usted también.

Treinta y seis actividades que harán a niños de toda edad amar la literatura

Mantener a sus hijos emocionados con la lectura es más fácil de lo que imagina. Hágala divertida e interesante buscando siempre libros que enganchen, con dibujos atractivos e historias sugestivas (para niños mayores). El entusiasmo que usted ponga cuenta mucho, y el disfrute con la lectura es algo que puede modelar para sus hijos.

No hace falta mucho esfuerzo para hacer de la lectura no solo un hábito diario en casa, sino una actividad especial que todos esperan. En nuestra casa tenemos un estante especial donde ponemos libros especiales y delicados (como libros móviles o desplegables), y libros de mi propia infancia y la de mi marido. El estante está justamente fuera del alcance de nuestras niñas. Compartir estos libros, que tienen un valor sentimental especial para nosotros, con Quincy y Mendez hace la experiencia de leerlos mucho más significativa para todos nosotros.

Permita a su hijo tener encendida la luz de su cuarto para que pueda «leer» libros un rato más. Cuando sea mayor y le ponga una lámpara junto a la cabecera, Trelease recomienda decir algo como esto: «Pensamos que ya eres lo bastante mayor para acostarte más tarde, como mamá y papá, y te hemos comprado esta lámpara para que puedas quedarte leyendo si quieres. Si no quieres leer, también está bien. Apagaremos la luz a la hora de siempre». Esto hace del tiempo de lectura algo muy especial.

Regale libros a su hijo en su cumpleaños y también de vez en cuando, sin un motivo especial. Haga que aparezcan libros de ninguna parte. El otro día me sentí como una maga cuando Mendez señaló la foto de un libro que quería tener, y me preguntó si se lo compraría. Habiendo supuesto que le iba a gustar precisamente ese libro, ya se lo había comprado y lo tenía guardado, esperando el momento perfecto para hacerlo aparecer.

Llevar a su hijo a la biblioteca es otra experiencia que estimula el amor por los libros. En un estudio con niños de ambientes pobres en letras, los padres comunicaron que el 96 % de los niños estaban más interesados en leer después de una sola visita a la biblioteca, y el 94 % pasaban más tiempo con libros después de una visita.

Anime a su hijo a que conozca al bibliotecario. Mi amiga Andrea comparte conmigo la obsesión por los libros. Se ha hecho muy amiga de Raquel, su bibliotecaria local, que la ayuda a seleccionar libros antes de comprarlos para la colección casera de sus hijos. Andrea lleva a menudo a sus hijos a la biblioteca y su hijo, Brandon, ha desarrollado tal amistad con Raquel que se puso a llorar un día en que Raquel no estaba en la biblioteca. ¡Eso es un amante de los libros! ¡Puedo ver ya su brillante futuro!

He aquí algunas actividades, juegos y juguetes que usted puede usar para impulsar el amor por los libros. Sirven para distintas edades y etapas de desarrollo, por lo que debe asegurarse de que la actividad encaja con el nivel adecuado.

1. Destaque la inicial del nombre de su hijo de forma notable en su habitación. Esto crea un interés temprano en la lectura. Mendez tiene una gran *M* sobre su cuna, y Quincy una gran *Q*. No sorprende que la primera letra que aprendió Mendez fuera la *M*, y Quince, la *Q*.

2. Elija una «letra del día». Cuando los niños aprenden el abecedario, una buena forma de no abrumarles es elegir una «letra del día». Planee una actividad divertida con una letra cada día. Desafíese a ser creativo y céntrese en la diversión.

3. Juegue a «cucú, ¡tras!» o al escondite con las letras. En vez de esconder un juguete o su propia cara, esconda letras. Cubra una letra de esponja o magnética, o una que haya escrito en una tarjeta, con un pañuelo, y pregunte: «¿Dónde está la *A*? ¡Aquí está! Cucú, ¡*A*!». O muestre a su hijo una letra y escóndala en algún lugar de la habitación (donde pueda encontrarla) y pregunte: «¿Dónde está la *Q*?».

4. Señale palabras escritas familiares o recurrentes. Señale las letras de una señal de stop u otras señales en la calle mientras espera en un semáforo. Lea las letras de la camiseta de un amigo. Cuando más consciente sea su hijo de lo que hay escrito a su alrededor, más ganas tendrá de entender las palabras.

5. Haga del baño un «rato de palabras». Lea a su hijo en el baño o deje que juegue con libros hechos para mojarse. Busque letras de esponja que puedan usarse en la bañera para jugar.

6. Haga un álbum familiar de recortes con imágenes y palabras. Yo hice uno usando un bonito y blando *Álbum del bebé*. Puse fotos y usé un marcador de etiquetas para poner los nombres. Las fotos familiares servían como un útil objeto «de transición» para dejar en la cuna. A veces entraba en la habitación de las niñas por la mañana y encontraba el álbum abierto por una página con mi foto.

7. Personalice un libro de abecé para su hijo. Para un niño pequeño que aún necesita libros indestructibles, puede hacer uno en casa con el ordenador. Puede pegar palabras, fotos y dibujos recortados de revistas sobre papel, luego plastificar las hojas y encuadernarlas con una espiral para formar un libro. Puede llevar a plastificar las hojas al mismo lugar donde le hagan la encuadernación, o plastificarlas usted mismo con lámina autoadhesiva y luego llevarlas a encuadernar. Para niños mayores, puede crear un libro en el ordenador y encargar imprimirlo a un servicio fotográfico web, como Kodak o Snapfish.

8. Cuente historias. Esta es una forma maravillosa para que los niños aprendan sobre narrativa, creatividad y contar cuentos. Invente su propio cuento, comparta una historia de su niñez, de sus abuelos o bisabuelos. Puede usar los cuentos para ayudar a su hijo a desarrollar un tema, conocerse mejor o aprender sobre un miembro desaparecido de la familia. Mi marido cuenta a nuestras hijas historias muy creativas sobre dos personajes recurrentes que son versiones ligeramente disfrazadas de Quincy y Mendez. En estos cuentos, los dos personajes se tratan entre sí amablemente, aprenden a usar el aseo y tienen toda clase de interesantes aventuras.

9. Tenga reuniones de lectura. Pida a otros padres que lleven a sus hijos a su casa, o cítense en una biblioteca o parque con tres de sus libros favoritos. Reúnanse en un círculo y lean. Esto suele funcionar mejor con niños muy pequeños, antes de que tengan movilidad, y con niños mayores que pueden sentarse. Cada reunión de lectura puede tener también un tema, sobre cualquier asunto que interese a los niños. Compartir con otras familias es una forma estupenda de descubrir nuevos libros.

10. Asista a lecturas en bibliotecas. Muchas bibliotecas y librerías celebran lecturas de asistencia libre donde cuentacuentos profesionales, autores o bibliotecarios leen a los niños. Estos maravillosos lectores dan vida a los libros y captan la atención de los pequeños.

11. Haga un diario o gráfico de lectura. Escriba todos los libros que lee con su hijo. Cuando sea un poco mayor, le gustará mirar atrás y recordar todo lo que «leyó» con usted. Además, los niños mayores tienen un sentimiento de logro al añadir títulos a la lista. Una madre que conozco tiene un cartel en la puerta de la habitación de su hijo en la que escriben cada libro que leen. Esta mamá supermañosa también hace pegatinas con las cubiertas de los libros y las pone en el cartel.

12. Visite una librería como actividad. La mayoría de las librerías tienen una sección de niños con un rincón de lectura, con mesas y sillas para niños pequeños. Las visitas regulares a estos sitios especiales ayudan a los niños a amar los libros y le permiten ver qué clase de libros les atraen cuando están rodeados por multitud de títulos.

13. Deje que su hijo «compre» libros. Deje a su hijo elegir sus propios libros de vez en cuando, mostrándole imágenes o las cubiertas en la web, o leyéndolos en la librería para dejarle escoger.

14. Lea libros sobre ratones de biblioteca, amantes de los libros y autores. Admito que aquí soy parcial. Soy autora, y mi padre y mi madre son escritores. Mi tía abuela Toni Méndez, agente literaria, tuvo una significativa influencia sobre mí. Vengo de una familia que tiene un aprecio extremo al mundo de las letras. Dicho esto, leer sobre personas que tienen pasión literaria es un modo divertido de estimular a su hijo hacia los libros.

15. Ayude a su hijo a conectar con sus autores favoritos. Dé vida a los autores visitando sus webs, leyendo sobre ellos e incluso celebrando sus cumpleaños. Creo que es importante que los niños se den cuenta de que los libros no aparecen por arte de magia, sino que son escritos e ilustrados por gente real.

16. Enmarque un libro. Haga una copia en color de la cubierta de alguno de los libros favoritos de su hijo y enmárquelo en su habitación. Es una forma barata de decorar un cuarto y enviar el mensaje de que los libros son importantes.

17. Escuche un audiolibro. Puede comprar un CD (o sacarlo de la biblioteca) o bajar un MP3 del libro favorito de su hijo. Los efectos de sonido, la lectura profesional y la música de acompañamiento pueden añadir toda una nueva dimensión a la lectura con su hijo. Esto también es una actividad agradable y útil cuando se usa el método de señalar mientras lee, que realmente necesita algo de práctica. Los cuentos en audio son una buena opción para viajar en coche, sobre todo si el niño puede mirar el libro mientras escucha.

18. Haga su propio audiolibro para su hijo. Grábese usted mientras lee el libro favorito de su hijo, y que él pueda oír su voz cuando quiera. Escucharle a usted leer le ayudará a conectar con la literatura, y el sonido de su voz puede mitigar la separación cuando usted pase la noche fuera.

19. Lea un libro con sugerencias de actividades. Esto es muy divertido para los niños… ¡y los padres!

20. Planee una excursión basada en un libro. Lea un libro sobre un tema y luego haga una visita a un lugar relacionado. Por ejemplo, puede leer algún libro sobre peces, y luego visitar un acuario o tienda de animales que venda peces.

21. Cree una experiencia de aprendizaje tridimensional. Por ejemplo, si a su hijo le gustan los insectos, hágase con una granja de hormigas (las venden en jugueterías o por internet) y lea libros sobre hormigas. También puede bajar de internet canciones sobre hormigas y cantarlas. Y si a su hijo le gusta la manteca de cacahuete, puede hacer «hormigas en un tronco» (medio plátano con manteca de cacahuete y pasas pegadas, como si fueran hormigas).

22. Juegue con dados de letras. Los dados de letras son una forma entretenida de jugar con las letras. Lance un puñado de dados con su hijo y deje que busque la inicial de su nombre. Practique formando sus palabras favoritas de tres o cuatro letras. Pruebe cuántos dados puede apilar y nombrar las letras antes de que la pila se caiga. Los dados del alfabeto Montessori son particularmente fáciles de usar porque son simples dados de madera con mayúsculas y minúsculas claramente escritas en negro. Recuerde solamente que no debe dejar a los niños solos con objetos pequeños que puedan tragar.

23. Juegue con fichas de letras. Diviértase usando fichas de letras para buscar y hacer que coincidan con las letras de un libro de abecedario, o para deletrear el nombre de su hijo. Como son pequeñas, puede guardar una bolsa de fichas de letras en la bolsa del cochecito para utilizarlas cuando tenga que esperar en una cola y su niño se aburra. Algunos juegos de fichas vienen en una bolsa con cremallera.

24. Deje a su hijo ser el autor. Cuando su hijo sea lo bastante mayor para encadenar frases, déjele dictar un cuento o lo que tenga en su cabeza. Usted puede escribir la historia en formato de libro y él puede hacer los dibujos, o puede ilustrar el libro usted mismo. No se olvide de poner título al libro, ¡así como los nombres del autor y del dibujante!

25. Comente el periódico. Comparta historias apropiadas (de forma abreviada e infantil, por supuesto) o fotografías con su hijo. Pregúntele si puede encontrar algún objeto («¿Puedes ver el coche?») o muéstrele algo importante para usted («Este hombre juega al béisbol. Juega en mi equipo favorito…»). Deje que su hijo mire los dibujos y note las palabras en la sección de cómics. Familiarizar a su hijo con el periódico hace más probable que se fije en la palabra escrita como fuente de noticias cuando sea mayor.

26. Envíe una postal a su hijo. A todos nos gusta recibir cartas, sobre todo a los niños. Busque algo sencillo y colorido. He comprado sellos de lenguaje de signos que muestran letras y palabras con el lenguaje de los sordos, que mis casi preescolares pueden entender aunque todavía no leen.

27. Escriba cartas o correos electrónicos con su hijo. Deje que le ayude a componer cartas a familiares o amigos que viven lejos, preferiblemente sobre papel, pero escribir correos electrónicos también sirve. Esto puede ser especialmente divertido para parientes jóvenes, que disfrutarán al recibir correo. Otra idea es escribir una carta de admiración al autor o ilustrador favorito de su hijo. Muchos niños se sienten atraídos por celebridades sin gran mérito, por lo que esta es una forma de mostrar a su hijo cuánto valora usted las palabras y la creatividad.

28. Busque respuestas. Haga un hábito de buscar respuestas a preguntas, aun cuando sus hijos sean muy pequeños. Nosotros tenemos una cesta de libros de consulta, muchos de ellos para niños de corta edad, en nuestra cocina, que es donde parece que surgen la mayoría de las preguntas. En la cesta hay un diccionario español-inglés, un diccionario de lenguaje de signos, un diccionario de lengua inglesa para niños, una enciclopedia del cuerpo humano, un atlas, una guía del espacio exterior, un libro de dinosaurios y algunos libros de consulta más. Pero no debe limitarse usted a los libros; si está decidiendo qué ropa ponerse, puede mirar el tiempo en el periódico.

29. Juegue con puzles del abecedario. Existen muchos puzzles de madera que permiten a un niño encajar cada letra en el hueco con la forma correspondiente. Algunas tienen pistas para ayudar al niño.

30. Pruebe con un laberinto de letras magnéticas. No sé a quién gusta más este juguete, ¡si a mis hijas o a mí! Este laberinto de madera con cubierta transparente tiene globos de colores para las letras del abecedario, y las 26 letras magnéticas correspondientes. Las niñas usan la varita magnética incluida para guiar cada letra a su lugar. Es útil para aprender colores y letras, y para adiestrar las habilidades motoras.

31. Use imanes de nevera. Use imanes de letras y palabras y dé a su hijo un puñado de ellas para que juegue. Ponga las letras de la nevera a la altura de su niño y deje mensajes sencillos, donde todos puedan verlos. Supervise siempre esta actividad, ya que los imanes pequeños pueden ser un riesgo de asfixia si se tragan.

32. Cocine algo de un libro. Lea un libro que hable sobre comida, y prepare ese alimento. Según Esmé Raji Codell, autora de *How to Get Your Child to Love Reading*, «mostrar alimentos que coinciden con el texto es una buena forma de involucrar a los niños con la literatura y dar vida a los libros». También hay libros de «cocina fácil» para niños que ofrecen recetas relacionadas con la narración o personajes de ciertos libros (tenga en cuenta que algunas recetas son más saludables que otras).

33. Vaya a una feria del libro. Las ferias del libro son una forma divertida de conocer nuevos libros, disfrutar con lecturas y encontrarse con los autores. Casi todas las ciudades y poblaciones grandes tienen una feria del libro local, y muchas escuelas las patrocinan. Hay organizaciones que ayudan a organizar ferias del libro en escuelas locales. Planee algún viaje familiar a una gran ciudad donde se celebre una feria del libro importante, en las que suele haber actividades y lecturas organizadas para niños.

34. Funde un club de lectura. Los clubes de lectura son un modo social de alimentar un amor duradero por la lectura, dando a los niños la ocasión de compartir sus experiencias con otros niños. Los clubes de lectura son ideales para niños a partir de los cinco años de edad.

35. Cree un rincón de libros o un «fuerte» de lectura. Ponga un sillón infantil cómodo o un puf en un lugar bien iluminado y mantenga cerca un surtido de libros. Me gusta especialmente ver a mis niñas acurrucarse en su rincón de lectura de la casa de sus abuelos.

Para hacer un «fuerte» de lectura, ponga unas sábanas sobre un par de sillas en la habitación del niño para formar una tienda. Tome un libro divertido y pase un rato de cuentos con su hijo en este lugar íntimo. Por la noche puede apagar las luces y encender una linterna para leer; tan solo asegúrese de que los libros no son de miedo.

36. Anime a sus hijos a contar cuentos por sí mismos. Anime a los niños a contar cuentos, ya sea usando marionetas, interpretando aquellos que ya conocen o usando sus propias palabras para contar uno basado en ilustraciones de un libro familiar. Cualquier cosa que utilice su creatividad emergente es fantástica.

Los 10 noes de la lectura

Leer juntos es una de las experiencias más maravillosas que los padres pueden compartir con sus hijos. Para que sea positiva, recuerde lo siguiente:

1. No corrija a su hijo.

2. No critique a su hijo.

3. No conteste al teléfono en el tiempo de cuentos.

4. No diga a un niño que finge leer que no está leyendo.

5. No use la lectura como castigo.

6. No amenace con quitarle el tiempo de lectura o los libros.

7. No siga leyendo un libro que a su hijo no le gusta.

8. No castigue a un niño por arrancar una página (pero deje que le ayude a repararla).

9. No se enfade con su hijo por manchar un libro.

10. No haga que los libros compitan con la televisión preguntando cosas como: «¿Prefieres leer o ver la tele?».

Y, sobre todo, haga que la lectura sea emocionante y divertida.

LOS 12 LIBROS CLÁSICOS FAVORITOS DE LA DRA. JENN PARA LOS PRIMEROS TRES AÑOS

Toda familia debe tener algunos clásicos infantiles en su colección. Algunos de estos son libros de renombre, mientras que otros son más contemporáneos. Casi todos están disponibles en edición de cartón.

1. *Swimmy (Nadarín)*, por Leo Lionni

2. *The Carrot Seed (La semilla de zanahoria)*, de Ruth Krauss y Crockett Johnson

3. *Goodnight Moon (Buenas noches, luna)*, de Margaret Wise Brown y Clemente Hurd

4. *Brown Bear, Brown Bear, What Do You See? (Oso Pardo, oso pardo, ¿qué ves ahí?)*, de Bill Martin Jr. y Eric Cale

5. *The Cat in the Hat (El gato Garabato)*, del Dr. Seuss

6. *The Kissing Hand (Un beso en mi mano)*, de Audrey Pennr

7. *The Very Hungry Caterpillar (La pequeña oruga glotona)*, de Eric Carle

8. *Blue Hat, Green Hat (Azul el sombrero, verde el sombrero)*, de Sandra Boynton

9. *The Runaway Bunny (El conejito andarín)*, de Margaret Wise Brown y Clemente Hurd

10. *Make Way for Ducklings (Abran paso a los patitos)*, de Robert McCloskey

11. *The Little Engine That Could (La pequeña locomotora que sí pudo)*, de Watty Piper, George Hauman y Doris Hauman

12. *Harold and the Purple Crayon (Harold y el lápiz color morado)*, de Crockett Johnson

Otra clase de juguetes

La importancia del juego

En casa de unos amigos, con varios bebés, el pequeño Ben, de tres meses, está tumbado de espaldas mientras su madre sopla pompas de jabón para él. Él trata de seguir con sus ojos las burbujas de distintos tamaños que flotan a su alrededor, y chilla con alegría cada vez que toca una.

Amy, de siete meses, yace en su cuna chupándose el dedo gordo del pie. Lo examina de cerca, y decide probar con el otro pie.

Trevor, de un año, pasa al lado de su madre, de mí y de sus compañeros hacia la cocina de juguete. Abre y cierra los armarios mientras que su compañero, Daniel, juega con la nevera. Cada uno no parece notar la presencia del otro, pues están muy enfrascados en su actividad.

En el parque, Jason, de 22 meses, se columpia mientras su padre le empuja. «Más, más, más!», le dice a su papá, riendo alegremente.

En un centro de día infantil, Charlotte, de dos años, hace una pila de bloques cada vez más alta, hasta que alcanza casi su estatura y se desploma en el suelo. Ella vuelve a empezar.

Jack, de dos años y medio, está ante su caballete en clase de arte, eligiendo un color. Moja su pincel en la pintura violeta, salpicándose la ropa en el proceso. Pasa el pincel sobre el papel blanco, comenzando su obra maestra.

En su clase preescolar, Jasmine, de tres años, se pone una bata de médico. «Este pinchazo le dolerá, pero luego se va a sentir mucho mejor», le dice a Duncan, su paciente y compañero de clase, mientras aplica la jeringuilla de plástico contra su brazo.

Todos los niños de las escenas anteriores juegan a su manera y en su propio nivel. Los niños están en interiores, al aire libre, jugando con compañeros, padres o amigos. En casa, en clases, en el parque, en el centro de día o en la escuela, todos están aprendiendo. El juego enseña a los niños sobre sí mismos, su mundo y la gente a su alrededor. Ayuda a los niños a dominar nuevas habilidades y a perfeccionar las viejas.

Con la esperanza de formar un niño listo, muchos padres descuidan la importancia del juego. Pero el juego es crucial para desarrollar la mente. Los estudios demuestran que jugar incrementa el CI y promueve la resolución de problemas, la creatividad, el aprendizaje, la atención ampliada, el desarrollo del lenguaje, el autocontrol, las habilidades sociales, la capacidad de superar situaciones difíciles en la vida y mucho más.

Pero el juego está desapareciendo. Está siendo devorado por la televisión, los «juguetes educativos», las clases estructuradas, las fichas de aprendizaje y los DVD «educativos» para niños. Los padres son persuadidos para que gasten cientos o, a veces, miles de euros en los llamados *juguetes educativos* para que sus hijos no se queden excluidos por alguna imaginaria brecha intelectual. Otros padres aparcan a sus niños delante de la televisión durante horas al día, porque no conocen nada mejor o necesitan tiempo para sí mismos. Todas estas actividades consumen el tiempo de juego, tan necesario para el desarrollo del niño. Según Kathy Hirsh-Pasek, Roberta Michnick Golinoff y Diane E. Ayer, autoras de *Einstein Never Used Flashcards* (*Einstein nunca memorizó, aprendió jugando*) el juego es «el verdadero combustible de toda actividad intelectual en la que nuestros hijos participan».

Se ha calculado que los niños han perdido 12 horas de tiempo libre por semana en las dos últimas décadas, y ello empeora cuando se hacen mayores. De acuerdo con un reciente informe titulado *Crisis en la guardería: por qué los niños necesitan jugar en la escuela*, los niños de las guarderías de las grandes ciudades pasan unas tres horas al día leyendo, en instrucción matemática y en preparación de test, pero menos de 30 minutos en juegos libres.

La ironía es que este intento de fomentar el aprendizaje de los niños hace más mal que bien. En su artículo «*Playtime in peril*», la autora Lea Winnerman señala que «los padres y educadores están ignorando décadas de evidencia de que los niños pequeños aprenden mejor a través del juego activo y exploratorio (a veces guiado por un adulto) que por la instrucción directa de clase de tipo lectura, las fichas de aprendizaje y los juguetes electrónicos de apretar botones, que les impulsan a memorizar datos que no están preparados cognitivamente para entender».

Las ventajas del juego: beneficios en el desarrollo

El juego es crucial para el desarrollo del niño a todos los niveles. Jugar desde la infancia está inexorablemente unido al aprendizaje, la socialización y el desarrollo. Estos son 10 de los más importantes beneficios del juego para el desarrollo:

1. El juego enseña a resolver problemas. Los investigadores ponían un juguete atractivo en una caja transparente y decían a niños de cuatro o cinco años que sacaran el juguete de la caja sin levantarse de sus sillas ni arrastrar estas hacia la caja. La única forma en que un niño podía alcanzar el juguete era empalmar dos palos largos y acercar con ellos la caja. Se permitió a un grupo de niños jugar con los palos y algunos juguetes durante 10 minutos, mientras que se mostró a un segundo grupo cómo resolver el problema con los palos, pero no se les dejó jugar antes de pedirles que sacaran el premio de la caja, y a un tercer grupo no se les dio ninguna de las dos oportunidades. Los niños a los que se dejó jugar lo solucionaron mucho mejor que cualquiera de los otros dos grupos. Trabajaron con más empeño y persistencia, y demostraron mayores habilidades para solucionar problemas. La conclusión a la que llegaron los investigadores fue que el juego es una experiencia de aprendizaje que enseña destrezas para solucionar problemas.

2. El juego ayuda al desarrollo social. Jugar ayuda a los niños a aprender importantes habilidades sociales como hacer turnos, colaborar, seguir reglas, empatía, autocontrol y control de impulsos. Jugar enseña a los niños las reglas de la interacción social, lo que a su vez les ayuda en sus relaciones. Los niños que juegan bien juntos son capaces de trabajar bien juntos, y estas destrezas se trasladan a buenas habilidades sociales cuando son adultos.

Hacia los tres años de edad, se incrementa el juego sociodramático. Los niños traman juntos historias ficticias, desarrollan personajes y crean reglas sociales en su juego. Este desarrollo demuestra un drástico salto cognitivo y social. En un extenso estudio sobre juegos de interpretación, las doctoras Wendy Haight y Peggy Miller hallaron que del 68 % al 75 % de estos juegos son de naturaleza social. De hecho, estas interacciones tempranas son el fundamento de las futuras relaciones sociales, y ejercen una presión externa en los niños para que actúen de formas socialmente deseables, empujándolos a un nuevo nivel de socialización en el que tienen entendimiento de las reglas y costumbres sociales. El niño que arroja un muñeco bebé a su compañero mientras juega a las casitas rompe el ritmo del juego, y con toda probabilidad su amigo no volverá a pedirle que juegue con él a ese juego. Es en estos momentos de juego imaginario cuando los niños son forzados a elevarse sobre sus deseos naturales. Como prominente experto en desarrollo infantil, el doctor Lev Vygotsky escribe: «En el juego, un niño está siempre por encima de su edad media, de su conducta diaria; en el juego, es como si su cabeza fuera "mayor" que él mismo».

3. El juego ayuda a desarrollar el control de impulsos. Se ha dicho a menudo que el juego es el trabajo de los niños y, realmente, es más trabajo de lo que parece. El juego libre, en particular, no es tan «libre»: se trata de autocontrol y seguir reglas sociales, lo que requiere un enorme control de los impulsos. Según el doctor Vygotsky, los niños se enfrentan repetidamente a conflictos entre las reglas del juego de situaciones imaginarias y aquello que harían si pudieran actuar impulsivamente, y normalmente deciden en favor de las reglas.

Según la doctora Laura E. Berk, autora de *Awakening Children's Minds*, el juego libre refuerza la capacidad *interna* de los niños de hacerse civilizados y socialmente responsables y, aún más, ejerce una poderosa presión *externa* para que actúen de formas socialmente deseables. En un estudio de dos años de juegos en niños de tres y cuatro años, se encontró que los niños que participaban en juegos sociodramáticos complejos mostraban un mayor avance en responsabilidad social en un período de cinco a seis años. Esto era particularmente notable en aquellos que habían sido calificados como «altamente impulsivos» por sus padres. La buena noticia es que los niños que tenían mayor necesidad de dominar su impulsividad se beneficiaban más con el juego.

4. El juego hace a los niños más listos. El juego es el fundamento de la exploración intelectual. Proporciona a los niños una plantilla que les enseña cómo aprender. El juego y los juguetes son los métodos primarios por los que los niños aprenden y adquieren muchas destrezas básicas. Según investigadores de la Universidad de Illinois, la actividad cerebral se incrementa un 25 % durante el juego. Otro estudio de la Universidad de Baylor reveló que la masa cerebral de los niños que no habían jugado en los primeros cinco años de vida era de un 20 % a un 30 % menor que la de los que habían jugado en esos años de formación. Un estudio diferente, centrado en preescolares, halló que los niños que pasaban tiempo en juegos sociodramáticos eran más avanzados en su desarrollo intelectual que sus compañeros, y eran juzgados como más competentes socialmente por sus profesores que los niños que no pasaban tanto tiempo jugando.

5. El juego mejora la concentración, la atención amplia y la memoria. La atención y la concentración son destrezas aprendidas, y el juego es una de las formas más naturales y placenteras para que los niños comiencen a desarrollar esas destrezas. Todos hemos visto a algún niño tan enfrascado en el juego que ni siquiera escucha su nombre cuando se le llama. Esta concentración es esencialmente la misma que un niño necesitará años después para escribir un resumen, escuchar una lectura o interpretar un concierto de piano. Un estudio de patrones de juego en los niños revela cómo la atención y concentración cambian con el tiempo. La atención de los niños entre uno y dos años se dedica a las propiedades físicas de un juguete, lo que les hace perder interés y cambiar de juguetes relativamente deprisa, pero una vez son lo bastante mayores para buscar metas que requieren esfuerzo —como apilar bloques— su amplitud de atención cambia. Cuanto más complejas sean las metas de juego, muestran una atención más concentrada y esforzada, y más aumenta esta atención con el tiempo.

Los niños recuerdan cosas que les son presentadas en un contexto de juego mejor que cuando se les pide que memoricen información que se les presenta sin contexto. En un estudio en el que se pedía a los niños que memorizaran una lista de juguetes, un grupo de niños tenía la oportunidad de jugar con ellos y el segundo grupo solo tenía que memorizar la lista. Los niños que habían jugado antes con los juguetes memorizaron la lista sin esfuerzo, mientras que el otro grupo no lo hizo tan bien.

6. El juego ayuda en el desarrollo físico. El juego ayuda a los niños a desarrollar la coordinación, las destrezas motoras finas y la fuerza muscular; también previene la obesidad. El juego sensomotor —juego que usa tanto los sentidos como los músculos— permite a un niño descubrir su propio cuerpo y sus habilidades. Los niños preescolares desarrollan esta percepción a través tanto de la pequeña actividad muscular, como trabajar con las dos manos a la vez, como con la actividad muscular mayor, como caminar, correr o trepar. El juego sensomotor de los preescolares les ayuda a entender y controlar el uso de su cuerpo. Este dominio del cuerpo físico también promueve la autoestima. El sentimiento de satisfacción es obvio la primera vez que un niño gatea por una habitación, golpea un tambor o da una patada a una pelota.

Se calcula que el 32 % de los niños estadounidenses son obesos. Para muchos de ellos, la falta de juego tiene gran parte de la culpa. Muchos niños tienen hoy un estilo de vida sedentario que comienza en la infancia. Los estudios muestran que cuanta más televisión vean los niños, mayor peso tienden a tener. De hecho, la Academia Americana de Pediatría sugiere que los niños por debajo de los dos años no deberían ver nada de televisión ni vídeos. Los hábitos sobre la televisión, que tienen sus raíces muy temprano en la vida, tienden a persistir. Los niños de dos años que pasan mucho tiempo frente a la tele tienen dos veces y media más probabilidades de ser consumidores excesivos de televisión hacia los seis años. Cada hora que su hijo pasa frente al televisor es una hora en la que no juega, se mueve o experimenta la vida real.

La actividad lleva a más actividad. Los primeros cinco años de vida son cruciales para desarrollar hábitos saludables. Los niños que se acostumbran a la actividad física y a pasar tiempo jugando crecen como adultos activos físicamente. Los niños que crecen frente a la tele y adquieren sobrepeso tienen menos probabilidades de disfrutar con la actividad física, creando un círculo vicioso.

7. El juego ayuda a los niños a dominar nuevas destrezas y a entender cómo funcionan las cosas. ¿Ha notado alguna vez cómo los niños hacen una cosa una y otra vez? Eden, de 18 meses, trepa por el tobogán, se desliza y vuelve a subir, mientras que Cayden, de dos años y medio, da patadas a un balón repetidamente. Ambos están trabajando lo mismo: la maestría. Los niños aprenden a dominar nuevas habilidades con el juego repetitivo, y una vez han conquistado esa habilidad, la llevan al siguiente nivel. Cuando un niño haya aprendido a caminar, tratará de correr. Cuando haya aprendido a apilar bloques, comenzará a construir estructuras más complejas. El juego da a los niños destrezas para desarrollar.

Explorar, manipular, tocar, tirar, clasificar y experimentar otorgan a los niños la capacidad de hacer inferencias sobre cómo funcionan las cosas. Este proceso comienza temprano. En un estudio sobre este fenómeno, los investigadores dieron bocinas de juguete, que sonaban apretando una pera de goma, a bebés de entre nueve y 16 meses. Se permitió a los niños que jugaran con las bocinas, y luego las retiraron, sustituyéndolas por bocinas de distintos tamaños y colores que funcionaban igual. Lo que hallaron es que todos los bebés hacían lo que los investigadores llamaban una *inferencia inducida*, es decir, que eran capaces de hacer suposiciones sobre los nuevos juguetes basándose en sus experiencias con los juguetes anteriores. Todos los bebés apretaron la pera de las bocinas inmediatamente.

8. El juego ayuda a desarrollar el pensamiento matemático. Cuando los niños juegan con bloques, trenes, Legos, vestidos de muñecas, puzles o casi cualquier otro juguete, están jugando directamente con las matemáticas sin saberlo siquiera. Puesto que el juego enseña a los niños relaciones entre las cosas, realmente los ayuda a desarrollar el tipo de razonamiento que ayuda en el entendimiento matemático. Según el profesor Ranald Jarrell, experto en el desarrollo del pensamiento matemático, «la investigación experimental sobre el juego muestra una fuerte relación entre el juego, el crecimiento del entendimiento matemático y la mejora en el rendimiento matemático… Sin juego… las capacidades de los niños de razonamiento matemático quedarían seriamente subdesarrolladas».

Los juegos de mesa son una forma divertida para que los niños mayores aprendan conceptos matemáticos sin una enseñanza formal. En un estudio con preescolares, se dio a los niños la oportunidad de jugar con uno de dos juegos muy parecidos al juego comercial de Toboganes y Escaleras, excepto en que el juego del estudio se basaba en números en vez de en colores. Los investigadores encontraron que, con solo una hora de juego, el tablero de números mejoraba notablemente la capacidad de los niños de identificar y comparar números, contar e identificar dónde está un número en una línea de ellos.

El conocimiento matemático de un preescolar predice los resultados de los test de rendimiento en matemáticas en enseñanza primaria y secundaria, igual que la habilidad de leer de un preescolar es un indicador fiable de su éxito académico años después. Los estudios muestran que las relaciones entre la capacidad matemática temprana y tardía es dos veces más fuerte que la que hay entre capacidad lectora temprana y tardía.

9. El juego promueve el desarrollo del lenguaje y la alfabetización. El juego, especialmente el juego dramático, exige a los niños usar el lenguaje y exponerse a él. En un estudio con niños de cuatro años que participaban con frecuencia en juegos sociodramáticos, los investigadores hallaron que, cuando se comparaban con un grupo de juego no sociodramático, estos niños mostraban un aumento del número total de palabras utilizadas, de la longitud de las frases y de la complejidad de su habla.

Una razón por la que las destrezas verbales y el vocabulario de los niños aumenta con el juego dramático es que los niños corrigen a menudo los errores de otros, directamente o a través de modelado, cuando juegan juntos. Cuando Ella y Maggie juegan a las casitas y la muñeca de Maggie dice: «Quiero "bibi"», Ella la corrige diciendo: «Deberías decir "quiero mi biberón"». En otra esquina de la habitación, Sabastien y Nicole juegan a «trabajar». Cuando Nicole presenta a Sabastien a un nuevo colega, ella le dice: «Tienes que decir "encantado de conocerte"». Ha habido aprendizaje.

No sorprende, por tanto, que el juego tenga un efecto positivo en la alfabetización. En un estudio, los niños que pasaban entre 50 y 60 minutos de un programa de dos horas y media participando en juego sociodramático puntuaron más alto en alfabetización que los niños que no participaron en el programa. Algunos expertos creen que la experiencia de usar simbolismos en el juego ayuda a los niños a aplicar el concepto de que las letras y las palabras actúan como símbolos de los sonidos y el lenguaje, lo que les ayuda a entender conceptos de lectura.

POR QUÉ ESTIMULAN LOS BLOQUES

Un estudio publicado en la revista *Archives of Pediatrics & Adolescent Medicine* encontró que jugar con bloques puede mejorar el desarrollo del lenguaje. Los participantes en el estudio fueron 150 familias con niños de entre 18 y 30 meses de edad. La mitad de las familias recibieron un juego de bloques de construcción y un librito sobre cómo los niños podían jugar con los bloques, mientras que las otras familias no recibieron los bloques. Al final del estudio de seis meses, los padres completaron un cuestionario en el que valoraban las destrezas de lenguaje de sus hijos. Las destrezas de lenguaje de los niños que recibieron el juego de bloques al comienzo del estudio puntuaban un 15 % por encima.

¿Quiere unos buenos bloques para usted? Mire los bloques de Uncle Goose, que vienen en 40 idiomas, incluyendo lenguaje de signos y braille. La compañía también vende bloques temáticos como versos de guardería, bichitos y presidentes. Los bloques se fabrican con madera ligera y tintas no tóxicas. (Para más información, visitar www.lindenwoodinc.com).

10. El juego fomenta fuertes rutas neuronales y muchas células cerebrales. Cada vez que un niño se involucra en una actividad lúdica como apilar bloques, las sinapsis entre sus células cerebrales se activan, y con el tiempo, el nivel de una sustancia para producir estas conexiones disminuye, haciendo más fácil desarrollar la tarea. Según la doctora Jill Stamm y Paula Spencer, autoras de *Bright from the Start*, esta «actividad repetitiva resulta en un patrón de actividad neuronal que cambia el cerebro». Esto crea una experiencia agradable de aprendizaje que relaciona juego con placer, haciendo que los niños jueguen una y otra vez. En qué consiste el juego cambia con el tiempo; para el bebé es un juego de cucú-¡tras!; para el niño de pocos años puede ser jugar con trenes; para el preescolar puede ser un juego de vestidos; y para mamá puede ser el juego del Scrabble. Según Stamm y Spencer, la biología del juego es la misma con independencia de la edad: «Cuando algo se siente como bueno, la respuesta química que lo acompaña hace que nuestras células cerebrales quieran experimentar esos sentimientos positivos otra vez».

Crear un ambiente de juego enriquecido realmente puede beneficiar a los niños y no tiene que costar una fortuna. En un estudio con ratas en el que se les dio una atmósfera de juegos estimulante, que incluía tubos para trepar, ruedas para correr e interacción social, las ratas desarrollaron unas 50 000 células cerebrales más en cada lado del hipocampo (el área del cerebro responsable de la memoria y el aprendizaje) después de dos meses. Este estudio sugiere la importancia de tener materiales de juego disponibles para su niño. No tienen por qué ser caros, ni nuevos, y no deben ser electrónicos (ver pág. 232 para más información). Juguetes sencillos y baratos como vasos de medidas, cajas de cartón, bufandas, muñecos de trapo caseros, pelotas, instrumentos musicales, lápices y papel ayudan a crear un ambiente de juego enriquecido. En un estudio con 130 niños, los investigadores hallaron que la disponibilidad de material de juego era uno de los predictores más consistentes de inteligencia.

Desenvoltura en el arenero: los beneficios emocionales del juego

Además de proporcionar beneficios en el desarrollo, el juego promueve el crecimiento emocional y social de los niños, ofreciéndoles valiosas oportunidades:

1. El juego permite a los niños experimentar ser el jefe. A lo largo de todo el día se dice a los niños lo que deben hacer: «Es hora de la siesta», «no tires las zanahorias al suelo», «es hora de hacer pis en el orinal», «ahora vamos a ir al médico». Durante el juego, los niños pueden experimentar qué se siente al estar al mando y adquirir sentido de dominio. Pueden jugar a ser la mamá, el papá, el médico… la persona que manda. Tienen la experiencia de acostar al bebé para la siesta o para ponerle una inyección, lo que les ayuda a asimilar la experiencia de estar desamparados y les da un sentido de cómo es ser poderoso y competente. Además, pueden repetir estas experiencias una y otra vez, tanto como quieran.

2. El juego permite a los niños asimilar experiencias emocionales. El juego de interpretar, en especial, ayuda a los niños a integrar experiencias emocionales por las que tienen que pasar. Les permite expresar cosas sobre las que aún no tienen la madurez necesaria para hablar con los adultos. Por mucho que queramos, no podemos proteger a los niños del miedo, el sufrimiento y la pérdida. Aunque su niño nunca experimente un trauma, la separación creada en la hora de la siesta, un niño agresivo en el parque o un viaje inesperado a la sala de urgencias les da mucho para expresar a través del juego. El juego les permite sacar significado a experiencias desafiantes y superar la adversidad. Poco después del 11-S, algunos niños de mis prácticas vieron escenas de los aviones estrellándose contra las Torres Gemelas en las noticias. Traumatizados por las imágenes, algunos de ellos hacían chocar sus aviones de juguete contra sus propias construcciones una y otra vez, durante meses después del suceso. Algunos padres pueden asustarse por este tipo de conducta, pero es completamente saludable y normal. Así es como los niños asimilan la información.

3. El juego reduce el estrés. «¿Qué estrés?», puede que se pregunte. Seguro que su hijo duerme siestas, come cosas y juega durante la mayor parte del día, pero la infancia es estresante. Exige aprender normas sociales, controlar impulsos, hacer lo que dicen los adultos, soportar las separaciones y dominar nuevas destrezas. El juego puede reducir el estrés y la ansiedad. Los investigadores hallaron que los niños que jugaban más en su primer día de escuela infantil tenían mucha menos ansiedad con la transición. En otro estudio, se dividió a los niños en tres grupos. A todos se les enseñó una escena de película inquietante. A un grupo se le permitió jugar antes de verla, a otro se le dejó jugar después, y al tercero no se le dejó jugar. Los dos primeros grupos mostraron menos estrés y ansiedad que el grupo que no jugó.

4. El juego permite a los niños expresar sentimientos difíciles. Los sentimientos poderosos, especialmente los negativos como la ira, los celos y el miedo, pueden ser insoportables para los niños. El juego proporciona una voz y una salida sana para la expresión de esos sentimientos negativos y abrumadores. Es importante que los padres den espacio a los niños para explorar esos sentimientos difíciles. Jamie, de dos años y medio, no estaba feliz con la llegada de su hermanito, Hank. Cuando jugaba, ponía su muñeca bebé una y otra vez en la basura, diciendo: «Adiós, Hank» a su madre. Una mamá menos introspectiva habría dicho: «¡No tiramos los bebés a la basura!» o «tú no odias a Hank de verdad», pero la madre de Jamie le dijo: «Veo que no quieres compartirme con Hank». Al dar a Jamie un espacio para expresar su ira en el juego, se reduce la probabilidad de que ella lo manifieste en la vida real.

5. El juego permite a los niños desarrollar un habla privada. El habla privada es el lenguaje que uno habla consigo mismo para la comunicación, la autoguía y la autorregulación de la conducta. Esta autocharla es especialmente importante entre los dos y los cinco años de edad, y supone del 20 % al 60 % del habla de los preescolares. Se ha encontrado que, cuanto más hablen los niños con adultos, más interiorizan sus mensajes, que se vuelven parte de su habla privada. Los expertos creen que el uso de habla privada significa que los niños están sustituyendo el apoyo dado por otros, y la utilizan para guiar y controlar sus propios pensamientos y conducta. Se ha concluido que los niños que usan un habla privada actúan mejor en tareas desafiantes. Un estudio con preescolares comprobó que aquellos a quienes sus profesores consideraban buenos regulando emociones usaban más habla privada que sus compañeros de clase menos regulados emocionalmente.

6. El juego ayuda a los niños a experimentar el *flujo*. El psicólogo Mihaly Csikcentmihalyi acuñó el término *flujo* para describir la experiencia de concentración total, o la completa absorción en la actividad que se realiza. Durante el flujo, una persona pierde el sentido del tiempo, pierde la autoconciencia y está totalmente absorta en la actividad, hasta el punto de que pierde el sentido de sí misma. Este placentero estado de concentración total durante el juego permite que el estrés, la ansiedad y las preocupaciones se esfumen.

Demasiado e insuficiente

Dos de los mayores problemas para los niños hoy día están en extremos opuestos del espectro, y pueden parecer contradictorios: demasiados juguetes y juego insuficiente.

Los expertos creen que la falta de juego puede llevar a depresión, hostilidad y conducta agresiva en los niños. Entre otras cosas, los niños necesitan un respiro para:

- descomprimir
- asimilar cosas nuevas que han aprendido
- renovar su energía
- dominar nuevas habilidades
- inclinarse por actividades que disfrutan
- pasar un rato tranquilo
- ser creativos
- asimilar las experiencias del día

Dado que privar a los niños del juego sería poco ético, los únicos estudios que se han hecho sobre ello han utilizado animales. Cuando se permitió jugar a ratas con el lóbulo frontal dañado (la parte del cerebro relacionada con la atención y el autocontrol), parte del daño revertió espontáneamente. Las ratas a las que no se dejó jugar, en cambio, experimentaron serios retrasos en el desarrollo cerebral.

Mientras que una amplia *variedad* de juguetes es esencial en el desarrollo de los niños, no hace falta que los niños tengan cientos de juguetes. Ahora que los juguetes se producen en masa y a menudo son baratos, hay una tendencia a comprar y dar demasiados a los niños. Los juguetes que solían darse en ocasiones especiales —cumpleaños y fiestas— hoy se regalan a lo largo de todo el año, con independencia de si se ha de gastar poco o mucho dinero. Esta abundancia hace a los propios juguetes menos especiales, e impide a los niños formar lazos con sus cosas de juego. Según el Dr. David Elkind, autor de *The Power of Play*, «el enorme número de juguetes que poseen los niños contemporáneos debilita el poder de los mismos para involucrar a los niños en el pensamiento dramático. La abundancia, como la familiaridad, genera desdén».

Debido a esa sobreabundancia, la generación actual de niños tiende a no valorar los juguetes de la misma forma que lo hacían las generaciones anteriores. Los niños de hoy, abrumados y sobrestimulados, van con frecuencia de un juguete a otro sin explorar completamente ninguno de ellos. Como señala Elkind, estos juguetes se usan como diversión y distracción, y no como inspiración imaginativa. Solo cuando un niño ha pasado un tiempo con un juguete particular, puede «tejerlo en el tapiz de una historia creada por él mismo».

En muchas visitas a niños para consultas a domicilio (así como en las casas de los compañeros de juego de mis hijas), he encontrado habitaciones que más parecían una tienda de juguetes que dormitorios o salas de estar, que los padres habían cedido a las montañas de juguetes de sus hijos. Los padres bienintencionados están bajo mayor presión que nunca para comprar, sobre todo los llamados *juguetes educativos*, a sus hijos. Muchos padres temen que sus hijos estén en desventaja si no les compran el último juguete electrónico que pretende enseñar *swahili* a los niños muy pequeños y promete conseguir que echen su ropa en la cesta. Pero creo, como Elkind, que el exceso trae grandes desventajas: la sobreabundancia crea una mentalidad consumista, reduce el valor de cualquier juguete dado y afecta a la creatividad.

Los padres sienten una enorme presión para comprar lo que Elkind refiere como *juguetes efímeros*: productos derivados del cine y la televisión que suelen ser un medio de aceptación social para los niños, crean una autoestima falsamente alta y pueden ser usados contra otros niños cuyos padres tienen menos capacidad o interés en comprar tales productos. Estos juguetes no son más que ardides para promocionar una marca y crear consumidores fieles desde el nacimiento. Los anunciantes gastan hoy unos 12 000 millones de dólares estimados al año en promocionar productos para los niños para crear lo que el negocio llama *consumidores de la cuna a la tumba*. Puede ser un reto encontrar pañales, cepillos de dientes y hasta ropa interior para niños que no traigan algún personaje comercial. Es en estos bienes, junto con los juguetes, donde el consumismo empieza para los niños de hoy. Comprar estos juguetes comercializados no es personalmente atractivo para el niño; su propósito es únicamente promocionar la marca, no el desarrollo del niño individual.

Los abc y 1-2-3 del juego

Para que un niño esté listo y disponible para el juego, debe experimentar antes algunas cosas. En *The Roots and Fruits of Pretending*, la doctora Marilyn Segal dice que las siguientes tres cosas promueven las bases del juego con significado:

1. Una relación segura.
2. Un ambiente adecuado para el desarrollo.
3. Adultos que eduquen e interactúen.

Estas tres cosas —que todos los padres, con independencia de sus ingresos o educación, pueden dar— crean el motivo, la oportunidad y la seguridad necesarios para que a un niño le atraiga por completo el juego.

Si «el juego es el trabajo de los niños», ¿cómo sabe usted si un niño trabaja o juega? Los investigadores Catherine Garvey y Kenneth Rubin definen los cinco elementos del juego así:

1. Debe ser agradable y placentero. Sencillamente, el juego debe ser divertido.
2. No debe tener metas extrínsecas. Debe hacerse solo por diversión, no para ganar habilidades especiales.
3. Debe ser espontáneo y voluntario. Debe ser elegido libremente por quien juega. En un estudio en el que una profesora de guardería asignaba a sus alumnos una actividad de juego, los niños pensaban que era trabajo; cuando ellos iniciaban la actividad por sí mismos, en cambio, la describieron como juego.
4. Debe suponer participación activa. El que juega ha de estar activamente implicado, no mirando pasivamente desde fuera.
5. Contiene cierto nivel de fantasía. El niño debe interpretar, o trabajar con objetos o materiales de forma no literal; por ejemplo, construir un castillo de arena.

A medida que los niños maduran, su juego social cambia y se desarrolla. A los bebés les gusta al principio el *juego solitario*, por ejemplo, mirar un móvil o jugar con un camión de juguete. Esta etapa del juego comienza en la infancia y se extiende durante unos años. Luego viene el *juego paralelo*; en él juegan con otros niños y a veces perciben al otro, pero no siempre. Esto es particularmente en los primeros años. Después llega el *juego asociativo*, que se extiende en la edad preescolar, cuando los niños juegan juntos y en ocasiones incorporan aspectos del juego de sus compañeros. A esto le sigue el *juego cooperativo*, cuando los niños trabajan y juegan juntos para crear una actividad o hacer un producto. Esta etapa avanzada del juego suele empezar en los años preescolares. Los niños no terminan una etapa y comienzan otra, sino que van sumando. Por ejemplo, un niño que puede hacer juego cooperativo puede elegir jugar solo o experimentar el juego paralelo.

El suelo... échate en él

Jugar en el suelo con su hijo, durante la infancia y los primeros años, es especialmente importante. Estar en el suelo le pone a usted literalmente a la altura de su hijo y le permite ver el mundo desde su perspectiva, leer sus señales faciales y corporales más fácilmente y, lo más importante, mostrarle interés. Una vez, estando sentada en el suelo con mis hijas, entonces de pocos años, una de ella se acercó a mí, se inclinó (ya era más alta que yo cuando yo estaba sentada y ella de pie) y me miró a los ojos para hacerme una pregunta. El cuidado que puso al inclinarse y tomar contacto visual conmigo me hizo sentir importante e incluso mimada por ella. Ofrecer la misma experiencia a un niño es un gran regalo.

«TIEMPO DE BARRIGUITA»

Desde la campaña nacional «Back to Sleep» en 1994, que recomendaba a los padres poner a sus niños pequeños a dormir sobre su espalda, el número de muertes por síndrome de muerte súbita infantil se ha reducido en más de un 40 %; sin embargo, dormir de espaldas tiene efectos secundarios: músculos del cuello débiles, destrezas motoras retrasadas y plagiocefalia (síndrome de cabeza plana). Para evitar este y otros problemas relacionados, los padres deben dar a sus hijos un «tiempo de barriguita».

Durante este tiempo, usted pone a su bebé sobre la barriga para darle oportunidad de levantar la cabeza y desarrollar los músculos del cuello que necesitará para darse la vuelta, gatear y ponerse de pie. Si el suelo es duro, puede usar esas planchas de goma cuadradas que encajan como un puzle (mejor no use las que tienen letras separables: son bonitas, pero se volverá loco cuando su hijo comience a sacar todas las letras, o cuando estas se salgan al guardarlas). Donna Holloran, experta en desarrollo infantil y fundadora del popular grupo de clase «Mamá y yo», recomienda los siguientes pasos para hacer del «tiempo de barriguita» una experiencia respetuosa con su hijo:

1. Ponga a su hijo sobre la espalda. Cuando un niño es colocado directamente en el suelo bocabajo, puede ser abrumador y desagradable ver el suelo acercarse a él.

2. Dígale: «Voy a volverte sobre tu barriguita».

3. Ponga una mano debajo de su bebé y otra en su estómago como apoyo para darle la vuelta con suavidad (sin levantarlo del suelo), primero de costado y luego sobre su barriga. Sujete sus brazos con cuidado para que no queden atrapados bajo su cuerpo.

4. Estimule sus señales y sea sensible a ellas. Muchos bebés se resisten o gruñen mientras tratan de dominar la habilidad de levantar la cabeza del suelo. Asegúrese de que su bebé es capaz de levantar la cabeza lo bastante para respirar libremente.

5. Cuando haya terminado, hágale saber lo que va a pasar a continuación (antes de hacer nada) diciendo algo como: «Ahora te voy a volver sobre la espalda, y después tendremos más rato de barriguita».

El «tiempo de barriguita» es importante para los niños porque les ayuda a:

- Desarrollar destrezas motoras finas y gruesas.
- Practicar el alcanzar objetos, pivotar y reptar, todo ello precursor del gateo.
- Fortalecer el tronco.
- Prevenir el «síndrome de cabeza plana».
- Mejorar el uso de las manos.

Cuando su hijo alcance realmente el hito de gatear, según Stamm y Spencer, el acto del movimiento coordinado en el lado izquierdo y el lado derecho del cuerpo activa las fibras del cuerpo calloso, una estructura del cerebro que conecta los hemisferios derecho e izquierdo. Cuanto más desarrolladas estén esas fibras y mejor conectados los dos hemisferios, más rápida será la comunicación entre los dos lados del cerebro.

Los expertos recomiendan que los bebés pasen al menos cinco minutos al día tumbados sobre la barriga por cada hora que estén despiertos. Al principio puede que su bebé proteste porque aprender esta nueva destreza le resulta incómodo y frustrante, pero cuando antes comience, más pronto se acostumbrará a ello. Hay también varias formas eficaces más de hacer «tiempo de barriguita», sobre todo cuando los músculos del cuello del bebé se fortalecen:

- Túmbese de espaldas con el bebé bocabajo justo bajo el pecho de usted. Hable con él o cante. Terminará intentando levantar la cabeza para verle, o incluso tratará de acercarse.
- Apoye el pequeño pecho de su bebé en su antebrazo, como un balón de *rugby*, mientras lo sujeta de forma segura; esta posición le permitirá levantar la cabeza y mirar a su alrededor.

- Ponga un espejo irrompible de bebé frente a él cuando esté tumbado en el suelo, para motivarle a mirar hacia arriba.
- Sujetando a su bebé con seguridad, ponga su barriga sobre una pelota de playa algo desinflada, un montón de cojines, una almohada o una toalla enrollada mientras lo mece suavemente adelante y atrás.
- Cuando se apoye en los antebrazos, baje las luces y encienda una linterna apuntando al suelo delante de él, animándole a levantar la cabeza y a seguir la luz con sus ojos.

HORA DE SUELO

Casi todo el tiempo de juego de un niño pequeño transcurre en el suelo, donde se siente más cómodo y estable (y, por supuesto, es donde viven sus juguetes). Al tumbarse en el suelo, usted se acerca a su nivel y crea un sentido de equidad que le gusta a su hijo: le es más fácil hablarle, crear contacto visual y jugar con usted cuando está allí con él. El doctor Stanley I. Greenspan, legendario psiquiatra infantil y autor de *Building Healthy Minds*, dice que todos los niños deben jugar algún tiempo en el suelo con adultos cercanos, y allí se les permitirá dirigir el juego. Él recomienda que los padres impongan solo dos límites: no hacer daño a nadie y no romper juguetes.

Dejar a su hijo ser el líder en el tiempo de suelo proporciona estos beneficios importantes:

- Conocerá mejor a su hijo.
- Él aprende a relacionarse con otros.
- Ambos disfrutan de una comunicación abierta.
- Ambos disfrutan de una proximidad mayor.
- El niño puede explorar sentimientos con el juego
- El niño gana un sentimiento aumentado de confianza.
- El niño obtiene una experiencia de dominio.

Los niños, sobre todo a partir de los dos años, pasan mucho tiempo como subordinados y escuchando lo que deben hacer. El tiempo de suelo, en el que los niños mandan, puede darles un sentido de poder y —a veces— hacer menos probable que se excedan para probar sus límites.

Durante el tiempo de suelo, deje que su hijo sea el jefe, y siga sus intereses. Incluso un bebé de ocho meses quiere dirigir su propio juego. Si su hijo da palmitas, únase a él dando palmas. Si el niño juega con bloques, participe en el juego. Si está dibujando, siga sus sugerencias para hacer el dibujo juntos. La clave es permitir que él dirija el juego.

No hay montaña demasiado alta: subir el nivel del juego

La investigación muestra repetidamente que, cuando a los adultos les gusta jugar con los niños, esto eleva su nivel de juego. Los expertos lo llaman *andamiaje*, porque proporciona un marco a los niños sobre el que construir, ayudando a que su juego gane en complejidad más deprisa. Varios estudios han revelado que, cuando los niños de uno a tres años de edad juegan con sus madres, les atrae el juego imaginativo dos veces más. También les atraen secuencias mucho más complejas, los temas son más variados y la actividad dura más. Por ejemplo, un niño que juega solo puede que únicamente ponga a su muñeco a dormir, pero cuando juega con un adulto, puede que quiera cepillar los dientes del muñeco, leerle un libro, cantarle una canción y darle un beso de buenas noches.

Cuando se une a su hijo en el juego, déjele llevar la iniciativa; sea un compañero sensible captando sus señales de hasta dónde quiere que usted se involucre. Jugar con su hijo no significa dirigir el juego. De hecho, en un estudio sobre madres que jugaban con sus hijos de entre 15 y 24 meses de edad, se vio que las mamás que hacían preguntas con frecuencia, daban muchas instrucciones e iniciaban nuevas actividades no relacionadas con el juego actual del niño provocaban una respuesta inmadura de sus hijos, ejemplificada por su mero tocar, mirar o llevarse a la boca los juguetes. Los niños de madres que eran compañeras de juego receptivas, se turnaban y se implicaban mutuamente en el juego tenían niveles más altos de juego de interpretación.

La doctora Sue Jenner, autora de *The Parent-Child Game*, ha encontrado repetidamente que los niños «difíciles», de conducta deficiente, tienen padres que no participan suficientemente en el juego dirigido por los pequeños. Ella asevera que, cuando a los padres de estos niños se enseña cómo dejar a sus hijos el mando, los niños cesan en su conducta desafiante. Según la doctora Margot Sunderland, autora de *The Science of Parenting*, las actividades conducidas por el niño activan opiáceos en el cerebro que reducen el estrés, y dan al niño el mensaje de que sus ideas son valiosas y que él puede tener impacto en el ambiente, lo que a su vez aumenta su autoestima. Por el contrario, cuando los padres dominan el juego de sus hijos, se reducen los niveles de dopamina en el cerebro y se activan sustancias del estrés que desencadenan repuestas de ira. El juego dominado por los padres restringe la libertad de un niño y envía el mensaje de que hay una forma buena y una mala de jugar. Peor aún, daña la conexión emocional entre padre e hijo, haciendo más probable que el niño pierda interés en jugar o se cierre emocionalmente para cumplir con su padre.

JUEGO DIRIGIDO POR EL NIÑO

Actitud del padre o de la madre	Ejemplo
Pide participar en el juego.	«¿Qué quieres que haga?».
Describe lo que su hijo está haciendo.	«Veo que pones la jirafa en el coche».
Usa elogios eficaces (ver capítulo 1).	«¡Qué pila de bloques tan alta has hecho!».
Usa el contacto no invasivo.	Poner una mano suavemente en la espalda del niño para conectar y mostrar afecto.
Aumenta el juego creativo de su hijo.	«¿Va a lavarse el pelo la jirafa en la bañera?».

JUEGO DOMINADO POR EL ADULTO

Actitud del padre/madre	Ejemplo
Da instrucciones.	«Ahora, pon el bloque rojo aquí».
Hace correcciones.	«¡Las jirafas no se meten en la bañera!».
Da órdenes.	«Hazlo así».
Hace críticas.	«No seas tan desordenado».
Instruye y da lecciones.	«Lo has dibujado mal; los coches tienen cuatro ruedas, no tres. Dibuja otra rueda».
Usa el contacto negativo.	Agarrar por la muñeca al niño diciendo: «¡No pintes la mesa!».
Interrumpe.	Hablar cuando el niño está hablando.

Los padres deben centrarse siempre en el proceso antes que el producto, haciendo del juego el objetivo, antes que el trabajo de arte acabado o las lecciones aprendidas. Este tipo de interacción sensible ayuda a los niños a desarrollar habilidades verbales y sociales, fomentando capacidades que les ayudarán más adelante a comunicarse y cooperar con sus compañeros.

Solo trabajo sin variedad en el juego hacen a Jack un niño apagado

Cuando un niño se hace mayor, necesita un juego más desarrollado. Veo a muchos padres cuyos hijos solo van a clases estructuradas o solo juegan en el parque, por ejemplo. También es fácil dejar siempre a un hijo con los mismos compañeros de juego (sobre todo si algún hermano está disponible) o simplemente jugando solo. Pero los niños necesitan variedad y equilibrio en sus juegos, una necesidad que se hace más importante a medida que crecen.

En nuestros días, el error más común de los padres es inscribir a sus hijos en muchas clases estructuradas: ¡algunos niños toman clases siete días a la semana! Las clases pueden ser maravillosas, pero demasiada estructuración no da a un niño el tiempo de respiro que necesita. En el otro extremo del espectro, si un niño tiene 18 meses y aún no ha recibido ninguna clase, recomiendo inscribirle en alguna para que pueda beneficiarse de la socialización, nuevas experiencias y un poco de estructura para echar las bases de la etapa preescolar, y que esta no sea un cambio brusco. Hay muchos grupos de «Mamá y yo», clases de música y clases basadas en gimnasia para niños que apenas andan. Los niños pueden participar en esas clases con sus padres o con otros cuidadores.

Los siguientes ejemplos son tipos de juego que los niños deberían tener la oportunidad de experimentar, aunque no estoy sugiriendo que su hijo deba hacer *todas* estas actividades todos los días ni todas las semanas. Mi opinión es que es simplemente bueno para los niños probar distintas clases de juegos. Además, no hay que olvidar que no todos los juegos son apropiados para todas las edades; por ejemplo, no puede esperar que su pequeño de seis meses participe en un juego sociodramático.

- Juego libre
- Juego estructurado (una clase, por ejemplo)
- Juego solitario
- Juego uno a uno, con un amigo
- Juego en grupo
- Juego en casa
- Juego al aire libre
- Juego táctil (juegos que supongan tocarse, como «este compró un huevito…»)
- Juego físico (montar en triciclo, lanzar una pelota, etc.)

DE LOS EXPERTOS...

Compartir

Para un niño de uno o dos años, el mundo entero y todo lo que contiene es «MÍO». Estos niños toman lo que quieren, te lo enseñan y, si te lo dan, lo quieren de vuelta inmediatamente. Así es como practican dar y tomar, y aprenden a retener. Así es como un niño aprende que lo que da es lo que recibirá... o tal vez no. Es como un niño aprende a distinguir «ahora» y un momento en el futuro. Un niño necesita mucha práctica con esto. También necesita la paciencia de sus padres mientras capta los conceptos de *COMPARTIR* y de *TURNARSE*. Esto necesita tiempo... mucho tiempo.

Siéntese en una habitación llena de niños pequeñitos y sus padres, y en cuestión de minutos, oirá a un padre gritar: «¡Comparte!» y al niño chillar: «¡MÍO!». ¿Qué puede hacer un padre? Quedarse cerca y hacer sugerencias si su niño se pelea por un juguete. «Jack, parece que Mollie quiere jugar cuando termines». «Mollie, puedes decirle a Jack: "Me toca a mí"». «Jack, ¿puedes ayudar a Mollie a encontrar otro camión?». Y, a veces, puede ayudar dejarles gritar: «¡MÍO, MÍO!» mientras nadie sufra daños. Casi siempre, estas peleas verbales terminan con los niños saliendo a jugar juntos. Y cuando no es así, los padres pueden estar allí para consolar. Y todo lleva tiempo... mucho tiempo.

Padres: mantengan la calma y el objetivo. Hablen a sus hijos, ofrezcan opciones, y den apoyo y ánimos. Sobre todo, compartan algo propio: «Compartiré mi refresco contigo». «¿Me das un sorbito del tuyo? ¡Estamos compartiendo un refresco!». «Me toca a mí, y luego te tocará a ti... nos estamos turnando... ¡Estamos compartiendo!». Piense en lo que quiere enseñar a su hijo para que aprenda a compartir. De nuevo, eso lleva tiempo. Pero ¿no es esto cierto para todo lo que es bueno?

—Donna Holloran, fundadora de BABYGROUP™
creadora de los DVD
Babygroup: 0–6 Months—Surviving and Thriving During Your Baby's First 6 Months!
Babygroup: 6–12 Months—Surviving and Thriving During Your Baby's Second 6 Months!
www.babygroup.ME

Lista de juguetes de la doctora Jenn

«LOS JUGUETES ACTIVOS ESTÁN HECHOS PARA NIÑOS PASIVOS».

—CHARLOTTE A MIRANDA,
mientras escoge juguetes para el bebé de Miranda, SEXO EN NUEVA YORK

Charlotte no iba descaminada. Cuanto más hacen los juguetes por un niño, menos necesita el niño hacer. Queremos que nuestros hijos se impliquen con sus juguetes porque así es como aprenden y crecen, no apretando pasivamente un botón. No es el juguete, sino la forma en que el niño interactúa con él lo que determina si el juguete tiene éxito. Los buenos juguetes contribuyen al proceso interactivo, estimulan la imaginación y promueven la exploración. Los malos juguetes empujan al niño a ser un receptor pasivo de lo que el juguete hace, limitan las posibilidades creativas, promueven el comportamiento agresivo, envían mensajes negativos e incluso frenan el adecuado desarrollo físico. Hay unos cuantos juguetes en mi lista que deberían ir definitivamente al contenedor de reciclaje:

1. Andadores. Los andadores, o tacatás, son especialmente peligrosos. En 1999, en Estados Unidos se trató a unos 8800 niños en los servicios de urgencias de hospitales por daños relacionados con andadores, y podría haber otros tantos casos tratados en pediatría o que no requiriesen atención médica. De 1973 a 1998 hubo 34 informes de muerte por usar tacatás. Según información dada por padres, hasta el 40 % de los niños que usan andadores sufren daños relacionados. El daño grave más común —y a veces fatal— son huesos rotos y contusiones al caer por unas escaleras; quemaduras —p. ej., de la cocina— porque los tacatás permiten al niño alcanzar los quemadores; e intoxicación, porque, de nuevo, el andador hace más fácil al niño llegar a productos de limpieza y otros peligros que por sí solo no podría alcanzar. Por todo ello, la Asociación Médica Americana ha intentado que se prohíban los tacatás.

Cuando los bebés pueden moverse con sus tacatás, satisfacen su deseo de recorrer el suelo, y están menos motivados para arrastrarse, gatear o sufrir culaditas, todo lo cual es importante para desarrollar fuerza y coordinación. Estos artilugios pueden también inhibir el andar. En un estudio de 109 niños, de los que la mitad nunca había usado un andador, un tercio usaba los andadores más modernos, con bandejas que impiden al niño ver sus pies, y el resto usaba tacatás a la antigua; se vio que los niños que usaban tacatás modernos se ponían de pie, gateaban y caminaban más tarde que los niños que nunca habían usado andadores. Médicos y fisioterapeutas advierten de que los tacatás pueden retrasar el andar porque fomentan una mala postura y debilitan los músculos de la espalda y el abdomen.

2. Tacatás estáticos. Parecidos a un andador sin ruedas, estos artefactos permiten a un niño pequeño sentarse en postura erguida antes de que sus músculos estén preparados. Como resultado, los bebés extienden en exceso la espalda y sacan el abdomen, lo que causa curvatura de la espalda. Igual que los nuevos andadores, los tacatás estáticos evitan que el niño vea sus pies; según la doctora Suzanne Dixon, pediatra especialista en salud del desarrollo y conductual, «esta falta de *feedback* visual dificulta el aprendizaje del niño de sus propios movimientos». Otro problema con estos juguetes es que sujetan a los niños en una postura y limitan sus posibilidades de juego (que deberían ser muchas y variadas) a tan solo pulsar botones, una experiencia de juego insatisfactoria que ofrece muy poca estimulación a los niños. Aunque el uso de tacatás estáticos parece liberar a los padres, limita mucho la capacidad de los niños de aprender nuevas destrezas. Según el doctor Peter Gorski, director de investigación del desarrollo en el Hospital General de Massachusetts, los andadores con y sin ruedas son aparatos egoístas. «Los niños aprenden de forma muy activa, por lo que inhibir su actividad es en cierto modo inhibir su capacidad de aprender».

3. Saltadores. Estos aparatos tienen un asiento suspendido por cintas elásticas que pueden sujetarse al marco de una puerta, permitiendo al niño saltar arriba y abajo. Los padres deben tener mucho cuidado de que el niño que use un saltador no golpee su cabeza contra el marco de la puerta, pues al niño le resulta muy difícil controlar el movimiento de su cuerpo cuando está atado a uno de estos juguetes. En el libro *Pedriatic Physical Therapy*, Emile J. Aubert señala que incluso el uso limitado de saltadores puede ocasionar problemas de caderas y de tobillos. Otros fisioterapeutas informan de que los saltadores pueden hacer que el niño salte con los dedos de los pies, lo que promueve el uso excesivo y acortamiento de los músculos de la pantorrilla, que puede llevar a caminar de puntillas y a padecer rigidez muscular severa en años posteriores.

4. Juguetes para montar. Hay una nueva tendencia en el mercado de los juguetes. Cada vez más fabricantes hacen juguetes de construcción acompañados de imágenes e instrucciones, junto con una fotografía de cómo «se supone» que debe quedar el juguete montado. La implicación es que hay una forma correcta y otra errónea de construir con bloques, piezas de Lego o lo que quiera que sea el material de construcción. El problema aquí es que se roba a los niños el proceso creativo. En efecto, el enfoque del fabricante de estos juguetes promueve el pensamiento rígido, en vez de dar vía libre a los niños para que desarrollen sus propias ideas creativas. Según la doctora Susan Linn, autora de *The Case of Make Believe*, «si se da los niños, desde que nacen, principalmente juguetes de montar, electrónicos o relacionados con cine y televisión, no tendrán la oportunidad de aprender a disfrutar, o siquiera acercarse, a los retos que apelan a la imaginación, experimentación, inventiva o resolución creativa de problemas».

5. Juguetes electrónicos, en especial los «educativos». Cada vez más juguetes «superventas» en el mercado —al menos el 75 % de ellos, según algunos expertos— tienen componentes electrónicos. Estos juguetes son activos, y enseñan a los niños a ser reactivos, o peor aún, pasivos. Enseñan a los niños a dejar que el juguete lleve el mando, evitan que los niños usen su propia imaginación o aprendan de verdad el proceso interactivo del juego, que enseña a resolver problemas y a disfrutar la espontaneidad. Sentarse y apretar un botón una y otra vez, aunque ese botón esté identificado con una letra o un número, no enseña nada a los niños. Los niños aprenden el alfabeto mediante interacciones significativas con adultos a los que les gusta usar el abecé, no por apretar un botón.

La multimillonaria industria del juguete educativo está menos interesada en lo que promueve el desarrollo del niño que en los beneficios. Vende juguetes que pretenden enseñar datos aislados a los niños desde el momento en que son capaces de apretar un botón, pero ignora por completo el hecho de que los intereses e interacciones del niño son lo que crean la autoguía y el aprendizaje. Estos expertos en mercadotecnia venden falsas esperanzas a padres ansiosos por asegurarse de que su hijo se lleve bien con el «oprimebotones» de la puerta de al lado. Estos juguetes enseñan a los niños a buscar guía y respuestas de los ordenadores, no de la experiencia o ni siquiera de las personas. Pero sabemos que los mejores maestros son aquellos que son buenos observadores de sus alumnos. Esto es un principio básico de la instrucción de adultos, pero es primordial en enseñanza de bebés, cuya conducta es nuestra pista más útil de sus intereses y talentos, dada su limitada capacidad de comunicación.

Los muñecos con respuestas programadas suprimen la oportunidad de un bebé de dar al muñeco su propia voz, un ingrediente esencial en el proceso creativo. Cada respuesta programada niega la visión del niño de lo que esperaba de ese muñeco. Por los que he observado, cuando un niño oye que el muñeco tiene una «personalidad» programada, es poco probable que le dé rasgos aportados por él mismo. Los niños pequeños tienden a ser seguidores de reglas de esta manera, porque no quieren «hacerlo mal» en el juego.

Los niños tienden a aburrirse con los juguetes electrónicos y «educativos» tan pronto como los conocen. Entonces quieren otro juguete. Esta constante necesidad de juguetes nuevos dificulta el desarrollo de la amplitud de atención (por no hablar de que promueven el consumismo). Como resultado, una atención poco amplia puede hacer que el juego más tradicional parezca aburrido a un niño sobrestimulado con juguetes electrónicos. En un artículo de *Child Magazine* llamado «Juguetes de tecnología punta: cómo afectan realmente a su hijo», se señalaba que los expertos temen que estos juguetes «listos» pueden realmente estar entonteciendo el juego de nuestros hijos, retrasando su desarrollo intelectual, debilitando su creatividad, estrechando la amplitud de su atención y socavando sus relaciones.

6. Juguetes con excesivo apoyo comercial. Cuando usted compra a su hijo un juguete modelado sobre un personaje bien conocido y comercializado, es la marca quien dicta el juego, no el niño.

Los niños que juegan con juguetes muy comerciales, sobre todo aquellos basados en personajes de la tele, pasan por alto sus propios impulsos creativos e invariablemente se ciñen a las mismas situaciones y personajes prescritos que los creadores dieron al juguete. A la vez, los niños se hacen «amigos» de los personajes comerciales, que se hacen así familiares, seguros e incluso reconfortantes, creando fidelidad a la marca, a menudo antes de que los niños tengan edad de quedarse solos sin atención. Con cada juguete de personaje famoso que compramos a nuestro hijo, le adoctrinamos en la cultura consumista, enseñándole a valorar el consumo. Las grandes compañías cuentan con nosotros para que enseñemos a nuestros hijos a ser consumidores insaciables.

QUÉ HAY QUE PREGUNTAR ANTES DE UNA REUNIÓN DE JUEGO

Las reuniones de juego ofrecen a los niños tiempo no planificado para jugar con otros niños, desarrollar habilidades sociales y exponerse a nuevas formas de jugar. Antes de convocar una reunión en su casa, pregunte a su hijo si hay juguetes que no quiere compartir, para ponerlos fuera de la vista y evitar conflictos. Pregunte a sus invitados si tienen alguna alergia a mascotas o alimentos, y discuta de antemano lo que van a comer. Durante los primeros tres años de su hijo, probablemente no querrá dejarlo en una reunión de juego en cualquier parte, excepto quizá la casa de algún familiar o amigo próximo, pero cuando se acerque a la siguiente fase, deberá estar preparado para hacer algunas preguntas incómodas para proteger a su hijo.

1. ¿Hay una piscina en la casa? Si es así, ¿tiene puerta, vallado o alarma?

2. ¿Hay productos de limpieza o medicamentos al alcance de los niños?

3. ¿Qué otros adultos habrá en la casa durante la reunión de juego (incluyendo personal de reparación, fontanero, etc.)?

4. ¿Qué actividades realizarán los niños? Aclare que no quiere que su hijo vea televisión, juegue con videojuegos o pase tiempo con el ordenador. También debe asegurarse de que el anfitrión no planea llevar a su hijo a algún lugar al que usted no quiere que vaya.

6. ¿Quién supervisará a los niños?

Estas preguntas puedes ser difíciles de hacer, pero nada es más importante que cuidar la seguridad de su hijo.

Diez preguntas que hacer antes de comprar un juguete

Incluso para los adultos, tanto las jugueterías físicas como las virtuales en internet pueden ser seductoras, sobre todo desde que muchos juguetes nuevos son baratos, están disponibles a cualquier hora (literalmente, si compra en internet) y cuentan con un bonito envoltorio. Obviamente, los anunciantes los ofrecen tanto a padres como a niños. También está claro que publicitan y saturan el mercado con ciertos juguetes, mientras que otros magníficos juguetes nunca tienen la publicidad que merecen. Antes de comprar otro juguete, hágase a sí mismo algunas preguntas:

1. *¿Cómo encaja este juguete con los que ya tiene mi hijo?* Si su hijo tiene una docena de muñecos bebé, puede que sea mejor llevarle una pelota o un camión que le guste.

2. *¿Cuánto puedo esperar que dure este juguete?* Busque siempre juguetes duraderos y bien hechos.

3. *¿Es el juguete seguro y adecuado a la edad?* No olvide que la edad sugerida en los juguetes suele basarse en aspectos de seguridad como el riesgo de asfixia, no en la inteligencia del niño. Asegúrese de que el juguete ha pasado un test de seguridad. Los productos que llevan la marca de una organización independiente que certifique su seguridad (como la marca CE, en la Unión Europea) han sido probados por su seguridad. Asegúrese de que cualquier juguete que compre no tenga componentes que presenten riesgo de asfixia o estrangulación, ni materiales tóxicos.

4. *¿Qué mensaje le da este juguete a mi hijo?* Si usted le compra a su hija un bolso que viene con una cartera y una tarjeta de crédito de plástico, puede que le esté enseñando más a ser una pequeña consumidora que lo que supone hacerse una mujer adulta.

5. *¿Qué actividades puede inspirar este juguete?* Una caja de madera de fruta puede inspirar a su hijo a contar, o a jugar a que va a la compra y hace la cena para la familia, mientras que una pistola de agua es probable que inspire una conducta agresiva y empiece alguna pelea con sus hermanos.

6. *¿Cuánto tiempo es probable que el juguete mantenga ocupado al niño?* Debe buscar juguetes que tengan probabilidad de atraer a su hijo durante más que unos breves momentos, permitiéndole aumentar su amplitud de atención.

7. *¿Qué enseña este juguete a mi hijo sobre los roles de sexo?* Si compra usted una cocina de juguete para su niña y unos camiones para su niño, les está dando un mensaje sobre los roles de sexo. Deje que su hijo juegue con cocinas, muñecas y carritos, y deje a su hija jugar con camiones y lanzar una pelota. Estas oportunidades crean niños más equilibrados.

8. *¿Qué aprenderá mi hijo de este juguete?* Su hijo no tiene por qué aprender algo académico de cada juguete, pero todos los niños aprenden pequeñas piezas de cómo funciona el mundo a partir de sus juguetes. Por ejemplo, cuando los niños golpean cazuelas y sartenes, aprenden cómo pueden afectar a las cosas y cómo hacer distintas clases de sonidos.

9. *¿Es un juguete social o solitario?* Cualquiera de ellos es bueno, pero querrá tener un equilibrio entre unos y otros. Entender cómo usa su hijo los juguetes, si quiere jugar con alguno en particular en solitario o interactuando con un amigo mejorará las reuniones de juego y le ayudará a usted a tener relaciones más fluidas con su hijo.

10. *¿Es divertido este juguete?* Aunque siempre es bueno que un juguete sea divertido para usted (porque le inspirará mayor conexión con su hijo), es más importante que su hijo lo disfrute.

Entonces, ¿qué juguetes debo comprar?

Jugar es para la infancia temprana lo que la gasolina para un coche.

—DOCTORAS KATHY HIRSH-PASEK, ROBERTA MICHNICK
GOLINKOFF Y DIANE EYER,
Einstein Never Used Flash Cards: How Our Children Really Learn —
AND WHY THEY NEED TO PLAY MORE AND MEMORIZE LESS

Soy una firme creyente de que los niños no necesitan toneladas de juguetes, sobre todo cuando tantos de los que pueden comprarse en los almacenes no son mejores que sus versiones caseras, como marionetas hechas de calcetines, cacerolas, sartenes, fiambreras o, también probablemente, la caja en que venía ese juguete tan caro. En todo caso, los padres siempre me preguntan qué juguetes deben comprar a sus hijos. La tabla de la página siguiente trata de ayudarle a saber por qué está pasando su hijo en diferentes edades y etapas, y qué juguetes pueden ser adecuados para su edad de desarrollo mental y emocional. No sugiero que compre a su hijo todos los juguetes de la lista, aunque pudiera hacerlo. Mi intención es darle una previsión de lo que su hijo puede disfrutar, dependiendo de su estado de desarrollo. Debe comprobar siempre la seguridad de cualquier juguete que compre, y no dejar nunca a su hijo solo con un juguete con el que podría asfixiarse o herirse. Incluso un simple animal de peluche puede tener ojos o nariz de plástico que podrían suponer riesgo de asfixia. Como probablemente imaginará, considero los libros como el mejor juguete que puede comprarse con dinero.

JUGUETES Y JUEGOS RECOMENDADOS POR LA DOCTORA JENN DESDE CERO A TRES AÑOS

Edad	Desarrollo significativo del niño	Juguetes
De cero a tres meses	• Comienza a aprender a seguir objetos con la vista. • El recién nacido solo ve lo que está a entre 20 y 35 centímetros de su cara. • A casi todos los bebés les atraen las caras. • Las figuras con mucho contraste son más fáciles de ver para el bebé.	• Espejos para bebé • Pompas de jabón • Tapetes de actividades con juguetes colgantes • Pelotas blandas pequeñas • Muñecos blandos con sonajeros, carracas, texturas diferentes… • Eslabones de plástico • Tapetes de juegos • Sonajeros • Móviles • Sonajeros para tobillos y muñecas
De tres a seis meses	• Es capaz de agarrar objetos. • Le gusta asir cosas. • Aprende a sentarse. • Lo lleva todo a la boca. • Suele comenzar a levantarse sobre manos y rodillas hacia los cinco meses. • Comienzan a aparecer los dientes y se inicia la dentición.	• Móviles • Formas geométricas blandas • Pelotas de agujeros • Maracas pequeñas • Bufandas de punto abierto • Marionetas de dedo • Muñecos de peluche blandos • Muñecos de goma • Mordedores • Eslabones de plástico • Objetos domésticos como cuencos de plástico y cucharas de madera • Bloques de madera y bloques blandos • Coches de juguete para bebés
De seis a nueve meses	• Comienza a entender la permanencia de los objetos, la idea de que las cosas existen incluso cuando no las ve. • Empieza a sentir ansiedad por la separación. • Desarrolla el movimiento de pinza con los dedos. • Comienza a gatear.	• Pelotas pequeñas • Pelotas cucú-tras • Coches de peluche • Cochecitos de cuatro ruedas para empujar • Juguetes deformables • Figuritas de animales o personas • Túneles de tela

Edad	Desarrollo significativo del niño	Juguetes
De nueve a 12 meses	• Es capaz de golpear un objeto con otro. • Es muy móvil: trepa, gatea y anda apoyándose en los muebles. • Se interesa por usar objetos como herramienta. • Disfruta los juegos interactivos con adultos. • Aumenta la destreza para resolver problemas.	• Juguetes de apilar y clasificar • Juguetes de encajar piezas • Comida de juguete • Juguetes para arenero (cubo, pala, etc.) • Bloques de tipo Lego extragrandes • Juguetes de clasificar por formas • Pelotas que pueden botar • Teléfonos de juguete • Muñecos de bebé blandos
De 12 a 18 meses	• Destrezas motoras más finas. • Aprende causas y efectos. • Muy activo y móvil. • Mejor coordinación manual; es capaz de sostener un lápiz, pincel u otro útil lo bastante bien para hacer garabatos. • La ansiedad ante extraños suele tener su pico hacia los 15 meses.	• Bloques • Marionetas • Juguetes de clasificar • Juguetes de tirar (con un cordón) • Juguetes de empujar (cochecitos) • Puzles de piezas grandes • Caja para observar insectos • Cajón de arena • Pinturas de dedos • Lápices no tóxicos y papel • Banco de herramientas de juguete • Cocina de juguete • Figuritas de animales y personas • Muñecas con vestidos intercambiables • Piscina de bolas (existen modelos pequeños para usar en casa) • Caballito mecedora para bebé

Edad	Desarrollo significativo del niño	Juguetes
De 18 a 24 meses	• Es capaz de reconocerse a sí mismo en el espejo y en fotos. • Afirma sus deseos (prepárese para «luchas de poder»). • Es capaz de imitar la conducta de los adultos. • Tiene habilidades motoras más finas. • Afirma su independencia (prepárese a oír muchos «yo lo hago solito»).	• Versiones de juguete de objetos de adulto: teléfonos, bolsos, carteras, llaves, etc. • Juegos de té irrompibles • Muñecos, cochecitos de bebé, biberones • Maletines de médico, maletines de herramientas • Triciclo • Lápices y rotuladores no tóxicos, papel, *gomets* • Pegatinas • Mesa de agua o de arena • Laberintos de bolas • Trenes • Coches • Plastilina no tóxica • Plataformas giratorias (tipo *Sit nSpin*) • Pizarras mágicas • Trenes de letras • Muñecos para entrenar el uso del orinal

Edad	Desarrollo significativo del niño	juguetes
De dos a tres años	• Desarrolla el juego simbólico o usa objetos de una forma diferente de la utilidad primaria del objeto. • Es muy verbal. • Se enfrenta a muchos conflictos por sus recién descubiertas capacidades, y se frustra cuando necesita ayuda. • Mejora la destreza de la memoria. • Conoce muchos colores y letras, y puede contar hasta 10. • Puede vestirse y cepillar sus dientes sin ayuda hacia los tres años. • Puede andar, saltar y sostenerse sobre una pierna. • El juego imaginario se hace mucho más complejo. • Tiene muchas rabietas. • Es ritualista, p. ej., le gusta que las cosas se pongan siempre en el mismo sitio y de la misma manera.	• Triciclo • Disfraces • Juegos de emparejar • Casita de muñecas, y muñecas • Útiles de jardinería de juguete • Granja de hormigas • Útiles de manualidades • Trenes con vías • Aro y pelota de baloncesto para niños • Escobas, recogedores y aspiradoras de juguete • Puzles más avanzados • Juegos de tablero básicos • Caballetes • Bolsas de judías • Cuentas para enhebrar (grandes) • Tienda pequeña para montar en casa • Caleidoscopios • Lupas adecuadas para niños • Tiza • Pegatinas • Limpiapipas (para hacer figuras) • Sellos y tampón de tinta no tóxica • Cojín transparente de juegos • Piezas magnéticas de construcción

Más allá de la «caja tonta»

Tiempo de pantalla

Comprometida con una total transparencia, hay algunas cosas que debo admitir. Lo primero es que, antes del nacimiento de mis hijas, era un poco adicta a la televisión. Sé que esto suena como «estoy un poco embarazada», pero no creo que entonces me percatara de lo fuera de control que se había vuelto mi ansia de televisión. Me despertaba, encendía el televisor para ver las noticias, veía los programas matinales y dejaba el aparato encendido hasta que salía por la puerta. Incluso a veces escuchaba la televisión en el coche cuando me dirigía a la oficina, gracias a la radio por satélite. Cuando volvía a casa, tomaba de nuevo el mando a distancia y veía la programación durante horas. En general, la televisión se encendía cuando me levantaba y no se apagaba hasta que me iba a dormir, salvo para pasar consulta o escribir. Cuando mi marido y yo nos mudamos a nuestra actual casa, él sugirió no poner televisor en la habitación. Me sentí horrorizada ante tal idea; sin embargo, decidí tenerla en cuenta hasta que un buen día encontré un precioso mueble para nuestro dormitorio en el que el antiguo televisor encajaba perfectamente. Contemplándolo de manera retrospectiva, la sugerencia de mi marido era correcta por varios motivos, pero después de haber estado acostumbrada a tener una televisión en mi habitación, no estaba dispuesta a semejante cambio.

Esto me lleva a mi segunda confesión: crecí con un televisor en mi dormitorio. Parece ser que, cuando era muy niña, tenía la costumbre de levantarme a las cinco y media de la madrugada para despertar a mis pobres padres, con la esperanza de que jugaran conmigo. En un momento de desesperación, mi madre, siempre tan perspicaz, pensó que poner una tele en mi habitación podría darles unas pocas horas de sueño reparador.

En este capítulo explicaré por qué fue una mala decisión y por qué permitir que el niño tenga un televisor en su habitación es mucho más destructivo hoy que durante mi niñez.

Siempre me he considerado bastante liberal con respecto a la exposición de los niños a los medios. Así fue hasta el otoño de 2004, cuando el editor de *Los Angeles Family Magazine* me pidió que escribiera una columna titulada «Dra. Jenn» acerca de los niños y la televisión. Cuando investigué sobre el tema, me quedé impactada por lo que descubrí. El doctor Benjamin Spock, conocido pediatra y experto en cuidado infantil, escribe: «De todos los medios de comunicación, la televisión es el que tiene mayor influencia en los niños», mientras que el gurú de la pediatría actual, el doctor T. Berry Brazelton, se refiere a los medios de comunicación como el «mayor competidor de las mentes de nuestros hijos». Aunque estas posturas pueden parecer extremas, estos expertos no están siendo drásticos.

Lo que aprendí desde que comencé a escribir el artículo original y, posteriormente, al leer detenidamente gran cantidad de material de investigación, me llevó a la decisión de no exponer a mis hijas a ningún televisor, ordenador ni vídeo (ni siquiera en segundo plano) durante los primeros tres años de sus vidas. Huelga decir que mi marido y yo hemos modificado radicalmente nuestros propios hábitos de televidencia. Espero que, después de leer este capítulo, usted tome la misma decisión con respecto a sus hijos. En realidad, es una de las mejores cosas que puede hacer para influir directamente en el desarrollo físico, social, mental y emocional de sus hijos.

A pesar de mis sólidos puntos de vista sobre la televisión, para mi marido y para mí supuso todo un desafío aferrarnos a nuestra decisión. Constantemente nos ponen a prueba nuestros amigos y familiares, y con frecuencia nos enfrentamos a dificultades logísticas si hay un televisor encendido dondequiera que estemos, pero hemos conseguido que funcione. Sin embargo, hubo muchas veces en que ambos reconocimos lo fácil que habría sido poner a nuestras hijas delante del aparato, en especial cuando eran unos bebés que no paraban de llorar debido a fuertes cólicos y gases; cuando necesitaba acabar el trabajo (¡como escribir este libro!); al final del día, cuando estaba agotada y mis hijas se habían saltado la siesta; cuando estaba sola con ellas y tenía que hacer la cena; cuando estaba enferma; y cuando tenía «mono» de algún espectáculo televisivo. A pesar de todas estas razones tan convincentes, me siento orgullosa de decir que nunca lo encendí. Me sentía tan profundamente implicada con lo que había aprendido en la investigación que pude mantener mi compromiso con mi familia y conmigo misma. En este capítulo explicaré por qué el esfuerzo merece la pena y cómo puede conseguirlo.

Una cuestión de educación

A pesar de la recomendación tan publicitada de la Academia Americana de Pediatría de que los niños menores de dos años no vean televisión, muchos padres todavía la conectan para sus bebés e hijos más pequeños. Se ha informado de que, hacia los tres meses, el 40 % de los bebés ven regularmente DVD, vídeos o televisión. A los dos años, casi el 90 % de todos los niños de Estados Unidos pasan de dos a tres horas al día delante de la pantalla. Las cifras del índice Nielsen más recientes han revelado que el uso infantil del televisor ha alcanzado un pico de ocho años. Según estos datos, los niños de dos a cinco años ven un promedio de más de 32 horas a la semana, algo más de cuatro horas y media al día. Además, el 51 % de las familias la dejan encendida casi todo el tiempo, incluso cuando no la están viendo, convirtiéndose así en un ruido de fondo constante para los niños.

Con frecuencia, los padres de niños muy pequeños se sienten atraídos a comprar los denominados DVD educativos, como las series de *Baby Einstein* o *Brainy Baby*. Los DVD afirman «dar a los niños una ventaja de aprendizaje», «ayudar a desarrollar las habilidades cognitivas y el razonamiento espacial», «potenciar el desarrollo del habla y el idioma del niño» y mi favorita, «crear neuronas específicas en el córtex auditivo, lo que da como resultado una mayor capacidad cerebral». Lo persuasivo del *marketing*, la presión de otros padres, que han sucumbido a las falsas promesas, o la ansiedad generada ante la idea de que su bebé se quede atrás pueden ser algunos de los motivos que llevan a los padres cansados y desesperados a aferrarse a cualquier cosa que les permita disfrutar de un descanso lo suficientemente largo como para ducharse o salir a comprar algo.

En agosto de 2007, los fanes de estos DVD «superventas» tuvieron un brusco despertar cuando el *Journal of Pediatrics* publicó un abrumador estudio en el que se revelaba que, por cada hora diaria que los bebés de ocho a 16 meses pasaban viendo estos DVD de entretenimiento infantil, sabían de seis a ocho palabras menos que el resto de los niños. De acuerdo con el doctor Dimitri Christakis, uno de los investigadores del estudio y coautor de *The Elephant in the Living Room*, «los niños a quienes sus padres leen cuentos o narran historias poseen un vocabulario mayor». Los expertos saben desde hace tiempo que los niños se benefician sobre todo de la interacción con los adultos. Cuando los niños ven vídeos, son receptores pasivos de información y no están totalmente implicados. Los padres que desean que sus hijos tengan un vocabulario más rico y que sobresalgan en los estudios deberían implicarse con los pequeños a través de la lectura y la conversación.

Los rápidos cambios de escena de la televisión (cada cuatro segundos), las imágenes inconexas y los asuntos incoherentes resultan confusos para los niños, que no pueden seguir el contenido y que carecen de las habilidades cognitivas para crear una narrativa de las imágenes. Según Christakis, «para ellos, no es un día en la granja; solo son una serie de estímulos que les llegan en tropel. Se sentarán delante del documental de 30 minutos no porque estén interesados en el contenido, sino porque están biológicamente programados para no desviar la mirada».

El 1 de mayo de 2006, el grupo de defensa Campaign for a Commercial-Free Childhood (CCFC) interpuso una denuncia formal en la U. S. Federal Trade Commission acusando a los fabricantes de *Baby Einstein* y *Brainy Baby*, dos de los principales productores de vídeos para bebés y niños, de «marketing falso y engañoso». Como consecuencia, *Baby Einstein* (una filial de Walt Disney Company) rediseñó completamente su sitio web: ya no realiza afirmaciones educativas sobre sus DVD o vídeos, y se ha ofrecido a reembolsar su dinero a los clientes que han comprado los vídeos. De acuerdo con la doctora Susan Linn, confundadora de CCFC, «no solo no hay evidencia de que los vídeos para bebés hagan algo de lo que la industria de vídeos afirma que hacen, sino que estos medios pueden minar el desarrollo de las auténticas habilidades que afirman fomentar».

Lo que realmente potencia las neuronas de los bebés son las experiencias de la vida real: sentir la hierba bajo los pies, el sonido de la voz de la madre, la pintura de dedo en sus manos y el olor del perro de la familia después de un baño. Los bebés necesitan tocar, oler, oír y ver para aprender. No hay atajos. Dejar que los niños vean imágenes en la pantalla ayudará a institucionalizar esta costumbre de por vida. La American Academy of Pediatrics descubrió que los hábitos de ver la televisión, que tienen sus raíces en los primeros años de vida, suelen persistir. Los niños de dos años que ven mucho la televisión tienen el doble de probabilidad de ver la televisión en exceso cuando cumplan los seis años. De acuerdo con Linn, «al dirigirse a los bebés, las empresas de comunicaciones no solo comercializan programas y personajes, sino también hábitos, valores y comportamientos vitales».

Cómo influye la televisión en los niños: catorce riesgos

1. Trastorno por déficit de atención. Un estudio realizado entre 1354 niños y publicado en *Pediatrics* en abril de 2004 descubrió que, por cada hora de televisión vista al día, al año de edad y a los tres años, los niños tenían casi un 10 % más de probabilidades de desarrollar problemas de atención que podrían diagnosticarse como trastorno por déficit de atención con hiperactividad (TDAH) a los siete años. Un niño que vea televisión dos horas al día tendrá aproximadamente un 20 % más de probabilidades de tener problemas de atención, y un bebé que vea tres horas al día de programas infantiles podría tener cerca de un 30 % más de probabilidades de padecer problemas de atención en el colegio. Los investigadores plantean la hipótesis de que exponer al bebé a imágenes que cambian rápidamente puede sobrestimular su cerebro en desarrollo, causando cambios permanentes en las vías neuronales en desarrollo.

Un estudio más reciente, también publicado en *Pediatrics*, examinó los efectos a largo plazo de los hábitos de la infancia ante la televisión en 1037 niños. El estudio estaba basado en informes de padres y profesores, así como en «autoexámenes» de chavales con problemas de atención a los 13 y 15 años. Lo que los investigadores descubrieron fue que la televisión durante la niñez estaba asociada a problemas de atención en la adolescencia, incluso después de haberse descartado otros condicionantes y circunstancias que pudieran considerarse factores de influencia, como el sexo, problemas de atención en la niñez, habilidades cognitivas y estatus socioeconómico. Los investigadores concluyeron que ver la televisión no solo podría contribuir al desarrollo de los problemas de atención, sino también que «los efectos pueden ser duraderos».

Las interacciones en el mundo real enseñan a los niños a concentrarse, a diferencia de la televisión, que escamotea a los niños la oportunidad de practicar cómo concentrarse. Un niño, cautivado por la pantalla, no tiene control sobre las imágenes constantemente cambiantes, un modelo que en realidad «recompensa» al niño distraído con nuevas imágenes aún más estimulantes. La conclusión es que los padres que sean capaces de atender a los intereses y el lenguaje de sus hijos podrán contribuir mejor al aprendizaje de estos. La televisión hace lo contrario: ver la televisión no atiende a los intereses del niño y está totalmente fuera de su control.

2. Autismo. En un controvertido estudio titulado Does Television Cause Autism?, los investigadores de la Universidad de Cornell han descubierto lo que parece una relación estadísticamente significativa entre las tasas de autismo y el tiempo dedicado a ver la televisión en niños menores de tres años. Al examinar las tasas de autismo, descubrieron que, cuando la televisión por cable se popularizó en California y Pensilvania, en torno a 1980, el autismo infantil aumentó más en las áreas que tenían televisión por cable que en aquellas en que no lo había. También observaron que, cuanto más tiempo pasaban los niños más pequeños delante del televisor (basándose en supuestos tales como la lluvia, nieve y tasas de suscripción de televisión), era más probable que mostraran síntomas de trastornos por autismo.

Aunque se cree que el autismo tiene una base biológica, el estudio apunta a una correlación significativa entre el aumento de los índices de autismo y el cada vez mayor tiempo pasado delante del televisor. De acuerdo con el investigador y doctor Michael Waldman, «no estamos diciendo que hemos descubierto la causa del autismo, estamos diciendo que hemos descubierto una pieza fundamental de evidencia». Como las tasas de autismo están aumentando considerablemente en todo el país, así como en cada grupo social o étnico, parece lógico concluir que el desencadenante es algo a lo que los niños están constantemente expuestos. O, quizá, para un niño que sea particularmente vulnerable al autismo por diversos motivos, la televisión puede ser un factor que lo potencie, al exacerbar los síntomas. En mi opinión, merece la pena evitar la exposición a la televisión en los primeros años hasta que dispongamos de una investigación más definitiva. Se cree que algunos DVD ayudan a los niños que «se encuentran en el espectro», pero como gran parte de esta información es circunstancial, creo que lo mejor sigue siendo evitar la televisión en niños menores de tres años.

3. Asma. Los niños que ven más de dos horas al día la televisión son dos veces más propensos a desarrollar asma que los que pasan menos horas delante de ella, según un estudio británico realizado entre más de 3000 niños que fueron supervisados desde su nacimiento hasta los 11 años y medio. «Los patrones de respiración asociados con la conducta sedentaria pueden conducir a cambios en el desarrollo de los pulmones», explica la doctora Andrea Sherriff, una de los investigadores del estudio. Greg Smith, director general de The Asthma Foundation en Nueva Gales del Sur, afirma que las generaciones actuales de niños

---

DE LOS EXPERTOS...

La otra pantalla: niños y ordenadores

Muchos padres viven convencidos de que los ordenadores ayudan a los bebés e incluso a los niños más pequeños a aprender habilidades del lenguaje y matemáticas. No hay evidencia que justifique dichas afirmaciones. Por el contrario, muchos expertos en desarrollo infantil creen que el uso excesivo del ordenador puede atrofiar el desarrollo físico y social durante los primeros años.

Los seres humanos, y especialmente los niños más pequeños, aprenden mejor a través de la experiencia física, tocando literalmente el mundo que les rodea, manipulándolo, apropiándose de él. El neurólogo Frank Wilson explica en su libro *The Hand* cómo una inmensa parte del cerebro humano está vinculado con la mano. Los niños experimentan con más profundidad el aprendizaje práctico.

El ordenador limita el aprendizaje práctico y el juego real. El contenido puede parecer educativo, pero mover y hacer clic con un ratón o tocando

se han convertido en «esclavos de la pantalla». Anima además a los padres a mantener a sus hijos activos desde muy pequeños y recomienda a los padres de niños asmáticos a trabajar con su pediatra para ayudar a sus hijos a desarrollar un estilo de vida activo.

4. Hipertensión. En un estudio sobre inactividad y presión sanguínea publicado en *Archives of Pediatric and Adolescent Medicine*, los investigadores evaluaron a 111 niños entre 3 y 8 años y descubrieron que, de todas las formas de inactividad que examinaron, ver la televisión era la peor. Estaba asociada a una presión sanguínea significativamente elevada en los niños (cuanta más televisión veían, más elevada era su presión sanguínea), lo que ocurría con independencia de que el niño tuviera sobrepeso o estuviera en su peso normal. Los niños que veían entre 90 y 333 minutos de televisión cada día tenían lecturas de presión sanguínea (tanto sistólica como diastólica) entre cinco a siete puntos más elevadas que aquellos niños que veían menos de media hora de televisión al día. Según el doctor Joey Eisenmann, un kinesiólogo de la Universidad del Estado de Michigan y coautor del estudio, «estos resultados muestran que el comportamiento sedentario, y más específicamente ver la televisión, está relacionado con la presión sanguínea, con independencia de la grasa corporal o nivel de obesidad». En estudios anteriores que implican al mismo grupo de

---

una pantalla dista mucho de agarrar, golpear, machacar, cavar, correr, columpiarse, lanzar, agarrar e, incluso, probar actividades a través de las que los niños conocen el mundo que los rodea. Comparado con el mundo real, el ordenador es una burda imitación inanimada de un profesor. El juego enérgico estimula la mente, fortalece el cuerpo y desarrolla las habilidades sociales y la madurez emocional. Demasiados niños están creciendo hoy en día privados de este tipo de juego.

Aunque los ordenadores enseñan a los niños pocas cosas de valor, transmiten lecciones profundas. Enseñan a los niños a prestar menos atención a la gente (padres y compañeros) y más atención a las máquinas. Modifican el desarrollo social del niño. Hoy en día, muchos directores de empresas se quejan de que los jóvenes empleados no disponen de las «habilidades interpersonales» (soft skills) esenciales para trabajar con otros. Para comunicarse pueden utilizar la máquina como medio, pero carecen de las habilidades sociales cara a cara. Hemos convertido al primer profesor del niño en una pantalla fría y las lecciones son profundas aunque no deliberadas.

—Joan Almon y Ed Miller, cofundadores de Alliance for Childhood, y, autores de *Crisis in the Kindergarten: Why Children Need to Play in School*

www.allianceforchildhood.org

niños, a los que él y otros científicos habían estado estudiando durante cuatro años, aproximadamente el 20 % de los niños habían desarrollado prehipertensión o hipertensión.

5. Sueño deficiente. En un estudio realizado entre unos 2000 niños menores de tres años, los investigadores encontraron que el número de horas que los niños veían televisión estaba asociado a horarios irregulares de siestas y de sueño nocturno, que, como saben los padres, conducen a un sueño de mala calidad. Otro estudio llevado a cabo entre más de 500 niños descubrió que, cuanta más televisión veían, más aumentaban las probabilidades de resistirse para ir a la cama, de tener dificultades para conciliar el sueño y permanecer dormidos, y de tener miedo a dormirse y despertarse durante la noche. Los problemas de sueño creados por el hábito de ver la televisión en la infancia con frecuencia persisten durante la adolescencia y en la edad adulta. Esta penosa realidad se confirmó por los resultados de un estudio que mostraron que ver tres o más horas de televisión al día durante la infancia duplicaba como mínimo las posibilidades de que el niño tuviera problemas de sueño en la edad adulta..

La falta de sueño asociada a ver la televisión se ha vinculado a diversos problemas de salud. El tiempo pasado delante de la pantalla reduce el nivel de melatonina, una hormona que desarrolla el sistema inmunológico, regula el ritmo circadiano y los ciclos del sueño, controla los niveles hormonales y ayuda al aprendizaje y la memoria, entre otras muchas funciones corporales importantes. Incluso se cree que un nivel reducido de melatonina puede ser uno de los factores que contribuyen a la aparición precoz de la pubertad en niñas de edades tan tempranas como ocho y nueve años. Es más, científicos de la Universidad de Florencia, Italia, descubrieron que, cuando los niños eran privados de televisión, ordenadores y videojuegos, su producción de melatonina aumentaba un promedio del 30 %.

6. Vista deficiente. Mi madre no estaba equivocada cuando decía: «Deja de ver televisión o se te estropearán los ojos». Parece que los largos períodos de atención fija a los que se someten los televidentes son una importante causa de aumento de la miopía, que en casos extremos puede conducir a la ceguera. Una reseña de cuarenta estudios, recopilada en el *American Journal of Human Genetics*, descartó la genética y apuntó a factores de estilo de vida, especialmente la televisión, como la causa del espectacular aumento de personas miopes. Los investigadores descubrieron que los países en los que los niños veían más televisión tenían tasas mayores de miopía. En Singapur, por ejemplo, el 80 % de hombres de 18 años reclutados por el Ejército eran miopes, comparado con solo el 25 % de 30 años atrás.

Muchos oftalmólogos creen que la televisión y los videojuegos son responsables de dañar el desarrollo visual de los niños y constituyen una de las principales causas de perjudicar las habilidades lectoras y de aprendizaje de los pequeños. Se cree que estos problemas visuales dificultan que los niños lean libros o que realicen tareas tan sencillas como adaptar la vista cuando miran de la mesa a la pizarra.

Los padres deberían limitar el uso de la televisión y del ordenador, sobre todo en niños menores de seis años, cuya vista todavía se está desarrollando. Según la doctora Andrea Thau, portavoz de la American Optometric Association, los niños necesitan una estimulación visual apropiada para que la vista se desarrolle con normalidad. El doctor Keith Holland, uno de los mejores especialistas en problemas oculares infantiles, y su equipo examinaron los ojos de 12 500 niños en la pasada década e informaron de un espectacular aumento en problemas relacionados con la exposición a la pantalla. De acuerdo con el doctor Holland, «los humanos no están diseñados para mirar una pantalla plana durante largos períodos y este es el caso de los niños más pequeños, cuya visión se está desarrollando, y creemos que las habilidades visuales se están viendo perjudicadas». Holland añade estar atendiendo cada vez a más niños de 10 años con las habilidades de enfoque ocular equivalentes a una persona de 50, así como a adolescentes con los movimientos oculares inmaduros de un niño de tres años. Caroline Hurst, presidenta de la British Association of Behavioral Optometrists, concluye que «mirar fijamente una pantalla bidimensional en lugar de salir a la calle a jugar en el mundo tridimensional da a los niños un sistema visual distorsionado que no funciona».

Es poco probable que los niños con dificultades para enfocar sus ojos en un libro o en una pizarra tengan éxito en el colegio. De hecho, un estudio realizado por Holland y su equipo descubrió que 18 de 21 niños expulsados del colegio tenían problemas de visión sin diagnosticar.

7. Problemas académicos. La American Academy of Child and Adolescent Psychiatry afirma que es más probable que los niños que ven mucha televisión tengan notas más bajas en el colegio y que lean menos libros. La American Academy of Pediatrics, que defiende con firmeza que los niños no deberían ver *ninguna* pantalla hasta los dos años, todavía recomienda que los niños a partir de dos años no vean más de 10 horas de televisión a la semana. Esta recomendación está basada en una investigación que examinó la relación entre ver la televisión y aprender en un grupo de unos 87 000 niños de cuatro países. Los investigadores concluyeron que 10 es el número máximo de horas a la semana que se debe ver televisión, a partir del cual las notas académicas comienzan a bajar en el caso de niños en edad escolar.

Sabemos que es menos probable que los niños de hogares donde la televisión está encendida continuamente lean a los seis años, igual que sabemos que los niños con televisión en sus dormitorios obtienen peores notas en los exámenes escolares. Aric Sigman, autor de Remotely Controlled, plantea la hipótesis de que «además del desplazamiento de las actividades educativas y de entretenimiento que impone la televisión, se sospecha que este daño puede ser debido a que la producción visual y auditiva de la televisión está dañando el cerebro en desarrollo del niño».

Un estudio realizado por los doctores Dimitri Christakis y Frederick Zimmerman, que examinó los efectos de la televisión en el rendimiento lector y matemático a los seis años, en menores de tres años y entre los tres y cinco años, descubrió que los niños que veían la televisión antes de los tres años tenían peores notas en las pruebas de habilidad lectora y numérica a los seis años. Los niños que veían muy poca televisión o nada en absoluto obtenían las mejores puntuaciones en lectura y matemáticas, con independencia de sus hábitos televisivos desde los tres a los cinco años. La magnitud de su impacto en los niños de menos de tres años es comparable a las consecuencias de que provoca que la madre tenga un CI bajo. Los impresionantes resultados de este estudio condujeron a los doctores Christakis y Zimmerman a recomendar a los padres que no dejaran ver la televisión a los niños menores de tres años.

8. Depresión. Los primeros años del niño crean hábitos y establecen el tono de su consumo televisivo en el futuro. Aunque resulte difícil imaginar a nuestro pequeño como adolescente, merece la pena detenerse en un reciente estudio sobre adolescentes, televisión y depresión. Este estudio, realizado entre más de 4000 adolescentes, descubrió que aquellos que veían televisión tenían más probabilidades de presentar síntomas de depresión, cuyo índice aumentaba un 8 % por cada hora adicional de televisión al día. Es un incremento bastante importante, especialmente teniendo en cuenta que los investigadores excluyeron a adolescentes que presentaban síntomas de depresión al comienzo del estudio, que también reveló que la mayoría de los adolescentes veían de tres a cuatro horas de televisión al día. La doctora Margot Sunderland, autora de *The Science of Parenting*, cree que sentarse delante del televisor genera niveles inferiores de dopamina en el cerebro, proporcionando como resultado falta de motivación, energía y pensamiento creativo. Afirma: «Es difícil activar la energía en la edad adulta si no se ha despertado en la niñez».

Una de las cosas que crea la autoestima es la experiencia de dominar algo. La sensación de logro que obtiene el niño cuando se esfuerza por hacer algo, rodar por primera vez, lanzar una pelota o completar un rompecabezas, crea un sentido de «autoeficacia». La televisión es la antítesis a una experiencia de dominio. No hay ninguna experiencia «ajá» en televisión. No hay nada que pueda marcar una diferencia o un cambio de efecto al sentarse pasivamente delante del aparato de televisión. Esta dinámica contribuye también a la depresión.

9. Actividades relegadas. «Suponga que no hay ningún televisor, ¿qué cree que haría su hijo con el tiempo que ahora dedica a ver la televisión?». Esta perspicaz pregunta se formuló a un numeroso grupo de madres en 1972, mucho antes de que los niños estuvieran sentados delante del televisor cuatro horas y media al día, o más de seis horas y media si incluimos DVD y videojuegos. Los resultados, publicados en el *Report on Television and Social Behaviour* de las Autoridades Sanitarias de EE. UU., mostraron que el 90 % de las madres respondieron que sus hijos estarían *jugando* de una forma u otra si no estuvieran viendo televisión (véase el capítulo 9 para más información sobre por qué jugar es tan importante para el desarrollo del niño).

Solo hay que aplicar una sencilla fórmula matemática. Hay tantas horas al día y las horas pasadas delante del televisor no se pueden dedicar a otras actividades. Un estudio de 2006 denominado *Time Well Spent? Relating Use to Children Free-Time Activities* dedujo que ver la televisión está relegando otras tres actividades que realizaba el niño: reduce el tiempo pasado con los padres y hermanos, así como el tiempo dedicado a participar en juegos creativos. Esto fue especialmente importante en los niños de menos de cinco años. En el caso de niños más mayores, de siete a 12 años, también redujo el tiempo de hacer las tareas de casa.

10. Descenso en la creatividad. Érase una vez un pueblo en la Columbia Británica que no podía recibir la señal de televisión porque estaba situado en un valle remoto. En 1973, los ancianos de la ciudad convencieron a la Canadian Broadcasting Corporation para que instalara un transmisor solo para ellos. Afortunadamente para las personas curiosas como nosotros, Tannis MacBeth Williams, una profesora de Sociología de la Universidad de la Columbia Británica en Vancouver, supo de la instalación y decidió investigar los efectos de la televisión estudiando al pueblo antes y después de la llegada de la misma. Es sumamente raro que un investigador tenga la oportunidad de examinar un número tan nutrido de individuos que nunca hayan sido tocados por la «caja tonta». Williams llegó al lugar, que rebautizó como «Notel», con su personal de investigación y evaluó a los adultos y los niños en sus últimos momentos de pureza «pretelevisiva» para ver qué puntuaciones obtenían en creatividad, entre otros aspectos. Volvió dos años después para evaluar de nuevo a todo el mundo y comparar los resultados.

Antes de la introducción de la televisión, los niños de «Notel» recibieron unas puntuaciones realmente elevadas en creatividad comparados con los niños de otros pueblos. Los investigadores usaron una prueba denominada *usos alternativos*, en la que a los niños se les dieron cinco objetos (una revista, un cuchillo, un zapato, un botón y una llave) y se les pidió que escribieran todos los distintos usos que podían imaginar. No había límite de tiempo. Los investigadores evaluaron a los cursos cuarto y séptimo ambas veces y a los cursos sexto y noveno en la fase dos (como parte del estudio longitudinal). Curiosamente, había poca correlación entre el CI y la creatividad. Los investigadores también observaron la creatividad a través de la óptica de «ideas originales» en lugar del número de ideas. Con todo, la caída en las puntuaciones de creatividad en esos dos años (aproximadamente un 40 %) fue descorazonadora.

En el libro *Baby Read Aloud Basics*, las autoras Caroline Blakemore y Barbara Weston Ramirez observaron que «como profesores, vemos un número de niños que no pueden simular; estos niños con frecuencia tienen menos vocabulario y han visto demasiada televisión. La imaginación nos permite imaginarnos nuestro futuro y planificar lo que queremos hacer con nuestras vidas». Me hago eco de su sentir cuando hablo con educadores y terapeutas infantiles. En su libro *The Case for Make Believe*, la autora y doctora Susan Linn, experta en juegos infantiles, describe una situación similar: «Los niños que veo en la guardería suelen comenzar nuestras sesiones eligiendo animales o personajes y recreando la misma violencia animada tan popular en la televisión, sin aportar su experiencia única a su juego».

DE LOS EXPERTOS....

Demasiadas pantallas en las vidas de demasiados niños

Mientras estaba cenando en mi restaurante favorito hace un tiempo, observé a dos familias —ambas formadas por el padre, la madre y un niño pequeño— enfrentarse de manera muy diferente al desafío de cenar fuera con niños en esa fase del desarrollo en que su placer por la exploración activa sustituye a cualquier otra cosa, incluida la comida.

Una familia llegó equipada con un reproductor de DVD portátil rojo brillante. Durante toda la comida, el niño estuvo inmerso en *Thomas, la locomotora*, un programa estadounidense de televisión muy popular para los preescolares. Estaba completamente en silencio y ajeno a su entorno, y masticaba distraídamente los trozos de comida que su madre le iba dando con el tenedor. Sus padres pudieron disfrutar de su cena sin interrupción. Pudieron incluso entablar una conversación, una experiencia bastante rara entre padres con niños muy pequeños.

Los otros padres tuvieron una cena mucho menos tranquila. Después de que su hijo llegara al límite de su tolerancia por estar confinado en una trona, sus padres se turnaron para dejarle caminar por todos lados, en lugar de distraerle de su urgencia por explorar las visiones y los sonidos del restaurante. Agarrando una cuchara de plástico, pasó varios minutos

En un estudio inglés de escritura creativa, se pidió a un grupo de más de 400 niños entre 10 y 12 años que escribieran relatos breves sobre una «cara en la ventana». Muchos niños solo copiaron los argumentos de la televisión. Los investigadores concluyeron que «la ubicuidad y la facilidad de acceso de la televisión y los vídeos quizá priva a los niños de hoy de la necesidad de perseguir sus propios pensamientos y de idear sus propias ocupaciones, distrayéndoles de procesos internos y de respuestas constantemente exigentes a temas externos, y sugiere que todo esto puede tener implicaciones para el desarrollo de la capacidad imaginativa». Eso no presagia nada bueno para el futuro de nuestros hijos o, irónicamente, para el futuro creativo de los guionistas televisivos.

11. Agresión y violencia. En una declaración conjunta sobre el impacto del entretenimiento de contenido violento en los niños del Congressional Public Health Summit, seis de los grupos médicos más importantes de Norteamérica

---

con la nariz presionada contra un recipiente de pasteles decorados. Realizó movimientos como de excavadora con su cuchara y se la dio a su madre: «¿Quieres que lo pruebe?» preguntó. «Ñam, ñam». Riendo, lo volvió a hacer. «Arriba», dijo, señalando la fila superior de pasteles. «Muy bien», dijo su madre, «los pasteles rosas están arriba». «¡Abajo!», se rio, flexionando sus rodillas un poco mientras señalaba la fila de abajo. Regresó a la mesa sujetando la mano de su madre, donde su padre se encargó de él, volviendo a los pasteles mientras su madre finalizaba su cena. Con la ayuda de los padres, esta capacidad innata del niño de una exploración divertida transformó el restaurante en un laboratorio para explorar el color, conceptos espaciales e imaginación.

¿Y qué ocurrió con el niño enfrascado en su propio DVD portátil? ¿Cuáles son las principales lecciones vitales que los niños absorben al ver regularmente películas mientras comen en un restaurante? Aprenden a mirar a la pantalla en lugar de recorrer su entorno en busca de estímulos; a esperar ser entretenidos en lugar de entretenerse a sí mismos; a que interactuar con la familia durante las comidas es tan aburrido que necesitan el aliciente del entretenimiento en pantalla para soportar la cena; y aprenden que comer es algo que se hace mientras se está haciendo otra cosa.

—Doctora Susan Linn, directora de la Campaña para una infancia sin publicidad y autora de Consuming Kids: The Hostile Takeover of Childhood y The Case for Believe: Saving Play in a Commercialized World
www.commercialfreechildhood.org

(American Academy of Pediatrics, American Academy of Child and Adolescent Psychiatry, American Psychological Association, American Medical Association, American Academy of Family Physicians y American Psychiatric Association) establecieron que, después de 30 años de investigación, estaban en condiciones de afirmar que «ver entretenimiento de contenido violento puede conducir al aumento de actitudes, valores y comportamiento agresivos, en particular en los niños». Los grupos médicos determinaron cuatro de las formas más probables en que la visualización de la violencia en televisión afecta a los niños. De acuerdo con esta declaración, los niños que ven contenido violento en la televisión

1. tienen más probabilidades de exhibir un comportamiento agresivo o violentos.
2. tienen más probabilidades de considerar la violencia como una forma eficaz de dirimir conflictos.
3. están emocionalmente desensibilizados hacia la violencia en la vida real.
4. tienen miedo de ser víctimas de la violencia.

Volvamos un momento a «Notel», que puede arrojar alguna luz sobre este tema. Cuando se llevó la televisión a esta zona anteriormente libre de ella, el más destacado efecto individual fue una mayor agresividad entre los niños. Se observó que los niños de segundo curso evaluados eran el doble de agresivos entre sí (agresividad medida por actos de empujones y provocaciones) tras la introducción de la televisión. Aunque los actos más agresivos fueron cometidos por unos pocos, el nivel general aumentó en todos, con independencia del sexo. El cambio fue tan espectacular que los investigadores se preguntaron si había habido algún cambio en la política del patio de recreo en los dos años, pero las escuelas tenían los mismos directores y todas ellas compartían la misma política: intervenir solo si parecía que alguien iba a resultar herido.

Otro estudio sobre preescolares y dibujos animados arrojó resultados igualmente inquietantes. Un grupo de preescolares con estilos de juego comparables se dividieron en dos grupos. Un grupo vio dibujos animados no violentos y el otro vio dibujos animados con violencia. Tras varias semanas de exposición, los niños que vieron dibujos animados violentos estaban dando patadas, ahogando o golpeando a sus compañeros con más frecuencia que los niños del grupo de dibujos animados no violentos.

12. Miedo. Un cazador dispara y mata a la madre de Bambi. En *El rey león*, el padre de Simba muere a manos de su propio hermano (el tío de Simba). La madre de Nemo acaba devorada por una barracuda. ¿Se supone que estas son películas para niños? ¿Cómo se puede jugar con los miedos del niño sobre la separación y abandono y pensar que es adecuado? No es así, especialmente para los niños más pequeños.

La doctora Joanne Cantor, una experta de proyección internacional en niños y televisión y autora de *Mommy, I'm Scared*, se refiere a las películas y televisión como «la causa evitable número uno de pesadillas y ansiedades en los niños». De hecho, la mayoría de los niños se han asustado, a veces intensamente, por algo que han visto en la televisión. En Madison, Wisconsin, se llevó a cabo un muestreo aleatorio de padres con hijos en edades comprendidas desde educación infantil hasta sexto curso. El 43 % de esos padres participantes informó de que sus hijos se habían sentido asustados por algo que habían visto en la televisión y que el miedo había sobrepasado al programa. Estos miedos pueden elevar el nivel de ansiedad del niño y aumentar las pesadillas. En una encuesta realizada en 150 estudiantes de universidad, el 90 % declaró haber experimentado una reacción de miedo ante los medios de comunicación durante la infancia. Estos estudiantes indicaron problemas para dormir y comer después de ver algunos programas, y en torno a un cuarto de los encuestados indicó que los efectos duraron más de un año. Cuanto más jóvenes eran los encuestados en el momento de ver una película y un programa de televisión de miedo, más duraderos habían sido los efectos.

En su libro, la doctora Cantor menciona una larga lista de los programas de televisión y películas que han provocado intensas reacciones de miedo en los niños: *La casa de la pradera, Bambi, Dumbo, La bella y la bestia, El jorobado de Notre Dame, Peter Pan, El mago de Oz y Alicia en el país de las maravillas*, por mencionar algunos. Encontrar películas apropiadas para los niños más pequeños, incluso para los de tres años, es increíblemente desafiante. Esto es especialmente cierto porque el sistema de clasificación de películas por edades no informa adecuadamente a los padres. Una película con la calificación de «para todos los públicos» implica que la película no tiene conversaciones sexuales o vulgares. También se supone que la película no tiene escenas violentas, pero esto no es cierto. Los investigadores de Harvard Fumie Yokota y Kimberly Thompson analizaron todas las películas clasificadas como «para todos los públicos» entre 1939 y 1999, y descubrieron que *cada una de ellas* tenía al menos un acto violento. Es más, el tiempo en pantalla dedicado a la violencia aumentó desde un promedio de tres minutos por película en 1940 a 10 minutos por película en 2000.

A la hora de decidir si una película o programa de televisión es apropiado para el niño, siempre es preferible pecar de cauteloso. Algo que hay que tener en cuenta es que los preescolares suelen sentirse más influidos por cómo perciben las cosas, incluso más que si las cosas son o no peligrosas en realidad. Por ejemplo, es más probable que un niño se sienta asustado por una película sobre una persona con deformidades, incluso si el personaje deforme es amable y gentil, mientras que los niños más mayores son más propensos a responder a situaciones que son peligrosas en realidad. Al intentar decidir si un programa o una película de televisión específica va a asustar a un niño de menos de seis años, hay que ver previamente el material con el ojo crítico puesto en las imágenes.

13. Cualidad adictiva de la televisión. «La televisión es sumamente adictiva», según el profesor y doctor de la Universidad de Columbia Jeffrey Johnson. Esto no resulta sorprendente, dado que sabemos que, cuanta más televisión vean los bebés y niños pequeños, más probable es que se conviertan en televidentes asiduos a los seis años de edad. Los bebés que crecen viendo la televisión se vuelven dependientes de ella para tranquilizarse y aliviar el aburrimiento.

La televisión condiciona los cerebros de los niños para aclimatarse a un excesivo estímulo. Este entrenamiento neurológico puede resultar destructivo cuando un niño intenta procesar los estímulos de otras fuentes de ritmo más lento, como la vida diaria. La televisión implica imágenes y escenarios que cambian frecuentemente, sonidos de alta fidelidad y acción de ritmo rápido. Así es como la televisión atrapa el interés del niño. Sigman hace la analogía de que, una vez que nos hemos acostumbrado al sabor de los alimentos con el potenciador de sabor glutamato monosódico, el sabor de la comida real no resulta muy interesante. «La televisión es el potenciador de sabor del mundo audiovisual, proporcionando niveles no naturales de estimulación sensorial», afirma. «Nada de la vida real es comparable a ello. La televisión paga de más a los niños para que le presten atención y, al hacerlo, parece echar a perder y dañar físicamente sus circuitos de atención. En efecto, la televisión corrompe el sistema de recompensas que nos permite prestar atención a otras cosas en la vida».

Hay que tener presente que, cuando el niño ve la televisión, y no un DVD, la red de televisión se está esforzando por mantener el interés de los pequeños. Con frecuencia, los anuncios ofrecerán avances del próximo programa e, incluso cuando no lo hacen, un padre que no llegue al mando a distancia con la suficiente presteza se encontrará con un niño que ya se ha enganchado al siguiente programa. De repente, esa hora programada de tiempo de pantalla se ha convertido en dos horas o más.

14. Daño en la dinámica familiar. Los niños aprenden a socializar observando nuestro ejemplo, tanto con los adultos como entre sí. Las madres sirven de ejemplo a las hijas sobre cómo ser madres algún día, y los padres sirven de ejemplo de paternidad ante sus hijos. La socialización comienza casi inmediatamente. Siempre me sorprendía cuando veía a mis hijas hablar con sus muñecas y usar las mismas palabras y sentimientos que yo había usado con ellas. El futuro de las familias está en peligro cuando el modelo del niño es un adulto pegado a la televisión o, peor aún, cuando el niño es el que está pegado a la pantalla. Dado el excesivo número de horas que pasan los adultos viendo la televisión, los expertos informan de que los padres ahora tienen más contacto ocular con los personajes de la televisión ¡que entre sí! Debemos preguntarnos qué tipo de modelo estamos ofreciendo a nuestros hijos cuando vayamos a mostrarles cómo es una relación íntima.

Recientemente he visto un episodio de *El Show de Oprah Winfrey* (sí, todavía veo algo de televisión, pero solo cuando mis hijas están dormidas) llamado «What Can't You Live Without?» («¿Sin qué no puedes vivir?»), en el cual Oprah desafiaba a las familias a abandonar la tecnología y pasar más tiempo juntos, como familia, durante siete días. El programa presentaba a una familia que estaba tan desconectada que sus miembros apenas hablaban entre sí. Cada miembro de la familia veía televisión, enviaba correos electrónicos desde su ordenador o jugaba a un videojuego en otra habitación de la casa. Cuando necesitaban comunicarse, se mandaban mensajes de texto. Cuando el padre traía comida a casa, dejaba la comida en la mesa y todos los miembros de la familia llevaban su comida a una habitación para comer. En el coche, los niños estaban demasiado ocupados mandando mensajes de texto a sus amigos o escuchando sus iPod para mantener una verdadera conversación.

Aunque puede ser un ejemplo extremo de desconexión, cada vez más familias están funcionando como la familia de aquel programa. Para ellos, los medios de comunicación y la tecnología habían ocupado el lugar de la interacción familiar, y sus conexiones, como familia, estaban sufriendo. Los niños necesitan desarrollar habilidades sociales, y el lugar donde primero aprenden la habilidad de la interacción verbal es en el hogar. La televisión puede disminuir la comunicación entre los miembros de la familia, como hemos visto, y atrofiar el desarrollo de las relaciones familiares. Si se está preguntando por qué un libro orientado presumiblemente a los primeros tres años de vida está analizando de manera tan profunda a una familia con niños que llegan hasta la adolescencia, es porque creo que esta familia puede servir para dar un toque de atención. Cuando tome decisiones sobre los tempranos hábitos televisivos de su familia, puede crear su propia filosofía no solo sobre los medios de comunicación, sino también sobre la vida familiar.

Telegorditos: por qué la televisión está engordando a nuestros hijos

El predominio de la obesidad entre los niños de seis a 11 años ha pasado a más del doble en los últimos 10 años, desde el 6,5 % al 17 %, mientras que los índices entre adolescentes han aumentado más del triple, desde un 5 % al 17,6 %, según los Centers for Disease Control. Los niños con sobrepeso tienen un riesgo mucho mayor de sufrir problemas de salud, como colesterol elevado, hipertensión, problemas en las articulaciones, apnea del sueño, problemas coronarios, diabetes de tipo 2, apoplejías, tipos graves de cáncer y artrosis. A medida que creció el número de los programas televisivos para niños, aumentó también el peso de los bebés y preescolares. En los últimos cuatro años, el número de niños entre dos y cinco años con sobrepeso ha aumentado del 10% al 14%. Según un estudio de National Institutes of Health, los niños que tienen sobrepeso a los dos años son más propensos a padecer sobrepeso durante toda la infancia.

Los expertos advierten de que esta puede ser la primera generación de niños que no sobrevivan a sus padres. En un comunicado de prensa publicado por una asociación médica americana, el doctor William Dietz, director de la División de Nutrición y Actividad Física, informó de que seis de cada 10 niños tienen un factor de riesgo de sufrir una enfermedad coronaria cuando lleguen a los 10 años. «Cuanta más televisión vean los niños, más probabilidad tendrán de padecer sobrepeso», afirma. «La reducción en el consumo televisivo constituye la acción más eficaz para que los niños pierdan peso». Un estudio sorprendente del impacto de la televisión realizado en niños desde el nacimiento hasta la adolescencia ha constatado que ver televisión es el principal factor individual para predecir la obesidad en la infancia, incluso más que la ingesta nutricional o la actividad física.

1. Inactividad. Obviamente, cuando el niño está sentado delante del televisor, está renunciando a otras actividades más físicas. Algunos expertos creen que ver la televisión no está reemplazado necesariamente la actividad física, argumentando que la televisión está desplazando sobre todo a otras actividades sedentarias. Pero sabemos que tenemos una generación de niños inquietantemente sedentarios. Un estudio publicado en *The Lancet* reveló que los niños de tres a cinco años no se mueven durante el 80% del día, y que muchos son activos solo unos 20 minutos cada día. Cuando se mostraron estas estadísticas y patrones de actividad de estos niños a otro grupo de investigadores a los que se les había pedido que hicieran un esbozo de los participantes, supusieron erróneamente que los sujetos eran oficinistas que no se movían de sus escritorios. Su conclusión fue que los individuos del estudio tenían estilos de vida de adultos de mediana edad y que era probable que padecieran graves riesgos para la salud.

Un estudio realizado entre casi 8000 adolescentes publicado en el *Journal of Adolescent Health* descubrió que la falta de actividad física está más estrechamente vinculada a ver la televisión que a cualquier otro tipo de actividad sedentaria, como el uso del ordenador, videojuegos y lectura. También reveló que los niños que ven televisión durante más de seis horas a la semana son mucho más propensos a estar físicamente inactivos. Según el doctor John Dwyer, especialista en la promoción de la actividad física y uno de los autores del estudio, «esta investigación confirma una sospecha universal: cuanta más televisión ven los niños, menos energía gastan en actividades físicas».

Parece evidente que si se reduce el consumo de televisión en los niños, el resultado será la pérdida de peso. Casi 200 niños de tercer y cuarto curso recibieron una formación distribuida en 18 lecciones a lo largo de seis meses para reducir el consumo de televisión, videojuegos y vídeos. Los resultados demostraron que los niños que participaron en la experiencia experimentaron «una disminución estadísticamente significativa en el índice de masa corporal». En otras palabras, perdieron peso.

2. Metabolismo. No es solo el hecho de que los niños sean sedentarios lo que les hace más propensos a tener sobrepeso mientras ven televisión: esta actitud en realidad ralentiza las tasas metabólicas. Un estudio fundamental publicado en *Pediatrics* muestra que, mientras ven la televisión, los niños con normopeso experimentan una reducción del 12 % en la tasa metabólica y los niños obesos experimentan una disminución del 16 %. La tasa metabólica en reposo de los niños del estudio también se redujo tanto que, en realidad estaban quemando menos calorías viendo la televisión de las que habrían quemado si hubieran estado tumbados, sin hacer nada. Además, esta tasa metabólica siguió ralentizada hasta 25 minutos después de apagado el televisor.

3. Sintonizar las señales del cuerpo. Si comemos delante del televisor, tenemos menos propensión a obedecer las señales del cuerpo y más propensión a comer en exceso. Aproximadamente el 53 % de los niños menores de seis años hacen al menos una comida mientras ven la televisión. Un artículo publicado en *Journal of the American Dietetic Association* reveló que la persona ingiere como media ocho veces más alimento mientras mira la televisión. Esto no resulta sorprendente porque es poco probable que el cerebro que está distraído con un programa de entretenimiento (o cualquier cosa que nos distraiga) se dé cuenta de lo que está haciendo la boca. Cuando estamos mirando la pantalla, es incluso más difícil prestar atención a las señales de saciedad del cuerpo.

Un estudio realizado en estudiantes universitarios que examinaba los efectos del consumo de televisión descubrió que, en los días en que los estudiantes veían mucha televisión, comían más, ingerían más calorías y tenían menos hambre antes de comer que el resto de días. Sigman observó que la televisión tenía efectos subliminales sobre el apetito que literalmente hacían que se ingirieran más bocados por minuto, que fueran bocados más grandes y que se comiera mucho más. Los resultados de estos estudios se pueden aplicar tanto a los adultos como a los niños, tal como se descubrió en el estudio *Television Viewing Is Associated with Increased Meal Frequency in Humans*.

4. Influir en las preferencias alimentarias. Más del 70 % de los anuncios del sábado por la mañana están relacionados con la comida, y el 80 % de ellos son de alimentos con poco valor nutricional. Estos anuncios, obviamente, no ayudan a los niños a alimentarse de manera saludable. Los niños pequeños no entienden cómo funcionan los anuncios. Para ellos, la televisión es la autoridad y simplemente creen todo lo que se les dice. Los niños confían en los personajes que ven en la televisión. Según un estudio realizado en niños de nueve y 10 años, en realidad creen lo que Ronald McDonald dice sobre qué es lo mejor para que coman los niños. Tienen tanta influencia los personajes de la televisión que su mera asociación con un alimento puede cambiar sus preferencias. En un estudio realizado por Sesame Workshop, a los niños se les mostró una imagen de un brécol y una imagen de una tableta de chocolate y se les preguntó qué preferían comer.

El 22 % de los participantes prefirió el brécol y el 78 % eligió el chocolate. Cuando los investigadores unieron una imagen de Elmo con el brécol y un personaje desconocido con la tableta de chocolate, el deseo por el chocolate disminuyó, mientras que el deseo de brécol aumentó un 50 %. Cuando se relacionó a Elmo con el chocolate, el 89 % de los niños lo eligió.

Todos los estudios muestran que la televisión influye de manera negativa en las personas, niños incluidos, en lo relativo a las elecciones alimentarias.

- Las personas que ven mucha televisión son más propensas a calificar los alimentos insanos como saludables.
- Cuantos más anuncios vean los niños, con más probabilidad preferirán cereales azucarados.
- Cuanta más televisión vean los niños, con menos probabilidad consumirán frutas, verduras y cereales integrales.

Compra, niño, compra
Cómo influye la publicidad en el pensamiento del niño

Nos preocupamos mucho por todos los peligros que acechan a nuestros hijos (drogas, pervertidos, matones), pero apenas nos damos cuenta de la mayor amenaza de todas: el multimillonario esfuerzo de marketing cuyo objetivo es convertir a los niños en pequeños consumidores hipersexuados, obsesionados por el estatus o con déficit de atención.

—BARBARA EHRENREICH,
Nickel and Dimed: On (Not) Getting By in America

Los niños, incluso los más jóvenes, tienen más capacidad de compra que nunca. En 2002, los niños entre cuatro a 12 años fueron responsables de compras por un valor de 30 000 millones de dólares. Es decir, un 400 % más que en la década anterior. Se calcula que los niños de seis a 12 años van a las tiendas dos o tres veces a la semana y, como promedio, echan unos seis artículos en la cesta en cada visita. Los niños también influyen en las compras de sus padres, y no solo estamos hablando del tipo de cereal, sino de artículos caros como coches, vacaciones e incluso casas. Se calcula que los niños influyen en unos 200 000 millones de dólares adicionales de gastos. Nada de esto pasa desapercibido a los publicistas, que se dirigen agresivamente a los niños de formas que antes parecían impensables.

Los niños son ahora considerados el epicentro de la cultura consumista; sus gustos y opiniones conforman las estrategias de *marketing* y de marca. De acuerdo con uno de los principales estrategas de marca del mundo, el 80 % de todas las marcas ahora requieren una estrategia de *marketing* para niños. Estos publicistas han tenido mucho éxito en su tarea de influir en los niños. Según la investigación:

- El niño norteamericano medio ve 40 000 anuncios al año.
- El niño norteamericano medio demanda 3000 productos y servicios al año.
- Dos tercios de las madres informan de que sus hijos ya tienen «conciencia de las marcas» a los tres años, y un tercio ha indicado esta concienciación a los dos años.
- La mayoría de los niños de Educación Infantil pueden identificar 300 logotipos.
- Un niño de 10 años conoce 400 marcas.

Claramente, el marketing está alterando de manera fundamental la experiencia de la infancia. Según Juliet Schor, autora de *Born to Buy*, «las empresas han impregnado las actividades centrales y las instituciones de la infancia, sin casi resistencia por parte del Gobierno o de los padres». Los personajes televisivos, incluso los «educativos», se están

EL FACTOR FASTIDIO

Los profesionales de marketing acechan a nuestros hijos, decididos a enseñarles cómo fastidiar desde una temprana edad. Un estudio fundamental de investigación de marketing denominado The Nag Factor ha enseñado a los profesionales del sector la eficacia de que los niños fastidien a sus padres y ha identificado a los padres de los más pequeños como los que más ceden. Los profesionales del sector han calculado que los niños que fastidian a sus padres representan un 46 % de las ventas de las principales empresas que tienen a los niños como objetivo. Al saber que los ejecutivos de marketing están trabajando noche y día para minar su autoridad, los padres deberán esforzarse mucho más para establecer los límites.

usando para manipular al niño a fin de que influya en las decisiones de compra de los padres, desde cepillos de dientes hasta pañales, pasando por ropa, incluso alimentos y decoración del hogar. Los dispositivos de comunicación electrónicos (juegos de ordenador para niños, juguetes electrónicos y DVD) están sustituyendo poco a poco al juego y a la interacción humana. La publicidad incluso ha llegado a los colegios con McLibraries, máquinas de refrescos Coca-Cola y cartones de leche con publicidad impresa. Antes de que la CCFC interviniera, BusRadio, una radio comercial y de noticias patrocinada por una cadena de informativos, se estaba oyendo en los autobuses escolares todos los días lectivos. Schor afirma: «Nos hemos convertido en una nación que da menos prioridad a enseñar a los niños a desarrollarse social, intelectual e incluso espiritualmente, que a consumir. Las consecuencias a largo plazo de este desarrollo no presagian nada bueno».

Puede parecer hasta gracioso cuando tu hijito de 18 meses señala a un pañal y dice: «¡Bob Esponja!», o cuando tu niña de dos años pide un Bratz-Pack en McDonald's (¡no me hagan hablar de las muñecas Bratz!) o cuando un niño de tres años insiste en llevar zapatillas de Dora la Exploradora. Pero en ese momento, hay que ser consciente de que el niño es oficialmente una pieza más del engranaje de la máquina del consumismo. No hay nada malo en pedir un juguete o un par de zapatos (yo aprecio el trabajo de un diseñador como la que más), pero es desconcertante que los niños ya estén apresados en la red del marketing, donde los pañales patrocinan un programa de televisión, que a su vez promociona una bebida embotellada, que promociona un juguete que fomenta un estilo de vida... y de repente la marca está enseñando valores al niño y está asociando el producto con su autoestima. Los estudios muestran que los niños norteamericanos creen que su ropa y marcas describen cómo son y definen su estatus social más que los niños de cualquier otro país. La atención de los niños hacia la cultura del consumo ha estado vinculada a la depresión, ansiedad, baja autoestima, quejas psicosomáticas y un mayor conflicto con los padres.

¿Qué es ese zumbido constante que escucho en mis oídos?

Enciendo el televisor cuando estoy dando el pecho.

...

Me gusta ver las noticias de la mañana cuando desayuno, y cuando la enciendo, mi hijo ni se da cuenta.

...

Tener el televisor encendido mientras juego a las muñecas con mi hija me ayuda a romper la monotonía de los juegos infantiles.

Se ha calculado que hasta un 51 % de los hogares de Estados Unidos tienen la televisión encendida casi todo el tiempo. Aunque esta exposición constante puede parecer inofensiva, puede ser sumamente peligrosa para los niños en distintos niveles. A continuación describo cinco razones por las que la televisión como ruido de fondo es perjudicial para el niño:

1. El monólogo interior. El constante ruido e interacción de la televisión puede evitar que el niño desarrolle su «monólogo interior», tan importante para los niños en la resolución de problemas, tanto personales como académicos. El monólogo interior se desarrolla cuando el niño aprende el idioma y el proceso de creación de un diálogo interior. Se cree que el monólogo interior fortalece lo que se conoce como *funciones ejecutivas*, que son en buena parte responsables de tareas como la planificación, flexibilidad cognitiva, pensamiento abstracto, adquisición de reglas, iniciación de acciones apropiadas e inhibición de acciones no apropiadas. Este discurso interno ayuda al niño a recordar cosas específicas («tengo que lavarme las manos después de usar el orinal»), a planificar por adelantado («es mejor que guarde la muñeca antes de que Ashley llegue, porque no quiero que juegue con ella») y a idear pasos para solucionar un problema («cuando pongo aquí esta pieza del rompecabezas, no encaja. Si la pongo allí, va mejor»). Cuando el niño crece, necesita ese lenguaje interior para clasificar sus pensamientos y escuchar a los demás. Con el televisor encendido, se impide que los niños experimenten esta clase de tranquilidad necesaria para desarrollar esta habilidad fundamental.

2. Disminución de la cantidad y calidad del juego. La investigadora y doctora Marie Evans Schmidt ha estudiado a 59 madres y sus hijos de uno, dos y tres años en su laboratorio, donde había una habitación sencillamente amueblada con juguetes, revistas y, por supuesto, una televisión. A las madres se les había indicado no iniciar un juego con los niños sino, al contrario, dejar que jugaran por sí mismos. Durante 30 minutos del experimento, se mostraba el programa de televisión *Jeopardy* y durante otros 30 minutos estaba apagada. Había cámaras ocultas que grababan todo. Cuando el televisor estaba encendido, se observaba una pronunciada disminución en la longitud de los episodios de juego. La duración del juego de un niño de un año, cuyo juego promediaba unos 80 segundos, se reducía a menos de 60 segundos durante el período de ruido de fondo.

3. Interactividad reducida con los padres. Otro estudio, centrado en la interacción de los padres, utilizó un modelo similar, excepto que los investigadores indicaron a las madres que interactuaran con sus hijos, como hacían en casa, y les dieron la libertad de elegir un programa entre varios pregrabados. Como promedio, cuando el televisor no estaba encendido, los padres estaban activamente implicados con sus hijos el 66 % del tiempo, pero cuando el televisor estaba encendido, esta cifra cayó al 54 %. Cuando el televisor estaba apagado, el 74 % del juego era activo, comparado con el 59 % cuando estaba encendido. Una madre del estudio estaba implicada el 78 % del tiempo sin televisión, pero su implicación cayó a solo el 19 % cuando estaba encendida. Sabemos que la implicación de los padres (hablar, escuchar y atender los intereses del niño) es uno de los mayores regalos que los padres pueden dar al desarrollo cognitivo y emocional del niño.

DE LOS EXPERTOS...

De cómo una madre mantuvo el televisor apagado

La decisión de mantener la televisión alejada de la vida de nuestras hijas fue fácil. La evidencia sobre sus efectos negativos en el desarrollo infantil es abrumadora y mi marido y yo estábamos decididos a dar a nuestras gemelas todas las oportunidades para desarrollarse. La puesta en marcha de nuestro plan fue mucho más difícil en realidad. Como madre que estaba en casa, sin la ventaja de una niñera ni de familiares que vivieran cerca para echar una mano, me correspondía ocuparme y entretener a las niñas. Con frecuencia, sentía que habría sido más fácil dejarlas delante de la pantalla, algún ratito, para poder realizar unas tareas que de otra forma habría tardado mucho más o que serían imposibles (por ejemplo, hacer la cena, hacer la colada o llamar por teléfono). Sin embargo, encontré formas creativas y más constructivas de ocupar su tiempo. Por ejemplo, mientras cocinaba, los niños estaban sentados en la mesa de la cocina con un aperitivo y un libro para colorear. Desde entonces, les encantan todas las actividades artísticas y las manualidades, Play Doh, Legos y los disfraces, entre otras actividades. Y no importa qué actividad están haciendo, por lo general ponemos música en segundo plano para que las niñas puedan cantar sus canciones favoritas. Mis hijas ahora tienen tres años y están mucho más interesadas en el juego interactivo que en mirar pasivamente la televisión. Sabemos que finalmente introduciremos la televisión en sus vidas, pero estamos seguros de que las habilidades creativas que han cultivado durante sus primeros años de vida al evitar la televisión serán inestimables en los años venideros.

— Andrea Lesch Weiss, MSW, máster en Trabajo Social y, actualmente una madre en casa.

---

4. Aprendizaje reducido del idioma. Como a los niños les resulta difícil diferenciar los sonidos, el ruido de fondo que crea la televisión es particularmente perjudicial al desarrollo del lenguaje. En un estudio del reconocimiento de palabras en presencia de conversaciones en segundo plano, se descubrió que un niño de siete meses no podía distinguir palabras con las que estaba familiarizado con el ruido de fondo. En este estudio, una mujer usaba palabras clave y familiares mientras una monótona voz masculina hablaba en segundo plano. A no ser que la voz femenina fuera al menos 10 decibelios más alta que la masculina, el niño no entendía las palabras familiares. Cuando los experimentadores intentaron enseñar a los bebés nuevas palabras acompañadas por un sonido blanco, los niños no podían diferenciar entre los sonidos /b/ y los sonidos /ch/ al final de la palabra, eran incapaces de aprender nuevas palabras y no podían retener las nuevas palabras que les habían enseñado en estas condiciones.

No debería sorprendernos saber que la televisión, como ruido de fondo, reduce considerablemente el número de palabras habladas por los padres a los niños. El reciente estudio del doctor Christakis sobre el tema ha revelado que los niños escucharon 770 menos palabras de los adultos por hora adicional de exposición a la televisión. Esto es más de un 80 % de disminución del idioma y es casi una garantía de una adquisición reducida del lenguaje para el niño, quien, de acuerdo con el estudio, también pronuncia menos palabras a los padres. Según el doctor Christakis, «la televisión reduce el número de sonidos y de palabras que los bebés escuchan, vocalizan y, por tanto, aprenden».

ABRIR LA CAJA DE PANDORA: PROGRAMAS PARA NIÑOS MAYORES DE TRES AÑOS

Gracias al trabajo de los investigadores, ahora sabemos mucho más sobre los efectos de programas de televisión específicos. Usted tendrá que analizar la información disponible, aplicar su mejor criterio con sus propios hijos y ver lo que funciona en su caso concreto.

5. Acceso a contenido inapropiado. Cuando el televisor está encendido en segundo plano, es más probable que los niños vean algo para lo que no están preparados. Los programas de noticias siempre se encuentran entre los 10 programas que asustan a los niños. De hecho, en un estudio de 1994 realizado entre padres con niños en Educación Infantil hasta el sexto curso, el 37 % de los padres informaron de que sus hijos se habían sentido asustados por una noticia ese año. Y esto se aplica especialmente en el mundo posterior al 11 de septiembre en el que vivimos. No se puede saber cuándo un relato o una imagen aterradores pueden aparecer en la pantalla.

Retomando el mando a distancia

Los niños pequeños no han cambiado a lo largo de los siglos. Siempre han demostrado la misma incansable energía, curiosidad, irracionalidad, persistencia, inestabilidad emocional y el mismo carácter imprevisible durante los primeros cinco años de vida con los que nos siguen agotando hoy. Lo que ha cambiado es cómo los padres se enfrentan a estos aspectos difíciles, pero normales, del desarrollo.

—MARIE WINN,
THE PLUG-IN DRUG: TELEVISION, COMPUTERS AND FAMILY LIFE

Soy vegetariana. Durante décadas he vivido como si la carne no hubiera existido. Comer carne solo era una opción para mí. No siento que tenga ninguna carencia; para ser sincera, simplemente no pienso en comer carne. Mi actitud hacia la televisión ha sido en cierto modo muy similar. Cuando tomé la decisión de no exponer a mis hijas al televisor en sus primeros tres años, cambiar de parecer simplemente no era ninguna opción. En muchas formas, es más fácil no encenderlo nunca. Accionar ese interruptor es como abrir la caja de Pandora. Cuando comienzas, es difícil regular cuánto ven tus hijos y siempre resulta demasiado fácil encenderlo en momentos de necesidad.

Antes de que la televisión se convirtiera en un aparato esencial en los hogares, los padres se las arreglaban para hacer la cena, cuidar de sus hijos, ducharse y atender las tareas domésticas. Las expectativas de los padres respecto a sus hijos eran muy diferentes y la forma que ejercían como padres era muy diferente, lo que en cierto modo, era bueno y malo. Los padres del pasado esperaban que sus hijos aprendieran a jugar solos y se entretuvieran cuando eran muy jóvenes. Los padres ayudaban a sus hijos a ejercitar tareas que exigieran el tiempo suficiente para que los mayores prepararan la comida y, por este mismo motivo, trataban de mantener la siesta el mayor tiempo posible. Por mi experiencia tanto personal como médica, puedo afirmar que si enseña a su hijo a disfrutar de un juego solitario desde el principio, su vida sin televisión será mucho más fácil. El niño también recibirá grandes beneficios. Los bebés sin televisión que veo en mi consultorio tienen períodos de atención más largos y necesitan menos estímulo para mantener el interés.

No es buena idea dejar al niño sin supervisión delante del televisor. «¿Confiaría su bebé a un cuidador, aunque sean unos minutos, que no puede oír ni ver a su hijo?», pregunta la doctora Nancy Hall del Bush Center in Child Development y Social Policy de la Universidad de Yale. Conozco a una madre que salió de la ducha y se encontró con que su bebé, a la que había dejado delante del televisor en su habitación, había cogido una tiza negra y había dibujado en todas las paredes. Y esta madre fue afortunada. La Consumer Product Safety Commission informa de entre 8000 y 10 000 lesiones anuales producidas por la caída de los televisores, seis de las cuales acabaron en fallecimiento. Nunca se está totalmente seguro, así que lo mejor es dejar al niño en un lugar seguro a prueba de niños que no tenga televisión cuando necesite hacer algo.

Sé que lo que estoy sugiriendo no es fácil y ciertamente no es lo que hace la mayoría de la gente. Aunque creo que lo ideal es no permitir a los niños ver nada de televisión antes de los tres años, sé que muchas familias optarán por hacer algo diferente. Es posible que se decante por no renunciar completamente a la televisión, como he sugerido, pero con toda la información de que dispone, ahora puede tomar una decisión consciente y bien informada, y esto solo refuerza su posición como padre o madre.

A continuación indico 10 de los motivos más habituales que esgrimen los padres para encender la televisión para mantener a sus niños ocupados en sus primeros tres años, junto con soluciones alternativas que he practicado en mi familia, así como en familias con las que he trabajado:

1. «Tengo que encenderla para hacer la cena». Muchos padres hacen la comida o al menos preparan todo lo posible durante las siestas. Desde el comienzo, me aseguré de que las cunas de mis hijas estuvieran en un lugar divertido, donde pudieran jugar ellas solas. Con frecuencia, cuando hacía la cena, las metía en sus cunas con juguetes, les ponía algo de música divertida y me llevaba los intercomunicadores. Muchas familias tienen una pequeña área para gatear fuera de la cocina, donde los bebés pueden estar jugando con tranquilidad mientras sus padres les echan un ojo de vez en cuando. Cuando mis hijas eran bebés, comenzamos a tener cajas de juguetes y libros en un lugar fuera de la cocina para mantenerlas ocupadas, y después añadí un caballete con tizas unidas por cuerdas cortas (para evitar tanto que pintaran en las paredes como el peligro de estrangulamiento).

Si puede permitirse alguna ayuda o si tiene parientes a mano, tenga en cuenta la preparación de la comida al decidir cuál sería el mejor momento de tener esas manos extra en la casa. La preparación de la comida también puede ser un gran tiempo de unión para unos padres que trabajan. Mientras uno de los padres está en la cocina, el otro puede pasar el tiempo con los niños. También se puede implicar a los niños más mayores, dejándoles tareas seguras. Mi marido, que es un gran cocinero, tenía a las niñas cocinando con él cuando apenas tenían dos años. Le gustaba realizar los preparativos y les permitía hacer cosas como cascar huevos, echar las especias y montar una *pizza*. Al implicarles en la preparación de la comida no solo aseguraba que iban a disfrutar comiéndola, sino que les hacía sentirse orgullosas por sus logros.

A la mayoría de los niños les va mejor cuando pasan algún tiempo con uno de sus padres antes de que entre en la cocina para cocinar. Además, asegúrese de no dejar que el niño tenga demasiada hambre antes de cenar. Un niño excesivamente hambriento es un niño malhumorado y lo más probable es que se impaciente mientras usted está cocinando. Una solución es darle un pequeño tentempié si lleva más de dos horas sin comer nada.

Otras ideas que puede probar, dependiendo de la edad del niño:

- Siente al niño en una trona y acérquelo a la encimera para que le vea hacer la cena mientras le cuenta todo lo que está haciendo.
- Tenga un armario de la cocina lleno de cosas con las que pueda jugar el niño, como cucharas de madera, cuencos irrompibles y recipientes seguros.
- Tenga a mano unos cuantos juguetes y libros para que el niño juegue solo cuando usted está cocinando.
- Tenga algunas revistas y catálogos en la cocina para que el niño pueda ojearlos.
- Ponga música en la cocina para que los niños puedan bailar.
- Prepare una pizarra con imanes o un caballete para que el niño juegue mientras usted cocina.

2. «Necesito unos minutos para darme una ducha» La hora de la siesta es un buen momento para dedicarlo al cuidado personal. Conozco a una madre que se levantaba a las cinco de la mañana para tener algún tiempo para ella misma y darse una larga ducha. Muchos padres de bebés y niños pequeños colocan un parque en el baño o utilizan un columpio portátil para tener a sus bebés a la vista.

3. «Le encanta estar mirando la pantalla». Aquello que nos gusta no siempre es bueno para nosotros. Una gran parte de nuestro trabajo como padres es proteger a nuestros hijos de todo lo que pueda perjudicar su desarrollo. Aunque la mayoría de los padres no suelen pensar en la televisión en estos términos, no es diferente.

Muchos padres creen que el hecho de que su hijo esté mirando la pantalla implica que está teniendo una experiencia significativa, cuando en realidad no es así. Está en nuestra naturaleza mirar la pantalla. Las luces y el movimiento captan nuestra atención. La televisión se aprovecha de la respuesta de orientación, que es el reflejo que nos lleva a todo lo que es nuevo o inesperado. Los temas que cambian constantemente, los gráficos, los cortes rápidos y las luces parpadeantes están pensados para que el bebé mire. El niño se sentará delante no porque esté aprendiendo o esté interesado, sino porque biológicamente está programado para hacerlo.

4. «No se toma el biberón si no está delante del televisor». Utilizar la televisión para que un niño coma le enseña a desconectar de las pistas que emite su cuerpo cuando come. La distracción de la televisión dificulta que se concentre en comer. Encender el televisor durante la toma del biberón aclimata al niño a la exposición de los medios de comunicación durante las comidas, lo que a su vez hará que sea más probable que vea la televisión durante las comidas cuando sea mayor, lo que con seguridad conducirá al sobrepeso.

5. «Le ayuda a quedarse dormido». Ver mucha televisión puede perjudicar el sueño. Cuanta más televisión vea el niño, más se resistirá a ir a la cama, más difícil le resultará quedarse dormido; más problemas tendrá para permanecer dormido, más miedo tendrá a dormirse y más se despertará durante la noche. En realidad, poner a los niños de temprana edad delante del televisor les ayuda a desarrollar algunas costumbres muy destructivas. Dormirse delante del televisor es una costumbre que por lo general comienza de manera muy inocente. Primero los padres colocan una tele en la habitación del niño, pensando que así tendrá menos problemas con su ritual de irse a la cama. Pronto los padres se dan cuenta de que el niño está viendo más televisión que nunca, retrasando el tiempo de irse a la cama aún más. Usarla como ayuda para dormir y tenerla en la habitación del niño son dos de las principales causas de problemas de sueño en la infancia. En realidad, los investigadores han descubierto que ver la televisión está vinculado con un mayor sopor durante el día.

6. «No sé qué más puedo hacer con él mientras alimento a mi nuevo bebé». Exponer al bebé al ruido de fondo de la televisión no es bueno ni para él ni para usted: distraerse con la televisión evita que esté al tanto de las pistas de su hijo, lo que es especialmente importante durante la alimentación. Por el contrario, pruebe a leer un libro a su hijo mayor mientras da el pecho. Esta acción expondrá a ambos niños al idioma y todos estarán implicados. Si esto no funciona, pruebe a dejar algunos juguetes especiales cerca y haga que el niño mayor juegue con ellos solo cuando alimenta al bebé (esto mantendrá la novedad de los juguetes y por tanto el interés de su hijo por ellos). Alimentar al bebé también puede ser un gran momento para que el padre se haga cargo del niño mayor.

7. «A mi cuidadora le gusta que mi hijo mire la televisión». Si este es el caso, la cuidadora no está haciendo su trabajo. Colocar a un niño delante del televisor cuando se le está pagando para que lo cuide significa que no asume su responsabilidad. Es importante que la persona que lo atienda conozca su postura relativa a ver la televisión. Con frecuencia, los cuidadores de niños no son conscientes de los efectos perjudiciales de la televisión o quizá simplemente lo están haciendo como lo habían hecho en un empleo anterior. Si la cuidadora lo enciende a pesar de sus deseos, es el momento de buscar a otra persona. Si solía permitirle que viera la televisión con los niños, proporciónele en este caso una lista de otras actividades que puede realizar en su lugar.

8. «No quiero que mi hijo sea un marginado social». Aunque no he podido encontrar ningún estudio sobre este tema, en mis casi 20 años de experiencia médica como terapeuta, sin mencionar mi experiencia como madre, todavía no he encontrado ningún caso de niños que sean marginados sociales solo porque no vieron televisión en sus primeros tres años de vida. En una clase de preescolar de 12 niños, mis dos hijas eran las únicas que no habían visto nada de televisión, y puedo afirmar inequívocamente que esto no planteó ningún problema. Aunque mis hijas nunca habían visto televisión, conocían algunos personajes de la televisión, como Elmo y el Monstruo de las galletas de verlos en libros. Si se siente preocupado porque su hijo no va a estar al día con la cultura de los preescolares, siempre puede comprar o sacar libros de la biblioteca que muestren personajes como Dora la Exploradora.

9. «Mi marido y yo no nos ponemos de acuerdo sobre cómo gestionar el tema de la televisión con nuestros hijos». Por mi experiencia, suelen ser los papás los que son más reacios a recortar el consumo de televisión en los primeros años. Muchos de ellos han caído en el despliegue publicitario o solo quieren relajarse delante de la pantalla. Con frecuencia desean compartir un partido o un programa con sus hijos y no perciben el daño.

Dicho esto, la mayoría de los padres con los que hablo están muy preocupados por dar a sus hijos una aporte intelectual y, después de leer el tipo de información que he presentado en este libro, suelen cambiar de opinión. Si le resulta complicado negociar este punto, mi sugerencia es descubrir qué programas le interesan más a su marido y trabajar juntos para encontrar un compromiso. Conozco a un padre que tenía recuerdos tan emotivos de ver partidos de béisbol con su propio padre que era realmente importante para él compartir esa sensación con su hijo. El matrimonio llegó al compromiso de que el padre viera con su hijo los últimos 30 minutos de cualquier partido del fin de semana.

10. «Es educativo». Como ha demostrado la demanda entre CCFC y los fabricantes de DVD educativos, hay gran cantidad de información y de *marketing* engañosos en relación a la programación infantil. Es desconcertante que estos DVD, que afirman contribuir al desarrollo cerebral del niño, así como a la adquisición del lenguaje, hayan resultado dañinos para los bebés en las áreas en las que han sido probados. Los expertos en medios de comunicación para niños definen la televisión educativa como «la que tiene una programación explícita o un conjunto de objetivos de aprendizaje apropiados a la edad y que se hayan diseñado en función de esa programación». De acuerdo con estos criterios, solo una cuarta parte de los programas que afirman ser educativos en realidad lo son. Incluso en los programas que cumplen estos criterios, la inmensa mayoría de la investigación muestra ventajas, pero a partir de los tres años. Los expertos en televisión infantil, los doctores Christakis y Zimmerman, se refieren al período entre dos y tres años como «zona gris» porque aunque algunos niños puedan obtener beneficios de ver la televisión, a otros en realidad les puede perjudicar. Estos resultados dependen en gran medida de cada niño y del contenido del programa de televisión o DVD. Un estudio realizado en niños de dos años y medio que veían *Barrio Sésamo* descubrió que tenían tasas de adquisición de lenguaje más lentas que un grupo de niños que no veían el programa. Este resultado resultó sorprendente para los investigadores, porque *Barrio Sésamo* funciona muy bien con niños de más de tres años.

Que los niños puedan aprender o no de la televisión sigue siendo un tema de debate candente. Los investigadores han descubierto lo que se conoce como «déficit de vídeo», es decir, la idea de que hay algo sobre la experiencia con la pantalla que puede impedir que los niños aprendan. Por ejemplo, cuando un adulto real les mostró a niños de dos años una simple tarea de tres pasos, fueron capaces de imitarla, pero cuando ese adulto mostró la misma tarea una vez en una cinta de vídeo, los niños no pudieron realizarla. En un estudio similar, cuando un grupo de niños de dos años veía a una persona real ocultar un animal de peluche en una habitación cercana y otro grupo veía un vídeo de esa persona ocultando el animal de peluche, solo el 35 % de los niños que vieron el vídeo grabado fueron capaces de encontrar el juguete, en comparación con el 69 % que presenció la demostración en directo.

Las actitudes y los hábitos de visualización de los padres marcan una gran diferencia en lo beneficiosa que es para los niños la televisión educativa. En un estudio que examinó cómo niños israelitas diferían de los norteamericanos en su respuesta a la televisión, el investigador y doctor Gavriel Salomon descubrió que los niños israelitas se toman la televisión mucho más en serio que los norteamericanos. Culturalmente, la televisión está considerada como una fuente de noticias en Israel, y las familias la ven con un sentido mucho más de voluntad y de propósito, lo que da como resultado un mayor esfuerzo mental mientras la ven, así como una mejor retención de lo que están viendo. Otra evidencia muestra que ver televisión no educativa con los niños también puede exacerbar los efectos negativos, dado que, al verla juntos, está dando por bueno el contenido de lo que están viendo.

La nueva guía de televisión: trucos seguros para los padres

El niño ya tiene tres años y está preparado para que pase algún tiempo delante de la pantalla, pero desea hacerlo de la forma más constructiva posible. Estos son algunos consejos:

Prepare un plan familiar de televisión y sígalo. Idee reglas específicas relativas al tiempo de pantalla semanal, contenido, situación (no en la cocina, por favor) y los días de la semana que está permitida la televisión. Cuanto más claro tengan todos las reglas, más fácilmente se cumplirán.

Evite los anuncios. Es mejor que utilice más el DVD o el vídeo para proteger a sus hijos de las agresivas campañas de *marketing* que están orientadas a los niños.

Véanla juntos de manera interactiva. Ver un programa de televisión con el niño y hablar sobre lo que se está viendo ha demostrado enriquecer la experiencia, por supuesto, con programación para niños de calidad.

Convierta el «momento televisión» en un acontecimiento. En lugar de usar el tiempo de pantalla para rellenar espacios durante el día o para aliviar el aburrimiento, conviértalo en un acontecimiento familiar especial. Conozco a una familia que solo permite dos horas a la semana para ver una película especial por la noche. Esta familia poco a poco pasó de ver programas como *Barney* o *Friends* a documentales de dos horas a lo largo de los años. Como el momento televisión era tan especial para todos, los padres hicieron sus deberes para asegurarse de que los programas elegidos o películas fueran realmente excelentes.

Haga la experiencia multidimensional Si, por ejemplo, ve *Signing Time! Leah's Farm*, lea a su hijo un libro sobre los animales de la granja y dele un libro para colorear sobre el mismo tema. Si se siente con ganas de aventura, visite una granja local o un zoo.

Utilice la televisión para ampliar sus áreas de interés a medida que el niño va creciendo. La televisión puede dar al niño experiencias inusuales, como ver una manada de leones tomando el sol en el Serengueti.

Sea un buen ejemplo. Durante los tres primeros años de la vida de su hijo, limite su propio tiempo delante del televisor a cuando el niño está durmiendo. Cuando sea mayor y estén viendo la televisión juntos, asegúrese de que envía el mensaje de que es una experiencia de aprendizaje.

Saque el televisor de la cocina y de la habitación del niño. Como han demostrado las investigaciones, tener un televisor en la habitación del niño aumenta la posibilidad de que vea contenido inapropiado, vea demasiada televisión y duerma mal. Ver la televisión mientras come también fomenta el comer en exceso y la desconexión de importantes pistas corporales, como la saciedad.

Pruebe a apagar el televisor durante una semana. Incluso después de haber comenzado a integrar los medios de comunicación en su vida, es buena idea hacer descansos periódicos. El Center for Screen-Time Awareness aconseja apagar el televisor dos semanas cada año.

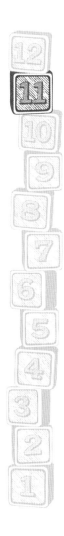

Es fácil ser verde

Cómo reducir la exposición a sustancias químicas tóxicas

———— ◆ ————

Un año antes de intentar quedarme embarazada, reduje la cafeína, dejé de consumir edulcorantes artificiales y empecé a comer alimentos orgánicos. Seis meses después, comencé a tomar vitaminas prenatales junto con suplementos de DHA omega-3. Había hecho los deberes y estaba decidida a convertir mi cuerpo en un recipiente de salud y pureza para mi hijo o hija aún por nacer. Cuando se acercaba el momento del parto, corrí a comprar los artículos de bebé que iba a necesitar. Como experta en maternidad, con muchos amigos en el campo, confiaba en que sabría exactamente qué debía comprar a mi bebé, así que llené mi lista con cosas como un colchón de marca (malo), biberones de plástico (malo), un calentador de biberones (malo), mordedores de plástico (malo), toda clase de juguetes (muchos de los cuales eran malos) y un montón de lociones y champús para bebé con aromas deliciosos (malo y malo). Quería estar preparada, así que acumulé una tonelada de pañales, toallitas y cremas de marca (sí, también estos eran malos). Creía que sabía tanto…

Debo admitir que no era consciente de las sustancias químicas de mi entorno en general, y mucho menos de cómo podrían afectar a mi familia. Deposité mi confianza en que las grandes marcas solo me venderían cosas que no nos harían daño. Y no creí que los establecimientos que frecuentaba pudieran vender algo que no fuera seguro o que el Gobierno miraría hacia otro lado mientras las sustancias químicas tóxicas invadían los productos que yo compraba para mi bebé. Tal vez fui una ingenua, pero creo que la mayoría de las personas piensan como yo pensaba. Según un estudio reciente, el 56 % de las personas de EE. UU. estaban de acuerdo con esta afirmación: «En la actualidad el Gobierno comprueba de forma exhaustiva las sustancias químicas utilizadas en todos los grandes productos de consumo para garantizar que sean seguros para las personas».

Después conocí a Paige Goldberg Tolmach, una mujer de mi clase de BABYGROUP™ en Los Ángeles. Como consecuencia del grave eczema de su hijo Jackson, que no curaba con los enfoques médicos tradicionales, Paige se obsesionó con aprender sobre la presencia de toxinas en el medioambiente y cómo estas afectan a nuestros niños. Contando con esta información, realizó algunos cambios en el estilo de vida de su hogar, curó el eczema de su hijo, se estableció como experta en toxinas medioambientales e inauguró The Little Seed (La Semillita), un establecimiento no tóxico y ecológico para niños. Cada semana en la clase, Paige compartía información nueva y valiosa o un consejo para hacer menos tóxica la vida de nuestros bebés. Todavía puedo oír el horror en su voz mientras decía cosas como: «De ninguna manera queréis comprar pijamas con retardantes de llama y dejad que os explique por qué», «antes de comprar otro cargamento de esos pañales, ¿puedo hablaros sobre las sustancias químicas que contienen?» y «esos biberones derraman sustancias químicas en la leche del bebé cada vez que los calentáis en el calentador». Paige nos daba la información poco a poco. Ojalá yo pudiera ser tan sutil en estas páginas, y me esforzaré por serlo, pero quiero estar segura de transmitir la información que usted debe saber para empezar a desintoxicar su hogar.

Sé que conocer la verdad sobre lo que hay en el entorno del bebé puede resultar aterrador y agobiante: el mero hecho de conocer esta información puede hacerle sentir que la situación es desesperada. Pero lo cierto es que no tiene que hacer todo a la vez y que incluso los pequeños cambios pueden marcar una gran diferencia. Por ejemplo, puede reducir la exposición de su hijo (y la suya propia) a los pesticidas en un 90 % simplemente evitando las frutas y verduras más contaminadas. Pero me estoy adelantando; hablaré sobre pesticidas, y también sobre hormonas de crecimiento ovinas y mercurio en el pescado, en el capítulo 12. La idea es que los pequeños cambios pueden marcar la diferencia.

Los hechos al desnudo, mamá: las sustancias químicas y nuestros hijos

Estamos llevando a cabo un experimento toxicológico a gran escala y vamos a usar a nuestros hijos como animales de experimentación.

—Doctor Philip J. Landrigan,
cita extraída de *Trade Secrets: A Moyers Report* en PBS

Desde el momento de la concepción, los niños están expuestos a un número desproporcionado de toxinas y sustancias químicas. En un estudio de 2004 sobre la sangre del cordón umbilical realizado por la Cruz Roja Norteamericana, se descubrió que los bebés que se encontraban en el útero tenían una media de 200 sustancias químicas y contaminantes industrializados en su torrente sanguíneo. De las 287 toxinas descubiertas en la sangre del cordón, se sabe que 180 provocan cáncer, 217 son venenosas para el cerebro y el sistema nervioso y 208 se han relacionado con defectos de nacimiento en animales. En las últimas décadas, se han introducido en nuestro entorno aproximadamente 82 000 compuestos químicos nuevos y sintéticos, de los cuales menos del 10 % han sido testados por cuestiones de seguridad.

Los científicos creen que no es una coincidencia que los niños estén sufriendo enfermedades, trastornos y problemas medioambientales en niveles sin precedentes. Estas enfermedades incluyen cáncer, asma, artritis reumatoide, alergias, obesidad, autismo, discapacidades medioambientales como trastornos del habla y el lenguaje, discapacidades de aprendizaje y trastorno por déficit de atención. Los ecologistas creen que estos problemas están ocurriendo porque los niños son especialmente vulnerables a las toxinas. En comparación con los adultos:

- El metabolismo de los niños es más rápido y, por lo tanto, absorbe las toxinas con mayor rapidez.
- Los niños crecen tan deprisa que las mutaciones celulares peligrosas se multiplican con mayor rapidez.
- Su cerebro en evolución y sus sistemas inmunitario y reproductor inmaduros son incapaces de desintoxicar las sustancias químicas a las que están expuestos.
- La barrera sangre-cerebro todavía es porosa y permite el paso de más sustancias químicas al cerebro.
- Los niños comen tres o cuatro veces más comida por kilogramo de peso corporal que un adulto medio.
- El aire inhalado en reposo por un niño es el doble que el de un adulto.
- Los bebés y niños pequeños se pasan la mayor parte del tiempo en el suelo o cerca de él y, por lo tanto, están expuestos a muchos más contaminantes.
- Los niños pequeños exploran el mundo metiéndose las cosas en la boca.
- Los niños tienen una superficie de piel mayor en relación con el peso corporal y su piel es más fina, lo que ocasiona una mayor penetración de toxinas.

- Los niños se hacen más cortes y raspones, lo que aumenta la exposición.
- Los niños pequeños pasan más tiempo dentro de casa, lo cual les hace más vulnerables al aire interior insano.
- La dieta de los niños es menos variada que la de los adultos, lo que aumenta su exposición a los tóxicos.
- La exposición a las toxinas durante etapas críticas del crecimiento tiene un mayor efecto y puede durar toda la vida.

Casi todas las pruebas realizadas con toxinas se basan en la fisiología de un adulto de 80 kilos, lo cual es totalmente diferente del cuerpo de un niño en pleno desarrollo. Tomemos el plomo como ejemplo, el veneno infantil más

---

DE LOS EXPERTOS...

Mi semillita

Hace tres años, tuve un bebé. Un bebé hermoso, perfecto e increíble. A los ocho meses, mi bebé perfecto desarrolló un eczema. Eczema extremo. Cada médico del planeta me dijo que la enfermedad de su piel era producto de la genética y una reacción al tiempo atmosférico. Esto me resultó extraño, ya que ni mi marido ni yo teníamos eczema. A pesar de insistir constantemente en que mi bebé debía de ser alérgico a algo de su entorno, los médicos desestimaron mis opiniones y me explicaron que no había absolutamente nada que yo pudiera hacer para ayudarle más allá de darle esteroides orales y tópicos para controlar sus brotes. Si teníamos suerte, me dijeron, le desaparecería a los seis años. También me dijeron que dejara de darle el pecho.

Esto no era suficiente para mí. En lo más profundo de mi corazón, sabía que estaban equivocados. Me negué a escucharles y seguí buscando respuestas. Continué dando el pecho a mi bebé y comencé a investigar en serio sobre el eczema, alergias y factores medioambientales que podrían haber influido en su enfermedad. Lo que descubrí fue sorprendente: todo en mi hogar, incluidos los productos que usaba para limpiarlo, era tóxico. El colchón de la cuna de Jackson emitía retardantes de llama tóxicos. Sus mordedores y biberones de plástico contenían ftalatos y BPA, relacionados con alergias cutáneas y enfermedades más graves. Su ropa de algodón, así como las sábanas de su cuna y toallas estaban contaminadas con residuos de pesticidas causantes de cáncer que se rociaban sobre los cultivos de algodón. Había sustancias carcinogénicas como fragancias sintéticas,

evitable. Los niños son especialmente sensibles a esta toxina porque sus estómagos absorben el 50 % de todo el plomo que se encuentran en comparación con los adultos, que «solo» absorben el 11 %. Otro ejemplo es el bisfenol A, comúnmente conocido como *BPA*, una toxina disruptora hormonal que se ha encontrado en los biberones de plástico. El BPA se ha relacionado con diversos problemas, como enfermedad cardiaca, diabetes, anormalidades en el hígado, problemas con la función cerebral y trastornos del estado de ánimo. Los infantes no desarrollan la enzima necesaria para metabolizar el BPA hasta los tres meses, como muy pronto.

Las combinaciones de sustancias químicas tóxicas también pueden crear reacciones diferentes de las de una toxina aislada. Por ejemplo, un estudio a largo plazo sobre los efectos del PCB y el mercurio se concentró en los niños nacidos de

colores artificiales, parabenes y aceite mineral y petrolato en todos los productos del cuidado corporal de Jackson, ¡incluso en los que los médicos me habían sugerido para curar su eczema!

Inmediatamente tiré todo lo que había en la habitación de mi hijo: los muebles, el colchón, las sábanas, los juguetes, los biberones, la ropa y los productos de cuidado corporal. Después, removí Roma con Santiago en busca de alternativas seguras: juguetes sin plomo, ropa sin residuos de pesticida, biberones sin BPA y un colchón sin retardantes de llama. No fue una tarea fácil. Encargué sonajeros de Nueva Zelanda, biberones de Texas, peluches de Sri Lanka y ropa de Inglaterra. Me libré de todos los productos de limpieza químicos y empecé a usar vinagre y agua para limpiar mi casa. Vestí a Jackson con ropa orgánica y lo envolví con mantas orgánicas. También concerté una visita con mi acupuntor, quien me dio cremas para ayudar a recuperar la maravillosa piel de bebé de Jackson, destrozada de tanto rascarse y sangrar. En cuestión de semanas, su eczema desapareció y su piel comenzó a resplandecer.

Estaba encantada. Quería anunciar al mundo mi descubrimiento y sabía dónde empezar: en mi propio patio. Junto a una amiga, abrí una tienda para bebés de productos no tóxicos y ecológicos llamada The Little Seed (La Semillita). No quería que nadie más pasara por lo que yo había pasado sin ayuda ni apoyo.

Sé que cada padre y madre quieren hacer un mundo mejor para sus hijos. Con mis recién adquiridos conocimientos confío en ser de ayuda porque, como usted bien sabe, todos estamos juntos en esto.

—Paige Goldberg Tolmach,
The Little Seed. www.thelittleseed.com

madres que consumían pescado del lago Ontario, que se sabe que contiene bifenil policlorado o PCB (un carcinógeno que se acumula en la cadena alimentaria), y que estaban expuestas a niveles de mercurio extremadamente bajos. El impacto en el desarrollo neurocognitivo de los pequeños era mucho mayor cuando la exposición baja al mercurio se combinaba con exposición al PCB.

No podemos confiar en que el Gobierno o las grandes corporaciones eliminen las toxinas, así que debemos ocuparnos del tema nosotros mismos. No estoy diciendo que la exposición a determinadas sustancias químicas pueda reducir el CI (Cociente Intelectual) de su hijo y pueda causar problemas o enfermedades medioambientales solo para asustarle. Mi esperanza es que esta información le motive a tomar medidas para proteger a su hijo, teniendo siempre en cuenta que incluso un pequeño cambio a un limpiador de baños menos tóxico, no solo está exponiendo a su hijo a menos sustancias químicas, sino que está reduciendo el número de sustancias químicas que acaban en la naturaleza a través del inodoro. Mi experiencia personal me ha enseñado que la conciencia genera más conciencia, lo que hace que resulte más fácil entrar en acción a todos los niveles.

Los enemigos tóxicos más importantes que debe conocer son el plomo, el PVC y los ftalatos, los retardantes de llama y el humo de los cigarrillos.

Plomo

El envenenamiento por plomo es la enfermedad más evitable entre los niños. El plomo es un metal pesado que está clasificado como una neurotoxina: una sustancia química que afecta al sistema nervioso. Se trata de un veneno que es peligroso a *cualquier* nivel, por lo que puede resultar sorprendente saber que los Centros para el Control y Prevención de la Enfermedad (CDC) de EE. UU. consideren aceptable un nivel en sangre de 10 microgramos por decilitro (μg). A mi entender, esto es un progreso, teniendo en cuenta que los CDC tomaban como aceptable 60 μg en los años sesenta. Pero aquí está el truco: un estudio de 2005 llevado a cabo por el doctor Bruce Lanphear descubrió que el plomo perjudica a los niños en niveles muy inferiores a 10 μg. Existe una gran diferencia en la capacidad intelectual entre cuando el nivel de exposición de un niño va de 5 a 10 μg y cuando va de 10 a 20 μg. Más de 310 000 niños estadounidenses de seis años y menores han recibido un diagnóstico de envenenamiento por plomo, y hasta 3 000 000 presentaban niveles elevados en sangre, condiciones que pueden provocar problemas duraderos de aprendizaje y conducta. En EE. UU., un millón de niños superan actualmente el límite recomendado de 10 mcg/dL, y si hubiera que ajustar esta recomendación, dado que conocemos los déficits en el CI en niveles bajos, se cree que estarían incluidos más millones de niños.

Los niños sufren un mayor riesgo de envenenamiento por plomo porque su barrera sangre-cerebro, el mecanismo incorporado del cuerpo para proteger el cerebro de sustancias venenosas, no está tan bien desarrollada como en un adulto. El plomo atraviesa esta barrera imitando al calcio, tan necesario para el cerebro del bebé y los niños pequeños. Como consecuencia, hasta los seis años, los niños absorben tres o cuatro veces más plomo que un adulto, y esta tasa es aún mayor en el caso de niños con deficiencia de calcio.

¿De dónde procede todo este plomo? En general, los niños están expuestos al plomo al ingerirlo o inhalarlo. Como diversos estudios han mostrado que los niños se meten objetos en la boca más de 20 veces cada hora, no debería sorprendernos saber que hasta el 80 % de la exposición al plomo es resultado de chuparse el pulgar y otras conductas mano-boca. La procedencia del plomo varía mucho, dependiendo de dónde viven y juegan los niños.

1. Plomo en la pintura. La pintura que contiene plomo es el origen más común de exposición para los niños. En 1978 se prohibió en EE. UU. la pintura con plomo para uso doméstico y en muchos productos de consumo, pero todavía continúa en las paredes y muebles de casi 47 millones de hogares del país. Como la prohibición fue aprobada hace más de 30 años, la pintura de los hogares que contiene plomo se estará agrietando, pelando y desprendiendo, convirtiéndola en una tentación aún mayor para niños curiosos.

Si sospecha que su casa tiene pintura con plomo, debería contratar a un especialista para que la retire. Si la quita usted mismo, puede liberar partículas de polvillo de plomo, exponiendo a sus hijos a un riesgo aún mayor. Pintar sobre la amenaza con pintura normal tampoco resolverá el problema. La Agencia de Protección Medioambiental (EPA) de EE. UU. recomienda seguir los siguientes pasos:

- Limpiar las virutas inmediatamente.
- Limpiar los suelos, marcos de ventanas, alféizares y otras superficies semanalmente. Utilice una fregona, una esponja o papel de cocina humedecidos en agua templada y un limpiador general o uno especial para plomo.
- Lavar y aclarar bien las esponjas y fregonas después de limpiar las zonas sucias o polvorientas.
- Lavar las manos de los niños con frecuencia, especialmente antes de que coman y antes de echar la siesta o de ir a la cama por la noche.
- Mantener limpias las zonas de juego. Lavar los biberones, chupetes, juguetes y peluches con regularidad.
- Evitar que los niños mordisqueen los alféizares u otras superficies pintadas.

- Limpiar o quitarse los zapatos antes de entrar en casa para impedir el paso de plomo del exterior.
- La EPA ha desarrollado numerosas exigencias para la supresión del plomo de los hogares. Para más información, visite www.epa.gov/lead/pubs/leadinfo.htm.

2. Plomo en el agua. La exposición al plomo del agua corriente supone el 10-20 % de la exposición al plomo. Para los bebés este origen puede ser mucho más importante que la pintura; la EPA de EE. UU. calcula que los bebés no lactantes pueden recibir el 40-60 % de su exposición al plomo del agua corriente utilizada en las leches de fórmula en los seis primeros meses de vida. El plomo no suele encontrarse en la fuente de agua, como reservas o acuíferos, sino que se abre camino hasta su hogar a través del contacto con tuberías, soldaduras, elementos de la instalación y grifos. La ley de EE. UU. permite que las tuberías contengan un 8 % de plomo por peso y permite que las soldaduras «libres de plomo» utilizadas en las tuberías de agua contengan un 0,2 % por peso. Antes de 1930 era común el uso de tuberías de plomo, pero no son el único riesgo

---

DE LOS EXPERTOS...

Mejora del hogar sano

Un hogar es una obra en curso. Cambiamos el color de la pintura de la cocina, redecoramos la habitación de los niños, renovamos los azulejos del cuarto de baño... y, vaya, es hora de volver a pintar de nuevo la cocina. Ya sea un aficionado al bricolaje o si encarga la tarea a un especialista, utilice el proyecto como la oportunidad perfecta para transformar su hogar en un lugar seguro y no tóxico. He aquí unos cuantos trucos para renovar de forma más sana:

Suelo:
Muchos padres optan por la moqueta porque es suave para gatear y caerse. Pero unas moquetas son mejores que otras y todas las moquetas exigen cuidados especiales. Busque moquetas fabricadas con lana sin pesticidas o fibras recicladas que no hayan sido tratadas con tóxicos. Déjela ventilar fuera durante unos días antes de instalarla y grápela al suelo en lugar de pegarla con adhesivos.

Una vez instalada, límpiela por lo menos una vez al mes con un aspirador con filtro HEPA, ya que las moquetas atrapan el polvo, el polen y

de plomo en el sistema de tuberías: las tuberías galvanizadas con frecuencia contienen plomo en los compuestos utilizados para sellarlas. Las tuberías de cobre anteriores a 1988 solían sellarse con una soldadura a base de plomo, y las tuberías de plástico también pueden contener plomo. Hacen falta cinco años para que las tuberías nuevas formen un sarro mineral eficaz que ayude a aislar el agua y proteja contra la exposición al plomo.

Hay algunas cosas sencillas que puede hacer para reducir la exposición al plomo de su agua.

- Averigüe qué clase de tuberías tiene en su casa.
- Siempre que no se haya usado un grifo durante seis horas o más, deje correr el agua fría durante un minuto para eliminar el plomo que pudiera haberse acumulado en el agua de las tuberías. Tal vez desee utilizar el agua para otros usos como regar las plantas, lavar el coche o mezclarla con jabón para fregar los suelos.
- Utilice siempre agua del grifo fría para beber, cocinar y preparar biberones, ya que el agua caliente disuelve los metales más deprisa.

las sustancias químicas transportadas en la suela de los zapatos. Limpie en profundidad una vez al año.

Paredes:
Pintar suele ser la forma más rápida de dar un lavado de cara a una habitación, pero es también una forma rápida de introducir toxinas no deseadas transportadas por el aire, llamadas *sustancias químicas orgánicas volátiles* (VOC), en su hogar. Busque opciones libres de VOC. Si este tipo de pintura es demasiado cara, elija por lo menos un tono más claro que las opciones convencionales: cuanto más oscura sea la pintura, mayor será la concentración de VOC.

Recuerde: si su casa fue construida antes de 1978, haga una prueba a la pintura. Ventile siempre bien abriendo las ventanas para que entre aire fresco. Y procure que los niños y las mujeres embarazadas se mantengan alejados de las zonas que estén siendo renovadas.

—Christopher Gavigan, consejero delegado y autor de *Healthy Child Healthy World— Creating a Cleaner, Greener, Safer Home*
www.healthychild.org

- Compre un filtro de agua. Hay muchos tipos de filtro distintos, que varían en precio, desde una sencilla jarra con filtro de carbono hasta un filtro para toda la casa (un sistema filtra toda el agua de la casa).

3. Plomo en los juguetes. En los últimos años se han retirado literalmente millones de juguetes debido a su contenido en plomo. Desde el 14 de agosto de 2009, la Consumer Product Safety Improvement Act (Ley de Mejora en la Seguridad de los Productos de Consumo) en EE. UU. exige que ningún «producto infantil» (cualquier producto destinado principalmente a niños menores de 12 años) pueda superar un máximo de 300 p.pm de plomo. Esta ley es aplicable de forma retrospectiva a todos los juguetes a la venta, lo cual es un paso en la dirección correcta y ha reducido de forma increíble el riesgo de plomo de los juguetes. Pero los juguetes retirados siguen estando a la venta en sitios como eBay y Craiglist, mucho después de que hayan sido retirados de las estanterías de las tiendas. Además, los juguetes de nuestra propia niñez y las antigüedades tienen también un gran riesgo de plomo. Entonces, ¿qué podemos hacer?

- Tenga especial cuidado cuando adquiera juguetes en establecimientos de segunda mano. Si lo hace, plantéese olvidarse de los juguetes en China, que han sido protagonistas de la mayoría de las retiradas.
- Evite las joyas y amuletos infantiles que van unidas a los zapatos o ropa. Son algunos de los grandes culpables e incluso causaron la muerte de una niña de cuatro años que se tragó un amuleto que resultó contener un 99 % de plomo.
- Elija juguetes de madera o tela, especialmente algodón orgánico.

4. Plomo en la tierra. La pintura descascarillada, las décadas de uso como aditivo a la gasolina, la minería, las emisiones industriales, la incineración de desechos, los pesticidas, la industria y los edificios viejos han provocado niveles elevados de plomo en nuestro suelo. Lo que resulta más perturbador es que el plomo continúa presente en la capa superficial, aumentando la posibilidad de exposición de nuestros niños. La tierra contaminada en las zonas de juego inyecta el plomo en la sangre de los niños, ya que están explorando constantemente su mundo metiéndose cosas en la boca; en consecuencia, ingieren mucha tierra. Se calcula que un niño ingiere como media de dos a ocho veces más tierra que un adulto.

Podemos pensar que hemos dejado toda esa tierra con plomo fuera y que estamos seguros tras las puertas, pero la realidad es que en las casas se ha rastreado plomo, así como otras sustancias químicas, bacterias, heces, pesticidas, polvo con alérgenos, caspa animal y agentes contaminantes. Pero existe una solución sencilla y económica. Según un estudio de 1991 conocido como el «Estudio del felpudo», utilizar un felpudo reduce casi a la mitad el polvillo de plomo tóxico en el interior del hogar; quitarse los zapatos en la puerta reduce el polvo de plomo en un 60 % y hacer ambas cosas, a lo largo de un período de cinco meses, reduce el polvo tóxico en un 98,5 %. Si no quiere quitarse los zapatos al entrar en cada habitación de la casa, quíteselos al menos en las habitaciones enmoquetadas o con alfombras, ya que estas atrapan el polvo. La cantidad de polvo presente en una alfombra puede ser 100 veces mayor que la cantidad de polvo en los suelos desnudos del hogar. Según el doctor John Roberts, un ingeniero medioambiental que ha estudiado el problema durante cerca de 20 años, una alfombra de 10 años contiene de media un kilo de polvo, que incluye plomo, pesticidas y mercurio. Como mínimo, quítese los zapatos antes de entrar en la habitación de los niños.

He aquí otras cosas que puede hacer para mantener a raya el polvo y la tierra con plomo:

- Invierta en un buen aspirador con filtro HEPA. Será incluso mejor si compra uno con localizador de polvo y un cepillo motorizado con cabeza motorizada, que supuestamente es seis veces más eficaz que un aspirador normal.
- Limpie la casa a fondo y con frecuencia. Como el polvo de plomo es pegajoso, lo mejor es fregar regularmente y pasar el aspirador con frecuencia.
- Si tiene una huerta o necesita comprar tierra, procure que sea mantillo limpio.

5. Otras fuentes de plomo. Aunque la pintura, el agua y los juguetes son responsables de una importante porción de la exposición al plomo de los niños, hay muchas otras fuentes que debería tener en cuenta:

Persianillas viejas de vinilo. En 1996, la Consumer Product Safety Commission de EE. UU. informó de que 25 millones de persianillas fabricadas en el extranjero que contenían plomo habían sido importadas a EE. UU. Cuando la luz solar cae sobre estas persianas, el vinilo se degrada y produce polvo de plomo. Aunque este tipo de persianas ya no se comercializan en EE. UU., muchos hogares todavía las tienen. Busque persianas que tengan una pegatina que indique que no se ha añadido plomo.

Suplementos de calcio. Aunque parezca mentira, muchos suplementos de calcio contienen plomo. Un estudio del año 2000 publicado en el *Journal of the American Medical Association* descubrió que cuatro de cada siete suplementos de calcio «naturales» (los fabricados con concha de ostra y huesos) y cuatro de cada 14 suplementos refinados vendidos sin receta contenían una cantidad de plomo considerable. Una madre llamada Lynn Askew se enteró de este hecho cuando, en 1996, su hija de dos años Destiny dio un nivel de plomo de 10 mcg/dL. El culpable era el suplemento de calcio que el pediatra le había recomendado. Lynn se sintió tan ultrajada que creó una organización llamada Citizens' Lead Education and Poisoning Prevention.

Vajillas. El Gobierno prohíbe la venta de vajillas que liberen plomo en cantidades mayores de 2000 partes por mil millones, lo que previene los casos directos de envenenamiento por plomo. Sin embargo, muchos grandes fabricantes de vajillas todavía utilizan barnices con plomo sin etiquetarlos como tal. No se fíe de los platos de colores vivos que contienen plomo, ya que este puede filtrarse en la comida que sirve, especialmente alimentos ácidos como la salsa de tomate o el zumo de naranja. Además, tenga en cuenta que las vajillas adquiridas en algunos países seguramente no estén sometidas a ninguna regulación y lo mejor es usarlas como adorno, no para servir comida.

PVC (policloruro de vinilo) y ftalatos

Los productos de PVC están por todas partes: chupetes, botellas de agua, cortinas para la ducha, suelos de vinilo, libros infantiles para el baño, tubos médicos y envases de alimentos, por mencionar algunos. Según el Center for Health, Environment and Justice de EE. UU., el PVC, al que comúnmente se denomina *vinilo*, «es uno de los productos de consumo más peligrosos jamás creados». Fabricado a partir de cloruro de vinilo en gas inflamable (un carcinógeno conocido), el PVC «libera gases», lo que significa que desprende sustancias químicas venenosas que pueden inhalarse. Como consecuencia, esta sustancia química es peligrosa para la salud de su familia y para el medioambiente de principio a fin: es decir, desde la fábrica hasta el hogar.

Esta sustancia química, utilizada con frecuencia en juguetes infantiles, suele combinarse con otros aditivos peligrosos como plomo, cadmio y, cuando se necesita que sea suave y flexible, ftalatos. El cadmio, que puede filtrarse desde los juguetes, se ha relacionado con daños cerebrales. Los ftalatos son disruptores hormonales, lo que significa que interfieren con los sistemas hormonales que regulan el crecimiento normal y el desarrollo reproductor de los niños. Parece que estas sustancias químicas afectan a los chicos en especial. En estudios sobre la exposición a los ftalatos en el útero, se descubrió que las madres con los niveles más elevados de metabolitos de ftalato tenían hijos con penes y escrotos más pequeños, un descenso incompleto de los testículos y perineos más cortos. Los ftalatos se utilizan de forma tan omnipresente que en la actualidad pueden encontrarse literalmente en todas partes del mundo, incluso en la nieve de la Antártida y en las medusas que viven a más de 90 metros bajo la superficie del océano Atlántico.

1. Juguetes. Los ftalatos de los juguetes están prohibidos desde el 7 de diciembre de 1999 en Europa y otros lugares del mundo, como México y Japón. El Congreso de los EE. UU. aprobó la Consumer Product Safety Improvement Act (CPSIA) en 2008, que exige pruebas de seguridad previas a la comercialización por primera vez para la mayoría de los productos infantiles, aunque algunas de las exigencias de las pruebas han sido suspendidas. Sin embargo, el 10 de febrero de 2009, la CPSIA estableció límites para los ftalatos y plomo en los juguetes infantiles y artículos de cuidado infantil dirigidos a niños menores de 12 años. Aunque esta prohibición ha sido muy respetada, ocasionalmente sale a relucir algún juguete tóxico, normalmente uno que ha sido comprado en una tienda de grandes descuentos. Los juguetes destinados a niños de 12 años y mayores de esta edad no están cubiertos por la prohibición, y no raro que una niña ponga sus manos sobre, por ejemplo, un bolsito de plástico de su hermana adolescente que podría contener sustancias prohibidas. Si sospecha que un juguete que ya tiene o que está pensando comprar puede contener PVC o ftalatos, o si percibe ese «olor a cortina de ducha» fuerte y tóxico, retírelo de su hogar. Muchas compañías de juguetes ahora incluyen en sus productos etiquetas de «libres de PVC», así que procure buscar la etiqueta cuando salga de compras.

2. Baberos. Las leyes antes citadas establecieron el límite para los ftalatos en artículos infantiles, que incluyen objetos destinados a niños menores de tres años que facilitan dormir o comer. Así pues, los baberos hechos de vinilo no deberían contener ftalatos ni plomo si se han fabricado hace poco. Aunque los baberos que contienen ftalatos y plomo están prohibidos, muchos padres todavía utilizan baberos comprados para hermanos mayores. Para simplificar, evite los baberos de plástico. Los baberos de tela (lo ideal es que sean de algodón orgánico) son la mejor opción.

3. Cambiadores. La prohibición de la CPSIA estadounidense no es aplicable a los cambiadores, que pueden contener PVC, especialmente los portátiles que se guardan en la bolsa de los pañales. Si se pregunta por qué la prohibición de la CPSIA no se extiende a los cambiadores, no es porque contengan un nivel relativamente «seguro» de PVC. Al contrario, estas almohadillas contienen una gran cantidad de PVC, pero no se incluyen en la prohibición porque no se consideran un artículo infantil. El tipo de almohadilla que se extiende sobre la superficie del cambiador de su casa probablemente contiene espuma de poliuretano, que, además de PVC, puede contener retardantes de llama (véase páginas 291-294 para más información), como éter de difenil polibrominado (PBDE) y compuestos orgánicos volátiles (VOC). La buena noticia es que muchas empresas han lanzado las almohadillas libres de PVC e incluso algunas fabricadas con algodón o lana orgánicos.

4. Productos del cuidado corporal. Un estudio publicado en *Pediatrics* que investigaba el uso de polvo de talco, almidón de maíz, lociones, cremas el culito y champús, además de juguetes y chupetes de plástico, descubrió que los bebés a quienes se aplicaba estos productos tenían concentraciones elevadas de ftalatos en la orina. Los investigadores llegaron a la conclusión de que los ftalatos penetran en el cuerpo de los niños no solo por vía oral, sino también a través de la piel. ¿Qué puede hacer una mamá?

- Evite los productos con fragancias sintéticas, que probablemente contienen ftalatos.
- Busque productos sin ftalatos.

LO QUE DEBE SABER SOBRE LOS PARABENES

Los parabenes son una familia de conservantes de uso extendido que se añaden a todo tipo de productos de higiene personal, como champú, jabón, crema para el culito, toallitas para bebés, lociones, aceite infantil, pasta de dientes y protectores solares, para inhibir el crecimiento de bacterias y prolongar su vida comercial. Se da la casualidad de que estas sustancias químicas son tan comunes que aparecen en la mayoría de los casi 25 000 productos de cosmética e higiene personal enumerados en el informe «Skin Deep» de la Environmental Working Group (EWG) de EE. UU. sobre productos personales. A corto plazo, los parabenes pueden causar irritación cutánea y picor, pero los posibles efectos a largo plazo son realmente terroríficos: los parabenes son disruptores hormonales que se han relacionado con daños cerebrales y en el sistema nervioso y cáncer, especialmente cáncer de mama. Como ya sabemos, los niños pequeños son más susceptibles a absorber productos a través de la piel, ya que es más fina que la de los adultos, y tienen una mayor superficie cutánea en relación al peso corporal que los adultos. En este contexto, resulta especialmente perturbador destacar que los investigadores descubrieron parabenes en la orina de hombres adultos apenas horas después de que los parabenes se hubieran aplicado sobre la piel.

Retardantes de llama

Los éteres de difenil polibrominado (PBDE) son compuestos que se utilizan como retardantes de llama para impedir que el fuego se extienda. Parece algo que deseamos para mantener a salvo a nuestros hijos, ¿verdad? Piénselo de nuevo. Los PBDE son otro disruptor hormonal que se ha relacionado con deterioro de la memoria, anormalidades de coordinación, hiperactividad e infertilidad.

El problema es que los PBDE están en todas partes, y con esto quiero decir *en todas partes*. Si usted come, bebe o respira, está expuesto a ellos. Los PBDE están en los pijamas de los niños, colchones, ordenadores, televisores, muebles, tapicerías, alfombras, cortinas e interiores de automóviles. Sabemos que estas sustancias químicas se filtran al medioambiente a través del aire, son transportados por el polvo y el agua, e incluso acceden a la cadena alimentaria. Al igual que sus parientes prohibidos, los PCB, los retardantes de llama como los PBDE permanecen en el medioambiente, se encuentran en todas partes, se concentran con el paso del tiempo y son tóxicos, con posibles efectos secundarios sobre la fauna y flora, vida marina y seres humanos.

Estos retardantes de llama son bioacumulativos, lo que significa que se acumulan en el cuerpo en los tejidos grasos, sangre y leche materna. Sí, en la leche materna. Según un estudio del año 2003 en el que se analizó la leche de 47 madres lactantes, cada muestra mostraba distintas cantidades de PBDE. Aunque experto tras experto confirman, que la lactancia es la mejor opción para los niños, la exposición resulta desconcertante. Con respecto al debate sobre PBDE, el doctor David Perlmutter, nerurólogo y autor de *Raise a Smarter Chile by Kindergarten* afirma: «La investigación indica que pueden ser especialmente dañinos durante las ventanas críticas del desarrollo del cerebro, durante el embarazo y en la primera infancia».

1. Pijamas. En los Estados Unidos, los pijamas de los niños con tallas de nueve meses a 14 años deben pasar una prueba de flamabilidad o cumplir ciertas especificaciones en cuanto a dimensiones, según la Consumer Product Safety Commission Office de EE. UU. Esta regulación está basada en la idea de que, si el niño está jugando con fuego o huyendo de la casa para escapar de un incendio, es menos probable que su manga, o cualquier otra parte de la prenda, se encienda si esa prenda le queda bien o ha sido tratada con un retardante de llamas. Para evitar PBDE tóxicos en los pijamas con retardantes de llama:

- Lea las etiquetas. La mayoría de los pijamas que son tratados con retardantes de llama tienen etiquetas que dicen: «Tratado químicamente»; «Resistente a las llamas»; «Contiene retardante de llamas». Los pijamas que no son tratados con retardantes de llama con frecuencia incluyen avisos del tipo: «Por seguridad infantil, la prenda debería quedar bien ajustada»; «Esta prenda no es resistente a las llamas. Una prenda suelta tiene más probabilidades de arder»; «Llevar ajustado. No resistente a las llamas»; «No diseñado para pijama».

- Compruebe el contenido de la tela. Lea la etiqueta y compruebe cuál es el principal tejido utilizado. Si el artículo es un pijama y está confeccionado con fibras sintéticas, tiene retardantes de llama. Los pijamas infantiles que están fabricados con estas fibras llevan el retardante de llama incorporado en la fibra o han sido tratados con sustancias químicas después de que la tela está terminada. Por eso, incluso las etiquetas de pijamas que dicen: «No tratados con retardantes de llama» pueden contenerlos porque los retardantes están unidos a la fibra, no aplicados sobre la tela. Lo mejor es suponer que todos los pijamas que contienen materiales sintéticos tienen retardantes de llama.

- Pruebe camisetas y mallas confeccionadas con algodón orgánico.
- Busque pijamas de algodón orgánico. No cuestan una fortuna. Algunas marcas ofrecen pijamas de algodón orgánico a precio razonable y muchos establecimientos económicos y de renombre también se están pasando al lado verde. Asegúrese siempre de que el pijama no contiene retardantes de llama. Incluso el algodón orgánico puede ser tratado con un retardante de llama químico, ya que el término *orgánico* hace referencia a cómo se cultiva el algodón, no a cómo se procesa.

2. Colchones. En el primer año de vida se calcula que los niños duermen entre 14 y 17 horas al día, aunque las mías parecían no dormir nunca más de 15 minutos seguidos. Pero la idea es que el niño pasará un montón de tiempo sobre un colchón en sus primeros años, esté durmiendo o no.

En 2004, EE. UU. redujo voluntariamente determinados PBDE de los colchones debido a la preocupación por el medioambiente, la toxicidad y la capacidad de bioacumularse. Sin embargo, muchos colchones procedentes de diversos países todavía podrían tener esta peligrosa toxina. Hay otras sustancias químicas por las que preocuparse. Los colchones de cuna actuales están fabricados con productos sintéticos con base de petróleo. Casi todos los colchones de cuna contienen espuma de poliuretano, vinilo (PVC), ftalatos, retardantes de llama químicos y una extensa lista de sustancias químicas industriales añadidas.

Probablemente la recomendación más cara que voy a hacer en este libro es comprar un colchón fabricado con materiales naturales como algodón o lana orgánicos (la lana es resistente a los ácaros de polvo y es un retardante de llama natural). Ojalá yo hubiera hecho esto antes. Me eché atrás por el precio y, en consecuencia, permití que mis hijas pasaran los primeros dos años de su vida durmiendo en lo que creo que podrían ser colchones tóxicos. También recomiendo que invierta en un colchón orgánico para su dormitorio, si los niños comparten la cama de los padres. Aunque no comparta el colchón con sus hijos, es una gran inversión en salud familiar… si puede permitírselo.

A la hora de comprar un colchón fabricado con materiales naturales, asegúrese de que el colchón no haya sido tratado con retardantes de llama químicos. Si el producto está clasificado como 100 % orgánico, debe ser exactamente así, lo que significa que no puede contener ningún elemento que dañe el medioambiente o que se haya producido de forma sintética. Pero tenga en cuenta que esto no es aplicable a cómo es tratada la fibra *después* de que la cosecha ha crecido. Asegúrese también de que los sellos indiquen claramente que el colchón no contiene arsénico, fósforo o antimonio.

Si no está preparado o no puede permitirse un colchón orgánico, he aquí algunas cosas que puede hacer para reducir la exposición a los tóxicos:

- Ventílelo. Deje que su nuevo colchón desprenda los gases en el exterior durante al menos tres días.
- Compre una funda orgánica impermeable. Las fundas impermeables tradicionales contienen PVC y ftalatos, pero hay muchas opciones no tóxicas.
- Pásese a ropa de cama ecológica confeccionada con algodón, lino, cáñamo o bambú orgánicos no aclarados. Aunque estos no reducen los PBDE, reducirán la cantidad de pesticidas a los que está expuesto su hijo.
- Cuando el niño sea lo bastante mayor para una almohada, elija una con relleno natural como lana, algodón orgánico, kapok o alforfón, y asegúrese de que la funda de almohada esté confeccionada con materiales similares.

3. Muebles. A la hora de comprar muebles, compruebe la etiqueta para ver si contienen retardantes de llama. Con frecuencia estas sustancias químicas son aplicadas sobre los rellenos de espuma del *interior* de los muebles tapizados. La organización medioambiental Amigos de la Tierra descubrió que más de dos tercios de los muebles de los establecimientos del área de la bahía de San Francisco y la mitad de los muebles del interior de las casas de la misma zona contenían retardantes de llama. No hace falta que tire todos los muebles y que redecore su casa por completo, simplemente plantéese comprar muebles más ecológicos en el futuro. No tiene por qué costar una fortuna. Por ejemplo, desde 2002, IKEA ha dejado de utilizar de forma voluntaria retardantes de llama brominados, compuestos de antimonio y una larga lista de sustancias químicas en sus muebles.

4. Productos electrónicos. Según el Environmental Working Group de EE. UU., los principales fabricantes han tomado la iniciativa de retirar los PBDE de los productos electrónicos, que comercializan por todo el mundo, en respuesta a las restricciones sobre sustancias químicas tóxicas en los productos electrónicos vendidos en Europa y en varios Estados de EE. UU. Varias compañías —Acer, Apple, Eizo Nanao, LG Electronics, Lenovo, Matsushita,

Microsoft, Nokia, Phillips, Samsung, Sharp, Sony-Ericsson y Toshiba, entre otras— se han comprometido públicamente a retirar todos los retardantes de llama brominados de sus productos. Elija una de estas compañías la próxima vez que adquiera algún producto electrónico.

5. Hogar. Aunque los PBDE presentes en los alimentos serán tratados en las páginas 336-337, hay unas cuantas cosas que puede hacer para evitar los retardantes de llama en su hogar:

- Mantenga la casa limpia. Pasar el aspirador con frecuencia puede reducir la exposición al polvo. Diversas pruebas de la EWG descubrieron que las pelusas contienen niveles anormalmente elevados de PBDE en comparación con otros compuestos químicos.
- Abra las ventanas para airear la casa cada día.
- Coloque una capa de protección entre el bebé y el suelo. Cuando lo deje en el suelo para el «tiempo de barriguita», coloque una manta por debajo para que no se apoye directamente sobre el suelo, que probablemente tendrá polvo con PBDE.

Humo de los cigarrillos

Aunque no es fácil dejar de fumar, es bastante sencillo dar un paso productivo para reducir notablemente la exposición del niño al humo de los cigarrillos si usted o cualquier otra persona que entre en contacto con el niño fuma. Según un informe de la Dirección General de Salud Pública de EE. UU., el 60 % de los niños estadounidenses, casi 22 millones, están expuestos al humo pasivo. El humo pasivo es una mezcla del humo emitido por el cigarrillo, pipa o puro encendidos y el humo exhalado de los pulmones de los fumadores. El humo pasivo contiene más de 250 sustancias químicas tóxicas o causantes de cáncer, como formaldehído, benceno, cloruro vinílico, arsénico, amoníaco y cianido de hidrógeno. No existe una exposición «segura» para usted o su hijo. Según el Departamento de Salud Pública del condado de Los Ángeles, la exposición al humo pasivo durante cinco minutos es equivalente a fumar un cigarrillo.

Los bebés son especialmente vulnerables al humo de los cigarrillos porque sus pulmones están todavía desarrollándose y sus tasas de respiración son más rápidas que las de los adultos. En comparación con los niños que no están expuestos al humo pasivo, los niños que están expuestos al humo

- en el útero tienen un 20 % más de probabilidad de nacer con peso bajo.
- tienen más probabilidad de morir de síndrome de muerte súbita del lactante (SMSL). En 2005 un promedio de 430 recién nacidos

en EE. UU. murieron de SMSL como consecuencia del humo pasivo.

- tienen cuatro veces más posibilidades de padecer bronquitis, neumonía, catarros e infecciones respiratorias.

- padecen más de 202 000 casos de asma anuales que son consecuencia del humo.

- padecen más infecciones de oído debido a que la exposición provoca una acumulación de fluido en el oído medio. Las infecciones en el oído medio son responsables de 790 000 consultas médicas anuales y son la causa más común de cirugía infantil y pérdida de oído.

- reciben más diagnósticos de trastorno por déficit de atención (TDA). Un estudio llevado a cabo por el doctor Bruce Lanphear publicado en *Environmental Health Perspectives* atribuye un tercio del TDA de EE. UU. a la exposición al humo del tabaco antes del nacimiento a través de una madre embarazada fumadora o de la exposición al plomo en la primera infancia.

- muestran déficits en lectura, matemáticas y razonamiento visoespacial.

- exhiben un menor rendimiento en las pruebas de capacidad de razonamiento, desarrollo del lenguaje e inteligencia, así como un mayor riesgo de repetir en el colegio.

El impacto del tabaco es tan catastrófico que recorre generaciones. Un estudio del año 2005 descubrió que si la abuela de un niño había fumado mientras estaba embarazada de la madre del niño, el riesgo del niño de padecer asma se duplicaba. Se sospecha que el tabaquismo de la madre activa o desactiva ciertos genes del ADN, lo que provoca una reducción en la función inmune de la siguiente generación y, en consecuencia, una mayor susceptibilidad al asma.

Las encuestas revelan que el 95 % de los adultos se ocupan de no fumar delante de sus hijos, pero muchas personas desconocen el daño que el 'humo de tercera mano' puede provocar en bebés y niños. El humo de tercera mano es un cóctel de toxinas que se depositan en alfombras, sofás, ropa y otras telas durante horas, o incluso días, después de haber apagado un cigarrillo. Un estudio de 2004 de la San Diego State University publicado en *Tobacco Control* descubrió que los padres que fuman fuera de casa siguen sometiendo a sus hijos al humo pasivo. Los niños de estos hogares tienen hasta ocho veces más nicotina en su cuerpo que los niños de padres no fumadores. Es más, los niveles de nicotina en bebés que viven en casas cuyos ocupantes fuman fuera son mucho más elevados que en bebés que viven con no fumadores.

Si es usted fumador o fumadora:

- Deje de fumar y anime a todos los miembros de la familia a que también lo dejen. Sé que es muy difícil dejarlo, pero su hijo cuenta con usted para mantenerse sano y vivo durante mucho tiempo. Fumar va en contra de estos objetivos.
- No permita fumar dentro de su hogar o en el coche.
- Después de fumar, cámbiese de ropa o dúchese antes de pasar tiempo con su hijo, especialmente si se trata de un bebé.

Si es usted «no fumador»:

- No permita que los invitados fumen en su hogar.
- Pregunte a todos los cuidadores de su hijo si fuman y, si lo hacen, plantéese no contar con sus servicios.
- Lleve a su hijo únicamente a entornos libres de humo.

La botella está medio vacía: todo sobre los plásticos y el BPA

Recuerdo los días en que yo era inocente. Caminaba por ahí con mi botella de agua, bebiendo todo el día, pensando que estaba haciendo algo bueno para mi cuerpo, sobre todo cuando estaba embarazada. Más tarde, incluso llevaba una botellita de plástico para mis hijas por si tenían sed en el parque. Nunca le di la vuelta a una botella para comprobar un número. Puedo oír a mi amiga Paige, la persona que me habló sobre las toxinas, chillar horrorizada. Todo eso era normal antes de la Gran Amenaza de la Botella de 2008, cuando muchas mamás como yo perdimos la inocencia tóxica. Ahora *yo* soy la que chilla horrorizada.

Recuerdo cuando apareció la noticia sobre una sustancia química que «podría» estar en los biberones y que podría «potencialmente» causar «algún daño». Poco después, comencé a leer artículos que decían que se trataba de preocupaciones alarmistas y que los padres no deberían preocuparse. Confié en lo que leí. Una vez más, pensé que el Gobierno nunca nos permitiría comprar algo que podría ser perjudicial para mis hijos, y mucho menos una toxina que podría alterar sus hormonas y hacerlas más susceptibles al cáncer. Pero estaba equivocada.

La sustancia química en cuestión es el bisfenol, comúnmente conocido como *BPA*. Se trata de un disruptor hormonal que imita los estrógenos y que ha sido relacionado con cáncer, enfermedad cardíaca, diabetes, anormalidades en el hígado, aparición temprana de la pubertad, hiperactividad, trastornos de aprendizaje, obesidad y deterioro neurológico. En 2008 se informó de que el 95 % de las botellas y biberones infantiles contenían esta sustancia tóxica. Es más, calentar el biberón del bebé es la forma más rápida de liberar el BPA en la bebida que contenga. Un estudio descubrió que exponer un biberón de plástico al agua hirviendo libera BPA 55 veces más deprisa que el agua a temperatura ambiente.

Para empeorar aún más las cosas, la leche de fórmula que suele ir en los biberones está contaminada. Los recipientes de estas fórmulas, tanto para las versiones en polvo como las líquidas, están recubiertos de plástico que libera BPA. Según un informe sobre leche de fórmula para bebés y biberones publicado por el Environmental Working Group de EE. UU., las fórmulas en polvo son la mejor opción para los padres que usan este producto y quieren evitar el BPA en la dieta de sus hijos. Como la leche de fórmula en polvo se diluye con más agua que las fórmulas líquidas, la cantidad de BPA que los bebés consumen en cada toma es menor. Además, los botes de metal pueden tener más BPA en su cubierta interior. El BPA se libera en la fórmula líquida más que en la de polvo debido al proceso calorífico utilizado para proteger los botes de metal de las bacterias. Este es el motivo por el que la exposición al BPA es mucho mayor en las leches de fórmula líquidas envasadas en botes o latas metálicos. El informe descubrió que los bebés alimentados con leche en polvo reconstituida reciben de ocho a 20 veces menos BPA que los alimentados con fórmulas líquidas en botes de metal. Una investigación de agosto de 2007 realizada por el EWG calculó que, teniendo en cuenta los niveles de BPA hallados en la leche de fórmula líquida lista para tomar, uno de cada 16 bebés alimentados con ella estarían expuestos a la sustancia en dosis que superan los límites nocivos en los estudios de laboratorio.

Aunque todos sabemos que «el pecho es lo mejor», en ocasiones las circunstancias impiden que una madre pueda amamantar a su hijo y deba recurrir a la leche de fórmula, como hice yo cuando el reflujo de mis hijas les hizo rechazar la proteína de la leche. Me parte el corazón pensar en las sustancias químicas a las que expuse a mis pequeñas. Ojalá esto sirva de ejemplo para prestar especial atención a los informes sobre sustancias químicas a las que están expuestos nuestros hijos (y nosotros, los adultos). Por este motivo, me encanta el boletín informativo (gratuito) de HealthyChild.org, que facilita información actualizada sobre toxinas y seguridad.

En 2009, los seis grandes fabricantes de biberones de policarbono de EE. UU. anunciaron que dejarían de vender biberones fabricados con bisfenol A. Parece que los consumidores hablaron con su dinero. Había tantos padres que buscaban biberones libres de BPA que para los fabricantes, la oferta de opciones sin BPA se convirtió en un gran paso financiero.

Sin embargo, tenga en cuenta que las botellas de agua todavía se fabrican con todo tipo de sustancias químicas tóxicas y que, cuando se dejan al sol (en el coche, por ejemplo), pueden liberar sustancias. Además, las botellas de agua de plástico se fabrican en su mayoría a partir de petróleo no renovable, gran parte del cual debe ser importado, y que algunas provocan contaminación peligrosa durante su manufactura. Recomiendo utilizar una botella de acero inoxidable sin revestimiento interior. Si prefiere usar una botella de plástico reutilizable, procure que tenga un número 2, 4 o 5 en el pequeño triángulo de reciclaje de su base. Estos plásticos se consideran seguros.

Con tanta información y números confusos, resulta difícil saber qué plásticos son tóxicos y cuáles no lo son. Christopher Gavigan, de Healthy Child Healthy World, tiene un truco genial para recordar estos números. Sugiere mirarse la mano derecha, que representa los plásticos buenos e imaginar que cada uno de los dedos es un número del uno al cinco, menos el dedo corazón (personalmente opino que dar a los plásticos malos el dedo corazón resulta muy apropiado). Los números 6 y 7 de la mano izquierda son malos (a menos que sea uno de los nuevos plásticos de base biológica). He aquí un análisis más detallado.

ENVASES DE PLÁSTICO

n.º	Abreviatura	Sustancia química	Descripción	Usos comunes	¿Tóxico o no?	⊗	¿Reciclable?
n.º1	PETE o PET	Tereftalato de polietileno	Plásticos finos y transparentes	Envases de kétchup, salsas, aceite de cocinar y refrescos	No	Sí	No
n.º2	HDPE	Polietileno de alta densidad	Plástico opaco y grueso de aspecto lechoso	Envases de leche y agua, botellas de zumo, envases de champú, acondicionador, yogur, tarrinas de margarina, envases de aceite para motores, juguetes, bolsas de plástico	No	Sí	Sí
n.º3	PVC	Cloruro de ponivinilo	Varía	Baberos, colchones, colchas, *film* transparente, envases de detergentes	Tóxica	Sí	No
n.º4	LDPE	Polietileno de baja densidad	Plásticos blandos y flexibles	Bolsas de supermercado, envoltorios de plástico, bolsas de la compra, bolsas de basura, bolsas de congelación, bolsitas para sándwiches	No	Sí	No
n.º5	PP	Polipropileno	Plásticos duros pero flexibles	Envases de helado y yogur, pajitas, botes de sirope, recipientes de ensalada, pañales, algunos biberones	No	Sí	Sí

n.º	Abreviatura	Sustancia química	Descripción	Usos comunes	¿Tóxico o no?	⊗	¿Reciclable?
#6	PS	Poliestireno	Plásticos rígidos y opacos	Cubiertos de plástico, Styrofoam, o poliestireno extruido, que incluye tazas de café, bandejas de carne, cartones de huevos, envases de comida para llevar	Tóxico	No	N. A.
#7*		Otras, como policarbonato, nailon y acrílicos		Botellas de agua, botellas deportivas, cubiertos do plástico transparente y el revestimiento de botes de comida y leche de fórmula	Tóxico	No	N. A.

*El n.º 7 también incluye algunos de los nuevos plásticos ecológicos compostables, como los fabricados a partir de maíz, patatas, arroz y tapioca. Gavigan recomienda evitar el n.º 7 a menos que esté etiquetado como uno de los nuevos plásticos de base biológica.

Unos cuantos consejos más relacionados con el plástico:

- Compre únicamente biberones de cristal o libres de BPA.
- No caliente los biberones.
- No caliente recipientes de plástico en el microondas.
- Evite en la medida de lo posible los alimentos enlatados.
- Busque el n.º 1, n.º 2, n.º 3, n.º 4 y n.º 5 en el signo de reciclaje de la base de cualquier envase o recipiente de plástico que utilice.
- Evite el *film* transparente; si lo usa, no deje que toque la comida. Envuelva el alimento primero en papel encerado. Deseche la parte del alimento que entró en contacto con el *film*.
- Guarde la comida en recipientes de cristal en lugar de plástico.

Desintoxicación familiar: seis cosas sencillas que puede hacer para reducir las toxinas en el hogar

1. El cubo de los pañales. Como media, un niño usa unos 6000 pañales desechables durante los dos primeros años de vida. Según la Real Diaper Association, esto tiene un coste medio para una familia de 1600 dólares al año, sin incluir toallitas ni crema para el culito. Aparte del coste en dinero, el coste medioambiental es también elevado. La asociación calcula que el 92 % de todos los pañales de un solo uso acaban en vertederos y que han de pasar entre 250 y 500 años para que un pañal desechable se descomponga.

Pero tal vez no esté preparada para pensar globalmente y simplemente quiera mantener a su bebé alejado de las toxinas. Entonces se sorprenderá al saber que la mayoría de los pañales desechables están repletos de sustancias químicas tóxicas. Según Gavigan, «los desechables contienen sustancias químicas que fueron prohibidas en la década de 1980 en los tampones femeninos, pero continúan usándose para mejorar la absorbencia. También pueden emitir gases como el tolueno, xileno y estireno, y como los bebés inhalan más aire por kilo de peso corporal que los adultos y suelen verse más afectados por la toxicidad o contaminantes aéreos, esto es preocupante». Como remate, un estudio publicado en *Archives of Environmental Health* descubrió que los ratones expuestos a compuestos orgánicos volátiles (VOC) —sustancias químicas emitidas por los desechables convencionales— experimentaron reacciones de tipo asmático.

En la actualidad, los padres tienen cuatro opciones. La primera es buscar pañales desechables con menos sustancias químicas. Se pueden utilizar aquellos que contienen un gel absorbente pero no tienen lejía y otras cuantas sustancias químicas evitables. La segunda opción es usar un sistema de forro desechable. Estos forros se colocan entre un pañal de tela y la piel del bebé, permitiendo teóricamente que la humedad atraviese hasta el pañal pero manteniendo la piel del bebé seca. Muchos de estos forros son biodegradables o reutilizables. Esto puede reducir los desechos y la exposición a las sustancias químicas. Después, están los valientes que se atreven con la tercera opción: pañales de tela. Pero incluso los pañales de tela distan mucho de ser perfectos. Para empezar, no son nada limpios. Un estudio descubrió que las familias que utilizan pañales de tela consumen entre 190 y 260 litros de agua cada tres días.

La cuarta opción es animar al pequeño a que utilice el inodoro cuanto antes. Por si ayudar al medioambiente y ahorrar dinero no fueran suficiente motivación, piense que nunca más volverá a cambiar un pañal. Sin embargo, muchos padres descartan los métodos sin pañales, también llamados *comunicación de la eliminación*, debido a la preocupación por presionar demasiado al niño o al tremendo compromiso que exige de los padres llevar a cabo este tipo de entrenamiento. Aunque es importante no presionar al niño para que no use pañal, los resultados pueden ser gratificantes a muchos niveles.

2. ¡Guarde las llaves! Está en el supermercado y su bebé está inquieto, pero se le ha olvidado traer juguetes para que se distraiga. ¿Qué hace? Muchos padres sacan las llaves y las hacen tintinear delante de la cara del pequeño o le dejan jugar con ellas, lo que significa que probablemente acaben en su boca al instante. ¿Cuál es el problema? Todo el mundo lo hace. Aquí está el secreto: la mayoría de las llaves domésticas están fabricadas con bronce, una aleación que

---

DE LOS EXPERTOS...

Artículos para el bebé

¿Pueden las sustancias químicas estar acechando el equipamiento para bebés? Por desgracia, sí. Las tronas, sillitas para automóvil, cunas portátiles y productos infantiles similares con frecuencia contienen ftalatos, retardantes de llama, formaldehído, plomo y otras sustancias químicas potencialmente perjudiciales. Si las sustancias químicas de los productos infantiles pueden hacer daño al niño es un tema de debate, pero muchos padres preocupados deciden limitar la exposición de sus hijos a ellos y buscar productos alternativos.

¿Cómo elegir un equipamiento no tóxico? Pase del cloruro de polivinilo (o PVC), que normalmente se utiliza en las fundas las almohadillas de las tronas y los colchones de las cunas portátiles. El PVC puede contener ftalatos disruptores de hormonas. Los ftalatos consiguen que los plásticos de PVC sean blandos y flexibles, pero pueden ser transportados por la saliva cuando, por ejemplo, un bebé chupa una barra recubierta de PVC de una cuna portátil. La Consumer Product Safety Improvement Act (CPSIA) de EE. UU. limita los ftalatos en los juguetes infantiles y artículos para el cuidado infantil, o lo que es lo mismo, los artículos para niños de menores de tres años destinados a facilitar el sueño o la comida. Algunos productos para niños están incluidos, pero otros no. El PVC también contiene una sal metálica, por lo que puede tener plomo, cadmio, manganeso u organotina. En la actualidad, la CPSIA prohíbe el plomo en los productos infantiles, por lo que el PVC en los productos infantiles adquiridos hoy en día debería tener un contenido en plomo inferior a 300 p.p.m., pero los productos más antiguos que contengan PVC pueden no cumplir esta normativa. Como

contiene plomo, que, como ya sabemos, es una potente neurotoxina. Según Jennifer Taggart, abogada medioambiental y autora de *Smart Mama's Green Guide*, un estudio sobre llaves de bronce llevado a cabo por el fiscal general de California determinó que el plomo se desprende de las llaves, sobre las manos, y acaba en el cuerpo a través de la actividad llave-boca y mano-boca. Este estudio llegó a la conclusión de que en el caso de un elevado porcentaje de llaves, la exposición al plomo planteaba una preocupación real. Algunas de las llaves desprendían en las manos hasta 80 veces el estándar actual de California de 0,5 microgramos de plomo al día.

alterntiva, escoja fibras naturales para las fundas o un plástico más seguro, como el polipropileno. Las almohadillas de lana repelen el agua, así que pueden utilizarse en lugar de las fundas impermeables de PVC. Si tiene fundas de PVC, plantéese recubrirlas para evitar el contacto con su bebé.

Los retardantes de llama cumplen una misión importante al reducir el riesgo de lesiones causadas por el fuego. Por desgracia, los retardantes de llama se han relacionado con un sinfín de efectos adversos en la salud. Se desprenden de los productos a los que se han añadido, provocando una exposición tóxica. Sin embargo, los retardantes de llama solo deben aplicarse a los artículos que no sean resistentes a las llamas de forma natural, como la espuma de poliuretano. Así pues, evite los retardantes de llama huyendo de la espuma de poliuretano de los productos acolchados. Busque materiales que sean retardantes de llama naturales, como la lana, el algodón y materiales similares.

El formaldehído se ha relacionado con cáncer, alergias y asma. Los gases de formaldehído se desprenden de los productos que utilizan cola o pegamento de formaldehído, como los artículos de aglomerado o madera prensada. En lo referente al equipamiento para bebés, el formaldehído es más habitual en cunas, cambiadores y tronas de madera. Los gases de formaldehído desprendidos de un solo mueble pueden elevar las concentraciones interiores de formaldehído por encima de los niveles considerados seguros. Como alternativa, compre productos de madera maciza o busque artículos de madera prensada libre de formaldehído. Al comprar madera, plantéese la madera procedente de árboles de cultivo sostenible.

—Jennifer Taggart, abogada medioambiental
y autora de *Smart Mama's Green Guide:
Simple Steps to Reduce Your Child's Toxic Chemical Exposure*
www.thesmartmama.com

3. Matar gérmenes no siempre es bueno. Debo admitirlo: tengo fobia a los gérmenes. Odio tocar los pomos de las puertas y los botones de los ascensores, evito dar la mano y di palmas cuando descubrí un desinfectante de manos antibacteriano que cabía en mi bolso. Por eso me perturbó especialmente enterarme de que los productos antibacterianos no solo no son mejores que el jabón y el agua, cuando se trata de limpiar, sino que son perjudiciales tanto para el medioambiente como para la salud de mis hijas.

Para empezar, los agentes antibacterianos no matan los virus que casi todos nosotros tratamos de evitar, como el habitual virus de la gripe, catarros y virus estomacales. Además, al matar los «gérmenes buenos» dejamos que florezcan los «gérmenes malos», lo cual expone al pequeño no solo a gérmenes más fuertes sino también a una mayor cantidad. La doctora Allison Aiello, profesora adjunta de epidemiología de la Universidad de Michigan, analizó diversos estudios que comparaban a personas que se lavaban las manos con jabón normal y personas que se lavaban las manos con jabón antibacteriano. Descubrió que «no existía diferencia entre los grupos, ni en las bacterias de las manos ni en las tasas de enfermedad».

Además, diversas pruebas han demostrado que el triclosán, una de las sustancias químicas básicas en los productos antibacterianos, hace que las bacterias se vuelvan resistentes a los antibióticos. El triclosán es un disruptor hormonal que también se ha relacionado con sistemas inmunes debilitados, reducción de la fertilidad, hormonas sexuales alteradas, defectos de nacimiento y cáncer. Tan omnipresente es esta sustancia en nuestra vida cotidiana que un estudio del año 2004 encargado por los Centros de Control y Prevención de la Enfermedad de EE. UU. descubrió que casi tres cuartos de los adultos y niños mayores de seis años presentaban niveles detectables de triclosán.

Cuando se lava las manos con un jabón antibacteriano, se descompone rápidamente, debido al agua clorada templada que probablemente le hayan enseñado a usar para lograr un protocolo perfecto de lavado de manos. Sin embargo, según un estudio del 2005 publicado en la revista *Environmental Science and Technology*, usar agua clorada templada forma sustancias químicas tóxicas, como el cloroformo, en menos de un minuto. Después, estas sustancias químicas recorren las tuberías y acaban en ríos o arroyos, donde pueden perjudicar el medioambiente. «Acércate a cualquier riachuelo de EE. UU. y contendrá triclosán y triclocarbán», afirma el doctor Rolf Halden, profesor asociado en el Instituto de Biodiseño de la Universidad del Estado de California.

4. Diga adiós al teflón. No soy una cocinera muy buena, pero desde que mis hijas nacieron, mis habilidades en la cocina han mejorado con la esperanza de ofrecerles una dieta sana. Hay una destreza culinaria que he perfeccionado de verdad: preparo un excelente salteado de verduras orgánicas y ajo fresco con aceite de oliva. Pero hace poco he descubierto que el *wok* con teflón antiadherente que usaba probablemente libere toxinas.

Un estudio del EWG descubrió que, tras cinco minutos en una fuego convencional, las sartenes o cazuelas recubiertas de teflón y otras superficies no adherentes pueden superar temperaturas a las que el revestimiento se descompone y emite partículas y gases tóxicos. Estas sartenes liberan al menos seis gases tóxicos, entre los que se incluyen dos carcinógenos, dos contaminantes globales y MFA, una sustancia química letal para los humanos en dosis bajas. Este informe del EWG tenía como título «Canarios en la cocina: intoxicación por Teflón». Durante siglos, los mineros del carbón solían llevar canarios con ellos a las minas, que responden muy deprisa a los gases tóxicos. Mientras el canario siguiera cantando, los mineros sabían que el suministro de aire era seguro, pero un canario muerto indicaba la necesidad de una evacuación inmediata. Ahora usamos alarmas de incendios en nuestros hogares y edificios de oficinas igual que se usaban los canarios en las minas.

Los veterinarios saben desde hace mucho tiempo que las cazuelas y sartenes antiadherentes o recubiertas con teflón pueden producir humos muy altamente tóxicos para los pájaros. Tan común es este tipo de envenenamiento aviar que tiene un nombre, *intoxicación por teflón*. Según un experto, este fenómeno es una «importante causa de muerte entre las aves». Se calcula que cientos de aves mueren cada año a causa de los humos y partículas emitidas por los productos recubiertos de teflón. ¿Qué significa esto para nosotros? Y lo que es más importante, ¿qué significa para nuestros niños? Tal como planteó el doctor Alan Greene en una conferencia sobre sustancias químicas tóxicas, «¿Son nuestros hijos el nuevo canario de la mina de carbón?».

Como consecuencia de la presión del Gobierno, ocho compañías que fabricaban sartenes antiadherentes con PFOA, la sustancia química que hace que la superficie sea antiadherente y que está considerada un «posible carcinógeno en humanos», han llegado al acuerdo de eliminar su uso para 2015. Hasta entonces, intente usar sartenes y cazuelas de acero inoxidable; aluminio anodizado; recubiertas de cobre, especialmente con un interior de acero inoxidable; de hierro fundido; de hierro esmaltado o de acero con cromo y níquel.

Otra cuestión que tener en cuenta es que el PFOA también está presente en los envases de comida rápida, como los de comida china para llevar y las cajas de *pizza*, así como en las bolsas de palomitas para microondas. Así pues, cuando pida comida para llevar, intente ponerla en platos o en otros recipientes lo antes posible y tal vez prefiera olvidarse de las palomitas de microondas.

5. El verde es el nuevo negro en la moda infantil. Reunir el vestuario el bebé puede ser divertido. La mayoría de los padres reciben un sinfín de regalos, gorritos y mantas de amigos y familiares generosos. Es importante recordar que todos estos adorables artículos estarán en contacto directo con la vulnerable nueva piel de su hijo.

Para proteger al pequeño, hay unas cuantas cosas que debe tener en cuenta. En primer lugar, la ropa de bebé barata está fabricada a partir de tela sintética con base de petróleo. Muchas de estas prendas pueden estar teñidas con tintes aromáticos tóxicos, que están prohibidos en la Unión Europea pero que en ocasiones aparecen en Estados Unidos. En segundo lugar, tenga cuidado con los acabados de las telas; si ese precioso conjunto parece un poco tieso o huele a sustancias químicas, probablemente ha sido rociado con productos tóxicos. El acabado de tela más común —formaldehído— se utiliza comúnmente para preservar los cadáveres, pero también es un conocido alérgeno, irritante respiratorio, sensibilizador químico, neurotoxina, irritante cutáneo y carcinógeno. Desconfíe especialmente de las telas de China, donde la práctica habitual es usar formaldehído sobre los dibujos planchados sobre algodón, todo el poliéster, el

---

DE LOS EXPERTOS...

Productos de limpieza domésticos

Existen formas sencillas de limpiar el hogar de forma eficiente mientras evitamos las sustancias químicas dañinas. Limpie con frecuencia para reducir la necesidad de usar sustancias químicas duras y frotar mucho, y utilice alternativas naturales a los limpiadores convencionales siempre que sea posible.

En la cocina:
- Utilice una pasta de bicarbonato y agua en lugar de limpiador de horno, una importante fuente de contaminación interior.
- Mezcle partes iguales de vinagre y agua para crear un gran limpiador de superficies. Añada zumo de limón para lograr un aroma agradable.
- Para limpiar las tuberías atascadas, vierta bicarbonato y luego vinagre.
- Humedezca las esponjas y bayetas y caliéntelas en el microondas durante dos minutos para mantenerlas libres de bacterias.
- No use jabón antibacteriano. El jabón normal es igual de efectivo y no contiene tantos agentes tóxicos.

En el cuarto de baño:
- La mezcla de bicarbonato y agua también funciona en los inodoros. Evite los limpiadores de inodoro ácidos, que están repletos de sustancias químicas peligrosas.

tejido de algodón y las telas de algodón al 100 %. Por último, conviene destacar que el algodón, que supone el 10 % de toda la producción vegetal del mundo, es responsable del 25 % del uso de insecticidas en el mundo. Muchos de los pesticidas utilizados en las cosechas de algodón están considerados los pesticidas más peligrosos de uso común en el mundo actual. Se calcula que 20 000 personas mueren cada año debido al envenenamiento por pesticidas en la agricultura del algodón. Comprar ropa fabricada a partir de algodón orgánico libre de pesticidas es una de las ocasiones en que el microbeneficio ayuda a su hijo y el macrobeneficio ayuda al mundo. No considero razonable que todos compremos exclusivamente algodón orgánico, pero hay otras muchas opciones ecológicas en prendas de ropa, como bambú, soja, cáñamo y lino.

Inspirada por el deseo de ver más mensajes positivos en las camisetas usadas por niños y adultos, en 2009 fundé una empresa textil llamada Retail Therapy (www.ShopRetailTherapy.net). Nuestros mensajes 'de buen rollo' dicen

---

- Guarde la escobilla del inodoro donde nadie pueda tocarla. Lave los trapos de limpiar justo después para evitar extender los gérmenes.
- Utilice bicarbonato y vinagre en los desagües, vinagre y agua para las superficies, y jabón normal y agua para las manos
- Los ambientadores crean contaminación interior. Opte por la ventilación natural, ventiladores o una caja de bicarbonato.

Suelos:
- Utilice un aspirador con filtro HEPA.
- Friegue los suelos con una solución de vinagre diluido en agua y use una fregona de microfibras.
- Quítese los zapatos en la puerta para evitar introducir suciedad en casa.

Cuando utilice productos de limpieza convencionales:
- Siga todas las instrucciones.
- Diluya la mezcla como se indica.
- Abra las ventanas y encienda un ventilador para mantener el aire fresco.
- Mantenga alejados a los niños.
- Nunca mezcle lejía con amoníaco, vinagre u otras sustancias ácidas.
- Olvídese de los productos con aceite de pino o limón, especialmente en los días cargados de humo.

—Rebecca Sutton, PhD, científica senior, Environmental Working Group
www.ewg.org

cosas como: «Yo marco la diferencia»; «Abraza el cambio»; «Acepta la responsabilidad». Junto con mi compañera diseñadora, Stefanie Lain, me he esforzado para que nuestra línea de ropa sea ecológica utilizando materiales como algodón orgánico y fibras recicladas. Incluso usamos papel 100 % reciclado, con semillas incorporadas, en nuestras etiquetas: la gente puede plantar las etiquetas y crecerán flores silvestres. Nuestro lema es: «Cuida de ti mismo, cuida del mundo». No somos la única compañía que es consciente de estos temas.

6. Casa ecológica, casa limpia.

Limpiar con ingredientes no tóxicos es una de las cosas más importantes que puede hacer por usted y por la salud de su familia. También es una de las más sencillas.

—CHRISTOPHER GAVIGAN, *Healthy Child Healthy World*

¿Conoce el aroma alimonado, floral o a pino que hemos llegado a asociar con limpieza? Ese aroma probablemente es indicador de sustancias químicas que son tóxicas para su hijo y para usted. Según Sloan Barnett, autora de *Green Goes with Everything*, «debemos replantearnos lo que significa *limpio*: nuestra idea de limpio puede estar haciéndonos daño». Si una etiqueta dice «fragancia», el bote probablemente contenga ftalatos, así que es mejor tener cuidado. Nos han lavado el cerebro para que pensemos que «limpio» tiene olor cuando, en realidad, limpio es la ausencia de suciedad, moho y gérmenes, por lo que técnicamente no debería tener ningún olor.

El riesgo más evidente para el niño derivado de los productos de limpieza domésticos es el envenenamiento accidental. Tendemos a creer que si guardamos todas las sustancias químicas bajo llave o en un armario a prueba de niños, el niño estará seguro. Pero ¿qué pasa cuando rociamos la encimera con uno de estos agentes químicos? Es posible que limpie los microorganismos, pero probablemente habrá recubierto esa superficie con residuos tóxicos invisibles que contaminan el aire del interior del hogar. Muchos productos de limpieza domésticos contienen compuestos orgánicos volátiles (VOC). No deje que la palabra *orgánico* le engañe. Los VOC son sustancias químicas con base de carbono que se evaporan en el aire, provocando emisiones de gas, y que se han relacionado con un sinfín de cosas, desde daños neurológicos y orgánicos hasta cáncer. Según la EPA, las concentraciones de muchos VOC son hasta 10 veces más elevadas en interiores que en el exterior. No es de extrañar por qué se ha demostrado que el aire interior está de dos a cinco veces más contaminado que el aire del exterior.

Un estudio británico descubrió que los bebés nacidos de madres que utilizaban productos de limpieza de base química con frecuencia mientras estaban embarazadas tenían el doble de posibilidades de desarrollar problemas respiratorios. Entonces, ¿qué mujer no se vuelve loca limpiando su hogar durante el «síndrome del nido» del embarazo? Resulta difícil no pensar en estas cosas una vez que se conocen. Un estudio financiado por el California Resources Board descubrió que una persona que limpia una ducha con un producto de limpieza que contenga éteres de glicol durante 15 minutos puede estar expuesta a tres veces el límite de exposición recomendado de una hora. Soy incapaz de oler ese «aroma a limón fresco» o hacer la colada sin pensar en el informe de 2008 llamado «Environmental Impact Assessment Review» que probaba seis productos populares (toallitas para secadora, un suavizante, un detergente para lavadora y tres ambientadores) solo para descubrir que emitían casi 100 VOC, 10 de los cuales están considerados tóxicos o peligrosos por las leyes de EE. UU. y tres están clasificados contaminantes aéreos peligrosos.

Cuando empiece a fijarse, encontrará toxinas por todas partes. Puede resultar difícil saber por dónde empezar. Los expertos dicen que algunos de los productos más peligrosos son los limpiadores del horno y las tuberías, los productos para la limpieza del inodoro, lustres para el metal y limpiadores de adhesivos, seguidos de desinfectantes, abrillantadores de muebles y suelos, productos para limpiar alfombras, suavizantes de ropa, quitamanchas, limpiadores generales, detergente para lavavajillas, lejía, productos para quitar el moho, almidón y limpiadores de azulejos, bañera y fregadero. Parece que la mayoría de los productos punteros contienen algo que no deseamos tener cerca de nuestro bebé.

Pero no hace falta que nos volvamos locos. Si quiere deshacerse de las toxinas en su hogar, comience por los pequeños gestos. Si no está preparado para tirar todo, entonces simplemente sustituya los productos de limpieza y lavado por opciones más ecológicas a medida que se le acaben. Hoy en día hay muchas compañías que fabrican productos de limpieza ecológicos.

Algunas familias ahorran mucho dinero y evitan un montón de toxinas fabricando sus propias soluciones químicas a partir de productos domésticos básicos como bicarbonato, zumo de limón, jabón, maicena y sal. Personalmente admiro a estas familias. Una búsqueda en Google puede mostrarle recetas de limpieza caseras. También puede consultar algunas publicaciones sobre el particular.

En ocasiones me siento como el niño de *El sexto sentido*, salvo que en lugar de ver muertos, «yo veo toxinas». Aunque eliminar las toxinas de mi hogar puede parecer en ocasiones abrumador y desalentador, estoy contenta de conocer su existencia. Creo que volverse más ecológico y menos tóxico es un proceso en el que probablemente estaré trabajando toda mi vida. Doy pasitos constantes y espero que usted también lo haga. He expuesto a mis hijas a más toxinas de las que me habría gustado, pero también he eliminado muchas de ellas. Ser proactiva ayuda a darnos poder y protege a nuestros bebés.

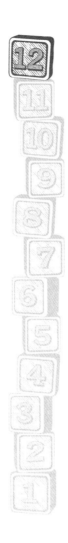

Reflexiones sobre los alimentos

Alimentación y nutrición

En lo que respecta a la nutrición, los tres primeros años de la vida del niño son especialmente importantes. Este período puede influir en unos buenos hábitos de alimentación, una vida sana e incluso una mayor esperanza de vida. Un estudio descubrió que hasta dos tercios de casos de cáncer están vinculados con el tipo de alimentos que consume la gente. La primera infancia es el mejor momento para ayudar al niño a desarrollar unos hábitos alimentarios saludables, dado que los jóvenes son completamente maleables en cuanto a las preferencias de gusto

Los niños más pequeños utilizan la mitad de la energía que consumen para alimentar la actividad cerebral. Como el alimento está considerado por muchos el arquitecto del cerebro de los niños, las primeras decisiones alimentarias pueden ejercer un importante impacto en la inteligencia. La investigación más reciente ha revelado que ciertos nutrientes pueden activar los genes responsables de mejorar y refinar el desarrollo del cerebro. Además de afectar al cociente intelectual, las elecciones nutricionales pueden tener efectos a largo plazo en el sistema inmunitario del niño, crecimiento, peso corporal, fuerza y vulnerabilidad a las alergias.

Alimentar a los niños con el objetivo de la buena salud no solo está relacionado con las vitaminas y los minerales. También implica evitar las toxinas y los productos químicos que invaden la comida de los niños. En los países desarrollados somos afortunados porque podemos comprar alimentos baratos, pero la contrapartida es este cuerno de la abundancia de producción masiva que ha creado un campo de minas virtual de organismos genéticamente modificados, pesticidas, hormonas de crecimiento, excitotoxinas (aditivos comunes alimentarios que pueden excitar literalmente las células del cerebro hasta su muerte) y colorantes alimentarios, nada de lo cual es beneficioso para la salud de nuestros hijos. De acuerdo con el Environmental Working Group de EE. UU., cada día nueve de cada 10 niños norteamericanos entre los seis meses y los cinco años están expuestos a combinaciones de 13 insecticidas neurotóxicos diferentes en los alimentos que ingieren. Los niños son particularmente vulnerables a los efectos de estos productos químicos.

Pero comer también está relacionado con las emociones, conexiones y creación de recuerdos. Para la mayoría de los nuevos padres, las madres en particular, dar de comer puede ser una fuente de gran ansiedad. ¿Mi hijo está comiendo lo suficiente? ¿Podré darle el pecho? ¿Cómo puedo hacer que coma verduras? ¿Va a tener problemas de peso? Los padres que saben cómo introducir alimentos y evitar las luchas de poder que se originan a la hora de comer y que están bien formados sobre la adecuada nutrición infantil en función del desarrollo y de la edad pueden ejercer un impacto espectacular en la salud y el bienestar de sus hijos y en su relación con los alimentos.

Algo más que un bebé gordito: la epidemia de la obesidad

La mayoría de los expertos en nutrición y obesidad creen que los niños de hoy están comiendo peor que nunca. De acuerdo con los Centers for Disease Control and Prevention, en EE. UU. en las tres últimas décadas el índice de obesidad infantil ha aumentado más del doble para los niños preescolares entre dos y cinco años, y más del triple en niños de seis a 11 años. Además de este aumento del sobrepeso infantil, los niños más gruesos se están volviendo cada vez más matones. El sobrepeso es el problema más común que abordan los pediatras en cualquier lugar de Estados Unidos. No resulta sorprendente cuando se observan las estadísticas sobre la nutrición infantil en Norteamérica:

- El 25 % de los niños pequeños no comen ni frutas ni verduras.
- Las patatas fritas son la hortaliza más consumida en América.
- En un día cualquiera, prácticamente un tercio de los niños ingieren comida rápida.
- El 69 % de los niños de 19 a 24 meses toman dulces o postres.
- El 44 % de los niños pequeños toman bebidas azucaradas.
- El 46 % de los bebés entre siete y ocho meses consumen algún tipo de bebida azucarada, postre o dulces a diario.
- El 27 % consume perritos calientes, beicon o salchichas un día normal.
- Las frutas y verduras representan menos del 2 % de la dieta de los niños.
- Como promedio, los niños obtienen el 90 % de su ingesta calórica de productos lácteos, harina de trigo, azúcar y aceite.

Todos estos déficits nutricionales hacen que los niños sean vulnerables a una gran cantidad de problemas médicos o emocionales, que van desde la depresión y trastornos alimentarios a diabetes y problemas cardiacos. Los problemas de peso en los niños han estado vinculados a los primeros años de la pubertad, lo que se asocia con cánceres más adelante, en la madurez. Los pediatras están informando de tempranos signos de problemas cardiacos más frecuentes. Los resultados del «Bogalusa Heart Study», el estudio a largo plazo más extenso sobre la salud de los niños estadounidenses, ha encontrado depósitos de grasa en las arterias coronarias de niños de tres años; el 70 % de los niños de 12 años examinados tenían depósitos grasos coronarios.

La buena noticia es que los padres ejercen una inmensa influencia en las relaciones de sus hijos con la comida y los hábitos alimentarios, en especial en los primeros tres años: una gran oportunidad.

Programación metabólica
y preferencias alimentarias

LA EVIDENCIA CIENTÍFICA MÁS RECIENTE ES TANTO SOBRECOGEDORA COMO SORPRENDENTE: LO QUE DAMOS DE COMER (O NO) A NUESTROS HIJOS CUANDO CRECEN, DESDE EL NACIMIENTO A LA PRIMERA INFANCIA, TIENE UNA MAYOR INFLUENCIA EN LA CONTRIBUCIÓN DE LA DIETA A LOS CÁNCERES QUE LA INGESTA DIETARIA EN LOS SIGUIENTES CINCUENTA AÑOS.

—DOCTOR JOEAL FUHRMAN, *Disease-Proof Your Child*
Feeding Kids Right

Los cuerpos en desarrollo de los más jóvenes, con todas sus células en división, son especialmente vulnerables a las influencias negativas, ya sean alimenticias, químicas o tóxicas. De acuerdo con Environmental Protection Agency (Agencia de Protección Medioambiental) de Estados Unidos, los bebés y los niños pequeños tienen un riesgo 10 veces mayor de desarrollar cáncer que los adultos al verse expuestos a los productos químicos que dañan los genes. Es lógico por tanto pensar que el alimento también ejerce un importante impacto, que puede tener un efecto duradero en los niños más pequeños.

En un estudio patrocinado por el American Institute for Cancer Research, los animales que eran susceptibles al cáncer se dividieron en dos grupos: a uno se lo alimentó con una dieta rica en grasa y a un segundo grupo fue alimentado con una dieta baja en grasas en varias etapas de su vida. Los datos mostraron los mismos resultados que notificaron los investigadores en estudios humanos: los adultos que fueron alimentados con una dieta rica en grasa tuvieron más cánceres, y el cáncer se extendió más, mientras que a los adultos cuya dieta cambió desde el principio a alimentos bajos en grasa les fue mucho mejor. Por supuesto, los bebés y los niños pequeños necesitan más grasa y de diferentes tipos que los adultos, y sus necesidades energéticas deberían estar alimentadas con «grasas saludables».

Empezar desde el principio con alimentos nutritivos y saludables permite conseguir lo siguiente: ayuda a evitar la enfermedad y crea preferencias por alimentos saludables que perdurarán toda su vida. Los expertos en nutrición e investigadores que estudian la «programación metabólica» han descubierto que los alimentos consumidos en la niñez pueden tener efectos a la larga en la forma en que crece el cuerpo del niño. En *The Healthiest Kid in the Neighborhood*, los autores indican que lo que comen los niños crea una impronta celular que puede hacerlos más resistentes a las enfermedades en la edad adulta.

Se cree que la programación metabólica tiene lugar porque el crecimiento y la división celular de muchas partes del cuerpo ocurren solo en la niñez.

Durante este tiempo, las células individuales son particularmente sensibles a la disponibilidad de nutrientes, los bloques de construcción básicos del cuerpo. En su libro *Feeding Your Child for Lifelong Health*, los doctores Susan Roberts y Melvin Heyman, junto con Lisa Tracey, observaron: «Los nutrientes presentes físicamente en este período crucial para el crecimiento y la división celular determinan a la larga lo grande o pequeña que será cada célula dentro de los distintos componentes corporales, y lo eficaz que será y bien que funcionará en el futuro». La programación metabólica puede tener un impacto especialmente importante en promover un peso corporal saludable, prevenir las alergias, optimizar la resistencia ósea y la altura, aumentar la inteligencia y reducir la enfermedad, en particular los cánceres de la niñez.

Además de guiar a los niños por la senda de la buena salud, la exposición de los niños a los alimentos ricos en nutrientes les ayuda a preferir estas opciones beneficiosas durante toda la vida. Los niños no nacen prefiriendo los Cheetos a las zanahorias. Los niños que crecen con alimentos naturales y no procesados suelen rechazar su primer Cheetos porque su sabor les resulta extraño. Por otro lado, los niños que crecen alimentándose de comida procesada tienen un sentido más aguzado del supuesto sabor de la comida y con frecuencia se sienten insatisfechos por los alimentos «auténticos» o, incluso peor, se niegan a comerlos.

La investigación muestra que las preferencias alimentarias se aprenden mediante una combinación de exposición y repetición. Esta pauta comienza a muy temprana edad, tan temprana como en el útero materno, donde el feto se expone a los mismos sabores ingeridos por la madre. Un estudio que utilizó zanahorias como alimento de prueba descubrió que la ingesta durante el embarazo o la lactancia materna influyó en si al niño le gustaron las zanahorias a los cinco o seis meses. En relación con las preferencias de gusto, los bebés amamantados por la madre tienen una mayor ventaja porque están expuestos constantemente a nuevos gustos, en función de la dieta de su madre, mientras que los bebés alimentados con leche maternizada están acostumbrados siempre al mismo sabor. Un estudio de 1994 realizado por las doctoras Susan Sullivan y Leann Lipps Birch encontraron que los bebés alimentados con pecho están más dispuestos a aceptar nuevos alimentos y comen más variedad que sus homólogos alimentados con leche de fórmula.

Corresponde básicamente a los padres conformar el sabor de los alimentos de sus hijos porque los alimentos con los que crecen serán las elecciones por defecto durante toda su vida. Alexandra, por ejemplo, creció alimentándose de gran cantidad de frutas, verduras y cereales integrales. En su primer año universitario comía los platos habituales de la cafetería de la universidad, comida rápida, alimentos de la máquina expendedora y refrescos, pero, a medida que pasaba el tiempo, intuitivamente volvía a los alimentos con los que había crecido. Además del hecho de que no se sentía muy bien después de ingerir alimentos menos nutritivos, los alimentos que asociaba con el confort eran los que había ingerido de niña.

Sacar partido de los tres primeros años es de crucial importancia para los padres, y felizmente durante esos años los niños por lo general están protegidos por la burbuja familiar en lo que respecta a alimentarse. Los niños de esta edad se alimentan en casa casi todo el tiempo y muchas guarderías se adaptarán a las preferencias alimentarias. Cuando los niños comienzan Educación Infantil, desean imitar a sus compañeros («Logan toma yogur de fresa en el desayuno, ¡yo también quiero uno!»; «Quiero galletas de postre, como Ben»). Aunque la influencia de los iguales se suele considerar negativa, los estudios demuestran que también pueden actuar en nuestro favor. Otro estudio de la doctora Leann Lipps Birch ha descubierto que los niños tan pequeños, de tres o cuatro años, pueden ser convencidos para cambiar su selección y consumo de verduras como resultado de comer con amigos cuyas preferencias difieren de las suyas. Es más, la ascendencia de los iguales era más intensa en los niños más jóvenes del grupo.

Divide y conquistarás: las responsabilidades alimentarias de padres e hijos

Los padres recientes suelen tener fundamentalmente dos preocupaciones: «¿Está comiendo mi hijo lo suficiente?» y «¿está mi hijo comiendo demasiado?». Estas dos preocupaciones pueden convertir la hora de comer en una experiencia desagradable y llena de ansiedad tanto para padres como para hijos. La buena noticia es que los cuerpos de los niños son milagrosamente adaptables. Cuando los niños están hambrientos, el impulso para comer es poderoso. El cuerpo del niño sabe cuánto comer para crecer y ganar peso correctamente. Obligar al niño a comer cuando no tiene hambre solo le enseña a desconectarse de las señales que emite su cuerpo, con lo que es más probable que tenga problemas de peso en el futuro. Es más, obligarle a comer cosas que no desea puede asustarle y hacerle sentir fuera de control. Es importante confiar en que el cuerpo del niño hará su trabajo. Al enviarle el mensaje de que cree en la capacidad del niño de regular su propia ingesta y al permitirle controlar lo que se lleva a la boca, está evitando las luchas de poder relacionadas con la comida.

Ellyn Satter, dietista y autora de *Child of Mine: Feeding with Love and Good Sense,* recomienda una «división de responsabilidad» en la alimentación: los padres asumen la responsabilidad del *qué, cuándo* y *dónde* alimentarse y deje a los niños que sean responsables del *cuánto* y *si comer o no.* Esta división le permite alimentar a su hijo de la forma más útil y solidaria posible, mientras le ayuda a regular su apetito. La carga de proporcionar alimentos nutritivos, hacer la comida y ayudar a su hijo a acercarse a la mesa corresponde a los padres. El niño tiene que decidir cuánto comer y si quiere comer.

Escuchar al cuerpo: los niños y la alimentación intuitiva

En su libro *Intuitive Eating*, los dietistas titulados Evelyn Tribole y Elyse Resch señalaron que el niño pequeño típico es, en realidad, un comedor intuitivo. Juega hasta que tiene hambre y se acerca para comer. Con frecuencia deja comida en el plato, incluso sus galletas favoritas y después vuelve a jugar cuando su hambre física se ha visto satisfecha. Los niños llegan a este mundo comiendo para satisfacer sus necesidades energéticas y autorregulan su ingesta calórica. En un estudio en el que los niños se alimentan con fórmulas infantiles diluidas y concentradas, los investigadores descubrieron que los bebés consumían más de la fórmula diluida en comparación con la concentrada, lo que demostró que eran capaces de ajustar y mantener un nivel relativamente constante de ingesta calórica durante el curso de una única comida para satisfacer sus necesidades.

La ingesta de los niños puede variar considerablemente de un día a otro; sin embargo, a lo largo de una semana o de un mes, los niños tienen una habilidad innata de suplir sus necesidades energéticas y de nutrición. Cuando les están saliendo los dientes o durante épocas de enfermedad o de estrés, los niños suelen comer menos, pero su cuerpo compensa el déficit tan pronto como pasa la situación. A veces los niños pasan por períodos en los que tienen un apetito mucho mayor, sobre todo durante los «estirones». Había veces en que parecía que mis propias hijas estaban comiendo el doble y el triple de su peso corporal. Estos extremos pueden a veces causar el pánico a los padres, pero es importante confiar en el cuerpo del niño.

Estas son dos situaciones creadas por los padres que pueden interrumpir la capacidad natural del niño de ser un comedor intuitivo:

Cuando el niño consume una gran cantidad de alimentos procesados durante los primeros años. Lo esencial del problema aquí es que la tecnología pasa por encima de la naturaleza, lo que significa que el cuerpo de los niños no está preparado para gestionar los excesivos productos químicos, aditivos, grasas e inmensas cantidades de azúcar contenidos en gran parte de los alimentos de nuestros días. Como resultado, los niños lo tienen difícil para procesar estos productos artificiales y compensar el exceso de calorías y grasa. Para la doctora Susan Johnson, directora del Health and Science Center de la Universidad de Colorado, esta es una peligrosa tendencia: los jóvenes cada vez son menos capaces de autorregularse. Informa de que, en los ochenta, niños entre dos y cuatro años de su laboratorio eran capaces de compensar el 90 % de las calorías adicionales en su ingesta después de comer alimentos más energéticos, pero una década después, solo estaban compensando el 45 % de la ingesta. A los niños que han crecido comiendo gran cantidad de alimentos procesados también les resulta más difícil aceptar y disfrutar de alimentos más saludables y disfrutar de ellos. De acuerdo con el doctor Fuhrman, «el nivel anormalmente alto de azúcar, sal y sabores artificialmente potenciados de los alimentos procesados (falsificados) disminuirá o atenuará la sensibilidad de las papilas gustativas en relación a sabores más sutiles, haciendo que los sabores naturales resulten sosos».

Cuando los padres privan al niño de la comida o se la niegan. Enseñar al niño a ignorar su propia hambre o privarle de comida cuando está hambriento envía un potente mensaje al niño de que no puede confiar en su propio cuerpo. Es probable que esta desconexión, cese de su innata habilidad de escuchar y obedecer el hambre de su cuerpo y las señales de saciedad, sea el comienzo de problemas de peso y de alimentación durante toda la vida. Esto también explica por qué estudios han demostrado que la dieta en la infancia es en realidad un factor de predicción de una obesidad posterior.

Creación de un mejor comedor intuitivo

Si desea respaldar las capacidades naturales intuitivas para alimentarse del niño, haga lo siguiente:

1. Amamante al niño todo lo que pueda. Los estudios han demostrado que dar el pecho ayuda a los bebés a no tener sobrepeso o a no ser obesos. Un análisis de 17 estudios ha deducido que cada mes de lactancia materna reduce el riesgo de sobrepeso en un 4 %. Los bebés amamantados durante nueve meses presentaban un 31 % de reducción general del riesgo. De acuerdo con Marta Sears y el doctor William Sears, en *The Breastfeeding Book*, el contenido de grasa de la leche materna cambia durante las tomas para satisfacer las necesidades del bebé, permitiéndole controlar su propia ingesta de grasa. Además, los bebés amamantados toman porciones más pequeñas y comen más lentamente, hábitos ambos de lo más saludables.

2. Concéntrese en su hijo durante las comidas. Cuando su hijo es un niño pequeño, es fundamental que aprenda a interpretar sus pistas de hambre, que responda a ellas, y crear una experiencia de alimentación positiva que les haga sentir conectados. Él necesita de su ayuda para concentrarse en comer, para ser capaz de escuchar sus propias pistas corporales, una tarea que solo puede llevar

DE LOS EXPERTOS...

Frutos secos

Se recomendó encarecidamente a los padres que evitaran dar a sus hijos alimentos muy alergénicos, como los frutos secos, hasta que tuvieran un año. Después, la recomendación consistió en esperar hasta que el niño tuviera dos años, o incluso más, dependiendo del historial familiar de alergias. Aunque hay que realizar estudios adicionales, según la investigación actual no está demostrado que la supresión de los cacahuetes y los frutos secos en los niños tenga algún efecto en el desarrollo de una alergia a los frutos secos. En realidad, algunos expertos sugieren que una temprana introducción de alimentos alergénicos puede incluso disminuir la posibilidad de que el niño pueda desarrollar una alergia. Por tanto, el Comité de Nutrición de la American Academy of Pediatrics ha modificado su recomendación. Ahora dice que los niños mayores de seis meses pueden probar una variedad de alimentos, incluyendo productos basados en frutos secos.

Comience con los alimentos triturados en puré y ofrézcale gradualmente alimentos más «enteros» hasta que el niño ya esté preparado para comer alimentos sólidos. No olvide que los frutos secos enteros constituyen un riesgo de atragantamiento y nunca se les debería dar a los bebés y niños muy pequeños.

Las alergias a los alimentos son más habituales en niños cuyas familias cuentan con un historial de alergias alimentarias, asma, fiebre del heno y eczema. Si el niño está dentro de esa categoría, consulte al pediatra para que le indique cuál es el mejor momento para introducir los frutos secos en la dieta del niño. Las alergias alimentarias causan síntomas como hinchazón facial, urticaria, eczema, vómitos, respiración sibilante o problemas para respirar. Llame inmediatamente a su médico si observa cualquiera de estos síntomas. Si el niño tiene problemas de respiración, llame al 112.

—Doctora Tanya Remer Altmann, pediatra, autora de *Mommy Calls: Dr. Tanya Answers Parents' Top 101 Questions About Babies and Toddlers,* editora jefe de *The Wonder Years,* y editora médica asociada de *Caring for Your Baby and Young Children, Birth to Age 5*
www.drtanya.com

a cabo en un entorno tranquilo. Los estudios muestran que, cuando una madre es sensible a las señales de su hijo, el proceso de alimentación resultará en una experiencia positiva. Debido a la importancia del enfoque individualizado durante las tomas, evite dar de comer a más de un niño a la vez siempre que sea posible y nunca apoye el biberón. Además de constituir un peligro de atragantamiento, la alimentación con apoyo, es decir, usar un objeto para apoyar el biberón para que el niño pueda comer solo, impide a los padres interpretar correctamente las señales de su hijo.

3. Deje que el hambre del niño anule el reloj. Las tomas o comidas estructuradas o regulares pueden ayudar a regular el hambre y a evitar la bajada de azúcar en los bebés y niños pequeños, pero nunca habría que impedirles comer si tienen hambre solo porque no es el momento de comer. Fomente siempre el hambre natural del niño.

4. Desconecte la televisión. La televisión hace que los niños sean más propensos a silenciar sus señales corporales de hambre y saciedad (para más información, consulte la página 260). Como resultado, una persona ingiere como media ocho veces más comida cuando está viendo la televisión. Al mismo tiempo, ralentiza la tasa metabólica del cuerpo un 12 % en niños de peso normal y un 16 % en niños con sobrepeso. Un estudio que correlaciona ver la televisión con la obesidad infantil, realizado por el Children's Nutrition Research Center, descubrió que los niños que tenían sobrepeso hacían el 50 % de sus comidas delante del televisor, mientras que los niños de peso normal solo comían el 35 % de las veces delante de la pantalla.

5. Cree momentos de comer fiables. Los niños no deberían preocuparse sobre cuándo van a volver a comer. Esto les crea ansiedad y una sensación de escasez. Convierta las comidas y tentempiés en algo predecible y agradable.

6. Restrinja los picoteos entre horas y los tentempiés. La mayoría de los dietistas están de acuerdo en que ya desde la más tierna infancia a los niños hay que ofrecerles tres comidas y dos tentempiés al día. Para que lleguen a la mesa con apetito y estén dispuestos a comer, no deberían haber comido nada antes. Yo, también, recomiendo que no deje que el bebé o preescolar haga visitas a la nevera o al armario de la cocina en busca de algo para comer.

7. Prepare comidas equilibradas y nutritivas. Cuando el niño ya coma alimentos sólidos, es especialmente importante darle comidas equilibradas para crear el plan de acción de lo que debería ser una comida «normal», una imagen que con frecuencia dura toda la vida. Además, desea que su hijo coma alimentos que le proporcionen la energía adecuada para su cuerpo. La mayoría de los nutricionistas recomiendan que cada comida contenga lo siguiente:

- Una fuente de calcio
- Un hidrato de carbono
- Proteínas
- Fruta
- Verduras (no siempre necesarias para el desayuno)
- Grasas saludables (como aceite de oliva o frutos secos)

8. No utilice la comida para recompensar, chantajear o castigar. Utilizar la comida para manipular, controlar o coaccionar al niño, incluso cuando las intenciones son buenas (por ejemplo, «sé que tendrá hambre después si no come ahora», «Es tan delgado y no quiero que pierda peso» o «¡No ha comido ni una sola verdura hoy!»), siempre fracasará. Las recompensas, chantajes y castigos relacionados con los alimentos hacen que el niño se desconecte de las señales corporales y solo coma para agradar a los padres. Cuanto más neutral o aparentemente desinteresado se muestre con el resultado (cuánto come), más probable será que siga sus propias pistas.

9. Coman todos juntos en familia. Las comidas familiares permiten a los niños aprender del comportamiento y actitudes de sus padres acerca de los alimentos y de la nutrición. Si tiene una imagen corporal positiva y una relación

DE LOS EXPERTOS...

Alimentación intuitiva

Si alguna vez ha intentado que un niño comiera aunque no tuviera hambre o retirarle el pecho o el biberón antes de que estuviera lleno, sabe que lo que ha intentado es una tarea casi imposible. Los niños nacen con toda la sabiduría interna que necesitan para saber cuándo y cuánto comer. La tarea de desarrollo más temprana que debe realizarse es la de la autoconfianza, y comer es el escenario donde esta tarea se practica mejor. Si hay una sintonía directa entre el hambre del niño y las señales de saciedad y la respuesta de su cuidador, comienza a desarrollarse un refuerzo de esas señales. El niño aprende pronto no solo a confiar en que sus señales son exactas, sino que desarrolla también un sentido de confianza en sí mismo. Sin embargo, si los padres o el cuidador se guían por su ansiedad relacionada con si el niño no está ganando peso suficiente o puede estar ganando demasiado, se crea una posibilidad de desconectar esa sintonía con sus señales.

saludable con los alimentos, es bastante probable que el niño siga esas mismas actitudes. Incluso es probable que obtenga los nutrientes más complejos de su alimento si usted supervisa o cocina la comida familiar. Todos los estudios muestran que los niños que comen con sus padres ingieren más folatos, fibra, calcio, hierro y vitaminas A, B6, B12, C y E. Consumen menos refrescos, menos grasa y menos alimentos fritos, y también suelen tener un índice de masa corporal (IMC) más bajo. Un estudio realizado en 1996 por la Harvard Medical School descubrió una sólida correlación entre la falta de comidas familiares y la obesidad. Los investigadores descubrieron que, cuantas más comidas hagan los niños con su familia, más bajo será el IMC de los niños.

10. Olvídese de sus ideas sobre lo que se «supone» que tiene que ser el cuerpo de su hijo. Puede confiar que el cuerpo de su hijo crecerá de la forma que debe hacerlo. Su trabajo es ayudar a su hijo a escuchar sus pistas corporales. Por supuesto, no querrá que su hijo sienta que su amor es condicional o que crea que hay algo que está mal en su cuerpo. Esto genera una preocupación relacionada con la comida y los alimentos que puede conducir a trastornos alimentarios y a insatisfacción corporal. El niño delgado que se ve empujado a comer probablemente acabará sintiendo asco por la comida, y el niño gordito al que se le restringe comer es casi seguro que acabe desarrollando una sensación de escasez que es posible que consiga que coma más.

La sabiduría interna del niño sobre el comer es la base de una vida de alimentación intuitiva. Si se le introducen una amplia variedad de alimentos cuando está comenzando a comer, a medida que crezca, desarrollará la capacidad de apreciar gustos y texturas diferentes y aprenderá lo que le gusta a su paladar y lo que no. Su capacidad de adentrarse en esta sabiduría interna seguirá avanzando más allá del hambre y de la ansiedad para incluir sus preferencias de alimentos. Si no se realiza ningún juicio sobre los alimentos, el niño tendrá la oportunidad de reforzar aún más la confianza en sí mismo y reducirá drásticamente el riesgo de sufrir trastornos alimentarios. El trabajo de los padres es ofrecer al niño la oportunidad de probar muchos alimentos. La necesidad del niño es que se le respeten sus preferencias alimentarias y las señales de hambre y de saciedad. Con esta oportunidad, crecerá a un ritmo adecuado y disfrutará de la comida de manera equilibrada y satisfactoria.

—Elyse Resch, MS, RD, FADA, dietista titulada, terapeuta nutricional y coautora de *Intuitive Eating: A Revolutionary Program That Works* y el CD *Intuitive Eating: A Practical Guide to Make Peace with Food, Free Yourself from Chronic Dieting, Reach Your Natural Weight* www.ElyseResch.com, www.IntuitiveEating.org

Ser un súper modelo: predicar con el ejemplo

Cuando se miraba en el espejo, fruncía los ojos y el ceño en señal de desaprobación. Después intentaba con suavidad pero desesperadamente ahuecarse el pelo. Finalmente, gruñía y levantaba los brazos en el aire. Yo me miraba en el espejo junto a ella e imitaba sus expresiones y gestos para reproducir la cara que había visto tantas veces. Aprendí desde muy niña que cuando te miras al espejo, no te gusta lo que ves.

— CLIENTE DE PSICOTERAPIA *explicando lo que veía hacer a su madre cuando se iba al trabajo*

El mayor regalo que puede hacer a su hijo es crear un modelo de una relación sana con la comida: dar al cuerpo la comida que necesita para estar sano y sentirse bien, creyendo y obedeciendo las señales corporales, tratando al cuerpo con respeto (incluyendo cómo habla de él e incluso cómo lo mira) y, al mismo tiempo, evitando las restricciones de alimentos que le hacen atiborrarse porque siente que tiene carencias.

Un estudio realizado en madres implicadas en conductas dietéticas insanas ha encontrado que sus hijas de cinco años estaban más preocupadas por el peso que las hijas de madres que no estaban a dieta y era dos veces más probable que posean conocimiento sobre las dietas, uno de los principales desencadenantes de trastornos alimentarios a lo largo de su vida. En otro estudio de madres que no siguieron sus propias pistas corporales se descubrió que los hábitos alimentarios de sus hijas eran un reflejo de los de sus madres. Además, era más probable que los hábitos alimentarios de las niñas se desarrollaran por pistas externas. En otras palabras, si una de las niñas veía una galleta (aunque no tuviera hambre y no hubiera querido una galleta anteriormente), lo más probable es que la comiera. Un estudio reciente realizado por la Boston University School of Medicine descubrió que los padres que informaron de los dos extremos de alimentación (restricción de alimentos y sobrealimentación) en su propio comportamiento tenían niños con sobrepeso si se comparaban con las familias donde solo uno o ninguno de los padres había puntuado alto en extremos de alimentación.

LIGA DE LA LECHE

La *Liga de la Leche* (Leche League International) es una organización internacional no gubernamental sin ánimo de lucro, que ofrece información y apoyo a las madres que desean amamantar a sus hijos.

Las prácticas, neurosis y trastornos alimentarios suelen transmitirse de generación en generación. Si usted es madre y tiene problemas con la comida, como lo tienen muchas mujeres, debe a la siguiente generación resolver sus propios problemas antes de transmitirlos. Tenga presente que los mensajes que el niño absorbe de usted no son solo de lo que come sino también de cómo habla de su cuerpo y de la comida.

Lo que se pretende es que los niños coman frutas, verduras y otros alimentos ricos en nutrientes porque disfrutan de ellos y toda su familia también. Esto puede parecer ilusorio, pero lo he visto de primera mano, no solo en mi propia casa sino también en las casas de amigos y clientes. Justo esta mañana mis propias hijas me decían, sin habérselo pedido, lo mucho que les gustan las setas, el brécol y los tomates (no tiene que resultar sorprendente porque son alimentos que también nos encantan a mi marido y a mí). Las madres son particularmente influyentes en lo que respecta a las preferencias de los niños por los alimentos. En realidad, los estudios demuestran que los niños suelen desarrollar preferencias y hábitos alimentarios similares a sus madres.

Pero ¡los padres no se quedan fuera! Un estudio realizado por la Pennsylvania State University ha concluido que los niños de cinco años que más fruta y verdura comen proceden de familias en la que ambos padres hacen lo mismo. No es de extrañar que otro estudio centrado en adultos que ingerían una gran cantidad de frutas y verduras concluyera que consumían una gran parte de los mismos alimentos que consumían de niños.

Para que los mensajes sobre alimentos resulten más poderosos, ambos padres tienen que ponerse de acuerdo sobre la nutrición familiar y creer en el consejo y en la filosofía que transmiten a sus hijos. Lo recomendable es que todos los miembros de la familia coman lo mismo y que no haya ninguna regla «solo para niños» sobre la comida. Reconozco que esto puede resultar difícil pero creo que es un objetivo que merece la pena conseguir.

Comenzando con el pie (o pecho) derecho

La American Academy of Pediatrics (AAP) recomienda encarecidamente amamantar a los niños: «La investigación epidemiológica muestra que la leche humana y dar el pecho a los bebés ofrece ventajas en relación con la salud general, crecimiento y desarrollo, mientras que disminuye de manera significativa el riesgo de padecer una gran cantidad de enfermedades agudas o crónicas». La AAP añade que «dar el pecho también ha estado relacionado con una posible mejora de desarrollo cognitivo». Recomienda la lactancia materna exclusiva durante los primeros seis meses; después, la lactancia materna en combinación con alimentos sólidos durante al menos doce meses; y finalmente continuar todo lo que deseen la madre y el niño. La investigación ha demostrado que los beneficios obtenidos son mayores cuanto más se le dé el pecho al niño.

La lactancia materna puede resultar difícil para algunas madres, como lo fue para mí. Para muchas madres (y bebés), el proceso de amamantamiento no es tan fácil ni tan «natural» como nos podríamos haber imaginado. El dolor en el pecho, las grietas en los pezones y las infecciones, problemas con el bebé que no quiere coger el pecho y la fatiga pueden resultar desafiantes incluso para la madre más convencida. Un estudio realizado por el New Mexico Department of Health demostró que hay tres factores que ayudan a las madres que amamantan a sus hijos: la confianza en el proceso de amamantamiento, la confianza en su capacidad de amamantar y el compromiso para llevar a cabo ese trabajo de dar de mamar a pesar de los obstáculos. Si hubiera que añadir un cuarto punto, podría decir un «buen apoyo». En mi consulta veo mejores resultados

---

DE LOS EXPERTOS...

Consejos para las madres con problemas para amamantar

Corky Harvey y Wendy Halderman han pasado consulta durante 30 años a madres que utilizan la lactancia materna, y comparten su preocupación común sobre el número de mujeres que abandonan la lactancia materna a las pocas semanas. A continuación se incluyen algunas recomendaciones para garantizar una experiencia satisfactoria.

◆ Sepa dónde obtener ayuda para amamantar antes del parto y consígala la ayuda en cuanto la necesite.

◆ Encuentre un pediatra solidario y comprometido que entienda los posibles problemas.

◆ Si tiene dificultades para dar el pecho, concéntrese en alimentar a su hijo, descansar, comer de manera saludable y beber mucha agua.

◆ Rodéese de familia y amigos que la apoyen y respalden en su decisión de amamantar.

◆ Únase a un grupo de apoyo para lactancia materna que haya en su zona. Pregunte a otras madres dónde puede encontrar los recursos para ayudarla.

◆ Proteja su suministro de leche. Debe sacarse la leche del pecho para que produzca más. Si el bebé no mama bien, es importante que se saque leche de ocho a 10 veces cada 24 horas hasta que el bebé sea capaz de tomar el relevo.

en madres que tienen un grupo de personas (familia, amigos y sanitarios compasivos) que las animan a cumplir sus objetivos de lactancia. Una pareja que apoya la lactancia materna y que está dispuesta a ayudar en todo lo posible marca una gran diferencia, así como tener acceso a un grupos de apoyo a la lactancia materna.

Estudio tras estudio se demuestra que beber leche materna puede ayudar a aumentar la inteligencia de los niños. Un estudio británico de 1992 examinó el desarrollo cognitivo de dos grupos de prematuros que se alimentaron por sonda. A un grupo se lo alimentó con leche materna, mientras que al otro se lo alimentó con leche de fórmula. Las pruebas realizadas ocho años después demostraron que el grupo alimentado con leche materna tenía un CI ocho puntos superior al de los niños que se alimentaron con leche de fórmula. Incluso los bebés que se tomaron con leche de mamás donantes mostraron un mayor avance en su desarrollo que sus homólogos alimentados con leche

◆ Las grietas en los pezones son bastante habituales durante las primeras semanas de lactancia. Cuidar las grietas y cambiar la posición del niño puede solucionar el problema. Una asesora de lactancia puede valorar la situación y ayudarle a encontrar soluciones.

◆ Edúquese sobre los patrones normales de alimentación de los bebés alimentados a pecho. La mayoría de los recién nacidos tienen al menos una sesión «maratoniana» de alimentación al día y experimentan muchos «estirones» durante la infancia. La alimentación frecuente durante estas épocas es algo normal y necesario. El uso de leches maternizadas disminuirá el suministro de leche en lugar de aumentarlo.

◆ Aléjese de los libros y de familiares o amigos bienintencionados que abogan por un horario estricto de las tomas durante las primeras semanas. Los bebés necesitan alimentarse con mucha frecuencia durante las primeras semanas de vida para establecer un buen suministro de leche. La cantidad de leche varía de una mujer a otra; algunos bebés necesitarán comer con más frecuencia que otros.

◆ Espere al menos dos semanas antes de introducir un biberón.

El tiempo y la paciencia contribuyen en gran medida a solucionar muchos problemas relativos a la lactancia materna, y merece la pena el esfuerzo.

—Corky Harvey, MS, RN, y Wendy Haldeman, MN, RN,
asesoras de lactancia con certificado de especialidad
y copropietarias de The Pump Station
www.PumpStation.com

de fórmula a los 18 meses. Los investigadores de Nueva Zelanda descubrieron que los bebés alimentados con leche materna durante ocho meses o más tenían CI superiores, una mejor comprensión lectora y habilidades matemáticas, y un aumento general de la capacidad académica que los niños alimentados con leche de fórmula. Los efectos son duraderos, como afirma el estudio, ampliándose a la niñez y adolescencia.

Sin embargo, las ventajas de la lactancia materna van más allá de la inteligencia. La investigación ha demostrado que la lactancia materna puede ayudar a

- Reforzar el sistema inmunitario del niño.
- Reducir el riesgo de síndrome de muerte súbita del lactante.
- Proteger frente a alergias y eczemas.
- Prevenir el desarrollo de diabetes de tipo 1.
- Proteger contra algunos cánceres, sobre todo leucemia y linfoma de Hogdkin.

DE LOS EXPERTOS...

Cólico: un término todavía confuso después de todos estos años

¿Ha muerto la palabra «*cólico*»? Si no lo ha hecho, debería hacerlo. O quizá nuestra perspectiva de este cómodo término, tan sobreutilizado, debería modificarse a algo con una relevancia más histórica. Piense en esto: como el cólico representa un patrón de comportamiento y no una enfermedad, no se le pueden «diagnosticar» cólicos al bebé. Usar la palabra «*diagnóstico*» con *cólico* sugiere que se utilizaron criterios inteligentes, fundamentados, respaldados por investigaciones clínicas para llegar a esa conclusión. Por desgracia, no existen esos criterios. A pesar de la ausencia completa de consenso sobre qué constituye un cólico, sigue siendo un cómodo diagnóstico para los pediatras.

Pero nuestra experiencia nos indica que el bebé que está llorando llora por un motivo. Los avances en la tecnología, inmunología y nutrición nos han permitido volver a pensar en por qué lloran los niños. Nuevos estudios demuestran que en muchos casos el bebé puede estar sufriendo reflujo gastroesofágico, una alergia a la proteína de la leche, o un desequilibrio de las bacterias intestinales. El reflujo ácido (que hace referencia al

- Reducir la posibilidad de contraer meningitis.
- Prevenir la gastroenteritis.
- Ayudar al desarrollo visual.
- Prevenir infecciones auditivas.
- Reducir las infecciones respiratorias.
- Reducir las infecciones del aparato urinario.
- Reducir la probabilidad de obesidad.
- Prevenir la hipertensión en años futuros.

Como si todos estos beneficios no fueran lo suficientemente valiosos, otros estudios han mostrado que la lactancia materna también beneficia a las madres de las siguientes formas:

- Ayuda a deshacerse del peso adquirido durante el embarazo.
- Reduce la hemorragia postparto.

---

movimiento del contenido del estómago hasta el esófago y garganta) representa una causa tratable de la molestia infantil.

Estos son seis signos de que el bebé puede estar padeciendo reflujo gastroesofágico:

1. Regurgitaciones y vómitos: la regurgitación es el signo más claro de reflujo.
2. Hipo: todos los bebés tienen hipo, pero puede empeorar con el reflujo.
3. Irritabilidad y preferencia de una posición: los bebés con reflujo prefieren estar erguidos.
4. Molestias al comer: el reflujo, con frecuencia, conduce a una alimentación dolorosa y a alejarse del pecho.
5. Molestias al dormir: el reflujo puede empeorar por la noche, provocando lloros y sueño desorganizado.
6. Congestión: la irritación de garganta experimentada por el bebé con reflujo puede crear una respiración ruidosa, confundida a veces con un catarro o alergia.

Consulte a su médico para determinar si las molestias que siente el bebé se pueden tratar. Y piénselo dos veces cuando a su bebé le diagnostiquen cólicos.

—Bryan Vartabedian, MD, pediatra gastroenterólogo y autor de *Colic Solved: The Essential Guide to Infant Reflux and the Care of Your Crying.*
www.ColicSolved.com

- Ayuda a reducir el útero a su tamaño previo al embarazo.
- Disminuye los niveles de estrés.
- Reduce el riesgo de padecer cánceres, especialmente cáncer de mama.
- Protege contra la osteoporosis.
- Ayuda a la pérdida de peso general.

A pesar de las estadísticas, algunas madres no pueden dar el pecho o eligen no hacerlo. Personalmente, me sentí bastante decepcionada porque no pude amamantar a mis hijas todo lo que hubiera querido. Aunque la lactancia materna es claramente lo mejor, no poder dar el pecho no significa que el niño esté condenado. Para los padres que opten por la leche de fórmula, la American Academy of Pediatrics recomienda una fórmula reforzada con hierro para el primer año del bebé, una recomendación que está respaldada por un estudio de la Universidad de Michigan, que descubrió que los niños que padecen de una deficiencia de hierro grave y crónica en la infancia obtenían peores calificaciones que sus iguales en las pruebas cognitivas y motrices durante la adolescencia.

Si no está segura de querer amamantar, la animo a que lo intente. Siempre puede cambiar de opinión y utilizar leche de fórmula. Como mínimo, le habrá proporcionado el calostro inicial, o «primera leche», que aporta a su bebé valiosos nutrientes en forma muy concentrada y de bajo volumen y también refuerza desde el comienzo el sistema inmunitario del bebé. También puede ocurrir que disfrute más del proceso de lo que había esperado.

Del pecho al tenedor: aprovechar todas las oportunidades

En lo relativo a la comida, hay dos áreas clave a las que los padres deben prestar atención durante los tres primeros años: (1) la nutrición y (2) el desarrollo de una relación entre el niño y la comida. Al comienzo, su trabajo gira en torno a conocer las pistas del niño y a satisfacer sus necesidades, pero, a medida que se hace mayor, el objetivo cambia a presentar al niño alimentos completos y a ayudarle a desarrollar un sentido de control en relación con la comida. Para los que empiezan a salir de la lactancia materna, el control puede ser la habilidad recientemente descubierta de coger un cereal de desayuno y de meterlo en la boca; para el preescolar, puede significar el uso de los cubiertos. La mayoría de las batallas relacionadas con la comida (que suelen iniciarse en el segundo año del niño y aumentan a partir de este momento) tienen que ver con problemas de control. Si sigue la división de Ellyn Satter con respecto a la responsabilidad (donde los padres son responsables de lo que se presenta para comer y la forma en que se presenta y los niños son responsables de lo que comen y cuánto), devolverá ese control al niño y, como resultado, evitará muchas de estas peleas.

A medida que el niño se hace mayor, su principal tarea pasa a ser la individualización, es decir, aprender a estar separado de usted. Pero después de la época post-lactancia todavía sigue siendo un conflicto importante. Hay un constante cambio entre «Puedo hacerlo yo solo» a «mamá, ayúdame». Los niños de esta edad quieren control, sin embargo, demasiado control les asusta. En su libro *Just Tell Me What to Say,* Betsy Brown Braun señala que las luchas de poder del post-lactante suelen clasificarse en cuatro áreas generales: comer, dormir, hablar y gestionar sus esfínteres. Los niños saben intuitivamente que no se les puede hacer comer. Al no invertir en «cuánto» come o «si lo hace o no», se retirará de esas batallas.

Todos los padres quieren que sus hijos coman de manera saludable, pero no todos los padres saben cómo sacar partido de la oportunidad de desarrollo que convierte la experiencia de la comida saludable para los niños en una experiencia positiva. En su libro *Feeding Baby Green*, el doctor Alan Green habla sobre cómo ayudar a los niños a desarrollar su «inteligencia nutricional» o de cómo actuar de manera inteligente sobre lo que comen para fomentar una buena salud.

Afirma que, igual que algunos niños muestran un retraso en la motricidad fina o en el lenguaje, hemos creado un entorno que potencia los retrasos en el desarrollo de los niños que están aprendiendo a que les gusten las verduras, frutas y cereales integrales. Tener la casa llena de alimentos deliciosos y nutritivos, y saber cuándo y cómo presentarlos al niño puede contribuir al desarrollo de la inteligencia nutricional que necesitarán a lo largo de su vida.

Trucos de alimentación para los primeros tres años

DE CUATRO A SEIS MESES

En esta etapa, el niño ha desarrollado un poderoso impulso de llevarse todo a la boca. Mientras esto crea una obligación para que los padres estén hipervigilantes y hace que el trabajo sea más agotador, también facilita el paso a los alimentos sólidos. Cuando dé a su bebé los primeros sólidos, abra la boca cuando lleve la cuchara a la boca del bebé para que sepa lo que tiene que hacer. No lo olvide, nadie le ha dado una cucharada de comida antes, por tanto no sabe necesariamente qué hacer. Saque partido de las activas neuronas espejo del niño, esas células especiales que le harán imitar todo lo que haga (las mismas células que funcionan, por ejemplo, cuando ve a alguien bostezar y se siente obligado a bostezar también). Al mostrar al bebé cómo hacerlo también crea una divertida interacción. En torno a esta edad, el bebé comenzará a perder el «reflejo de extrusión», que le hace sacar todo de la boca con la lengua. La desaparición de este reflejo vital tan necesario anteriormente es uno de los muchos signos de que el bebé ya está preparado para el alimento sólido.

Muchos padres están dispuestos a darles alimentos sólidos a los niños desde el principio. Yo era así. Algunos incluso creen erróneamente que los sólidos harán al niño dormir mejor y más rápido y ayudarán a que desaparezca el reflujo; otros padres creen que los bebés necesitan «comida auténtica» para crecer sanos. Aunque puede observar pequeños cambios a medida que el bebé comienza a ingerir alimentos sólidos, la leche materna (o de fórmula) debe seguir siendo la fuente principal de nutrición durante un tiempo. Tenga presente que el revestimiento intestinal del bebé es inmaduro. Si se introducen alimentos sólidos demasiado pronto, por lo general antes de los cuatro meses, puede dar como resultado una mayor probabilidad de alergias alimentarias e incluso de obesidad, mientras que la introducción de los sólidos demasiado tarde, después de los seis meses, se ha relacionado con el desarrollo de la sensibilidad al gluten. Tenga en cuenta los indicios siguientes para determinar si su bebé ya está preparado para los sólidos:

- Tiene al menos cuatro meses.

- Puede estar sentado en una trona sin vigilancia.

- Tiene el suficiente control de la cabeza para mantenerla en posición erguida.

- Ha perdido el reflejo de la punta de la lengua.

- Su apetito ha aumentado y parece insatisfecho después de tomar la leche.

- Ha aumentado considerablemente de peso (la mayoría de los pediatras recomiendan introducir sólidos después de que el niño haya duplicado su peso de nacimiento).

- Muestra interés en lo que están comiendo los adultos.

- Puede coordinar la boca y la lengua eficazmente para masticar y mover la comida hacia la parte posterior de la boca cuando está dispuesto para tragar.

- Puede cerrar los labios sobre una cuchara.

DE SEIS A DOCE MESES

La dieta perfecta para un bebé más mayor que ya ha probado una variedad de alimentos es ya muy diversa y le permite obtener todos los micronutrientes que necesita. De nuevo, la biología del bebé actúa en su favor convirtiéndole en un comedor inconsistente. Los guisantes que le habían encantado ayer hoy le disgustan. De acuerdo con Roberts, Heyman y Tracy, «la mayoría de los niños mayores de ocho meses buscan instintivamente la variedad a no ser que se desanimen por malas experiencias con los alimentos. Empujan a sus padres a darles una mayor variedad rechazando comer lo que han comido hace dos días». Saque partido a esta oportunidad para ampliar los horizontes culinarios del niño, pero no le sobrecargue ofreciéndole un plato lleno de alimentos completamente nuevos. Combine alimentos favoritos ya probados con uno nuevo. Por ejemplo, si al niño le gustan las naranjas, pruebe a introducirle las mandarinas. Si le gustan las patatas machacadas, pruebe con las yemas machacadas.

A veces, entre los siete y los nueve meses, puede observar al bebé intentando llegar a la cuchara que está usando para comer con ella, tratando de llenarla con las zanahorias en puré o incluso cogiendo comida de su plato. Al principio, solo podrá coger la comida con toda la mano y llevársela a la boca, pero finalmente aprenderá a usar el pulgar y el índice para coger algún alimento. Este uso temprano del agarre en pinza es un hito importante que significa el desarrollo de habilidades de motricidad fina. Es importante que los padres apoyen este paso autónomo hacia la autoalimentación, no importa lo «sucio» que pueda ser. Este sentido del control es importante para el niño, y el proceso de autoalimentación le permitirá comenzar a sentirse a cargo de su propia comida, lo que también reducirá las luchas de poder.

DE UNO A DOS AÑOS

Al final del primer año de su hijo, como Roberts, Heymen y Tracy indican, se muestra la perfecta convergencia de desarrollo físico, madurez metabólica e instinto natural que estimula una manera de comer audaz. El niño quiere ser como usted y ahora es físicamente capaz de comer como usted lo hace, aunque todavía no se ha convertido en el comedor cauto de los dos años. Su principal obstáculo probablemente es que, a veces en torno a los 18 meses, cuando aparece la voluntad, su dulce niño comenzará a gritar: «¡No!» y le pondrá a prueba en cada comida. Es un momento en que se vuelve cada vez más importante para el niño ser independiente. También es un momento en que es posible que haya esas necesidades naturales de individualización que se interpretarán en la mesa en forma de luchas de poder. Pero no hay que desesperar. Querrá oponerse a este nuevo deseo de independencia todo lo que pueda. En este punto, ese agarre en pinza ya es probable que se haya desarrollado aún más y el niño querrá alimentarse a él mismo, no solo con los dedos sino con los cubiertos. Si le deja hacerlo, evitará peleas en esta etapa y le permitirá tener una sensación de control en la mesa.

Otro instinto que funciona en su favor más o menos en esta época es el deseo del niño de ser como usted. A medida que los niños se acercan al hito de los dos años, están mucho mejor programados para imitar todo lo que hacen sus padres, incluyendo comer. Los estudios realizados en animales sugieren que incluso una única experiencia de ver a un adulto comer un alimento concreto puede aumentar las probabilidades de que el niño quiera ese alimento un año después. Utilice ese instinto para su provecho al dejar al niño ver que come alimentos que le gustaría que él comiera. Si pide al bebé que pruebe algo nuevo, casi con seguridad recibirá un enfático: «¡No!» pero si ve que lo está comiendo usted, es probable que muestre interés. Una útil sugerencia que aprendí de la nutricionista pediátrica Cynthia Epps de MotherWork es actuar por sorpresa y decir: «Este es mi tofu» y después de dudar un momento, decir: «Lo compartiré contigo». Esta respuesta permite al niño mantener el control mientras abre la puerta a probar nuevos alimentos.

Por cierto, esta táctica también funciona en sentido contrario. Si el niño ve que está comiendo un alimento menos nutritivo, también lo querrá. Con algo de vergüenza, compartiré mi propia experiencia sobre esta táctica. Mientras escribía este libro y me acostaba muy tarde, me encontré bebiendo café, que había jurado abandonar. Mi necesidad desesperada de cafeína venció a mi buen juicio como madre y comencé a llevar mi dosis diaria de cafeína, en forma de un batido de café con nata a casa, donde mis hijas veían mi bebida. Con regularidad me decían: «Mamá, cuando sea mayor, ¡tomaré café!». Ni que decir tiene que no era el mejor ejemplo nutricional que les podía enseñar a mis hijas.

Los estudios muestran que no es infrecuente que un niño deba tener hasta 15 exposiciones a un nuevo alimento antes de que lo acepte. La mayoría de los padres no son tan pacientes. En un estudio a gran escala, los investigadores concluyeron que aproximadamente el 25 % de los padres se rinden cuando intentan ofrecer al niño un nuevo alimento después de uno o dos intentos si el niño lo rechaza, y solo el 6 % está dispuesto a continuar intentándolo seis o 10 veces. Esto no es muy acertado, porque la familiaridad fomenta la aceptación en lo relativo a niños y alimentos. En un estudio en el cual las madres ofrecieron a sus bebés una verdura que no les gustaba cada dos días, aproximadamente el 70 % la comieron encantados después de habérsela ofrecido siete u ocho veces, y nueve meses después del estudio, el 75 % de los niños todavía comía esa verdura.

Otro aspecto que quiero indicar a los padres en esta etapa es la tendencia a masticar y escupir la comida o poner caras raras. Aunque pueda parecer un rechazo a la comida, con frecuencia no lo es. A veces el niño solo quiere examinar cómo es la comida recién masticada. Este escepticismo natural es la forma que tiene la naturaleza de asegurarse de que el bebé se deshace de la comida que puede resultarle dañina. Asegúrese de no mostrar una reacción exagerada. Puede ser difícil cuando el niño en realidad hace un gesto divertido, pero cuanto menos atención le preste, menos escupirá. Aunque pueda parecer un poco asqueroso, permita que el niño deje la comida masticada en el plato

DE LOS EXPERTOS...

Niños vegetarianos

Hay cada vez más niños vegetarianos, ya sea porque sus padres los han educado de esta forma o porque han elegido ellos mismos un estilo de vida vegetariano, ¡a veces incluso a edades muy tempranas! Muchos estudios han concluido que un estilo de vida vegetariano aporta enormes beneficios para la salud. En comparación con los carnívoros, los vegetarianos suelen consumir más fibra, vitaminas y minerales procedentes de una amplia variedad de orígenes. También tienen niveles de colesterol más bajos y son menos propensos a desarrollar enfermedades crónicas, como obesidad, arteriosclerosis, asma y diabetes. Los alimentos vegetarianos son una fuente de energía más eficaz que los productos animales porque son más fáciles de digerir por el cuerpo y dejan menos residuos. Con frecuencia se oyen voces que indican que es posible que los niños no estén recibiendo los nutrientes que necesitan para un crecimiento y desarrollo correctos si están omitiendo la ingesta de carne en su dieta. Esencialmente, sin la carne, pollo y pescado, necesitamos asegurar que el niño recibe proteínas suficientes, hierro y zinc. Hay muchos alimentos vegetarianos ricos en hierro y proteínas como el tofu, lentejas, guisantes y alubias. El zinc se puede encontrar sobre todo en los cereales integrales, germen de trigo, alubias blancas, soja y frutos secos. Como haría con cualquier otro niño, ofrezca al pequeño vegetariano tres comidas y dos o tres tentempiés a lo largo del día, para que tengan suficientes oportunidades de recibir la nutrición que necesitan. Si tiene alguna pregunta sobre el crecimiento o ingesta nutricional del pequeño, háblelo con su pediatra o dietista pediátrico.

—Nicole Meadow, MPN, RD,
dietista pediátrica, fundadora de NutritionWise
www.nicolemeadow.com

para que la pueda volver a comer después. Ya lo sé, yo sentí lo mismo. Solo hay que recordar que está ayudando a que el niño amplíe su paladar.

Como el estómago de los niños es pequeño, pero sus necesidades nutricionales son grandes, la mayoría de los dietistas pediátricos recomiendan que los niños comiencen a incorporar dos tentempiés en su dieta en algún momento entre los 12 y 15 meses. Esto evitará que los niveles sanguíneos del niño desciendan demasiado durante el día y asegurará que su cerebro en constante desarrollo recibe un suministro constante de glucosa durante toda la jornada, de acuerdo con el doctor David Perlmutter, autor de *Raise a Smarter Child by Kindergarten*. Asegúrese únicamente de que los tentempiés son nutritivos, para que el niño pueda obtener el máximo beneficio.

DE DOS A TRES AÑOS

Comenzando en torno a los dos años, los niños repentinamente expresan opiniones sumamente sólidas sobre los alimentos. También pueden ser algo estrafalarias, desarrollando lo que yo denomino una mentalidad «comida del mes». Pueden insistir en comer lo mismo durante semanas y de repente negarse a comerlo y desarrollar un nuevo plato favorito. No alimente esta extravagancia ofreciéndole macarrones con queso tres veces al día. En cada comida debe estar sirviendo alimentos de los tres grupos y dejar que el niño seleccione lo que le gusta. Cuando se empieza a cocinar platos especiales o a sustituir comidas que el niño se niega a comer, se está deslizando por una pendiente muy resbaladiza. Si ofrece una selección de alimentos en la mesa que incluyen proteínas, hidratos de carbono, verduras, fruta, una fuente de calcio, etc., con probabilidad habrá algo que el niño coma. La necesidad de satisfacer su hambre anulará finalmente su deseo de controlar la comida. Si el niño continúa rechazando una variedad saludable de alimentos al cabo de unos pocos días, consúltelo con el médico.

Al mismo tiempo, no debería obligar a comer al niño. Uno de los motivos por los que debería ofrecer al niño alimentos de todos los grupos es porque es importante respetar las preferencias del niño y asegurarse de que hay algunas cosas en la mesa que sabe que le gustarán. Siga todavía la división de responsabilidades (en la que los padres controlan el *qué* y el *cuándo* mientras que el niño decide *cuánto*, y *si comerá*) y nunca obligar al niño a comer (ni siquiera el tan manido «solo un bocado más»). Los niños tienen preferencias individuales por los alimentos, al igual que los adultos. Por supuesto no va a obligar a su marido a comer un plato lleno de espinacas si sabe que no le gustan, y tampoco debería obligar al niño a comerlas. El intento no será bien recibido y el resultado será lo contrario a lo que estamos intentando llevar a cabo. Aunque es una buena idea introducir una variedad de nuevos alimentos al niño, una vez hechos esos esfuerzos, se deberían satisfacer las preferencias del niño respecto a los alimentos.

ENCENDIENDO EL FUEGO: RETARDANTES DE LLAMA EN LA CARNE

En el otoño de 2009 el Comité de Nutrición de la Asociación Americana de Pediatría revisó sus recomendaciones sobre primeros alimentos sólidos para bebés. El cereal de arroz ha sido un primer alimento tradicional para los bebés en Estados Unidos, pero la nueva tendencia es que la primera alimentación debería dar prioridad a los alimentos ricos en nutrientes naturales como verduras, frutas y carne.

Pero, antes de que saque el cuchillo trinchador, tal vez desee consultar con su pediatra. Un estudio publicado en la revista *Journal Health Perspectives* reveló que las personas que consumen pollo y ternera con frecuencia tienen niveles más elevados de éteres de difenil polibrominado (PBDE), un retardante de llama común, en el torrente sanguíneo (para más información sobre PBDE, vaya a la página 286). Estos conocidos disruptores hormonales, que se acumulan en el hígado, riñones y glándula tiroidea, se han relacionado con deterioro de la memoria, anormalidades en la coordinación, hiperactividad y deterioros en el sistema nervioso y reproductor.

En un estudio de 32 muestras de alimentos vendidos en grandes supermercados de Dallas, los investigadores informaron de contaminación por PBDE en *todos* los alimentos que contenían grasas animales. Según Arnold Schecter, profesor de Ciencias medioambientales de la University of Texas School of Public Health y coautor del estudio, «eso se debe a que los PBDE son fácilmente absorbidos por los tejidos grasos. Por otro lado, la leche desnatada no presentaba niveles detectables de PBDE».

Norteamericanos y canadienses tienen niveles de PBDE de 10 a 20 veces más elevados que los habitantes de Europa, donde los PBDE están prohibidos desde 2004, o de Japón, donde su uso y producción han sido restringidos de forma voluntaria. Los niveles más altos se han detectado en niños estadounidenses entre los dos y los cinco años. Los estudios muestran que los vegetarianos tienen concentraciones de PBDE un 23-27 % más bajas que las de los omnívoros.

El plato tóxico: qué hay de verdad en la comida de los niños

Nuestros hijos están expuestos a una sopa alfabética tóxica de BGH, MSG, OP, GMO y otros aditivos y sustancias químicas perjudiciales. Aunque estas sustancias químicas dañinas tampoco son buenas para los adultos, los niños son mucho más vulnerables debido al reducido tamaño de su cuerpo, metabolismo rápido, dieta menos variada, sistema inmune inmaduro y una barrera sangre-cerebro más porosa. Según un informe publicado por el Environmental Working Group titulado «How 'Bout Them Apples?», algunas manzanas son literalmente tan tóxicas para un niño menor de cinco años que un solo mordisco puede transmitir una dosis indeterminada de insecticidas organofosfatos (OP).

Queremos creer que nuestro Gobierno nos está protegiendo y que no consentiría la venta de determinados alimentos si no fueran seguros. Pero este no es el caso. Si deseamos proteger a nuestros hijos, debemos ocuparnos nosotros mismos: el conocimiento es el poder. En el área de nutrición, la investigación muestra que incluso los cambios más insignificantes pueden marcar una gran diferencia, especialmente en el caso de los niños. Eche un vistazo a los ocho grandes enemigos de los alimentos:

1. PESTICIDAS

Las cosas que por su misma naturaleza están diseñadas para matar entrañan riesgos. Y no siempre desaparecen después de cumplir su función. Los pesticidas pueden permanecer en el aire, los alimentos y la tierra, contaminar el agua y acumularse en plantas, animales y personas.

—ALLAN MAGAZINER, LINDA BONVIE y ANTHONY ZOLEZZI,
Chemical-Free Kids: How to Safeguard Your Child's Diet and Environment

Si su hijo bebe un trago de un bote de pesticida para el jardín, usted llamaría inmediatamente al 112. Entonces, ¿qué pensaría si le dijera que, sin saberlo, ha estado dando pesticidas a su pequeño cada día?

- En la actualidad hay 600 sustancias químicas que los agricultores pueden utilizar legalmente en sus campos y, de ellas, un mínimo de 50 están clasificadas como carcinógenas, según la Food and Drug Administration (FDA) de EE. UU.
- En los Estados Unidos se utilizan nueve kilos de pesticidas por persona al año.
- Los pesticidas están presentes no solo en las frutas y verduras cultivadas de forma convencional, sino también en productos procesados como galletas, cereales y tostadas.
- Nueve de cada 10 niños menores de cinco años están expuestos a 13 insecticidas neurotóxicos diferentes en los alimentos infantiles, según la EWG.
- Los OP presentes en los alimentos infantiles de manzana, melocotón, uva y pera consumidos por 85 000 niños cada día superan el estándar de seguridad estadounidense en un factor superior a 10.
- 20 millones de niños menores de cinco años consumen una media de ocho pesticidas al día.
- Beber zumo de manzanas no orgánicas puede exponer a su hijo de dos años hasta a 80 pesticidas, una exposición que es 20 veces la de su madre si tenemos en cuenta el peso corporal.

Aunque los pesticidas se han relacionado con cáncer, defectos de nacimiento, daños en el hígado y los riñones, trastornos reproductores y asma, todavía están presentes en los alimentos de nuestros hijos. El actual sistema regulador da por hecho que las sustancias químicas no son dañinas hasta que se demuestre lo contrario. Según Cindy Burke, autora de *To Buy or Not to Buy Organic*, resulta casi imposible aportar pruebas por tres motivos. En primer lugar, es demasiado peligroso probar pesticidas directamente en humanos. En segundo lugar, las personas se contaminan con niveles de traza de cientos o incluso miles de sustancias químicas. En tercer lugar, la mayoría de las pruebas de seguridad realizadas para agencias reguladoras como la FDA no pretenden determinar si la exposición a pesticidas en dosis bajas es segura; solamente miden el efecto de las dosis elevadas. Otro problema es el deficiente sistema de regulación. Tomemos, por ejemplo, la EPA de EE. UU., cuyo trabajo consiste en regular y establecer tolerancias (niveles aceptables de sustancias tóxicas en los alimentos). Las pruebas de toxicidad están reservadas a los fabricantes, que luego informan a los reguladores a su discreción. Es más, según Burke, «la EPA casi nunca prohíbe un pesticida que está en uso».

La EPA calcula que el 80 % de nuestra exposición a los pesticidas procede de los alimentos y que el restante 20 % procede de la ingesta de agua y los pesticidas que se utilizan en la casa o en torno a la misma. Así pues, no resulta sorprendente saber que, al alimentar a sus hijos con comida orgánica está eliminando casi el 90 % de su exposición a los pesticidas. Este viraje no solo supone una gran diferencia, sino que el cambio en los pesticidas detectados es inmediato e increíble. Un estudio de la Universidad de Washington financiado por la EPA midió los niveles de pesticidas en la orina de 23 niños antes y después de virar a una dieta orgánica. Antes del viraje, cada niño analizado mostraba la presencia de pesticidas, pero apenas después de cinco días a dieta orgánica estricta, los investigadores descubrieron que los niveles de pesticidas eran indetectables. Permanecieron igual hasta que los niños regresaron al consumo de alimentos cultivados de forma convencional. Este resultado evidencia la magnitud que puede tener el hacer pequeños cambios en la dieta de un niño.

Basándose en un análisis de más de 87 000 test de residuos de pesticidas en productos del campo recogidos por el Department of Agriculture y la Food and Drug Administration de EE. UU., los investigadores del EWG estadounidense crearon una lista de lo que denominan la *docena sucia* de frutas y verduras especialmente cargadas de pesticidas. El análisis llevó al EWG a recomendar a los consumidores comprar productos orgánicos en la medida de lo posible. Según el EWG, «casi todos los estudios empleados para crear estas listas dan por hecho que las gente lava o pela las frutas y verduras frescas». El lavado reduce los pesticidas, pero no los elimina; a pesar de la pérdida de nutrientes valiosos contenidos en la piel, el pelado sí reduce la exposición. No todo el mundo puede permitirse el gasto que supone comprar alimentos orgánicos, aunque muchos padres lo consideran una inversión en la salud de sus hijos, así como una forma de reducir las facturas médicas a largo plazo.

Esto es lo que puede hacer para reducir la ingesta de pesticidas de su familia:

- Después de pelar y desechar la piel de los plátanos, melones, piñas, mangos y frutas similares, lávese las manos.
- Lave y pele las frutas y verduras cultivadas de forma convencional.
- Retire y deseche las hojas exteriores de coles y lechugas.
- Rote los alimentos para que el niño no coma lo mismo cada día.
- Compre productos orgánicos siempre que sea posible.
- Prepare su propia papilla con ingredientes orgánicos.
- Compre alimentos infantiles orgánicos. Los alimentos infantiles orgánicos se han generalizado y abaratado a lo largo de los años.

2. HORMONAS DE CRECIMIENTO BOVINAS

Mi imagen de mis hijas pequeñas sanas comiendo alegremente un sándwich de queso a la parrilla y bebiendo un vaso de leche se desvaneció cuando supe de la hormona del crecimiento bovina (BGH). La BGH es una variante de bioingeniería de la hormona del crecimiento que con frecuencia se inyecta a las vacas en granjas lecheras convencionales con el fin de incrementar la producción láctea. Se calcula que este fármaco aumenta la producción de leche hasta en un 25 %.

¿Cuáles son los problemas con la BGH? Muchos, tanto para las vacas como para las personas, especialmente los niños, ya que normalmente beben mucha leche y comen mucho queso. Las vacas a las que se inyecta BGH tienen hasta un 80 % más incidencia de mastitis e infecciones en las ubres, lo que tiene como consecuencia un aumento de pus y contaminación bacteriana de la leche. En consecuencia, estas infecciones crean una mayor necesidad de antibióticos, que también se transmiten a la leche. Según la Cancer Prevention Coalition y muchos otros expertos, la leche de las vacas a las que se ha inyectado estas hormonas contiene de dos a 10 veces más IGF-1 (factor de crecimiento insulínico tipo 1) que la leche de otras vacas. El IGF-1 se ha relacionado con múltiples tipos de cáncer, concretamente de mama, colon y próstata.

Varios países — Australia, Nueva Zelanda, Canadá, Japón y los países de la Unión Europea, entre otros— han prohibido la hormona del crecimiento bovina debido a su impacto en humanos y animales. «Hay un sinfín de asuntos desconocidos» sobre la BGH, afirma Michael Hansen, un investigador asociado del Consumer Policy Institute, una división de la Unión de Consumidores, «y si lo contemplas en términos de riesgos y beneficios, no existe ningún beneficio para los humanos». El doctor Hansen señala también: «Los niños beben mucha más leche por unidad de peso corporal que los adultos».

DE LOS EXPERTOS...

La regla de Dos & Cuatro del doctor Scott Cohen

La mayoría de los bebés toman el pecho cada *dos a cuatro horas* durante los primeros *dos a cuatro meses* y cuando toman biberón ingieren de *intervalo de 60 a 120 ml* (dos a cuatro fl oz).

DE LECHE A SÓLIDOS DE CERO A TRES

Edad	Fórmula	Leche materna	Leche de vaca	Sólidos
Nacimiento a dos semanas	450-680 ml (30-90 ml por biberón) 16-24 fl oz (1-3 fl oz por biberón*)	Unas ocho tomas** (cada 2-4 horas, las 24 horas)	Nada	Nada
2 semanas a 2 meses	680-900 ml (60-120 ml por biberón) 24-32 fl oz (2-4 fl oz por biberón*)	Unas ocho tomas** (cada 2-4 horas, las 24 horas)	Nada	Nada
2-4 meses	680-900 ml (60-120 ml por biberón) 24-32 fl oz (2-4 fl oz por biberón*)	Unas ocho tomas** (cada 2-4 horas, las 24 horas)	Nada	Nada
4-6 meses	800-900 ml (60-120 ml por biberón) 28-32 fl oz (2-4 fl oz por biberón*)	5-6 tomas** (cada 2-4 horas, durante el día)	Nada	1 comida al día (opcional)
6-9 meses	560-900 ml (90-120 ml por biberón) 20-32 fl oz (3-4 fl oz por biberón*)	4-6 tomas**	Nada	1-3 comidas al día
9-12 meses	450-680 ml (90-120 ml por biberón) 16-24 fl oz (3-4 fl oz por biberón)	3-5 tomas**	Nada	3 comidas al día +/- aperitivos
12-18 meses		1-3 tomas al día si todavía toma pecho	Leche entera 450-680 ml por biberón	3 comidas al día +/- aperitivos
2-3 años			Leche desnatada	3 comidas al día +/- aperitivos
3-4 años			Leche desnatada	3 comidas al día +/- aperitivos

* Algunos bebés pueden tomar un mayor volumen (120-180 ml por biberón/4-6 onzas por biberón) y menos tomas.
** El número de tomas puede variar: unos días más y otros menos. La clave es observar las pistas del niño. Los bebés le harán saber cuándo tienen hambre.

—Scott W. Cohen, MD, FAAP,
cofundador de Beverly Hills Pediatrics y autor de
Eat, Sleep, Poop: A Common Sense Guide to Baby's First Year
www.commonsensepediatrics.com

3. MERCURIO

Como es sabido que el pescado es una excelente fuente de ácidos omega-3, proteínas magras, vitaminas y minerales, los padres suelen sentirse especialmente satisfechos cuando sus hijos lo comen con gusto. Aunque el pescado se considera alergénico, sobre todo el marisco y los tipos «óseos», la Academia Americana de Pediatría ya no recomienda esperar para dar pescado a los niños.

Sin embargo, conviene destacar que el pescado contaminado por mercurio es la principal fuente de exposición humana a este metal tóxico. El pescado de agua dulce y los peces grandes y longevos como el tiburón, el pez espada o la caballa suelen acumular los niveles más elevados. ¿Cómo se contaminan los peces con mercurio? El metal es liberado cada día en el aire por las plantas energéticas que queman carbón y las incineradoras de desechos que queman productos que contienen mercurio (baterías, bombillas fluorescentes), así como las plantas que emplean tecnología de células de mercurio para producir productos de cloro. Las plantas energéticas y las incineradoras de desechos son responsables del 85 % de la contaminación por mercurio en EE. UU. y liberan más de 150 toneladas de mercurio al año en la atmósfera. El vapor de mercurio presente en el aire puede ser transportado a lo largo de miles de kilómetros y absorbido por los océanos y lagos, donde envenena el hábitat de los peces. Según Jennifer Taggart, autora de *Smart Mama's Green Guide*, los microorganismos del agua convierten el mercurio en mercurio etílico (la forma más tóxica a la que están expuestas las personas), que después empapa las agallas de los peces y es ingerido cuando comen peces más pequeños que están contaminados. Como se almacena en el tejido graso, el mercurio etílico se bioacumula, lo que explica por qué los peces longevos presentan las concentraciones más altas.

Esto es lo que puede hacer:

- Busque otras fuentes de omega-3 para sus hijos, como semillas de lino, nueces y kiwi, entre otras.
- Evite los pescados longevos y los de fondo marino, ya que suelen contener más mercurio.
- Evite el pescado de piscifactoría. Además de contener mercurio, estos peces con frecuencia son tratados con pesticidas y alimentados con antibióticos.
- No dé a su hijo atún enlatado, ya que contiene mucho mercurio.
- Consulte a las autoridades locales antes de consumir peces capturados por amigos o familiares.
- Plantéese un suplemento de omega-3. Consulte siempre con su pediatra antes de añadir ninguna vitamina o suplementos a la dieta de sus hijos.

4. MSG (GLUTAMATO MONOSÓDICO) Y ÁCIDO GLUTÁMICO

Tal vez crea que, si su bebé no consume comida china, no hay que preocuparse por el MSG. Piense de nuevo. Por desgracia, el MSG tiene mucho que ver con la alimentación infantil de hoy en día. El MSG es tan omnipresente que confeccionar una lista con todos los alimentos que lo contienen llenaría todo un libro. Quizá prefiera pensárselo dos veces cuando su hijo unte el pollo en salsa barbacoa, cuando tome sopa enlatada o cuando le ponga un almuerzo comercial en la mochila. El MSG está presente en un sinfín de alimentos como galletitas, pan, salsa barbacoa, aperitivos, alimentos enlatados, alimentos desecados, sopas y, por supuesto, comida rápida.

A principios de la década de los setenta, los fabricantes retiraron voluntariamente el MSG y el ácido glutámico de los alimentos infantiles después de que el doctor John Olney, un neurocirujano de Washington University, revelara ante el Congreso el daño potencial que el MSG puede causar en los cerebros en desarrollo. Según el doctor Allan Magaziner, Linda Bonvie y Anthony Zolezzi, autores de *Chemical-Free Kids*, los fabricantes han logrado ocultarlo en los alimentos infantiles, incluso aquellos que en su etiqueta se anuncian como «sin MSG», ya que han utilizado otras formas como ácido glutámico. De acuerdo con la FDA, el MSG se encuadra en su categoría «generalmente reconocido como seguro» (GRAS). Pero algunos expertos no creen que sea tan benigno. El doctor William Sears, autor de *The NDD Book*, afirma que, «el MSG debería estar totalmente prohibido en el cerebro de los niños».

El MSG se utiliza a nivel comercial como potenciador del sabor, mayoritariamente en alimentos que contienen pocos ingredientes naturales, durante el procesado antes de ser congelados, enlatados o envasados al vacío. Al potenciar el sabor de los alimentos, provoca que las personas (también los menores de edad) coman más. Según Carol Hoernlein, anteriormente ingeniera de procesado de alimentos y científica alimentaria que creó la página web MSGtruth.org, las empresas del sector alimentario continúan usando MSG por varios motivos. En primer lugar, nos lleva a pensar que un alimento con MSG tiene un alto valor proteico. De acuerdo con Hoernlein, el ácido glutámico libre es detectado por las papilas gustativas como una forma que señala la presencia de proteínas en un alimento, modificando no solo la percepción del gusto sino también las cualidades nutricionales de lo que nos llevamos a la boca. Si el cuerpo del niño necesita proteínas y le «engañan» quedando satisfecho con alimentos con MSG, su necesidad nutricional de proteínas todavía no ha sido cubierta. En segundo lugar, el uso de MSG permite a los fabricantes de alimentos recortar la calidad y el coste mientras compensan la pérdida del sabor provocada por la omisión de ingredientes «auténticos» añadiendo este potenciador del sabor. En tercer lugar, el MSG estimula al páncreas a producir insulina, provocando que desciendan los niveles de azúcar. La ilusión de plenitud creada al añadir MSG a un producto permite a los fabricantes utilizar menos alimento «auténtico» en ese producto y, en último término, proveer al consumidor de menos nutrición.

El ácido glutámico, un componente clave del MSG que desencadena reacciones adversas, es lo que los científicos denominan *excitotoxina*. Según los autores de *Chemical-Free Kids*, las excitotoxinas literalmente «excitan» las células cerebrales hasta la muerte, y una vez que las células han muerto, no se regeneran. He aquí una sencilla explicación del proceso. Cuando el cerebro recibe glutamato, las neuronas del hipotálamo se hiperexcitan y se encienden repetidamente. En los bebés, esto es especialmente preocupante porque la barrera sangre-cerebro no está totalmente desarrollada. Esta hiperestimulación permite el paso de demasiado calcio, que desencadena un influjo de radicales libres que provocan la muerte de las células. La parte curiosa de evitar el MSG es que está en todas partes, incluso en los alimentos destinados a bebés y niños pequeños.

Los estudios han demostrado que inyectar a los animales dosis bajas de MSG durante 11 días produjo animales más bajos, más gordos y más hiperactivos, con una inteligencia menor. Estamos presenciando un incremento de los problemas de conducta en niños (estallidos incontrolados de ira e hiperactividad, por ejemplo), que comienzan cada vez a edades más tempranas, y

---

DE LOS EXPERTOS...

Sopa de letras de la nutrición:

EFA, ALA, EPA, DHA

Los bebés necesitan grasas sanas para su rápido crecimiento y desarrollo: normalmente el peso de un bebé se triplica y su cerebro duplica su tamaño durante el primer año de vida. Existen muchos tipos de grasas, desde saturadas a monosaturadas, pero los bebés necesitan especialmente las grasas conocidas como EFA o ácidos grasos esenciales.

Aunque la mayoría de las grasas pueden ser fabricadas por el cuerpo humano, los ácidos grasos esenciales deben obtenerse a través de los alimentos y, por lo tanto, son considerados esenciales. Deberían consumirse en cantidades casi iguales para una salud óptima; sin embargo, la dieta típica norteamericana contiene demasiados omega-6 y muy pocos omega-3. Este desequilibrio contribuye a la enfermedad cardiaca, obesidad, inflamación, depresión y otro sinfín de problemas.

Algunas fuentes alimentarias de omega-6 son el aceite de maíz y otros aceites vegetales, los cereales y el pan. Los omega-3 pueden encontrarse en

---

algunos expertos, como el doctor Russell Blaylock, autor de *Excitotoxins*, creen que el problema está relacionado con el consumo de aditivos como el ácido glutámico. El MSG también se ha relacionado con cuadros médicos como el alzhéimer, enfermedad de Parkinson, enfermedad de Huntington, esclerosis lateral amiotrófica (ELA), autismo, diabetes, fibromialgia, síndrome de intestino irritable, migrañas, esclerosis múltiple y problemas de visión.

Esto es lo que puede hacer:

- Evite los alimentos procesados en la medida de lo posible.
- Olvídese de los alimentos con largas listas de aditivos.
- Compre productos orgánicos siempre que pueda.
- Cuando lea la etiqueta de un producto alimentario, asegúrese de que el producto *no* contenga MSG, proteínas hidrolizadas o cualquier forma de glutamato.
- Lea las etiquetas por si hubiera ingredientes que pudieran contener MSG o ácido glutámico.
- Lleve la lista de aditivos alimentarios del cuadro de la página siguiente a la compra para evitar los productos que puedan contenerlos.

el salmón y otros peces grasos de agua fría y en las microalgas de las que se alimentan, carne y productos lácteos de vacas alimentadas con hierba, semillas de lino, nueces y otros alimentos.

Un omega-3 importante es el ácido tipo ALA. El ácido omega-3 tipo ALA, procedente tanto de pescados como de plantas, contribuye de forma significativa a la salud general. Pero únicamente el ALA del pescado es bueno para nuestro cerebro y ojos, que pueden utilizar el ALA solo después de que se transforma en EPA y, posteriormente, en DHA. El ácido ALA del pescado se transforma de forma eficiente en DHA, pero el ALA de las plantas, no. Muchos alimentos infantiles son fortificados con EPA y DHA, específicamente para la salud del cerebro y ojos de los bebés.

En la actualidad abundan los suplementos de omega-3, que pueden encontrarse no solo en los establecimientos de alimentación natural, sino también en los supermercados normales. Existen varias marcas de aceites de semillas de lino y suplementos de aceite de pescado. El precio de los aceites de pescado varía mucho: las marcas caras defienden que contienen únicamente cantidades microscópicas de toxinas del agua de los océanos, como mercurio y PCB. Los vegetarianos pueden comprar productos omega-3 formulados con algas, sin tener que consumir el pescado que ingirió las algas.

—Ruth Yaron, autora de *Super Baby Food*
www.SuperBabyFood.com

EL MSG OCULTO EN LA COMIDA DE SU BEBÉ

Los fabricantes de alimentos con frecuencia «disfrazan» el MSG añadido a los productos. En su obra *Excitotoxinas: el sabor que mata*, el doctor Russell Blaylock señala las siguientes fuentes ocultas de MSG.

Aditivos alimentarios que siempre contienen MSG
Levadura autolizada
Caseinato de calcio
Harina de avena hidrolizada
Proteína de planta hidrolizada
Proteína hidrolizada
Proteína vegetal hidrolizada
Glutamato monosódico
Extracto de proteína de planta
Caseinato sódico
Proteína texturizada
Extracto de levadura

Aditivos alimentarios que con frecuencia contienen MSG
Caldo
Aromatizante
Extracto de malta
Aromatizante de malta
Saborizante de ternera
Aderezos
Especias
Concentrado

Aditivos alimentarios que pueden contener MSG o excitotoxinas
Carragenina
Enzimas
Concentrado de proteína de soja
Isolato de proteína de soja
Concentrado de proteína de suero lácteo

5. ASPARTAMO

Muchos padres que confían en evitar dar a sus bebés y niños pequeños alimentos con alto contenido en azúcar optan por productos etiquetados como «sin azúcar» o *light*, pensando que suponen una opción más sana. Pero la mayoría de estos productos contienen aspartamo, un edulcorante no calórico. Este ingrediente, que también es una excitocina, está presente en muchos alimentos, como los desayunos instantáneos, cereales, gelatina, bebidas con zumo, bebidas lácteas, suplementos, refrescos, yogures, bebidas de té e incluso algunos complejos multivitamínicos.

Miles de informes de la FDA muestran reacciones adversas al aspartamo, la mayoría de las cuales afectan al funcionamiento cerebral, como depresión, insomnio, problemas de visión, pérdida de oído, pérdida del sentido del tacto, vértigo y pérdida de memoria. Otras enfermedades que se han relacionado con el aspartamo incluyen enfermedades crónicas y cuadros como tumores cerebrales, esclerosis múltiple, fatiga crónica, enfermedad de Parkinson, alzhéimer, fibromialgia y diabetes.

Según Carol Simontacchi, autora de *The Crazy Makers: How the Food Industry is Destroying Our Brains and Harming Our Children*, cuando el aspartamo se calienta a más de 30 °C (86 °F) se transforma en metanol y cuando se consume es absorbido por el torrente sanguíneo. Es habitual que muchos de estos alimentos que contienen aspartamo se sometan a altas temperaturas; por ejemplo, cuando preparamos gelatina o chocolate caliente, o incluso cuando los alimentos se almacenan en un lugar caluroso.

Esto es lo que puede hacer:

- Lea las etiquetas y evite los productos que contengan aspartamo.
- Olvídese de los productos cuya etiqueta diga «sin azúcar», *light* o «bajo en calorías».
- Evite los productos que tengan advertencias para las personas que padezcan de fenilcetonuria (PKU) porque es probable que dichos productos contengan este edulcorante.
- Lea las etiquetas de los medicamentos, vitaminas y suplementos infantiles para asegurarse de que no contengan aspartamo.

6. COLORANTE ALIMENTARIO

Seguramente sea consciente de que esas galletitas con forma de pez no podrían ser de color naranja, rosa, verde o morado sin algún colorante alimentario. Pero ¿sabía que el zumo que da a sus hijos probablemente lleve colorante rojo o naranja para hacer que parezca más dulce y que los gofres que le da posiblemente tengan colorante amarillo para que tengan un aspecto dorado? Y ¿sabía que los «arándanos» de las magdalenas seguramente no sean arándanos sino un compuesto fabricado a partir de Rojo 40 y Azul 2? De hecho, los tintes alimentarios —Azul 1, Azul 2, Verde 3, Rojo 2, Rojo 3, Rojo 40, Naranja B, Amarillo 6 y Amarillo 5—, la mayoría de los cuales derivan del petróleo, están por todas partes. Según los datos de la Food and Drug Administration, los estadounidenses consumen cinco veces más colorante alimentario que hace 30 años.

Los tintes alimentarios se han relacionado con hiperactividad, incluso en niños que normalmente no exhiben este tipo de conducta. La revista *Archives of Disease in Childhood* publicó un estudio realizado entre 277 niños de tres años a los que se administró una dieta libre de colorante artificial y conservantes de benzoato durante una semana y, posteriormente, bebidas que contenían colorante amarillo y rojo, junto con benzoato o una mezcla placebo, durante tres semanas. La conducta hiperactiva de los niños se redujo de forma significativa durante la semana en que su dieta no contenía los colorantes. Los padres también informaron de un empeoramiento durante el período de tres semanas en que los niños estuvieron expuestos a los tintes. Además de hiperactividad, estos colorantes sintéticos se han relacionado con conducta agresiva, deterioro cognitivo, asma, urticaria, hierro y zinc séricos bajos, irritabilidad, insomnio y tumores.

A pesar de estos problemas, la FDA norteamericana considera que los nueve colorantes sintéticos permitidos en los alimentos son seguros siempre que se certifique que cada tinta cumple los estándares de composición. Sin embargo, en la Unión Europea, la Food Standard Agency (Reino Unido) recomendó que, a finales de 2009, los fabricantes de productos alimentarios dejaran de usar seis de dichos colorantes sintéticos; la agencia también exigió una prohibición de su uso en alimentos en toda Europa. Como consecuencia, las compañías que venden productos tanto en América como en Europa fabrican ahora versiones libres sin colorantes del mismo alimento para su venta en la Unión Europea. Por ejemplo, en Europa, el refresco de naranja Fanta obtiene su color vivo del extracto de calabaza y zanahoria, mientras que en EE. UU. procede del Rojo 40 y Amarillo 6. Las barritas de cereales Nutri-Grain en Europa obtienen su color de la raíz de remolacha, achiote y extracto de páprika, pero las comercializadas en EE. UU. contienen Rojo 40, Amarillo 6 y Azul 1. En EE. UU., los Sundaes de fresa de McDonald's se colorean con Rojo 40; en Europa se utilizan fresas de verdad. Como EE. UU. todavía no ha exigido versiones de alimentos sin colorantes y resulta más barato usar tintes artificiales, las compañías estadounidenses no están motivadas a proporcionar versiones más sanas.

El Center for Science in the Public Interest ha exigido a la FDA que prohíba ocho de los colorantes artificiales (todos menos el Rojo Cítrico 2, que se utiliza predominantemente en la piel de las naranjas para aumentar su atractivo) o al menos añada una etiqueta de advertencia a los productos que contengan dichos colorantes artificiales. La etiqueta podría decir algo como: «Advertencia: el colorante artificial de este alimento causa hiperactividad y problemas de conducta en algunos niños».

Esto es lo que puede hacer:

- Lea las etiquetas y evite los alimentos procesados con colorantes artificiales.
- Evite los alimentos infantiles de colores vivos. Muchos alimentos infantiles, como galletitas y cereales, tienen colores vivos nada naturales para excitar visualmente a los niños.
- Procure comprar en establecimientos que ofrezcan una selección de productos naturales y orgánicos que no contengan colorantes artificiales.

7. ALIMENTOS MODIFICADOS GENÉTICAMENTE

Los niños de Norteamérica se han convertido en los animales de laboratorio del mundo sobre los que se estudian los efectos a largo plazo del consumo de productos GM (modificados genéticamente).

—JANE GOODALL en *Harvest for Hope: A Guide to Mindful Eating*

Los términos *organismos genéticamente modificados* (GMO) y *de ingeniería genética* (GE) hacen referencia a la interferencia en la reproducción vegetal o animal a través de la manipulación artificial del ADN. Esto se lleva a cabo inyectando el ADN de una especie en otra, creando así combinaciones genéticas que no ocurren en la naturaleza o como resultado de los típicos métodos de cruce de razas. No existen regulaciones restrictivas, exigencias de etiquetado, pruebas médicas o protocolos específicos para estos nuevos alimentos modificados que su hijo está consumiendo. En la actualidad, el 75 % de los alimentos procesados contienen al menos un ingrediente GE. En EE. UU., los alimentos GE suponen lo siguiente:

- el 87 % de los brotes de soja.
- el 79 % del algodón (utilizado para aceite de semillas de algodón).
- el 55 % de la canola.
- el 52 % del maíz.
- el 50 % de las papayas hawaianas.

Además, la carne puede no proceder de animales GE, pero a menos que se certifique que es orgánica, el ganado puede haber sido alimentado con pienso GE.

Los científicos advierten de que los alimentos modificados genéticamente podrían causar alergias graves, transformar alimentos previamente no tóxicos en tóxicos, incrementar la resistencia a los antibióticos, comprometer nuestros sistemas inmunes y reducir la nutrición de nuestros alimentos. Esto es especialmente preocupante en el caso de los niños, cuyas funciones de barrera intestinal y sistema inmune todavía no están totalmente desarrollados.

¿Cómo funciona la ingeniería genética? Un bioingeniero toma genes de un lenguado del Ártico, por ejemplo (porque tiene propiedades «anticongelantes» naturales que lo protegen del agua fría), y lo inyecta en el ADN del tomate para crear una nueva variedad que sea altamente resistente al daño causado por las heladas. Aunque esta manipulación genética pueda parecer razonable, puede conseguir resultados negativos.

- En 1996, por ejemplo, los investigadores de Nebraska insertaron un gen de nuez de Brasil en un brote de soja con la intención de hacer más nutritivo al brote de soja, pero descubrieron que podían inducir posibles alergias fatales en personas que son sensibles a las nueces de Brasil. Una de las muchas preocupaciones sobre los GMO es la posibilidad de reacciones alérgicas que pueden variar de leves a fatales cuando las personas consumen ingredientes modificados genéticamente no etiquetados en productos comunes. En la actualidad, el 8 % de los niños padecen alergias alimentarias y parece que el número va en aumento.

- De acuerdo con los documentos internos de la FDA estadounidense que se hicieron públicos como consecuencia de un pleito, el abrumador consenso entre los científicos de la FDA fue que los alimentos modificados genéticamente (GM) son, en realidad, tan sustancialmente diferentes de los productos naturales que su consumo podría provocar alérgenos y toxinas impredecibles y difíciles de detectar, nuevas enfermedades y problemas nutricionales. Por ejemplo, se calcula que 10 000 ovejas murieron en la India a los 5-7 días de pastar en plantas GM diseñadas para producir su propio pesticida.

- El doctor Arpad Pusztai, investigador británico, descubrió que las patatas GE son venenosas para los mamíferos, provocan daños en los órganos vitales, comprometen el sistema inmune, deterioran el revestimiento estomacal y causan graves infecciones virales.

- En el año 2000, Kraft Foods retiró tortillas para tacos por valor de millones de dólares después de que unos científicos descubrieran que contenían arroz StarLink, un cultivo GE que no cumplía los estándares de la EPA para el consumo humano.

- En 1989, 37 estadounidenses murieron después de consumir una marca de ingeniería genética de suplemento dietario que contenía L-triptófano y otros 5000 quedaron permanentemente discapacitados o afectados por un trastorno sanguíneo potencialmente mortal después de tomar el mismo suplemento.

A pesar de que las encuestas muestran que el 90 % de los estadounidenses desean que los alimentos GM sean identificados, los Estados Unidos están virtualmente solos al no exigir el etiquetado de dichos alimentos. Según el Non-GMO Project, un programa de verificación independiente sin fines lucrativos, más de 30 países de todo el mundo, incluidos Australia, Japón y todos los países de la Unión Europea, tienen restricciones importantes o prohibiciones explícitas sobre la producción de alimentos GM porque se ha demostrado que no son seguros. En Europa, cualquier producto aprobado que contenga más del 0,9 % de GMO es etiquetado por el Gobierno como producto GM.

Esto es lo que puede hacer:

- Elija alimentos orgánicos, que no pueden ser modificados legalmente, para su familia.
- Busque alimentos etiquetados como «sin GM» o «libres de GM».
- Evite los productos no orgánicos fabricados con maíz y soja, dos de los mayores cultivos modificados genéticamente.
- Si no logra conseguir alimentos infantiles orgánicos, compre a las compañías de alimentos infantiles que han hecho la promesa de evitar los ingredientes GE en todos sus productos.
- Si compra productos animales, asegúrese de que sean 100 % orgánicos o etiquetados como «100 % alimentados con hierba».
- Para evitar los huevos de gallinas GE (sí, las hay), busque huevos orgánicos certificados, que aseguran que las gallinas no han sido alimentadas con grano GE.
- De acuerdo con la International Federation of Produce Coding, los códigos PLU de los productos frescos indican cómo se cultivó cada ejemplar. El sistema es voluntario, así que no se puede contar con él, pero cuando existe puede aportar información de utilidad. El código consta de varios dígitos:
  cuatro dígitos = producto convencional
  cinco dígitos comenzando por 9 = producto orgánico
  cinco dígitos comenzando por 8 = producto modificado
  genéticamente

Aunque hay muchas cosas amenazantes en el medioambiente y en los alimentos que comen nuestras familias, el conocimiento va mucho más allá, no solo para mantener a nuestros hijos sanos y felices, sino también para mitigar algunas de nuestras ansiedades, como padres, sobre el futuro y bienestar de nuestros hijos. Resulta sorprendente lo mucho que pueden hacer unos cuantos cambios.

Apéndice A

Cuidado de los niños

En Estados Unidos, bastante más del 50 % de las madres primerizas vuelve al trabajo en los cuatro meses siguientes a dar a luz a su primer hijo, y el 70 % de las madres con hijos menores de seis años trabaja fuera de casa. Algunas madres vuelven a trabajar por necesidad económica, y otras porque hallan satisfacción en su trabajo, pero, con independencia de la razón para volver a trabajar, dejar a sus hijos al cuidado de otra persona es, en el mejor de los casos, un desafío.

Después de la madre o el padre, las personas más influyentes en la vida de un niño son niñeras, canguros y otros trabajadores dedicados a cuidados infantiles, y esto hace más importante elegir bien a la persona adecuada que ayude a fomentar el desarrollo físico, emocional y psicológico de su hijo. El cuidado individual, si es económicamente posible, o una niñera compartida son las mejores opciones en el primer año, porque ofrecen atención y relación centradas, que son valores óptimos para el desarrollo de los niños. No obstante, puesto que procurar a su hijo un cuidador o centro de cuidados con experiencia no solo cuenta para un desarrollo óptimo, sino además para su calidad de vida, asegúrese de que el ambiente que escoge para su hijo es tan agradable para usted como para él.

LAS OPCIONES: EL CUIDADO INFANTIL DE LA *A* A LA *Z*

Hay muchas opciones viables para cuidar niños, cada una con sus puntos débiles y fuertes. La clave para un buen cuidado infantil es asegurarse de elegir la opción adecuada para su familia y economía, y hacer la elección a la vista de la experiencia profesional, entrevistas y antecedentes laborales.

Tipo de cuidado	Pros	Contras
Estudiante de intercambio *(au pair)*	• Pone en contacto a su hijo con otras culturas y lenguas • Suele ser alguien joven y con energía • Atención personalizada para su hijo • Puede dedicar hasta 45 horas semanales de cuidado al niño (10 horas al día)	• Demasiado joven • Puede que no tenga experiencia en el cuidado de niños • Solo puede permanecer un año • Pérdida de intimidad, pues vive con la familia

Tipo de cuidado	Pros	Contras
Estudiante de intercambio *(au pair)*	• Muchos programas de intercambio ofrecen supervisión y formación en el cuidado de niños • Cuidados en la propia casa • Económicamente muy favorable • No incrementa el coste por número de niños	• Necesita una habitación • Debe disponer de varias horas diarias para el trabajo académico • Le corresponden dos semanas de vacaciones pagadas al año y un fin de semana libre al mes • No es fácil conocer a la persona en cuestión antes de que llegue a la casa para ocuparse del niño
Centro de día	• Cuidados fiables. Siempre hay alguien disponible, aunque el cuidador habitual de su hijo caiga enfermo • Si es una persona licenciada, cumplirá unas condiciones mínimas • Ciertas plantillas tienen formación especializada en cuidado de niños • Puede tener material educativo, juguetes y equipo de juegos no disponibles en muchas familias • Las reglas y procedimientos suelen estar muy claros, teniendo establecidos procedimientos y medios para resolver conflictos	• Los mejores centros suelen tener listas de espera para obtener plaza • La calidad varía enormemente • Exposición de riesgo para una variedad de niños, con mayor presencia de gérmenes y cantidad de contagios • Flexibilidad limitada en horarios: las recogidas a última hora suelen tener un coste añadido • La renovación del personal puede ser problemática • El cuidado no es individualizado • Puede ser caro • Difícil de controlar al no estar en su propia casa
Centro de día a cargo de una familia	• Ambiente familiar • Pueden acomodar a niños de distintas edades, permitiendo a hermanos asistir al mismo lugar • A menudo ofrecen cuidado personalizado • Tienden a tener grupos reducidos • Normalmente ofrecen opciones de horarios flexibles • Tienden a ser menos caros que los centros de día tradicionales	• Muchos centros de día familiares no tienen licencia y pueden incumplir los requerimientos de seguridad mínimos (pida siempre ver la licencia) • Es menos probable que tengan formación especializada en el cuidado de niños • El cuidador principal no siempre tiene un sustituto en caso de enfermedad

Tipo de cuidado	Pros	Contras
Niñera	• Cuidado individualizado • Las actividades se adaptan a las necesidades, intereses y horario de su hijo • Puede contratar a alguien con su misma filosofía del cuidado infantil • Preferiblemente establecida en su casa, evitando problemas de transporte • Al estar en casa, facilita estar y ver a su hijo • El trabajo se adapta al horario y necesidades de usted • Disponible aunque su hijo esté enfermo • Su hijo está en un lugar confortable y familiar	• Puede ser prohibitivamente cara • La calidad del cuidado varía enormemente • Al estar la niñera sola, no hay seguimiento del nivel de cuidado que recibe el niño a diario • Los cambios pueden ser frecuentes • En caso de enfermedad o vacaciones, no siempre es fácil de sustituir • Usted depende de la puntualidad y fiabilidad de la niñera para tener una jornada normal • Pérdida de intimidad en su hogar • Puede que tenga que tratar problemas personales • Usted debe trabajar como jefe y administrador
Familiar cuidando al niño	• Su niño está al cuidado de alguien que usted conoce y quiere • Probablemente esté involucrado en el bienestar de su hijo • Se sentirá cómodo en su casa • Atención individualizada • A menudo no tiene coste	• No es un empleado, por lo que hacerle peticiones o sugerencias puede causar conflicto • Pagar a un miembro de la familia puede crear situaciones incómodas • Si el familiar no recibe paga, puede desarrollar resentimiento • Por lo general, no tendrá experiencia ni formación en cuidado infantil • Puede tener distinta filosofía a la suya en la educación de los niños

DE LOS EXPERTOS...

Diez cosas que a su niñera le gustaría que hiciese

1. **Respete los horarios.** Una vez haya establecido un horario regular, haga lo posible por respetarlo. Por supuesto que con los niños hay que ser flexible, pero no trate de aprovechar esta flexibilidad: puede costarle su niñera.

2. **Hable a su niñera.** La comunicación es clave. Dedique un tiempo a hablar con ella sobre los niños y los detalles del trabajo. A veces, los empleadores dan por sentado que las niñeras lo saben todo. Sin embargo, la niñera no adivina el pensamiento y necesita que le diga cómo hacer las cosas, sobre todo al principio.

3. **Dé a su niñera tiempo libre en vacaciones.** Cuando usted va de vacaciones y su niñera les acompaña, ella no está de vacaciones. Utilice el servicio de guardería del hotel por un día o dos y dé a su niñera una noche libre (o dos). Ella merece un descanso tanto como usted, y será mejor niñera de ese modo.

4. **Pague a su niñera puntualmente y sin poner inconvenientes.** Contar horas y tratar de llevar las cuentas exactas puede ser duro. Tener una discusión por dinero puede ser aún más duro. Establezca una base regular para pagar a su niñera.

LA CALIDAD DEL CUIDADO INFANTIL, BAJO EL MICROSCOPIO

Hay un consenso internacional extraordinario entre investigadores y practicantes del cuidado infantil sobre lo que es la calidad del cuidado infantil: son interacciones cálidas y de apoyo con adultos en un ambiente seguro, saludable y estimulante, donde la educación temprana y las relaciones confiadas se combinan para apoyar el desarrollo individual físico, emocional, social e intelectual del niño.

—SANDRA SCARR,
presidenta de la Society for Research in Child Development

5. **No achaque a la niñera sus problemas personales.** Su niñera entiende que trabaja en su casa particular y está inmersa en su vida privada. Trate de no abusar de ello. Ella no lo merece, y si ocurre a menudo puede perder a una buena niñera.

6. **Respete a su niñera.** Su niñera es una profesional que cuida de su hijo. Pídale opinión. Escuche sus consejos. Ella ha hecho esto antes y puede tener mucha «sabiduría» que compartir.

7. **Anime a su niñera a que haga de enlace entre usted y su hijo.** Su niñera puede ayudarle a conectar con su bebé. Ella puede hacer fotos de su hijo, anotar sus actividades diarias y ponerle al día de cualquier novedad que haya ocurrido durante la jornada.

8. **Evite cambiar de opinión.** Si usted cambia de opinión en el último minuto, esto puede complicar las cosas; sea paciente y atenta para que las cosas vuelvan a su cauce.

9. **Muestre aprecio.** Su niñera necesita saber que está haciendo un buen trabajo, y hará un trabajo aún mejor si sabe que usted lo aprecia.

10. **No cambie las exigencias de trabajo sin avisar.** Si lo que necesita de su niñera varía, tenga la precaución de sentarse y discutir los cambios y las necesidades específicas de su familia con ella.

—Dra. Lindsay Heller, psicóloga clínica
y anteriormente niñera, conocida como la Doctora Niñera
www.TheNannyDoctor.com

Los estudios han demostrado una amplia variedad de beneficios para los niños en la «calidad» del cuidado. Un estudio de referencia del Instituto Nacional de Salud Infantil y Estudio del Desarrollo Humano del Cuidado Infantil Temprano encontró que los niños en ambientes de cuidado diario de calidad tenían un vocabulario más amplio y destrezas de lenguaje más complejas. Un estudio de la Universidad de Miami concluyó que los niños cuidados fuera de su casa aprendían a tratar con otros, desarrollaban habilidades de liderazgo y tenían un fuerte sentido de su valor. Un estudio alemán encontró que los niños con cuidadores afectuosos demostraban una conducta más compasiva. Según las doctoras Alison Clarke-Stewart y Virginia D. Allhusen, autoras de *What We Know About Childcare*, es más probable que los niños aprendan habilidades sociales e intelectuales cuando los cuidadores son buenos como maestros, administradores y educadores, rasgos que los investigadores confirman que siguen beneficiando a los niños en sus primeros años escolares.

Pero ¿qué hace bueno a un cuidador o programa de cuidado diario? Estas son algunas cualidades que los padres deben buscar en una niñera o cuidador de día:

Las **interacciones** con los niños deben ser frecuentes y positivas. Los buenos cuidadores se agachan para poder hablar al nivel de los ojos del niño. Son sensibles y afectuosos, y responden rápidamente a ruidos, preguntas o peticiones del niño. Al tratar con grupos, los cuidadores deben interactuar con los niños de uno en uno y en pequeños grupos, no con el grupo completo.

La **comunicación** se debe fomentar. Los cuidadores expertos animan a los niños a hablar de sus experiencias, sentimientos e ideas. Escuchan activamente, hacen preguntas abiertas, reflejan los sentimientos de los niños y transmiten las palabras de estos. Dan respuestas y están presentes. Conversan con los niños por contacto visual, tacto, ruidos y palabras.

DE LOS EXPERTOS...

Consejos para contratar agencias de niñeras

1. Averigüe cuánto tiempo lleva la agencia funcionando. Si es reciente puede ser vulnerable, y lo último que usted necesita es una agencia que desaparezca al poco tiempo.

2. Comuníquese personalmente con quien pueda ayudarle. Si pide a otra persona que llame a la agencia, la información puede perderse por el camino y nunca sabrá si le gustan o no las personas con quienes está tratando.

3. Pregunte si el personal trabaja a comisión. Usted quiere gente interesada en ayudarle por el gusto de hacerlo, no alguien que ha de cubrir un cupo de servicios.

4. Compruebe el sitio web de la agencia. Busque descripciones de los trabajadores para hacerse una idea de cómo son personalmente, y busque ejemplos de las niñeras a las que representan.

La **sensibilidad** es extremadamente necesaria para trabajar con niños. Los cuidadores deben ser sensibles al humor, nivel de cansancio, límites y necesidades de los niños. Los buenos cuidadores nunca son intrusivos o agobiantes, sino capaces de interpretar las pistas del niño y actuar de manera apropiada.

La **paciencia** es crucial. Los grandes cuidadores nunca pierden la calma. Son capaces de tolerar pruebas, rabietas, gritos, llantos, golpes y toda clase de salidas de tono del niño sin perder los nervios.

La **enseñanza** debe ser adecuada al desarrollo y sensible con la edad, nivel e intereses del niño. Los cuidadores deben pasar mucho tiempo hablando, leyendo y jugando. Deben estimular la independencia adecuada y ayudar a los niños a aprender habilidades de autocuidado adecuadas a su edad, como comer solos o ir solos al baño.

Al valorar programas, estas son algunas cosas que considerar:

5.   Pregunte qué diferencia a esa agencia de otras.

6.   No suponga que usted va a pagar lo mismo que pagan sus amigos. Cada hogar tiene distintas necesidades. Una buena agencia debe ser capaz de guiarle en este aspecto.

7.   Trate de hacerse una idea de las horas que necesita cubrir, si será necesario viajar y qué aspecto tendría su «Mary Poppins» antes de llamar.

8.   Si no está seguro de lo dicho en el punto 7, mantenga una actitud abierta a otras ideas.

9.   Si hay circunstancias o necesidades especiales en su hogar, sea claro sobre lo que quiere con la agencia de forma que puedan ayudarle a elegir lo mejor para su familia.

10. Una vez elija una agencia, confíe en que el personal está de su parte y hace lo posible por ayudarle a estar feliz con su elección de niñera.

—Amy E. Giles, Agencia Elizabeth Rose
www.elizabethroseagency.com

Continuidad del cuidado. Un niño necesita establecer lazos fuertes con los cuidadores, para así desarrollar un sentido de seguridad y bienestar. Deberá ser cuidado por la misma persona todos los días, no por un grupo de diferentes cuidadores que se turnan. Esto es crucial para la capacidad de su hijo de establecer lazos. Si este no es el caso en el centro de día que está considerando, debe buscar otro sitio.

Rotación del personal. La rotación anual entre los cuidadores infantiles profesionales es de aproximadamente un 30 %, una de las más altas de cualquier profesión. Tener cuidadores que permanezcan el mayor tiempo posible es especialmente importante, porque permite a los empleados perfeccionar sus habilidades y hacerse más confiados y diestros, además de más responsables y estar más en sintonía con los niños que, a su vez, sintonizarán mejor con ellos. En un estudio nacional de personal, los centros con las tasas de rotación más altas pasaban mayor tiempo sin objetivos y daban peores niveles en test de CI.

Ratio de niños por cuidador. Tener demasiados niños de que ocuparse cada cuidador es muy negativo. Los estudios muestran que los cuidadores con una ratio alta de niños por cuidador son menos sensibles, responsables y positivos. Los niños a su cuidado tienen menos contacto con ellos, pasan menor tiempo jugando con otros niños, tienen menos respuestas a sus preguntas, mantienen conversaciones más cortas, participan en menos actividades intelectuales y es más probable que reciban prohibiciones, órdenes y correcciones. La investigación ha demostrado que los niños que recibían más estimulación y atención de sus cuidadores tenían menor probabilidad de mostrar niveles aumentados de cortisol al acabar el día. Los niveles de cortisol eran como los de niños que permanecían en casa, en su propio ambiente familiar.

CÓMO AYUDAR A **SU SUPERBEBÉ** A SINTONIZAR CON **SU SUPERNIÑERA**

La literatura sobre lazos de los bebés no demanda exclusivamente cuidado parental. Habrá una jerarquía de relaciones…

—DRA. PENELOPE LEACH,

Child Care Today: Getting It Right for Everyone

Puede ser difícil dejar a su precioso pequeño al cuidado de una niñera. Muchos padres, sobre todo las mamás, sienten ansiedad porque la cuidadora pueda de alguna forma reemplazarlos. Pero usted querrá ver a su hijo «enamorarse» de

DE LOS EXPERTOS...

Los lazos con el cuidador

Cuando los bebés y niños son cuidados a diario por una figura afectivamente consistente como un padre, abuela o niñera el resultado para ellos suele ser positivo. Pero cuando son cuidados por personas con los que no tienen lazos —y cuando no pueden acceder a ninguna de las figuras cercanas establecidas—, los bebés y niños sentirán peligro y estarán preocupados. La ausencia de figuras establecidas se percibe como un riesgo de peligro y dispara la ansiedad de separación, que continúa hasta que se reúnen con una figura establecida. Aunque la importancia de las figuras afectivas primarias se conoce desde hace muchos años, solo recientemente se ha reconocido que para evitar el abandono «emocional», los bebés y niños necesitan siempre tener acceso a una figura afectiva secundaria cuando su figura primaria haya desaparecido.

Los bebés y los niños que no tienen lazos afectivos seguros en casa, son especialmente vulnerables cuando son cuidados por extraños a diario. Tienen muchas desventajas: revelan lazos inseguros en casa y con sus cuidadores sufren ansiedad de separación, además de miedo a los desconocidos que les cuidan en ambientes poco familiares. En contraste, un bebé o niño que desarrolla un lazo secundario seguro con un cuidador diestro y consistente, puede tener sus lazos inseguros parcialmente compensados.

Si la ansiedad de separación debe evitarse durante el cuidado diario, los bebés y niños necesitan desarrollar un lazo afectivo secundario seguro con un nuevo cuidador antes de dejarlo con este. Un bebé necesita un mes o dos de visitas frecuentes y regulares para desarrollar un lazo secundario seguro con un cuidador que, a su vez, debe establecer un lazo con él. El lazo secundario del bebé tiene que ser lo bastante consistente como para que su respuesta de búsqueda de lazos no se active cuando se le deje con el cuidador. Una forma de conseguir esto es que la figura del lazo primario permanezca con el bebé y el cuidador hasta que estos sean amigos y, solo entonces, empezar a dejarles juntos por un corto período de tiempo.

—Sir Richard Bowlby, autor de *Fifty Years of Attachment Theory: Recollections of Donald Winnicott and John Bowlby*

su niñera. Establecer lazos fuertes solos les ayuda a fomentar lazos más fuertes, una capacidad que durará toda la vida.

Es crucial que usted esté contenta con la persona que contrate, porque su hijo percibirá cualquier ambivalencia que tenga y estará más ansioso por la transición. Para hacerse una idea sobre una lista de preguntas y consejos al entrevistar a una niñera, vea mi primer libro *The A to Z Guide to Raising Happy, Confident Kids*.

DEPENDER DE MAMÁ: FACILITAR LA SEPARACIÓN

Para hacer más fácil la transición de casa al nuevo centro de cuidado infantil, pruebe alguna de estas ideas:

- Deje que su hijo se familiarice con otros niños del centro, planificando un grupo de juegos

- Visite las instalaciones y pase algún tiempo allí con su hijo para que se familiarice.

- Si es posible, invite al cuidador a que visite su casa.

- Hable con el niño de sus sentimientos.

- Mantenga un horario habitual para crear sentido de seguridad y de lo predecible.

- Evite grandes cambios en casa como hacerse con una nueva mascota, tener visitas, comenzar a enseñar el uso del orinal, cambiar al niño a una cama grande o redecorar su habitación.

- Deje llevar a su hijo un objeto de transición, como una manta o muñeco de peluche.

- Deje llevar a su hijo un álbum de fotos familiares.

- Si usted no puede quedarse hasta que su hijo esté cómodo en la nueva situación, vea si algún familiar puede sustituirle.

- Asegúrese de que su hijo sabe cuándo irá a buscarle, cuándo volverá a casa, quién le dará de comer, quién va a cuidarle, etc.

- Lea muchos libros sobre cuidados de día y transiciones.

- Diga siempre adiós. ¡Nunca se escabulla de su hijo!

- Cuando diga adiós, váyase enseguida. No permanezca ansiosamente en la puerta. Muestre a su hijo que usted confía en la nueva situación.

BUSCAR LOS BUENOS: OBTENER UN BUEN CUIDADOR DE DÍA

En un estudio de centros de día de cuidado infantil, los cuidadores solo valoraron como «bueno» uno de cada siete, mientras que el resto eran «pobres» o «mediocres», concluyendo que el 40 % de los niños estaban recibiendo en estos centros cuidados por debajo de los estándares de normalidad. En un estudio diferente realizado por el equipo de Coste, Calidad y Rendimiento del Niño, los investigadores revelaron que los padres no estaban bien informados del cuidado que sus hijos recibían, y de forma consistente lo valoraban mejor que los observadores del estudio. Es difícil saber si los padres consideraban mejor los centros porque ellos mismos no estaban formados en cuidado infantil, o porque querían creer que sus hijos estaban recibiendo unos cuidados adecuados. Para evaluar un establecimiento de cuidado infantil es necesario observarlo y ser un consumidor crítico. Aunque pueda parecer que un buen cuidado infantil está fuera del alcance económico de muchas familias, según *Child Care Aware*, un programa de la Asociación Nacional de Agencias de Recursos y Referencias de Cuidados Infantiles, que ofrece referencias de cuidados infantiles de alta calidad en Estados Unidos, el 99 % de todas las familias estadounidenses tiene acceso a cuidado infantil asequible y de alta calidad.

Consejos:

- Comience pronto su búsqueda. Muchos sitios tienen listas de espera.
- Visite varios sitios antes de tomar una decisión. Observe cómo interactúan los cuidadores con los niños.
- Haga muchas preguntas sobre la filosofía y política del personal.
- Confíe en su instinto.
- Hable directamente con la persona que estará a cargo de su hijo.
- Una vez su hijo esté en lista de espera, visite el centro para observar. No debería tener en consideración centros de día que no permitan a los padres pasar a observar.
- Evite lugares que usen la televisión para mantener ocupados a los niños.
- Pida las licencias, titulaciones y acreditaciones.
- Observe las respuestas y reacciones de su hijo al centro de día, igual que sus estados de ánimo.

QUIÉN SABE QUÉ DEMONIO ACECHA: **SEGURIDAD**

Cuando trate con una niñera, un centro de día o cualquier otro servicio de cuidado infantil, las dos cosas más importantes que debe hacer es implementar su propia investigación y fiarse de su instinto. Los informes dicen que uno de cada 20 niños está al cuidado de alguien que ha cometido un delito, y que el 15 % del personal investigado tiene algún historial delictivo no mencionado en las entrevistas. En esta época de acceso a internet y búsquedas con Google, hay mucha información gratis a su alcance. Asegúrese de usarla. Sobre todo, fíese de su instinto: si algo le incomoda, su hijo también estará incómodo. El experto en seguridad y autor de *Protecting the Gift*, Gavin de Becker, dice que «la intuición sobre su hijo siempre es acertada al menos de dos formas: siempre se basa en algo y siempre tiene a su hijo como el primer interés de corazón».

Apéndice B

Ejemplos de horarios para bebés

Cuando mis hijas recién nacidas llegaron a casa desde la maternidad, tenían un horario de una comida cada tres horas. A causa del reflujo, las necesidades de medicación o el tiempo que llevaba a veces darles de comer, tuvimos que pasar a un horario de una comida cada cuatro horas antes de lo esperado. Por consejo de nuestro pediatra continuamos dando una «comida en sueños» (una toma nocturna mientras el bebé está dormido) a Quincy y Méndez hasta que tuvieron aproximadamente siete meses, por problemas en la ganancia de peso. También introdujimos alimentos sólidos a los seis meses, en vez de a los cuatro como es frecuente. Siempre me he resistido a eliminar las siestas, y por ello elegí sustituir siestas por «rato tranquilo» en la cuna de las niñas, antes de la transición a eliminar realmente la siesta. Este no es un método tradicional para manejar la transición, pero funcionó para nosotros. Según nuestra experiencia, los padres deben considerar que todos los tiempos que figuran en los siguientes horarios son tiempos sugeridos, no leyes absolutas.

Abajo hay algunas muestras de horarios que funcionaron bien para nosotros, y los que funcionaron bien con otras familias. Al hacer el horario de su hijo, tenga en mente que los bebés que toman leche preparada son en general capaces de separar más las comidas que los bebés que toman pecho.

Pero sobre todo, asegúrese de que personaliza el horario de su bebé en base a sus necesidades físicas y de desarrollo, preferiblemente con ayuda de su pediatra.

Horario para las gemelas Quincy y Méndez, de tres meses de edad

8 a. m. .... comida
9-11 .... siesta
12 mediodía .... comida
1-3 p. m. .... siesta
4 .... comida
5-6 .... siesta
7 .... baño y minimasaje
8 .... comida
11 .... comida en sueños

Seis meses

8 a. m. .... comida
9-11 .... siesta
12 mediodía .... comida
1-3 .... siesta
4 .... comida
5-6 .... siesta
6-7 .... baño y minimasaje
7:30 .... comida
11 .... comida en sueños

Siete meses

8 a. m. .... desayuno
9-10:30 .... siesta en la cuna
10:30-12 mediodía.... tiempo de juego
12-1 p. m. .... comida
1-2:30 .... siesta en la cuna
2:30-4 .... tiempo de juego
4-5 .... merienda
5-5:30 .... siesta
5:30-6:30 .... baño
6:30-7 .... tiempo de juego
7-7:30 .... tiempo de relajación
                         (música tranquila, sin juguetes estimulantes)
7:30-8:30 .... cena
9 .... hora de acostarse
11 .... comida en sueños, solo para una niña

Diez meses

8-8:30 a. m. .... desayuno
9-10:30 .... siesta en la cuna
10:30-12 mediodía..... tiempo de juego
12-12:30 .... comida
1-2:30 .... siesta en la cuna
2:30-4 .... tiempo de juego
4-4:30 .... merienda
5-5:30 .... rato tranquilo en la cuna, en vez de 3.ª siesta
5:30-6:30 .... baño
6 .... tiempo de relajación
6:30 .... música y abrazos
6:45-7 .... cena
7:20 .... hora de acostarse

Quince meses

8-8:30 a. m............. desayuno
9-10:30.................. siesta en la cuna
10:30-12 mediodía..... tiempo de juego
12-12:30p. m. .... comida
1-2:30.................... siesta en la cuna
2:30-4.................... tiempo de juego
4-4:30.................... merienda
4:30-5.................... tiempo de juego
5:00-5:45............... baño
6:00-6:15............... cena ligera
6:15-6:30............... cepillar los dientes, hora del cuento, música y abrazos
6:30...................... hora de acostarse

Veintiún meses

8-8:30 a. m............. desayuno
9-9:30.................... rato tranquilo en la cuna
10:30..................... almuerzo
9:30-12 mediodía....... tiempo de actividades
                         (parque, clases, juego en casa o fuera, etc.)
12-12:30................. comida
12:30-2:30/3 .... siesta en la cuna
3:00-4.................... tiempo de juego
4-4:30.................... merienda
4:30-5.................... tiempo de juego
5:00-5:45............... baño
5:50-6:20............... cena
6:20-6:45................cepillar los dientes, hora del cuento, música y abrazos
6:50...................... hora de acostarse, no más tarde de las 7 p. m.

Veintiséis meses

8-8:30 a. m............. desayuno
9-11:30.................. actividades
                         (clases, juego con amigos, parque, visita a los abuelos)
10:30..................... almuerzo
12-12:30p. m. .... comida
12:30-2:30/3 .... siesta en la cuna
3:00-4.................... tiempo de juego
4-4:20.................... merienda
4:30-5.................... tiempo de juego
5:00-5:45............... baño

5:50-6:20............... cena
6:20-6:45............... cepillar los dientes, hora del cuento, música y abrazos
6:50....................... hora de acostarse, no más tarde de las 7 p. m.

Treinta meses

8-8:30 a. m............. desayuno
9-11:30ish .... actividades
             (clases, juego con amigos, parque visita a los abuelos)
             y almuerzo a las 10:30
12-12:30pm .... comida
1:00-3..................... siesta en la cuna
3:00-4..................... tiempo de juego
4-4:30..................... merienda
4:30-5................... tiempo de juego
5:00-5:45............... baño
5:50-6:20............... cena
6:20-7:00............... hora del cuento, música y abrazos
7:00....................... hora de acostarse

Estos son algunos horarios que han funcionado con otras familias con niños en diferentes edades y etapas:

Horario para los trillizos Ben, Sophia y Max, de dos meses

6 a. m. .... primera comida
6:30-9.................... juegos en casa
             (columpios, mecedoras, tiempo de barriguita)
9............................. segunda comida
9:30-10.................. siesta
11........................... paseo en la silla
12 mediodía............... tercera comida
12:30-3 p. m. .... juegos en casa
3............................. cuarta comida
4:30-5..................... segundo paseo en silla
6............................. quinta comida
7............................. baño
7:30....................... hora de acostarse
10:30-11................. última comida

Horario para los trillizos Chase, Juliet y Chloe, de cuatro meses

7 a. m. .... despertar, biberón
8-9 .... tiempo de juego
9-11 .... siesta
11 .... despertar, biberón
12 mediodía-1 p. m. ... tiempo de juego
1-3 .... siesta
3 .... despertar, biberón
4 .... tiempo de juego (tercera siesta hasta los cuatro meses)
6:30 .... baño
7 .... biberón, hora de acostarse
11 .... comida (eliminada a los tres meses y medio)
3 a. m. .... comida (eliminada a los cuatro meses)

Horario para los gemelos Raj y Krish, de ocho meses

6:30 a. m. .... despertar
7 .... biberón
7:45 .... desayuno
8:30 .... primera siesta
10:45 .... biberón
11:30 .... comida
12 mediodía .... segunda siesta
2 .... biberón
3:30 .... tercera siesta
5 .... cena, juego, baño
6:30 .... biberón, cuento, cama

Horario para los gemelos Brandon y Rachel, de 13 meses

6:45-7 a. m. .... despertar, biberón
7-7:45 .... tiempo de juego, leer cuentos
7:45-8:30 .... paseo por el barrio
8:30-9 .... desayuno
9-1 .... tiempo de juego, leer cuentos
1-11:30 .... biberón, siesta
11:30-12 mediodía ..... comida
12-1:30 .... tiempo de juego
1:30-3 .... siesta
3-4:30 .... tiempo de juego
4:30-5 .... cena
5:30-6 .... baño
6-6:15 .... pijamas, biberón, dormir

Treinta meses

7-8 a. m. .... despertar
8:30-9:30 .... desayuno
9:30-12:30 p. m. .... tiempo de juego
12:30-1 .... comida
1-2:30 .... siesta
3 .... juegos en su habitación
4:30 .... merienda
6 .... cena
6:30 .... baño
7 .... hora de acostarse

Apéndice C

Reducir el riesgo de SMSL

A medida que se publican nuevas investigaciones, la Academia Americana de Pediatría (AAP) actualiza constantemente su posición respecto a las recomendaciones para reducir el riesgo de Síndrome de Muerte Súbita del Lactante (SMSL). Mientras nuevas investigaciones indican que el SMSL puede estar causado por deficiencias en un receptor de la serotonina en el cerebro, un número anormalmente alto de células que producen serotonina o una cantidad insuficiente de una proteína cerebral que recicla la serotonina, hay muchas cosas que usted puede hacer (o asegurarse de no hacer) para reducir el riesgo de su hijo.

Esta es una docena de cosas que puede hacer para reducir el riesgo de SMSL:

1. Ponga a dormir siempre a su bebé sobre la espalda. Desde el comienzo de la campaña Back to Sleep, que anima a los padres a que pongan a sus bebés a dormir sobre la espalda, la tasa de SMSL se ha reducido en más del 50 %.

2. Ponga a su bebé a dormir sobre un colchón firme con una sábana ajustable de la que no pueda tirar.

3. Mantenga objetos blandos y ropa suelta fuera de la cuna. Cosas como almohadas, edredones, cojines, muñecos de peluche y otros objetos blandos deben estar fuera del ambiente de dormir del niño.

4. No exponga al bebé a ningún tipo de humos. En bebés de peso normal al nacer, el riesgo de SMSL aumenta al doble por exposición pasiva al humo de tabaco, y al triple si la madre fuma durante el embarazo y el bebé sigue expuesto al humo después de nacer.

5. Duerma aparte pero cerca de su hijo. La AAP recomienda que los bebés duerman en la misma habitación que los padres sin compartir la cama, para reducir el riesgo de SMSL. Esto se puede hacer manteniendo un moisés, cama supletoria o cuna en la habitación de los padres.

6. Evite dormir con el bebé. La AAP ha manifestado: «Varios casos de asfixia o muerte accidental por causas indeterminadas sugieren que compartir cama es peligroso». Este riesgo aumenta con múltiples personas compartiendo cama, fumadores, agotamiento (¿qué nuevo padre no está agotado?) y consumo de alcohol.

7. Deje a su hijo usar un chupete para dormir. Considere ofrecerle un chupete en la siesta y por la noche. El chupete debe usarse al acostar al niño para dormir, pero no debe volver a ponerlo si se le cae durante el sueño.

8. Evite el calor excesivo. Asegúrese de que su hijo lleva ropas ligeras para dormir. La temperatura de la habitación debe ser confortable para un adulto con ropa ligera. Se cree que entre 20 y 22 °C (68 y 72 °F) es lo ideal para la prevención de SMSL.

9. Use un ventilador en la habitación del niño. Un estudio reciente halló que usar un ventilador en el cuarto del niño puede reducir la incidencia del SMSL hasta un 72 %. Abrir la ventana también ha demostrado reducir el riesgo ligeramente.

10. Evite los monitores domésticos y los aparatos comerciales para monitorizar o reducir la incidencia de SMSL. Según informes de la AAP, ningún aparato probado ha demostrado ser eficaz o seguro.

11. Asegúrese de que otros cuidadores conocen estas recomendaciones. Dos tercios de los padres con niños de menos de un año dependen de otros cuidadores para ocuparse de sus hijos. Un estudio en centros licenciados de cuidados infantiles halló que el 43 % de ellos no estaban advertidos de la relación entre SMSL y la postura del niño al dormir. Para empeorar las cosas, los bebés que están acostumbrados a dormir de espaldas y son puestos a dormir sobre la barriga tienen 18 veces más probabilidades de morir de SMSL.

12. Dé el pecho a su bebé. En 2005, la AAP reconoció que los estudios sobre sueño en bebés habían mostrado que aquellos a los que se da el pecho se despiertan más fácilmente del sueño que los que toman leche preparada, aunque los datos no eran claros en cuanto a la relación entre lactancia materna y SMSL. Un estudio de 2009 publicado en *Pedriatics* comparaba a más de 3200 bebés muertos por SMSL con casi 1000 bebés «control» de edades parecidas: a las dos semanas de edad, el 82 % de los bebés control tomaban leche materna, comparados con solo el 50 % de los bebés de SMSL. Con un mes de edad, las tasas correspondientes eran del 72 % y del 40 %.

¿Colchones venenosos?

Existe otra teoría más controvertida sobre el SMSL. El doctor Jim Sprott, químico y científico forense neozelandés tiene la hipótesis de que la muerte en la cuna está causada por gases tóxicos emanados por los colchones de bebé convencionales. Dice que a estos colchones se añaden sustancias que contienen fósforo, arsénico y antimonio como retardadores del fuego y con otros fines.

Él cree que un hongo que crece comúnmente en la ropa de cama puede interactuar con estas sustancias y formar gases venenosos, que se concentran en una fina capa sobre el colchón del bebé. El doctor Sprott sostiene que si el bebé respira una dosis letal de estos gases, el sistema nervioso central se apaga, deteniendo la respiración y la función cardiaca. La mayoría de los pediatras americanos creen que debe hacerse mucha más investigación para probar que esta hipótesis tiene algún mérito.

Dicho esto, antes de la campaña de prevención de la muerte en la cuna en Nueva Zelanda, aquel país tenía la tasa más alta de SMSL del mundo, y hoy presume de que la campaña ha sido un éxito al 100 %. Se aconseja a los padres de Nueva Zelanda que envuelvan el colchón de sus bebés en una funda BabeSafe, una funda especial que se ha comprobado que impide pasar los gases.

Un estudio en la revista de la Asociación Médica Americana encontró que los bebés muertos por SMSL tenían anomalías en el bulbo raquídeo que podrían mermar la capacidad del niño de sentir tasas altas de dióxido de carbono y tasas bajas de oxígeno. Esta discapacidad pondría a un bebé en riesgo en situaciones en las que respire su propio aire exhalado, privándole de oxígeno. Según el doctor Duane Alexander, anterior director del Instituto para la Salud Infantil y el Desarrollo Humano, «este hallazgo da credibilidad a la visión de que el riesgo de SMSL puede aumentar grandemente cuando una predisposición subyacente se combina con un riesgo ambiental».

Algunas precauciones que puede tener en consideración:

- Use solo colchones orgánicos para su hijo.
- Hágase con una funda de colchón BabeSafe si utiliza un colchón convencional.
- Evite colchones de segunda mano, que han demostrado triplicar el riesgo de SMSL debido a la proliferación de hongos.

SMSL y chupetes: ¿pulgar arriba, o pulgar abajo?

En 2005, la Academia Americana de Pediatría publicó un manifiesto recomendando que los bebés usaran chupetes para prevenir el SMSL. Un estudio del British Medical Journal encontró que los bebés que chupaban sus pulgares tenían una probabilidad de SMSL disminuida en un 57 % , mientras que los que usaban chupete la tenían reducida en un 92 %.

La AAP hace las siguientes recomendaciones:

- Debe usarse un chupete al acostar al bebé para dormir, y no volver a ponerlo si se cae mientras el bebé duerme. Si el bebé rechaza el chupete, no debe ser forzado a usarlo.

- No debe cubrirse el chupete con ninguna sustancia dulce.
- El chupete debe limpiarse a menudo, y renovarse con regularidad.
- Si el bebé toma el pecho, retrase el uso del chupete hasta el mes de edad, para asegurar que la lactancia está firmemente establecida.

Sin embargo, el uso del chupete y chupar el pulgar pueden impactar el habla negativamente. Según Patricia McAleer-Hamaguchi, logopeda pediátrica y autora de *Cómo ayudar a los niños con problemas de lenguaje y auditivos*, el uso del chupete mantiene la boca del bebé cerrada en una postura antinatural, dificultando el desarrollo normal de los músculos de la lengua y los labios.

Desde el punto de vista psicológico, muchos niños vuelven a chupar el pulgar o un chupete para calmarse o lo usan como objeto de transición. Personalmente, prefiero pagar por ortodoncia que por un psicólogo como resultado de quitar a mis hijas su objeto de confort. Según la dentista pediátrica doctora Lidieth Libby, «Para la mayoría de los niños no hay razón para preocuparse por el hábito de chupar, hasta que los dientes incisivos permanentes estén a punto de salir.» Cada padre debe establecer su propia zona de confort sobre estas actividades de autocalmantes. Si usted permite a su hijo seguir usando el chupete después del primer año, los logopedas recomiendan limitar su uso al sueño solamente. Use un chupete para recién nacido, que tiene menos impacto en el habla, y no permita a su hijo hablar con el chupete en la boca.

Ropa de cama y SMSL

Cierta información sobre la asociación entre arropar en exceso, sobrecalentar y el SMSL ha hecho a muchos profesionales aprensivos sobre arropar mucho a los bebés. Un estudio llega a sugerir que abrigar demasiado puede incrementar el riesgo de SMSL en niños que duermen bocabajo. Corrientemente se cree que el SMSL está causado por cierto número de factores concurrentes a la vez, uno de los cuales puede ser el exceso de ropa. Un estudio posterior halló que la relación entre abrigar y SMSL no era significativo en niños que dormían sobre la espalda.

El doctor Harvey Karp, pediatra y autor de *El bebé más feliz del barrio*, afirma que abrigar reduce el riesgo de SMSL por cuatro razones:

1. El abrigo prolonga el sueño y hace que los bebés tengan el sueño más ligero, lo que ha demostrado reducir el riesgo de SMSL.

2. Estar arropado previene que el bebé ruede sobre su barriga, lo que aumentaría drásticamente el riesgo de SMSL.

3. La investigación muestra que los bebés arropados duermen tan bien sobre la espalda como los bebés no arropados sobre su barriga.

4. Al limitar la movilidad de los bebés, el estar arropados puede evitar riesgos al compartir cama en familias que prefieran la «cama familiar».

Si usted elige arropar a su bebé, el doctor Karp recomienda las siguientes precauciones:

1. Un bebé arropado debe llevar prendas ligeras durante el buen tiempo, y si tienen las orejas rojas o el cuello sudoroso, solo debe llevar el pañal al arroparlo (si se le arropa).
2. Deben evitarse prendas que presenten riesgo de asfixia, como edredones o mantas gruesas.
3. No debe permitirse nunca que la cara del bebé quede cubierta por sábanas sueltas o mantas finas.
4. Los padres deben abrigar a su bebé con una manta grande y ligera, lo bastante ancha para que pueda ser asegurada alrededor del colchón y no se salga durante el sueño.

Referencias

Además de las numerosas entrevistas realizadas, la siguiente lista contiene materiales de investigación importantes que documentan directamente el texto.

Introducción

Bouchez, Colette. «How to Raise a Smart Baby.» WebMD Children's Health Center. August 2008. http://children.webmd.com/features/how-to-raise-smart-baby.

Eliot, Lise. *What's Going On in There? How the Brain and Mind Develop in the First Five Years of Life*. New York: Bantam, 2000.

Fowler, William. *Talking from Infancy: How to Nurture & Cultivate Early Language Development*. Cambridge, MA: Center for Early Learning and Child Care, 1995.

Gerhardt, Sue. *Why Love Matters: How Affection Shapes a Baby's Brain*. Hove, East Sussex, UK: Brunner-Routledge, 2004.

Gordon, Jay, and Brenda Adderly. *Brighter Baby: Boost Your Child's Intelligence, Health, and Happiness through Infant Therapeutic Massage*. Washington, DC: LifeLine, 1999.

Greenspan, Stanley I., and Nancy Breslau Lewis. *Building Healthy Minds: The Six Experiences That Create Intelligence and Emotional Growth in Babies and Young Children*. Cambridge, MA: Perseus, 2000.

Hall, Susan L., and Louisa Cook Moats. *Straight Talk about Reading: How Parents Can Make a Difference during the Early Years*. Lincolnwood, IL: Contemporary, 1999.

Heller, Sharon. *The Vital Touch: How Intimate Contact with Your Baby Leads to Happier, Healthier Development*. New York: Henry Holt, 1997.

Matthiessen, Connie. «Top 5 Parenting Fears and What You Can Do about Them.» BabyCenter. June 2008. www.babycenter.com/0_top-5-parenting-fears-and-what-you-can-do-about-them_3656609.bc.

Perlmutter, David, and Carol Colman. *Raise a Smarter Child by Kindergarten: Build a Better Brain and Increase IQ Up to 30 Points*. New York: Morgan Road, 2006.

Siegel, Daniel J., and Mary Hartzell. *Parenting from the Inside Out: How a Deeper Self-Understanding Can Help You Raise Children Who Thrive*. New York: J.P. Tarcher/Penguin, 2004.

Sigman, Aric. *Remotely Controlled: How Television Is Damaging Our Lives—and What We Can Do about It*. London: Vermillion, 2005.

Stamm, Jill, and Paula Spencer. *Bright from the Start: The Simple, Science-Backed Way to Nurture Your Child's Developing Mind, from Birth to Age 3*. New York: Gotham, 2007.

Steinberg, Laurence D. *The Ten Basic Principles of Good Parenting*. New York: Simon & Schuster, 2004.

Trelease, Jim. *The Read-Aloud Handbook*. New York: Penguin, 2006.

Zigler, Edward, Dorothy G. Singer, and Sandra J. Bishop-Josef, eds. *Children's Play: The Roots of Reading*. Washington, DC: Zero to Three, 2004.

1. Hablar por hablar. Comunicación respetuosa

Adler, Alfred, and Colin Brett. *What Life Could Mean to You*. Oxford: Oneworld, 1992.

Berman, Jenn. *The A to Z Guide to Raising Happy, Confident Kids*. Novato, CA: New World Library, 2007.

———. «The Problem with Praise.» *Los Angeles Family*, November 2008.

Branden, Nathaniel. *The Six Pillars of Self-Esteem*. New York: Bantam, 1994.

Braun, Betsy Brown. *Just Tell Me What to Say: Sensible Tips and Scripts for Perplexed Parents*. New York: Collins, 2008.

Bronson, Po. «How Not to Talk to Your Kids: The Inverse Power of Praise.» *New York*, February 12, 2007.

Brooks, Robert B., and Sam Goldstein. *Raising a Self-Disciplined Child: Help Your Child Become More Responsible, Confident, and Resilient*. New York: McGraw-Hill, 2007.

Chen, Xiaoli, May A. Beydoun, and Youfa Wang. «Is Sleep Duration Associated With Childhood Obesity? A Systematic Review and Meta-Analysis.» *Obesity* 16 (2008): 265-274.

Cohen, Scott W. *Eat, Sleep, Poop: A Complete Common Sense Guide to Your Baby's First Year from a Pediatrician/Dad*. New York: Scribner, 2010.

Culbertson, Brian. *Golden Slumbers: A Father's Lullabye*. CD. Warner Brothers, 2002.

Dreikurs, Rudolf, and Vicki Soltz. *Children: The Challenge.* New York: Penguin, 1964.

Dr. Sears. «Spanking: 10 Reasons Not to Hit Your Child.» www.askdrsears.com/html/6/T062100.asp.

Dweck, Carol S. «Caution: Praise Can Be Dangerous.» *American Educator* 23.1 (1999): 4-9.Dweck, Carol S., and N.D. Reppucci. «Learned Helplessness and Reinforcement Responsibility in Children.» *Journal of Personality and Social Psychology* 25 (1973): 109-116.

Eisenmann, Joey C., Panteleimon Ekkekakis, and Megan Holmes. «Sleep Duration and Overweight Among Australian Children and Adolescents.» *Acta Paediatrica* 95.8 (2006): 956-963.

Erikson, Erik H. *Childhood and Society.* New York: W.W. Norton, 1993.

Faber, Adele, and Elaine Mazlish. *Liberated Parents, Liberated Children: Your Guide to a Happier Family.* New York: Avon, 1990.

Finkelstein, Alix. «Why Toddlers Misbehave (And What You Can Do About It).» *Child* (1997): 75-79.

Foote, Donna. «The War of Wills.» *Newsweek,* Fall 2000.

Ganske, Mary Garner. «Beyond 'No.'» *Parenting,* October 2003.

Gardner, Amanda. «Spanking Raises Chances of Risky, Deviant Sexual Behavior.» *U.S. News & World Report.* February 28, 2008. http://health.usnews.com/usnews/health/healthday/080228/spanking-raises-chances-of-risky-deviant-sexual-behavior.htm.

Gerber, Magda, and Allison Johnson. *Your Self-Confident Baby: How to Encourage Your Child's Natural Abilities—from the Very Start.* New York: Wiley, 1998.

Ginott, Haim G., Alice Ginott, and H. Wallace Goddard. *Between Parent and Child: The Bestselling Classic That Revolutionized Parent-Child Communication.* New York: Three Rivers, 2003.

Gonzalez-Mena, Janet, and Dianne Widmeyer Eyer. *Infants, Toddlers, and Caregivers: A Curriculum of Respectful, Responsive Care and Education.* New York: McGraw-Hill, 2009.

Harder, Ben. «Spanking: When Parents Lift Their Hands.» *Los Angeles Times,* February 19, 2007.

Hart, Betty, and Todd R. Risley. *Meaningful Differences in the Everyday Experience of Young American Children.* Baltimore: Paul H. Brookes, 1995.

HealthDay News. «Moms Who Spank More Likely to Abuse.» BabyCenter. August 27, 2008. www.babycenter.com/204_study-moms-who-spank-more-likely-to-abuse_10218815.bc.

Kohn, Alfie. *Unconditional Parenting: Moving from Rewards and Punishments to Love and Reason.* New York: Atria, 2005.

Kurcinka, Mary Sheedy. *Kids, Parents, and Power Struggles: Winning for a Lifetime.* New York: HarperCollins, 2001.

McGraw, Phillip C. *Family First: Your Step-by-Step Plan for Creating a Phenomenal Family.* New York: Free Press, 2004.

Medhus, Elisa. *Hearing Is Believing: How Words Can Make or Break Our Children.* Novato, CA: New World Library, 2004.

Nelsen, Jane. *Positive Time-Out: And Over 50 Ways to Avoid Power Struggles in the Home and the Classroom.* Rocklin, CA: Prima, 1999.

Nelsen, Jane, Cheryl Erwin, and Roslyn Duffy. *Positive Discipline: The First Three Years from Infant to Toddler—Laying the Foundation for Raising a Capable, Confident Child.* New York: Three Rivers, 2007.

Parents. «Mine! Can You Really Teach Your Toddler to Share?» August 1995.

Walsh, David Allen. *No: Why Kids—of All Ages—Need to Hear It and Ways Parents Can Say It.* New York: Free Press, 2007.

2. ¡Me has pillado! Cómo interpretar las señales

Ainsworth, Mary D. Salter. *Patterns of Attachment: A Psychological Study of the Strange Situation.* Hillsdale, NJ: Erlbaum, 1978.

Bennett, Shoshana S. *Postpartum Depression for Dummies.* Hoboken, NJ: Wiley, 2007.

Bennett, Shoshana S., and Pec Indman. *Beyond the Blues: A Guide to Understanding and Treating Prenatal and Postpartum Depression.* San Jose, CA: Moodswings, 2006.

Berman, Jenn. *The A to Z Guide to Raising Happy, Confident Kids.* Novato, CA: New World Library, 2007.

_____. «Personality Theory: What You Need to Know in Order to Better Understand Yourself and Your Loved Ones.» *Los Angeles Family,* May 2005.

_____. «Postpartum Depression: Part 1.» *Los Angeles Family,* April 2003.

_____. «Postpartum Depression: The Mind Body Connection: Part 2.» *Los Angeles Family,* May 2003.

_____. «Toilet Training by Numbers.» *Los Angeles Family,* August 2008.

_____. «What Your Baby's Telling You: Infant Cues.» *Parenting,* October 2002.

Biederman, Jerry, and Lorin Biederman, eds. *Parenting School: Simple Lessons from the Leading Experts on Being a Mom.* New York: M. Evans, 2004.

Boucke, Laurie, and Linda Carlson. *Infant Potty Training: A Gentle and Primeval Method, Adapted to Modern Living.* Lafayette, CO: White-Boucke, 2000.

Bowlby, John. *A Secure Base: Parent-Child Attachment and Healthy Human Development*. New York: Basic Books, 1988.

Brazelton, T. Berry, and Bertrand G. Cramer. *The Earliest Relationship: Parents, Infants, and the Drama of Early Attachment*. Reading, MA: Perseus, 1990.

Brazelton, T. Berry, and Stanley I. Greenspan. *The Irreducible Needs of Children: What Every Child Must Have to Grow, Learn, and Flourish*. Cambridge, MA: Perseus, 2000.

Briggs, Dorothy Corkille. *Your Child's Self-Esteem*. New York: Broadway, 2001.

Brooks, Robert, and Sam Goldstein. *Raising Resilient Children: Fostering Strength, Hope, and Optimism in Your Child*. New York: McGraw-Hill, 2001.

Chess, Stella, and Alexander Thomas. *Know Your Child: An Authoritative Guide for Today's Parents*. Northvale, NJ: Jason Aronson, 1996.

Cohen, Lawrence J. *Playful Parenting: A Bold New Way to Nurture Close Connections, Solve Behavior Problems, and Encourage Children's Confidence*. New York: Ballantine, 2001.

Conner, Bobbi. *Everyday Opportunities for Extraordinary Parenting*. Naperville, IL: Source, 2000.

Cozolino, Louis J. *The Neuroscience of Human Relationships: Attachment and the Developing Social Brain*. New York: W.W. Norton, 2006.

Davidson, Richard J. «Affective Style, Psychopathology, and Resilience: Brain Mechanisms and Plasticity.» *American Psychologist* 55.11 (2000): 1196-1214.

Dawson, Geraldine, Karin Frey, David Hess, Julie Osterling, and Heracles Panagiotides. «Infants of Depressed Mothers Exhibit Atypical Frontal Brain Activity: A Replication and Extension of Previous Findings.» *Journal of Child Psychology & Psychiatry* 38 (1997): 179-186. NCBI. www.ncbi.nlm.nih.gov/pubmed/9232464.

Dunstan, Priscilla. *Dunstan Baby Language*. DVD. 2006.

Gerber, Magda, and Allison Johnson. *Your Self-Confident Baby: How to Encourage Your Child's Natural Abilities—from the Very Start*. New York: Wiley, 1998.

Gerhardt, Sue. *Why Love Matters: How Affection Shapes a Baby's Brain*. Hove, East Sussex, UK: Brunner-Routledge, 2004.

Gottman, John Mordechai, and Joan DeClaire. *Raising an Emotionally Intelligent Child*. New York: Simon & Schuster, 1997.

Greenspan, Stanley I., and Nancy Breslau Lewis. *Building Healthy Minds: The Six Experiences That Create Intelligence and Emotional Growth in Babies and Young Children*. Cambridge, MA: Perseus, 2000.

Greenspan, Stanley I., and Nancy Thorndike Greenspan. *First Feelings: Milestones in the Emotional Development of Your Baby and Child*. New York: Penguin, 1989.

Gurian, Michael. *Nurture the Nature: Understanding and Supporting Your Child's Unique Core Personality*. San Francisco: Jossey-Bass, 2007.

Herold, Shelly. *Seven Secrets of Perfect Parenting*. Hollywood, FL: Frederick Fell, 2004.

Hirsh-Pasek, Kathy, Roberta M. Golinkoff, and Diane E. Eyer. *Einstein Never Used Flash Cards: How Our Children Really Learn—and Why They Need to Play More and Memorize Less*. Emmaus, PA: Rodale, 2003.

Karen, Robert. *Becoming Attached: First Relationships and How They Shape Our Capacity to Love*. New York: Oxford University Press, 1994.

Kurcinka, Mary Sheedy. *Kids, Parents, and Power Struggles: Winning for a Lifetime*. New York: HarperCollins, 2001.

Nelsen, Jane, Cheryl Erwin, and Roslyn Duffy. *Positive Discipline: The First Three Years from Infant to Toddler—Laying the Foundation for Raising a Capable, Confident Child*. New York: Three Rivers, 2007.

Oldham, John M., and Lois B. Morris. *The New Personality Self-Portrait: Why You Think, Work, Love, and Act the Way You Do*. New York: Bantam, 1995.

Pregnancy Info. «Postpartum Psychosis.» www.pregnancy-info.net/postpartum_psychosis.html.

Schore, Allan N. *Affect Regulation and the Origin of the Self: The Neurobiology of Emotional Development*. Hillsdale, NJ: Lawrence Erlbaum, 1994.

Sears, William, Martha Sears, and Elizabeth Pantley. *The Successful Child: What Parents Can Do to Help Kids Turn Out Well*. Boston: Little, Brown, 2002.

Sebastian, Linda. *Overcoming Postpartum Depression & Anxiety*. Omaha, NE: Addicus, 1998.

Seifert, Ariane. «Over-Stimulated Children: Is Your Baby Over-Stimulated?» Essortment.com. 2002. www.essortment.com/all/overstimulated_rflg.htm.

Seligman, Martin E.P., and Steven F. Maier. «Failure to Escape Traumatic Shock.» *Journal of Experimental Psychology* 74 (1967): 1-9.

Siegel, Daniel J. *The Developing Mind: How Relationships and the Brain Interact to Shape Who We Are*. New York: Guilford, 1999.

Siegel, Daniel J., and Mary Hartzell. *Parenting from the Inside Out: How a Deeper Self-Understanding Can Help You Raise Children Who Thrive*. New York: J.P. Tarcher/Penguin, 2004.

Stamm, Jill, and Paula Spencer. *Bright from the Start: The Simple, Science-Backed Way to Nurture Your Child's Developing Mind, from Birth to Age 3*. New York: Gotham, 2007.

Steinberg, Laurence D. *The Ten Basic Principles of Good Parenting*. New York: Simon & Schuster, 2004.

Sunderland, Margot. *The Science of Parenting: Practical Guidance on Sleep, Crying, Play, and Building Emotional Well-Being for Life*. New York: Dorling Kindersley, 2006.

Talaris Institute. «Getting in Tune with Baby.» www.talaris.org/spotlight_tune.htm.

Tronick, Edward Z., and Jeffrey F. Cohn. «Infant-Mother Face-to-Face Interaction: Age and Gender Differences in Coordination and the Occurrence of Miscoordination.» *Child Development* 60 (1989): 85-92.

Winnicott, Donald Woods. *Babies and Their Mothers*. Reading, MA: Addison-Wesley, 1992.

Zigler, Edward, Dorothy G. Singer, and Sandra J. Bishop-Josef, eds. *Children's Play: The Roots of Reading*. Washington, DC: Zero to Three, 2004.

3. Tic-Toc. Cómo crear seguridad y previsibilidad

AAP Task Force on Infant Sleep Position and Sudden Infant Death Syndrome. «The Changing Concept of Sudden Infant Death Syndrome: Diagnostic Coding Shifts, Controversies Regarding the Sleep Environment, and New Variables to Consider in Reducing Risk.» *Pediatrics* 116.5 (2005).

Andruss, Paula. «The Best Schedule for Your Baby.» *Parents,* May 2006.

BabyCenter. «Eleven Reasons Babies Cry and How to Soothe Them.» June 2009. www.babycenter. com/0_eleven-reasons-babies-cry-and-how-to-soothe-them_9790.bc.

Bamroo. «The Importance of Naps.» www.bamroo.com/Article.aspx/15.

Berman, Jenn. *The A to Z Guide to Raising Happy, Confident Kids*. Novato, CA: New World Library, 2007.

____. «Sleep Training: Everything You Need to Know to Get a Great Night's Rest for You and Your Family.» *Los Angeles Family,* June 2005.

Bronson, Po. «Snooze or Lose.» *New York,* October 8, 2007.

Chen, Xiaoli, May A. Beydoun, and Youfa Wang. «Is Sleep Duration Associated with Childhood Obesity? A Systematic Review and Meta-Analysis.» *Obesity* 16 (2008): 265-274.

Cohen, George J. *American Academy of Pediatrics' Guide to Your Child's Sleep: Birth through Adolescence*. New York: Villard, 1999.

Cohen, Scott W. *Eat, Sleep, Poop: A Complete Common Sense Guide to Your Baby's First Year from a Pediatrician/Dad*. New York: Scribner, 2010.

Culbertson, Brian. *Golden Slumbers: A Father's Lullabye*. CD. Warner Brothers, 2002.

Eisenmann, Joey C., Panteleimon Ekkekakis, and Megan Holmes. «Sleep Duration and Overweight Among Australian Children and Adolescents.» *Acta Paediatrica* 95.8 (2006): 956-963.

Elston, Christina. «AAP Revises SIDS Prevention Guidelines.» Parenthood.com. www.parenthood.com/article-topics/aap_revises_sids_prevention_guidelines.html.

Ezzo, Gary, and Robert Bucknam. *On Becoming Baby Wise: Giving Your Infant the Gift of Nighttime Sleep*. Louisiana, MO: Parent-Wise Solutions, 2006.

Ferber, Richard. *Solve Your Child's Sleep Problems*. New York: Fireside Book, 2006.

Fierro, Pamela. *The Everything Twins, Triplets, and More Book: From Seeing the First Sonogram to Coordinating Nap Times and Feedings—All You Need to Enjoy Your Multiples*. Avon, MA: Adams Media, 2005.

Ford, Gina. *The Complete Sleep Guide for Contented Babies and Toddlers*. London: Vermillion, 2003.

____. *The New Contented Little Baby Book: The Secret to Calm and Confident Parenting*. London: Vermillion, 2006.

Gerber, Magda, and Allison Johnson. *Your Self-Confident Baby: How to Encourage Your Child's Natural Abilities—from the Very Start*. New York: Wiley, 1998.

Greenman, James T. *What Happened to My World: Helping Children Cope with Natural Disaster and Catastrophe*. Watertown, MA: Comfort for Kids, 2005.

Hagan, Carolyn. «The Art of the Nap.» *Child,* February 1998.

Harrison, Yvonne. «The Relationship between Daytime Exposure to Light and Night-Time Sleep in 6-12-Week-Old Infants.» *Journal of Sleep Research* 13 (2004): 345-352.

Herold, Shelly. *Seven Secrets of PERFECT Parenting*. Hollywood, FL: Frederick Fell, 2004.

Hogg, Tracy, and Melinda Blau. *The Baby Whisperer Solves All Your Problems (by Teaching You How to Ask the Right Questions): Sleeping, Feeding, and Behavior—Beyond the Basics from Infancy through Toddlerhood*. New York: Atria, 2005.

____. *Secrets of the Baby Whisperer: How to Calm, Connect, and Communicate with Your Baby*. New York: Ballantine, 2001.

Karp, Harvey, and Paula Spencer. *The Happiest Toddler on the Block: How to Eliminate Tantrums and Raise a Patient, Respectful and Cooperative One- to Four-Year-Old*. New York: Bantam, 2008.

Kurcinka, Mary Sheedy. *Sleepless in America: Is Your Child Misbehaving or Missing Sleep?* New York: HarperCollins, 2006.

Lieberman, Alicia F. *The Emotional Life of the Toddler.* New York: Free Press, 1993.

Malenfant, Nicole. *Routines & Transitions: A Guide for Early Childhood Professionals.* St. Paul, MN: Redleaf, 2006.

Martin, Julia. «Why Babies Need Private Time: Nurturing Independence Now Will Pay Off Later.» *Parents,* September 1997.

Mindell, Jodi A. *Sleeping through the Night: How Infants, Toddlers, and Their Parents Can Get a Good Night's Sleep.* New York: Collings Living, 2005.

National Institute of Health. «NICHD Back to Sleep Campaign.» NICHD. May 1, 2009. www.nichd.nih.gov/sids/.

National Childbirth Trust. «Info Centre—Crying Baby.» www.nct.org.uk/info-centre/information/view-78.

Nelsen, Jane, Cheryl Erwin, and Roslyn Duffy. *Positive Discipline: The First Three Years from Infant to Toddler—Laying the Foundation for Raising a Capable, Confident Child.* New York: Three Rivers, 2007.

Owens, Judith. «Should I Put My Baby on a Schedule?» BabyCenter. www.babycenter.com/404_should-i-put-my-baby-on-a-schedule_3174.bc.

Owns, Judith, and Jodi A. Mindell. *Take Charge of Your Child's Sleep: The All-in-One Resource for Solving Sleep Problems in Kids and Teens.* New York: Marlowe, 2005.

Pantley, Elizabeth. *The No-Cry Sleep Solution: Gentle Ways to Help Your Baby Sleep Through the Night.* New York: McGraw-Hill, 2002.

———. *The No-Cry Sleep Solution for Toddlers and Preschoolers: Gentle Ways to Stop Bedtime Battles and Improve Your Child's Sleep.* New York: McGraw-Hill, 2005.

Parents. «The Best Schedule for Your Baby.» www.parents.com/baby/sleep/basics/the-best-schedule-for-your-baby/.

Persing, John, Hector James, John Kattwinkel, and Jack Swanson. «Prevention and Management of Positional Skull Deformities in Infants.» *Pediatrics* 112.1 (2003): 199-202. American Academy of Pediatrics Policy.

Ryan, Amy. «Naps Are Good for Kids Even When They Don't Think So.» *Everest Herald,* June 19, 2009.

Schaefer, Charles E., and Theresa Foy DiGeronimo. *Ages and Stages: A Parent's Guide to Normal Childhood Development.* New York: Wiley, 2000.

Sears, William. *The Baby Sleep Book: The Complete Guide to a Good Night's Rest for the Whole Family.* New York: Little, Brown, 2005.

Sunderland, Margot. *Science of Parenting: Practical Guidance on Sleep, Crying, Play, and Building Emotional Well-Being for Life.* New York: Dorling Kindersley, 2006.

Vanderijt, Hetty, and Frans X. Plooij. *The Wonder Weeks: Eight Predictable, Age-Linked Leaps in Your Baby's Mental Development.* Arnhem, Netherlands: Kiddy World Promotions, 2008.

Vennemann, Mechtild M., Thomas Bajanowski, Bernd Brinkmann, Gerhard Jorch, Edwin A. Mitchell, Cristina Sauerland, K. Yücesan, and GeSID Study Group. «Does Breastfeeding Reduce the Risk of Sudden Infant Death Syndrome?» *Pediatrics* 123.3 (2009): E406-410.

Waldburger, Jennifer, and Jill Spivack. *The Sleepeasy Solution: The Exhausted Parent's Guide to Getting Your Child to Sleep—from Birth to Age Five.* Deerfield Beach, FL: Health Communications, 2007.

Weber, Elsa L. «Back to Sleep? What's a Parent to Do?» *SIDS Horizon* (1996). SIDS Network. http://sids-network.org/experts/elsa.htm.

Weissbluth, Marc. *Healthy Sleep Habits, Happy Child: A Step-by-Step Program for a Good Night's Sleep.* New York: Ballantine, 2005.

Zigler, Edward, Dorothy G. Singer, and Sandra J. Bishop-Josef. *Children's Play: The Roots of Reading.* Washington, DC: Zero to Three, 2004.

4. Saque sus dedos a pasear. La importancia del tacto

Adamson-Macedo, Elvidina, and J. Werner. «Very Early Tactile Stimulation and Later Cognitive Development.» *Infant Behaviour and Development* 17 (1994): 259.

Anisfeld, Elizabeth, Virginia Casper, Molly Nozyce, and Nicolas Cunningham. «Does Infant Carrying Promote Attachment? An Experimental Study of the Effects of Increased Physical Contact on the Development of Attachment.» *Child Development* 61.5 (2008): 1617-1627.

Bagshaw, Joanne, and Ilene Fox. *Baby Massage for Dummies.* New York: Wiley, 2005.

Bakalar, Nicholas. «Mother's Touch Helps Cut Newborns' Pain.» *New York Times,* May 13, 2008.

Cozolino, Louis J. *The Neuroscience of Human Relationships: Attachment and the Developing Social Brain.* New York: W.W. Norton, 2006.

Dieter, John N.I., Eugene K. Emory, Tiffany Field, Maria Hernandez-Reif, and Mercedes Redzepi. «Stable Preterm Infants Gain More Weight and Sleep Less after Five Days of Massage Therapy.» *Journal of Pediatric Psychology* 28.6 (2003): 403-411.

Eliot, Lise. *What's Going On in There? How the Brain and Mind Develop in the First Five Years of Life.* New York: Bantam, 2000.

Erikson, Erik H. *Childhood and Society.* New York: W.W. Norton, 1993.

Ferber, Sari Goldstein, Jacob Kuint, Moshe Laudon, Aron Weller, and Nava Zisapel. «Massage Therapy by Mothers Enhances the Adjustment of Circadian Rhythms to the Nocturnal Period in Full-Term Infants.» *Journal of Developmental & Behavioral Pediatrics* 23.6 (2002): 410-15

Field, Tiffany. «Massage Therapy for Infants and Children.» *Journal of Developmental & Behavioral Pediatrics* 16.2 (1995): 105-111.

_____. *Touch.* Cambridge, MA: MIT, 2003.

_____. *Touch in Early Development.* Mahwah, NJ: Lawrence Erlbaum, 1995.

_____. «Young Children's Adaptations to Repeated Separations from Their Mothers.» *Child Development* 62 (1991): 539-547.

Field, Tiffany, Sonya Abrams, Nancy Grizzle, Cynthia Kuhn, Sarah Richardson, Frank Scafidi, and Saul Schanberg. «Massage Therapy for Infants of Depressed Mothers.» *Infant Behavior & Development* 19 (1996): 109-114.

Field, Tiffany, Charles R. Bauer, Robert Garcia, Cynthia M. Kuhn, Jerome Nystrom, Frank Scafidi, Saul M. Schanberg, and Nitza Vega-Lahr. «Tactile/Kinesthetic Stimulation Effects on Preterm Neonates.» *Pediatrics* 77.5 (1986): 654-658.

Field, Tiffany, and Martin Reite. «Children's Responses to Separation from Mother during the Birth of Another Child.» *Child Development* 55 (1984): 1308-1316.

Gerhardt, Sue. *Why Love Matters: How Affection Shapes a Baby's Brain.* Hove, East Sussex, UK: Brunner-Routledge, 2004.

Gordon, Jay, and Brenda Adderly. *Brighter Baby: Boost Your Child's Intelligence, Health, and Happiness through Infant Therapeutic Massage.* Washington, DC: LifeLine, 1999.

Gundersen, Judith P. «Kangaroo Care: High Touch in a High Tech World.» *Perinatal Nursing Link* 5.1: 8-9.

Heath, Alan, Nicki Bainbridge, and Julie Fisher. *Baby Massage.* New York: Dorling Kindersley, 2000.

Heller, Sharon. *The Vital Touch: How Intimate Contact with Your Baby Leads to Happier, Healthier Development.* New York: Henry Holt, 1997.

Klaus, Marshall J., and John H. Kennell. «Parent-Infant Bonding: Setting the Record Straight.» *Journal of Pediatrics* 102.4 (1982): 575-576.

Lam, Tina, Clare Mundy, and Glenda Taylor. *Your Happy Baby: Massage, Yoga, Aromatherapy, and Other Gentle Ways to Blissful Babyhood.* Ed. Sheena Meredith. London: Ryland Peters & Small, 2006.

Ludington-Hoe, Susan M., and Susan K. Golant. *Kangaroo Care: The Best You Can Do to Help Your Preterm Infant.* New York: Bantam, 1993.

Ludington-Hoe, Susan M., Robert Hosseini, and Deborah L. Torowicz. «Skin-to-Skin Contact (Kangaroo Care) Analgesia for Preterm Infant Heel Stick.» *AACN Clinical Issues* 16.3 (2005): 373-387.

Ludington-Hoe, Susan M., Kathy Morgan, and Amel Abouelfettoh. «A Clinical Guideline for Implementation of Kangaroo Care With Premature Infants of 30 or More Weeks' Postmenstrual Age.» *Advances in Neonatal Care* 8.3 (2008): S3-S23.

Ludington-Hoe, Susan M., Barbara Morrison, and Gene C. Anderson. «A Comprehensive Review of Skin-to-Skin Contact (Kangaroo Care) Research with Full-Term Infants.» 2010. Available from Susan.ludington@case.edu.

McClure, Vimala Schneider. *Infant Massage: A Handbook for Loving Parents.* New York: Bantam, 2000.

McKenzie, Catherine. «Car Seat Are for Cars.» *Mothering,* May & June 2006.

Montagu, Ashley. *Touching: The Human Significance of the Skin.* New York: Perennial Library, 1986.

Moore, Diana. «StorkNet Interview with Diana Moore, Founder and Leading Teacher of the Loving Touch Foundation in Oregon.» Interview by StorkNet. www.storknet.com/guests/babymassage.htm.

Morris, Desmond. *Amazing Baby: The Amazing Story of the First Two Years of Life.* Richmond Hill, Ontario: Firefly, 2008.

Neal, Mary. «Vestibular Stimulation and Developmental Behavior in the Small Premature Infant.» *Nursing Research Report* 3 (1967): 1-5.

Persing, John, et al. «Prevention and Management of Positional Skull Deformities in Infants.» *Pediatrics* 112.1 (2003): 199-202.

Peterson-DeGroff, Maren. «Developmental Care: Overstimulation and Your Premature Baby.» Prematurity.org. www.prematurity.org/overstimulation.html.

Reese, Suzanne P., and Bill Milne. *Baby Massage: Soothing Strokes for Healthy Growth.* New York: Viking Studio, 2006.

Rosenthal, Elisabeth. «Kangaroo's Pouch Inspires Care for Premature Babies.» *New York Times,* June 10, 1992.

Sachs, Jessica Snyder. «What Your Baby's Telling You.» *Parenting,* October 2002.

Sears, William, and Martha Sears. *The Attachment Parenting Book: A Commonsense Guide to Understanding and Nurturing Your Baby.* Boston: Little, Brown, 2001.

Slater, Lauren. «Monkey Love.» *Boston Globe.* www.boston.com/news/globe/ideas/articles/2004/03/21/monkey_love/.

Stamm, Jill, and Paula Spencer. *Bright from the Start: The Simple, Science-Backed Way to Nurture Your Child's Developing Mind, from Birth to Age 3.* New York: Gotham, 2007.

Sullivan, Karin Horgan. «Kudos for Cuddling.» *Prevention,* May 2005.

Uvnäs, Moberg Kerstin, and Roberta W. Francis. *The Oxytocin Factor: Tapping the Hormone of Calm, Love, and Healing.* Cambridge, MA: Da Capo, 2003.

5. Algo más que cháchara. Cómo propiciar el desarrollo del lenguaje

Abbasi, Jennifer. «Kids' Health.» *Parenting,* June 2007.

ABC1. «Talk Enough? Interaction Crucial to Child's Development.» October 3, 2007. http://abclocal.go.com/kabc/story?section=health&id=5681064.

Ackerman-Ross, Susan, and Prabha Khanna. «The Relationship of High Quality Day Care to Middle-Class Three-Year-Olds' Language Performance.» *Early Childhood Research Quarterly* 4 (1989): 407-432.

Agin, Marilyn C., Lisa F. Geng, and Malcolm J. Nicholl. *The Late Talker: What to Do If Your Child Isn't Talking Yet.* New York. St. Martin's, 2003.

Apel, Kenn, and Julie Masterson. *Beyond Baby Talk: From Sounds to Sentences: A Parent's Complete Guide to Language Development.* New York: Three Rivers, 2001.

Associated Content. «Three Potential Problems If Your Child Uses a Sippy Cup.» www.associatedcontent.com/article/149540/three_potential_problems_if_your_child.html?cat=51.

BabyCenter. «How Can I Tell If My Child Has a Stuttering Problem?» www.babycenter.com/404_how-can-i-tell-if-my-child-has-a-stuttering-problem_2486.bc.

_____. «Pacifiers and Your Toddler.» www.babycenter.com/0_pacifiers-and-your-toddler_12254.bc?page=1.

Berman, Jenn. *The A to Z Guide to Raising Happy, Confident Kids.* Novato, CA: New World Library, 2007.

_____. «How Big Business Has Let Parents Down.» *Los Angeles Family,* October 2007.

_____. «Parent's Guide to Better Baby Talk: Language Development in the First Three Years.» *Los Angeles Family,* August 2007.

Blakeslee, Sandra. «Studies Show Talking With Infants Shapes Basis of Ability to Think.» *New York Times,* April 17, 1997.

Bowen, Caroline. «Speech Intelligibility from 12 to 48 Months.» Speech-language-therapy.com. www.speech-language-therapy.com/intelligibility.htm.

CNN.com. «Your Baby: 10 Milestones for the First 2 Years.» www.cnn.com/2007/HEALTH/parenting/06/07/par.baby.milestones/index.html.

Chomsky, Noam. *Knowledge of Language: Its Nature, Origin, and Use.* New York: Praeger, 1986.

Conture, Edward G., and Jane H. Fraser. *Stuttering and Your Child: Questions and Answers.* Memphis, TN: Stuttering Foundation of America, 2007.

Cooper, Robin Panneton, and Richard N. Aslin. «Developmental Differences in Infant Attention to the Spectral Properties of Infant-Directed Speech.» *Child Development* 65 (1994): 1663-1677.

_____. «Preferences for Child Directed Speech in the First Month After Birth.» *Child Development* 61 (1990): 1584-1595.

Dyer, Laura. *Look Who's Talking! How to Enhance Your Child's Language Development, Starting at Birth.* Minnetonka, MN: Meadowbrook, 2004.

Eliot, Lise. *What's Going On in There? How the Brain and Mind Develop in the First Five Years of Life.* New York: Bantam, 2000.

Feit, Debbie. «Talking Trouble: If Your Child Doesn't Say Much or Is Hard to Understand, Don't Assume That She'll Eventually Catch Up Without Help.» *Parents,* March 2008.

Fowler, William. *Talking from Infancy: How to Nurture & Cultivate Early Language Development.* Cambridge, MA: Center for Early Learning and Child Care, 1995.

Gilkerson, Jill, and Jeffrey A. Richards. *The Power of Talk: Adult Talk and Conversational Turns During the Critical 0-3 Years of Child Development.* Boulder, CO: Infoture, 2007.

Golinkoff, Roberta M., and Kathy Hirsh-Pasek. *How Babies Talk: The Magic and Mystery of Language in the First Three Years of Life.* New York: Plume, 2000.

Guitar, Barry, and Jane Fraser. *If Your Child Stutters: A Guide for Parents.* Memphis, TN: Stuttering Foundation of America, 2006.

Hamaguchi, Patricia McAleer. *Childhood Speech, Language, and Listening Problems: What Every Parent Should Know.* New York: Wiley, 2001.

Hart, Betty, and Todd R. Risley. *Meaningful Differences in Everyday Experiences of Young American Children.* Baltimore: P.H. Brookes, 1995.

———. *The Social World of Children Learning to Talk.* Baltimore: P.H. Brookes, 1999.

Heilbeck, Tracy H., and Ellen M. Markman. «Word Learning in Children: An Examination of Fast Mapping.» *Child Development* 58.4 (1987): 1021-1034.Hirsh-Pasek, Kathy, Roberta M. Golinkoff, and Diane E. Eyer. *Einstein Never Used Flash Cards: How Our Children Really Learn—and Why They Need to Play More and Memorize Less.* Emmaus, PA: Rodale, 2003.

Howes, Carrollee. «Children's Experiences in Center-Based Child-Care as a Function of Teacher Background and Adult:Child Ratio.» *Merrill-Palmer Quarterly* 43 (1997): 404-425.

Hurt, Jeanette. «Late Talkers.» *Parenting,* October 2007.

Kegl, Judy. «The Nicaraguan Sign Language Project: An Overview.» *Signpost* 7.1 (1994): 24-31.

Language Log. «Word Counts.» November 28, 2006. http://itre.cis.upenn.edu/~myl/languagelog/archives/003831.html.

Lawton, Joseph T., and Nancy Fowell. «A Description of Teacher and Child Language in Two Preschool Programs.» *Early Childhood Research Quarterly* 4 (1989): 97-116.

Lotus, Jean. «It's Official: TV Linked to Attention Deficit.» WhiteDot.org. www.whitedot.org/issue/iss_story.asp?slug=ADHD%20Toddlers.

Mandel, Denise R., Peter W. Jusczuk, and David B. Pisoni. «Infant's Recognition of the Sound Patterns of Their Own Names.» *Psychological Science* 6 (1995): 314-317.

March of Dimes Foundation. «Multiples: Twins, Triplets and Beyond.» www.marchofdimes.com/professionals/14332_4545.asp.

McCartney, Kathleen. «Effect of Quality Day Care Environment on Children's Language Development.» *Developmental Psychology* 20 (1984): 244-259.

McCathern, Rebecca B., Paul J. Yoder, and Steven F. Warren. «The Role of Directives in Early Language Intervention.» *Journal of Early Intervention* 19 (1995): 91-101.

Mommy Speech Therapy. «Do Pacifiers and Sippy Cups Cause Speech Delay?» http://mommyspeechtherapy.com/?p=12.

NICHHD Early Child Care Research Network. «The Relation of Child Care to Cognitive and Language Development.» *Child Development* 71.4 (2000): 960.

Owens, Robert E., and Leah Feldon. *Help Your Baby Talk: Introducing the Shared Communication Method to Jump-Start Language and Have a Smarter, Happier Baby.* New York: Perigee, 2004.

Parenting. «Late Talker: Read This.» May 2008.

Parents. «Dr. Alan Greene on Toddler Stuttering.» www.parents.com/toddlers/development/intellectual/toddler-stuttering/.

Parents Connect. «Pacifiers & Teeth Damage.» www.parentsconnect.com/questions/pacifier_bad_for_teeth.jhtml.

Paul, Pamela. *Parenting, Inc.: How We Are Sold on $800 Strollers, Fetal Education, Baby Sign Language, Sleeping Coaches, Toddler Couture, and Diaper Wipe Warmers—and What It Means for Our Children.* New York: Times/Henry Holt, 2008.

Peisner-Feinberg, Ellen S., Margaret R. Burchinal, R.M. Clifford, M.L. Culkin, C. Howes, Sharon Lynn Kagan, and Noreen Yazejian. «The Relation of Preschool Child-Care Quality to Children's Cognitive and Social Development Trajectories Through Second Grade.» *Child Development* 72.5 (2001): 1534.

Pinker, Steven. *The Language Instinct: How the Mind Creates Language.* New York: HarperPerennial ModernClassics, 2007.

Remer Altmann, Tanya. *Mommy Calls: Dr. Tanya Answers Parents' Top 101 Questions about Babies and Toddlers.* New York: American Academy of Pediatrics, 2009.

Schaefer, Charles E., and Theresa Foy DiGeronimo. *Ages and Stages: A Parent's Guide to Normal Childhood Development.* New York: Wiley, 2000.

Schiff, Donald, and Steven P. Shelov. *American Academy of Pediatrics Guide to Your Child's Symptoms: The Official Home Reference, Birth through Adolescence.* New York: Villard, 1997.

Shonkoff, Jack P., and Deborah Phillips. *From Neurons to Neighborhoods: The Science of Early Child Development.* Washington, DC: National Academy, 2000.

Stamm, Jill, and Paula Spencer. *Bright from the Start: The Simple, Science-Backed Way to Nurture Your Child's Developing Mind, from Birth to Age 3.* New York: Gotham, 2007.

Treiber, Patricia M. *Keys to Dealing with Stuttering.* Hauppauge, NY: Barrons, 1993.

Walker, Dale, Charles Greenwood, Betty Hart, and Judith Carta. «Prediction of School Outcomes Based on Early Language Production and Socioeconomic Factors.» *Child Development* 65.2 (1994): 606-621.

Wall Street Journal. «Toddlers Who Watch TV Risk Attention Problems, Study Finds.» April 5, 2004.

Ward, Sally. *Baby Talk: Strengthen Your Child's Ability to Listen, Understand, and Communicate.* New York: Ballantine, 2001.

WebMD Children's Health Center. «So Long Sippy Cups, Hello Straws.» http://children.webmd.com/news/20080212/so-long-sippy-cups-hello-straws.

Wetherby, Amy M., and Gary P. Rodriguez. «Measurement of Communicative Intentions in Normally Developing Children During Structured and Unstructured Contexts.» *Journal of Speech and Hearing Research* 35 (1992): 130-138.

Wikipedia. «Nicaraguan Sign Language.» http://en.wikipedia.org/wiki/Nicaraguan_Sign_Language.

Yoder, Paul J., and Steven F. Warren. «Maternal Responsivity Mediates the Relationship between Prelinguistic Intentional Communication and Later Language.» *Journal of Early Intervention* 22.2 (1999): 126-136.

6. Hablar con las manos. Lenguaje de signos

ABCNews.com. «Baby Sign Language May Boost IQ.» February 22, 2005. http://abcnews.go.com/GMA/TurningPoints/story?id=521213&page=1.

Acredolo, Linda P., and Susan Goodwyn. *Baby Signs: How to Talk with Your Baby before Your Baby Can Talk.* New York: McGraw-Hill, 2009.

Agin, Marilyn C., Lisa F. Geng, and Malcolm J. Nicholl. *The Late Talker: What to Do If Your Child Isn't Talking Yet.* New York: St. Martin's, 2003.

Anthony, Michelle, and Reyna Lindert. *Signing Smart with Babies and Toddlers: A Parent's Strategy and Activity Guide.* New York: St. Martin's Griffin, 2005.

Apel, Kenn, and Julie Masterson. *Beyond Baby Talk: From Sounds to Sentences: A Parent's Complete Guide to Language Development.* New York: Three Rivers, 2001.

Berman, Jenn. «Teaching Babies Sign Language.» *Los Angeles Family,* November 2007.

Beyer, Monica. *Baby Talk: A Guide to Using Basic Sign Language to Communicate with Your Baby.* New York: Jeremy P. Tarcher/Penguin, 2006.

_____. *Teach Your Baby to Sign: An Illustrated Guide to Simple Sign Language for Babies.* Beverly, MA: Fair Winds, 2007.

Brady, Diane. «Look Who's Talking with Their Hands.» *Business Week,* August 14, 2000.

Charbonneau, Nicolle. «Early Childhood Critical Time to Learn Sign Language.» *Tri-Med.* January 8, 2002. www.freelists.org/post/tri-med/FYI-Early-Childhood-Critical-Time-to-Learn-Sign-Language.

Daniels, Marilyn. *Dancing with Words: Signing for Hearing Children's Literacy.* Westport, CT: Bergin & Garvey, 2001.

_____. «The Effect of Sign Language on Hearing Children's Language Development.» *Communication Education* 43.4 (1994): 291-298.

_____. «Happy Hands: The Effect of ASL on Hearing Children's Literacy.» *Reading Research and Instruction* 44.1 (2004): 86-100.

Dennis, Kirsten, and Tressa Azpiri. *Sign to Learn: American Sign Language in the Early Childhood Classroom.* St. Paul, MN: Redleaf, 2005.

Dyer, Laura. *Look Who's Talking! How to Enhance Your Child's Language Development, Starting at Birth.* Minnetonka, MN: Meadowbrook, 2004.

Easton-Waller, Linda. «Baby Signs in Bilingual Settings.» *SignShine: Signing with Babies and Children.* www.babysignshine.com/bilingual.shtml.

Eliot, Lise. *What's Going On in There? How the Brain and Mind Develop in the First Five Years of Life.* New York: Bantam, 1999.

Feit, Debbie, and Heidi M. Feldman. *The Parent's Guide to Speech and Language Problems.* New York: McGraw-Hill, 2007.

Garcia, W. Joseph. *Sign with Your Baby: How to Communicate with Infants before They Can Speak.* Seattle: Sign2Me, 2001.

ITV BabySign. «Baby Sign Research: Does It Improve Language Skills and IQ?» www.itvbabysign.com/about/language.aspx.

Leit, Etel. *FAQ.* SignShine: Parenting Sign Language Advanced Classes. Handout, page 28.

Paul, Pamela. *Parenting, Inc.: How We Are Sold on $800 Strollers, Fetal Education, Baby Sign Language, Sleeping Coaches, Toddler Couture, and Diaper Wipe Warmers—and What It Means for Our Children.* New York: Times/Henry Holt, 2008.

Ryan, Diane. *The Complete Idiot's Guide to Baby Sign Language.* Indianapolis, IN: Alpha, 2006.

Sign2Me. «Signs with Hearing Babies of Hearing Parents.» www.sign2me.com/index.php?option=com_content&task=view&id=17&Itemid=33.

Simpson, Teresa R. *The Everything Baby Sign Language Book: Get an Early Start Communicating with Your Baby!* Avon, MA: Adams Media, 2008.

Stamm, Jill, and Paula Spencer. *Bright from the Start: The Simple, Science-Backed Way to Nurture Your Child's Developing Mind, from Birth to Age 3*. New York: Gotham, 2007.

Thompson, Stacy A., and Val Nelson-Metlay. *Teach Your Tot to Sign: The Parents' Guide to American Sign Language*. Washington, DC: Gallaudet University Press, 2005.

University of Washington. «Hearing Infants Show Preference for Sign Language over Pantomime.» June 4, 2002. www.washington.edu/newsroom/news/2002archive/06-02archive/k060402.html.

Watson, Jennifer Hill. *Baby Signing for Dummies*. Hoboken, NJ: Wiley, 2006.

7. Bebés sin fronteras. **La lengua extranjera**

Barron-Hauwaert, Suzanne. *Language Strategies for Bilingual Families: The One-Parent-One-Language Approach*. Clevedon, UK: Multilingual Matters, 2004.

Berman, Jenn. «Foreign Language Learning: Unlock Your Child's Global Potential.» *Los Angeles Family*, September 2007.

Bialystok, Ellen. *Bilingualism in Development: Language, Literacy, and Cognition*. Cambridge, UK: Cambridge University Press, 2001.

Bialystok, Ellen, and Kenji Hakuta. *In Other Words: The Science and Psychology of Second-Language Acquisition*. New York: Basic Books, 1994.

Bichachi, Olga. «Is English Enough for Your 21st Century Baby?» BlueSuitMom.com. www.bluesuitmom.com/family/education/bilingual.html.

Boston Children's Music. «5 Amazing Ways Music Can Teach Your Child a Foreign Language.» May 4, 2009. www.bostonchildrensmusic.com/foreign-language-music/.

Clark, D.R. «Visual, Auditory, and Kinesthetic Learning Styles (VAK).» Performance Juxtaposition Site. April 11, 2008. www.nwlink.com/~Donclark/hrd/styles/vakt.html.

Cunningham-Andersson, Una, and Staffan Andersson. *Growing Up with Two Languages: A Practical Guide*. London: Routledge, 1999.

Eliot, Lise. *What's Going On in There? How the Brain and Mind Develop in the First Five Years of Life*. New York: Bantam, 2000.

Foust, Linda. «Earlier Is Better.» Parents' Press. 2003. www.parentspress.com/edulanguages.html.

Fuller, Cheri. *Talkers, Watchers, and Doers: Unlocking Your Child's Unique Learning Style*. Colorado Springs, CO: Pinon, 2004.

Genesee, Fred, Johanne Paradis, and Martha B. Crago. *Dual Language Development and Disorders: A Handbook on Bilingualism and Second Language Learning*. Baltimore: Paul H. Brookes, 2004.

Golinkoff, Roberta M., and Kathy Hirsh-Pasek. *How Babies Talk: The Magic and Mystery of Language in the First Three Years of Life*. New York: Plume, 2000.

King, Kendall A., and Alison Mackey. *The Bilingual Edge: Why, When, and How to Teach Your Child a Second Language*. New York: Collins, 2007.

Kuhl, Patricia K., Feng-Ming Tsai, and Huei-Mei Liu. «Foreign-Language Experience in Infancy: Effects of Short-Term Exposure and Social Interaction on Phonetic Learning.» *Proceedings of the National Academy of Sciences* 100.15 (2003): 9096-9101.

Lee, Patrick. «Cognitive Development in Bilingual Children: A Case for Bilingual Instruction in Early Childhood Education.» *Bilingual Research Journal* 20.3 & 4 (1996): 499-522.

Linn, Susan. *The Case for Make Believe: Saving Play in a Commercialized World*. New York: New Press, 2008.

McCardle, Peggy D., and Erika Hoff. *Childhood Bilingualism: Research on Infancy through School Age*. Clevedon, UK: Multilingual Matters, 2006.

Medical News Today. «Bilingualism Has Protective Effect in Delaying Onset of Dementia by Four Years, Canadian Study Shows.» January 12, 2007. www.medicalnewstoday.com/articles/60646.php.

Merrill, Jane. *Bringing Up Baby Bilingual*. New York: Facts on File, 1984.

National Center for Research on Cultural Diversity and Second Language Learning. «Myths and Misconceptions about Second Language Learning.» Center for Applied Linguistics. www.cal.org/resources/Digest/myths.html.

Neergaard, Lauran. «How Do Kids Become Bilingual So Easily?» AP Newswire. July 21, 2009. http://news.aol.com/article/bilingual-children/581917.

Paradowski, Michal B. «The Benefits of Multilingualism.» Bilingual/Bicultural Family Network. www.biculturalfamily.org/benefitsofmultilingualism.html.

Parenting. «Too Young for Two Languages? Ages + Stages.» March 1, 2007.

Patterson, Janet L. «Relationships of Expressive Vocabulary Development to Frequency of Reading and Television Experience Among Bilingual Toddlers.» *Applied Psycholinguistics* 23 (2002): 493-508.

Paul, Pamela. «Extract One: Parenting Inc.» Telegraph.co.uk. May 10, 2008. www.telegraph.co.uk/education/3356199/Extract-one-Parenting-Inc.-by-Pamela-Paul.html.

Peal, Elizabeth, and Wallace Lambert. «The Relation of Bilingualism to Intelligence.» *Psychological Monographs* 76: 1-23.

Pearson, Barbara Zurer. *Raising a Bilingual Child: A Step-by-Step Guide for Parents.* New York: Living Language, 2008.

Pearson, Barbara Zurer, Sylvia C. Fernandez, Vanessa Lewedeg, and D. Kimbrough Oller. «The Relation of Input Factors to Lexical Learning by Bilingual Infants.» *Applied Psycholinguistics* 18 (1997): 41-58.

Simms, Patricia. «Baby Einsteins or Baby Couch Potatoes?» Campaign for a Commercial-Free Childhood. February 3, 2006. http://commercialfreechildhood.org/news/babycouchpotato.htm.

Steiner, Naomi, Susan L. Hayes, and Steven Parker. *7 Steps to Raising a Bilingual Child.* New York: AMACOM, 2008.

Tabors, Patton O. *One Child, Two Languages: A Guide for Early Childhood Educators of Children Learning English as a Second Language.* Baltimore: Paul H. Brookes, 2008.

_____. *One Child, Two Languages: A Guide for Preschool Educators of Children Learning English as a Second Language.* Baltimore: Paul H. Brookes, 1997.

Zigler, Edward, Dorothy G. Singer, and Sandra J. Bishop-Josef, eds. *Children's Play: The Roots of Reading.* Washington, DC: Zero to Three, 2004.

8. El bebé y los libros. La lectura

Adams, Marilyn Jager. *Beginning to Read: Thinking and Learning about Print.* Cambridge, MA: MIT, 1990.

Danlson, Nicholas W. Banhron *Language Screening Test.* Baltimore: University Park, 1977.

Bardige, Betty, Lynn Segal, and Marilyn M. Segal. *Building Literacy with Love: A Guide for Teachers and Caregivers of Children from Birth through Age 5.* Washington, DC: Zero to Three, 2005.

Barone, Diane M., and Lesley Mandel Morrow, eds. *Literacy and Young Children: Research-Based Practices.* New York: Guilford, 2003.

Berman, Jenn. «Raising Lifetime Readers from the Start.» *Los Angeles Family,* November 2009.

Biemiller, Andrew. «Oral Comprehension Sets the Ceiling on Reading Comprehension.» *American Educator,* Spring/Summer 2003.

Biemiller, Andrew, and Paula Menyuk. *Language and Reading Success.* Newton Upper Falls, MA: Brookline, 1999.

Birckmayer, Jennifer, Anne Kennedy, and Anne Stonehouse. *From Lullabies to Literature: Stories in the Lives of Infants and Toddlers.* Washington, DC: NAEYC, 2008.

Blakemore, Caroline, and Barbara Weston-Ramirez. *Baby Read-Aloud Basics: Fun and Interactive Ways to Help Your Little One Discover the World of Words.* New York: AMACOM, 2006.

Burns, M. Susan, Peg Griffin, and Catherine E. Snow. *Starting Out Right: A Guide to Promoting Children's Reading Success.* Washington, DC: National Academy, 1999.

Codell, Esmé Raji. *How to Get Your Child to Love Reading.* Chapel Hill, NC: Algonquin of Chapel Hill, 2003.

Coronato, Helen. *The Complete Idiot's Guide to Reading with Your Child.* Indianapolis, IN: Alpha, 2007.

Cunningham, Anne E., and Keith E. Stanovich. «What Reading Does for the Mind.» *American Educator,* Spring/Summer 1998.

Emery, Olga, and Mihalyi Csikszentmihalyi. «The Socialization Effects of Cultural Role Models in Ontogenetic Development and Upward Mobility.» *Child Psychiatry and Human Development* 12.1 (Fall 1981): 3-18.

Fox, Mem. *Reading Magic: Why Reading Aloud to Our Children Will Change Their Lives Forever.* New York: Harcourt, 2008.

Gelman, Judy, and Vicki Levy Krupp. *The Kids' Book Club Book: Reading Ideas, Recipes, Activities, and Smart Tips for Organizing Terrific Kids' Book Clubs.* New York: Penguin, 2007.

Hall, Susan L., and Louisa Cook Moats. *Straight Talk about Reading: How Parents Can Make a Difference during the Early Years.* Lincolnwood, IL: Contemporary, 1999.

Hamilton, Emma Walton. *Raising Bookworms: Getting Kids Reading for Pleasure and Empowerment.* Sag Harbor, NY: Beech Tree, 2009.

Hayes, Donald P., and Margaret G. Ahrens. «Vocabulary Simplification for Children: A Special Case for 'Motherese'» *Journal of Child Language* 15 (1988): 395-410.

Kailing, Timothy D. *Native Reading: How to Teach Your Child to Read, Easily and Naturally, before the Age of Three.* CreateSpace, 2008.

Krashen, Stephen D. *The Power of Reading: Insights from the Research.* Englewood, CO: Libraries Unlimited, 1993.

Lee Pesky Learning Center. *Every Child Ready to Read: Literacy Tips for Parents.* New York: Ballantine, 2004.

Lee, Sy-Ying, and Stephen D. Krashen. «Writing Apprehension in Chinese as a First Language.» *Review of Applied Linguistics* 115-116: 27-37.

McGuinness, Diane. *Growing a Reader from Birth: Your Child's Path from Language to Literacy.* New York: W.W. Norton, 2004.

Miller, Donalyn. *The Book Whisperer: Awakening the Inner Reader in Every Child.* San Francisco: Jossey-Bass, 2009.

Morrow, L. «Home and School Correlates of Early Interest in Literature.» *Journal of Education Research* 75: 339-344.

Multnomah County Library. «Dialogic Reading: How We Read to Children Is as Important as How Frequently We Read to Them.» 2009. www.multcolib.org/birthtosix/elitdialogic.html.

Munson-Benson, Carolyn. *Playful Reading: Positive, Fun Ways to Build the Bond between Preschoolers, Books, and You.* Minneapolis: Search Institute, 2005.

Nell, Victor. *Lost in a Book: The Psychology of Reading for Pleasure.* New Haven, CT: Yale University Press, 1988.

Neuman, Susan B. «The Home Environment and Fifth-Grade Students' Leisure Reading.» *Elementary School Journal* 86: 335-343.

Prescott, Orville. *A Father Reads to His Children.* New York: E.P. Dutton, 1965.

Rosenkoetter, Sharon E., and Joanne Knapp-Philo. *Learning to Read the World: Language and Literacy in the First Three Years.* Washington, DC: Zero to Three, 2006.

Stamm, Jill, and Paula Spencer. *Bright from the Start: The Simple, Science-Backed Way to Nurture Your Child's Developing Mind, from Birth to Age 3.* New York: Gotham, 2007.

Straub, Susan, and K.J. Dell'Antonia. *Reading with Babies, Toddlers, and Twos: A Guide to Choosing, Reading, and Loving Books Together.* Naperville, IL: Source, 2006.

Trelease, Jim. *The Read-Aloud Handbook.* New York: Penguin, 2006.

U.S. Department of Education. «Start Early, Finish Strong: How to Help Every Child Become a Reader.» www.ed.gov/pubs/startearly/ch_1.html.

Warwick, Elley B. «Vocabulary Acquisition from Listening to Stories.» *Reading Research Quarterly* 24 (Spring 1989): 174-187.

Woodward, Amanda L. «Infants' Developing Understanding of the Link Between Looker and Object.» *Developmental Science* 6.3 (2003): 297-311.

9. Otra clase de juguetes. **La importancia del juego**

American Academy of Pediatrics. «Injuries Associated with Infant Walkers.» 108.3 (2001): 790-792.

Aubert, Emilie J. «Adaptive Equipment and Environmental Aids for Children with Disabilities.» *Pediatric Physical Therapy.* Ed. Jan Stephen Tecklin. Philadelphia: Lippincott Williams & Wilkins, 2008. 389-414.

Auerbach, Stevanne. *Dr. Toy's Smart Play Smart Toys: How to Raise a Child with a High PQ (Play Quotient).* Rancho Dominguez, CA: Educational Insights, 2004.

Barnett, Lynn A. «Research Note: Young Children's Resolution of Distress Through Play.» *Journal of Child Psychology and Psychiatry* 25 (1984): 477-483.

Barnett, Lynn A., and B. Storm. «Play, Pleasure and Pain: The Reduction of Anxiety through Play.» *Leisure Sciences* 4.2 (1981):161-175.

Berk, Laura E. *Awakening Children's Minds: How Parents and Teachers Can Make a Difference.* New York: Oxford University Press, 2001.

Berman, Jenn. *The A to Z Guide to Raising Happy, Confident Kids.* Novato, CA: New World Library, 2007.

——. «The Importance of Play.» *Los Angeles Family,* June 2009.

Bodrova, Elena, and Deborah J. Leong. «The Importance of Being Playful.» *First Years of School* 60.7 (2003): 50-53.

——. *Tools of the Mind: The Vygotskian Approach to Early Childhood Education.* Upper Saddle River, NJ: Pearson/Merrill Prentice Hall, 2007.

Bronson, Martha. *The Right Stuff for Children Birth to 8: Selecting Play Materials to Support Development.* Washington, DC: NAEYC, 1995.

Brown, Pei-San, John Sutterby, and Candra Thorton. «Combating Childhood Obesity With Physical Play Opportunities.» *PTO Today.* www.ptotoday.com/pto-today-articles/article/67-combating-childhood-obesity-with-physical-play-opportunities.

Burton, Roger V. «Baby Walkers May Impede Child Development.» *Bio-Medicine,* October 12, 1999. http://news.bio-medicine.org/medicine-news-2/Baby-walkers-may-impede-child-development-10211-2/.

Carlo, George Louis, and Martin Schram. *Cell Phones: Invisible Hazards in the Wireless Age: An Insider's Alarming Discoveries about Cancer and Genetic Damage.* New York: Carroll & Graf, 2002.

Carlson, Ginger. *Child of Wonder: Nurturing Creative & Naturally Curious Children.* Eugene, OR: Common Ground, 2008.

Child. «Hi-Tech Toys: How Are They Really Affecting Your Child?» February 2001.

Child Development Perspectives. «Improving the Numerical Understanding of Children from Low-Income Families.» 3.2 (2009): 118-124.

Child's Genius. «Developing the Child Brain: Children Endangered by Cell Phone Radiation.» www.internationalparentingassociation.org/BrainDevelopment/cellphones.html.

Christakis, Dimitri A., Frederick J. Zimmerman, and Michelle M. Garrison. «Effect of Block Play on Language Acquisition and Attention in Toddlers: A Pilot Randomized Controlled Trial.» *Archives of Pediatrics & Adolescent Medicine* 161.10 (2007): 967-971.

Conner, Bobbi. *Unplugged Play: No Batteries, No Plugs, Pure Fun.* New York: Workman, 2007.

Connolly, Jennifer A., and Anna-Beth Doyle. «Relations of Social Fantasy Play to Social Competence in Preschoolers.» *Developmental Psychology* 20 (1984): 797-806.

Diaz, Rafael M., and Laura E. Berk. *Private Speech: From Social Interaction to Self-Regulation.* Hillsdale, NJ: Lawrence Erlbaum, 1992.

Dolan, Deirdre. «Do Cell Phones Harm Unborn Babies?» *Daily Green.* May 30, 2008. www.thedailygreen.com/living-green/blogs/organic-parenting/cell-phones-55053901.

Early Learning World. «Good Toys, Bad Toys: How Your Child Can Develop by Having Good Toys.» www.earlylearningworld.com.au/articles/art_toys.asp.

Elkind, David. *Power of Play: How Spontaneous, Imaginative Activities Lead to Happier, Healthier Children.* Cambridge, MA: Da Capo Lifelong, 2008.

———. «Thinking About Children's Play: Play Is Not Work, Nor Is Work Play.» *Child Care Information Exchange* (2001): 27-28.

EM Radiation Research Trust. «Cellphones and Brain Tumors. 15 Reasons for Concern: Science, Spin and the Truth Behind Interphone.» www.radiationresearch.org/pdfs/15reasons.asp.

Feldman, Ruth, and Charles W. Greenbaum. «Affect Regulation and Synchrony in Mother-Infant Play as Precursors to the Development of Symbolic Competence.» *Infant Mental Health Journal* 18 (1997): 4-23.

Fiese, Barbara. «Playful Relationships: A Contextual Analysis of Mother-Toddler Interaction and Symbolic Play.» *Child Development* 61 (1990): 1648-1656.

FOXNews.com. «Parents Use Cell Phones as Modern Baby Rattles.» May 20, 2009. www.foxnews.com/story/0,2933,520892,00.html.

Fromberg, Doris Pronin, and Doris Bergen. *Play from Birth to Twelve: Contexts, Perspectives, and Meanings.* New York: Routledge, 2006.

Frost, Joe L., Sue Clark Wortham, and Stuart Reifel. *Play and Child Development.* Upper Saddle River, NJ: Pearson, 2007.

Furrow, D. «Developmental Trends in the Differentiation of Social and Private Speech.» In *Private Speech: From Social Interaction to Self-Regulation,* ed. Rafael M. Diaz and Laura E. Berk, 143-158. Hillsdale, NJ: Lawrence Erlbaum, 1992.

Gerber, Magda, and Allison Johnson. *Your Self-Confident Baby: How to Encourage Your Child's Natural Abilities—from the Very Start.* New York: Wiley, 1998.

Google Answers. «Developmental Impact of Walkers, Exersaucers, and Jumpers on Babies / Infants.» http://answers.google.com/answers/threadview/id/745582.html.

Greenspan, Stanley I. *Great Kids: Helping Your Baby and Child Develop the Ten Essential Qualities for a Happy, Healthy Life.* Cambridge, MA: Da Capo, 2007.

———. *The Secure Child: Helping Our Children Feel Safe and Confident in a Changing World.* Cambridge, MA: Da Capo, 2003.

Greenspan, Stanley I., and Nancy Breslau Lewis. *Building Healthy Minds: The Six Experiences That Create Intelligence and Emotional Growth in Babies and Young Children.* Cambridge, MA: Perseus, 2000.

HealthyChildren.org. «Baby Walkers: A Dangerous Choice.» March 30, 2010. www.healthychildren.org/English/safety-prevention/at-home/Pages/Baby-Walkers-A-Dangerous-Choice.aspx

Helen DeVos Children's Hospital. *Walkers, Exersaucers and Jumpers: Why They Won't Teach Your Child to Walk.* Handout. 2008. http://applications.spectrum-health.org/education/document.aspx?url=Patient+Education%2Fx11470.pdf.

Hirsh-Pasek, Kathy, Roberta M. Golinkoff, and Diane E. Eyer. *Einstein Never Used Flash Cards: How Our Children Really Learn—and Why They Need to Play More and Memorize Less.* Emmaus, PA: Rodale, 2003.

Holloran, Donna. *Tummy Time: Respectfully and Naturally.* Handout. BabyGroup, 2003.

Hope, Jenny. «Background TV 'Can Harm Children's Speech.'» DailyMail Online. June 2, 2009. www.dailymail.co.uk/health/article-1190183/Background-TV-harm-childrens-speech.html.

Iovinelli, Beth M. «Tummy Time Explained for Baby Development.» BabyZone. w ww.babyzone.com/askanexpert/tummy-time-101.

Isenberg, Joan Packer, and Nancy Quisenberry. «Play: Essential for All Children: A Position Paper of the Association for Childhood Education International.» Association for Childhood Education International. http://acei.org/action/acei-positions/positions-papers/.

Jenkinson, Sally. *The Genius of Play: Celebrating the Spirit of Childhood.* Stroud, UK: Hawthorn, 2001.

Jenner, Sue. *The Parent-Child Game: The Proven Key to a Happier Family.* New York: Bloomsbury, 2000.

Jones, Elizabeth, and Renatta M. Cooper. *Playing to Get Smarter.* New York: Teachers College, 2006.

Leinkauf, Von Simone. «Intelligence? A Child's Play: Making Mud Pies or Building Sand Castles Increases Intelligence According to the American Psychologist Dr. Toy.» Dr. Toy. August 5, 2003. www.drtoy.com/about_drtoy/tagesspielgel_english.html.

Levin, Diane E., and Barbara Rosenquest. «The Increasing Role of Electronic Toys in the Lives of Infants and Toddlers: Should We Be Concerned?» *Contemporary Issues in Early Childhood* 2.2 (2001): 242-247.

Linn, Susan. *The Case for Make Believe: Saving Play in a Commercialized World.* New York: New Press, 2008.

McCarthy, Claire. «Tummy-Time Makeover, Q+A: Kid's Health.» *Parenting,* July 2008.

MediaWise. «Children and Advertising.» www.mediafamily.org/facts/facts_childadv.shtml.

Medical News Today. «Cellphones Cause Brain Tumors, Says New Report by International EMF Collaborative.» August 26, 2009. www.medicalnewstoday.com/articles/161960.php.

Mercer, Jean. «Child's Play: How They Do the Math.» *Psychology Today.* July 29, 2009. www.psychologytoday.com/blog/child-myths/200907/childs-play-how-they-do-the-math.

Moyles, Janet. *The Excellence of Play.* Maidenhead, UK: Open University Press, 2005.

Neighmond, Patti. «U.S. Childhood Obesity Rates Level Off.» NPR: National Public Radio. www.npr.org/templates/story/story.php?storyId=90880182.

Oppenheim, Joanne, and Stephanie Oppenheim. *Oppenheim Toy Portfolio: The Best Toys, Books, & DVDs for Kids.* New York: Oppenheim Toy Portfolio, 2006.

Parenting. «Benefits of Blocks.» January 2008.

Parenting. «Tummy Time! Ages and Stages, Birth to Age 12.» October 2003.

Parents. «Tummy Time.» August 2001.

Perlmutter, David, and Carol Colman. *Raise a Smarter Child by Kindergarten: Build a Better Brain and Increase IQ Up to 30 Points.* New York: Morgan Road, 2006.

Piaget, Jean. *Play, Dreams and Imitation in Childhood.* New York: W.W. Norton, 1962.

Pitamic, Maja. *Teach Me to Do It Myself: Montessori Activities for You and Your Child.* Hauppauge, NY: Barron's Educational Series, 2004.

Pleshette, Murphy Ann. *The Secret of Play: How to Raise Smart, Healthy, Caring Kids from Birth to Age 12.* New York: F.A.O Schwarz, 2008.

Ramseyer, Viola. «Stages of Play.» EzineArticles. http://ezinearticles.com/?Stages-of-Play&id=900253.

Rectenwald, Traci, and Alan Greene. «Baby Walkers.» DrGreene.com. April 15, 2009. www.drgreene.com/21_810.html.

Schaefer, Charles E., and Theresa Foy DiGeronimo. *Ages and Stages: A Parent's Guide to Normal Childhood Development.* New York: Wiley, 2000.

Siegler, Robert S. «Improving the Numerical Understanding of Children from Low-Income Families.» Carnegie Mellon Psychology. www.psy.cmu.edu/~siegler/siegler09-inpress.pdf.

Singer, Dorothy G., Roberta M. Golinkoff, and Kathy Hirsh-Pasek. *Play = Learning: How Play Motivates and Enhances Children's Cognitive and Social-Emotional Growth.* Oxford: Oxford University Press, 2006.

Springen, Karen. «A Faltering First Step: Can Exercise Saucers Hinder Development?» *Newsweek,* June 23, 1997.

Stamm, Jill, and Paula Spencer. *Bright from the Start: The Simple, Science-Backed Way to Nurture Your Child's Developing Mind, from Birth to Age 3.* New York: Gotham, 2007.

Stilson, Stephanie R., and Carol Gibb Harding. «Early Social Context As It Relates to Symbolic Play: A Longitudinal Investigation.» *Merrill-Palmer Quarterly* 43 (1997): 682-693.

Striker, Susan. *Please Touch: How to Stimulate Your Child's Creative Development.* New York: Fireside, 1986.

Sunderland, Margot. *Science of Parenting: Practical Guidance on Sleep, Crying, Play, and Building Emotional Well-Being for Life.* New York: Dorling Kindersley, 2006.

Szymanski, Marianne M., and Ellen Neuborne. *Toy Tips: A Parent's Essential Guide to Smart Toy Choices.* San Francisco: Jossey-Bass, 2004.

UCLA School of Public Health. «Study Questions Safety of Children's Exposure to Cell Phones during Prenatal and Early Childhood Period.» May 21, 2008. www.ph.ucla.edu/pr/newsitem052108.html.

Weaver, Jon. «Play Is Serious Business for Children's Intelligence.» IQ Test Labs. www.intelligencetest.com/articles/article6.htm.

Winerman, Lea. «Playtime in Peril.» *Monitor on Psychology,* September 2009.

Winn, Marie. *The Plug-in Drug: Television, Computers, and Family Life.* New York: Penguin, 2002.

Wolfgang, Charles H. *Child Guidance through Play: Teaching Positive Social Behaviors (Ages 2-7)*. Boston: Allyn and Bacon, 2004.

Zigler, Edward, Dorothy G. Singer, and Sandra J. Bishop-Josef. *Children's Play: The Roots of Reading*. Washington, DC: Zero to Three, 2004.

10. Más allá de la «caja tonta». Tiempo de pantalla

ABC Science. «Daily Dose of TV Doubles Asthma Risk.» www.abc.net.au/science/articles/2009/03/03/2505813.htm.

Acuff, Dan S., and Robert H. Reiher. *Kidnapped: How Irresponsible Marketers Are Stealing the Minds of Your Children*. Chicago: Dearborn Trade, 2005.

American Academy of Child & Adolescent Psychiatry. «Children and Watching TV.» March 2001. www.aacap.org/cs/root/facts_for_families/children_and_watching_tv.

——. «Obesity in Children and Teens.» May 2008. www.aacap.org/cs/root/facts_for_families/obesity_in_children_and_teens.

American Academy of Pediatrics. «Joint Statement on the Impact of Entertainment Violence on Children: Congressional Public Health Summit.» July 26, 2000. www.aap.org/advocacy/releases/jstmtevc.htm.

——. «Policy Statement: Children, Adolescents, and Television.» *Pediatrics* 107.2 (2001): 423-426. http://aappolicy.aappublications.org/cgi/content/full/pediatrics;107/2/423.

——. «TV and Your Family.» www.aap.org/publiced/BR_TV.htm.

BabyCenter. «Two Hours of TV Doubles Kids' Asthma Risk.» www.babycenter.com/204_two-hours-of-daily-tv-doubles-kids-asthma-risk_10310208.bc.

Belton, Teresa. «The 'Face at the Window' Study: A Fresh Approach to Media Influence and to Investigating the Influence of Television and Videos on Children's Imagination.» *Media, Culture, and Society* 22 (2001): 629-643.

——. «Television and Imagination: An Investigation of the Medium's Influence on Children's Story-Making.» *Media, Culture, and Society* 23 (2001): 799-820.

Berman, Jenn. *The A to Z Guide to Raising Happy, Confident Kids*. Novato, CA: New World Library, 2007.

——. «Television and Your Child: What Every Parent Needs to Know.» *Los Angeles Family*, November 2004.

——. «TV's Attack on Your Children's Health.» *Los Angeles Family*, May 2007.

Blakemore, Caroline, and Barbara Weston Ramirez. *Baby Read-Aloud Basics: Fun and Interactive Ways to Help Your Little One Discover the World of Words*. New York: AMACOM, 2006.

Brock, Barbara J. *Living Outside the Box: TV-Free Families Share Their Secrets*. Spokane: Eastern Washington University Press, 2007.

Bronson, Po, and Ashley Merryman. *Nurture Shock: New Thinking About Children*. New York: Twelve, 2009.

Cantor, Joanne. *Mommy, I'm Scared: How TV and Movies Frighten Children and What We Can Do to Protect Them*. New York: Harcourt Brace, 1998.

Carlsson-Page, Nancy. *Taking Back Childhood: Helping Your Kids Thrive in a Fast-Paced, Media-Saturated, Violence-Filled World*. New York: Hudson Street, 2008.

CBC.ca. «Refunds Offered on Baby Einstein DVDs.» October 25, 2009. www.cbc.ca/consumer/story/2009/10/25/waltdisney-babyeinstein-refunds.html?ref=rss.

Cederquist, Caroline J. *Helping Your Overweight Child: A Family Guide*. Naples, FL: Advance Medical, 2002.

Centers for Disease Control and Prevention. «Childhood Obesity.» www.cdc.gov/HealthyYouth/obesity/.

Chmielewski, Dawn C. «Kids Watch More Than a Day of TV Each Week.» *Los Angeles Times*, October 27, 2009.

Christakis, Dimitri A., and Frederick J. Zimmerman. «Children's Viewing and Cognitive Outcomes: A Longitudinal Analysis of National Data.» *Archives of Pediatrics & Adolescent Medicine* 159 (2005): 619.

——. *The Elephant in the Living Room: Make Television Work for Your Kids*. Emmaus, PA: Rodale, 2006.

CNN.com. «Study: Want a Smart Baby? TV's Not Going to Help.» www.cnn.com/2009/HEALTH/03/03/babies.watch.TV/index.html.

Common Sense Media. «New Study: Exposure to Media Damages Children's Long-Term Health.» www.commonsensemedia.org/about-us/press-room/press-releases/study-reveals-media-damages-child-health.

Dance, Amber. «Video as a Baby Brain Drain.» *Los Angeles Times*, August 7, 2007.

Elkind, David. *The Power of Play: Learning What Comes Naturally*. Cambridge, MA: Da Capo, 2007.

Fisch, Shalom M. *Children's Learning from Educational Television: Sesame Street and Beyond*. Mahwah, NJ: Lawrence Erlbaum, 2004.

Garrison, Michelle M., and Dimitri A. Christakis. *A Teacher in the Living Room? Educational Media for Babies, Toddlers, and Preschoolers.* The Henry J. Kaiser Family Foundation. www.kff.org/entmedia/upload/7427.pdf.

Goddard, Sally. *What Babies and Children Really Need.* Stroud, UK: Hawthorn, 2008.

Graaff, John de, Thomas H. Naylor, and David Wann. *Affluenza: The All-Consuming Epidemic.* San Francisco: Berret-Koehler, 2001.

Guernsey, Lisa. *Into the Minds of Babes: How Screen Time Affects Children from Birth to Age Five.* New York: Basic Books, 2007.

Hancox, Robert J., and Richie Poulton. «Watching Television Is Associated with Childhood Obesity: But Is It Clinically Important?» *International Journal of Obesity* 30 (2006): 171-175.

Harrison, Kristen, and Joanne Cantor. «Tales from the Screen: Enduring Fright Reactions to Scary Media.» *Psychology* 1.2 (1999): 97-116.

Healy, Jane M. *Endangered Minds: Why Our Children Don't Think.* New York: Simon & Schuster, 1990.

Hope, Jenny. «Background TV 'Can Harm Children's Speech.'» DailyMail Online. June 2, 2009. www.dailymail.co.uk/health/article-1190183/Background-TV-harm-childrens-speech.html.

Johnson, Jeffrey G., Judith S. Brook, Patricia Cohen, Michael B. First, and Stephanie Kasen. «Association between Television Viewing and Sleep Problems during Adolescence and Early Adulthood.» *Pediatrics* 116 (2004): 562-568.

Klesges, Robert C., Mary L. Shelton, and Lisa M. Klesges. «Effects of Television on Metabolic Rate: Potential Implications for Childhood Obesity.» *Pediatrics* 91.2 (1993): 281-286.

Koezuka, Naoko, Kenneth R. Allison, Edward M. Adlaf, John J.M. Dwyer, Guy Faulkner, Jack Goodman, and Malcolm Koo. «The Relationship between Sedentary Activities and Physical Inactivity among Adolescents: Results from the Canadian Community Health Survey.» *Journal of Adolescent Health* 39.4 (2006): 515-522.

Krcmar, Marina. *Living without the Screen: Causes and Consequences of Life without Television.* New York: Routledge, 2009.

Kubey, Robert, and Mihaly Csikszentmihalyi. «Television Addiction Is No Mere Metaphor.» ScientificAmerican.com. February 23, 2002. www.shenet.org/high/hsacaddept/English/ddayton/Documents/Media/Television%20Addiction%20is%20no%20Mere%20Metaphor.pdf.

Landhuis, Carl Erik, Richie Poulton, David Welch, and Robert John Hancox. «Does Childhood Television Viewing Lead to Attention Problems in Adolescence? Results From a Prospective Longitudinal Study.» *Pediatrics* 120.3 (2007): 532-537.

Linn, Susan. *The Case for Make Believe: Saving Play in a Commercialized World.* New York: New Press, 2008.

——. *Consuming Kids: The Hostile Takeover of Childhood.* New York: Anchor, 2005.

Lipper, Ari. *Buy, Buy, Baby: The Complete Sourcebook of Products for Your New Baby.* Chicago: Contemporary, 1996.

Los Angeles Times. «Study: TV Affects Toddlers.» April 16, 2004.

Lotus, Jean. «It's Official: TV Linked to Attention Deficit.» White Dot. www.whitedot.org/issue/iss_story.asp?slug=ADHD%20Toddlers.

Mander, Jerry. *Four Arguments for the Elimination of Television.* New York: Perennial, 2002.

Marans, Steven. *Listening to Fear: Helping Kids Cope, from Nightmares to the Nightly News.* New York: Owl, 2005.

Martinez-Gomez, David, Joey C. Eisenmann, Kate A. Heelan, Jared Tucker, and Gregory J. Welk. «Associations Between Sedentary Behavior and Blood Pressure in Young Children.» *Archives of Pediatrics & Adolescent Medicine* 163.8 (2009): 724-730.

Mishori, Ranit. «TV and Asthma.» *Parade,* May 3, 2009.

Msnbc.com. «Even Background TV May Delay Infants' Speech.» June 1, 2009. www.msnbc.msn.com/id/31051013.

New York Post. «Study: Kids Who Watch 2 Hours of TV a Day Twice as Likely to Develop Asthma.» March 3, 2009. www.nypost.com/p/news/international/tv_linked_to_kids_asthma_CuQvD4GQkIH4Z9aHAdnvLK.

Oppenheimer, Todd. *The Flickering Mind: The False Promise of Technology in the Classroom, and How Learning Can Be Saved.* New York: Random House, 2003.

Oprah.com. «Take Oprah's 'What Can You Live Without?' Challenge.» www.oprah.com/oprahshow/What-Can-You-Live-Without-Experiment-Steps.

Ostrov, Jamie M., Douglas A. Gentile, and Nicki R. Crick. «Media Exposure, Aggression and Prosocial Behavior During Early Childhood: Longitudinal Study,» *Social Development,* 15.4 (2006): 612-627.

Owens, Judy. «Television-Viewing Habits and Sleep Disturbance in School Children.» *Pediatrics* 104.3 (1999): E27.

Parents. «Too Much Television?» July 2008.

Park, Alice. «Baby Einsteins: Not So Smart After All.» *Time,* August 6, 2007.

———. «Watching TV: Even Worse for Kids Than You Think.» *Time,* August 4, 2009.

Pecora, Norma Odom, John P. Murray, and Ellen Wartella. *Children and Television: Fifty Years of Research.* Mahwah, NJ: Lawrence Erlbaum, 2007.

Peterson, Gayle. «How Can TV Affect Your Family?» iVillage. http://parenting.ivillage.com/mom/structure/0,3wpc,00.html.

Redford, John. «The Impact of Television.» Tannis MacBeth Williams, ed. TheWorld.com. January 1995. http://world.std.com/~jlr/comment/tv_impact.htm.

Reilly, John, Stan Grant, Diane M. Jackson, Louise A. Kelly, Colette Montgomery, James Y. Paton, and Christine Slater. «Total Energy Expenditure and Physical Activity in Young Scottish Children: Mixed Longitudinal Study.» *Lancet* 363.9404 (2004): 211-212.

Rideout, Victoria J., and Elizabeth Hamel. *The Media Family: Electronic Media in the Lives of Infants, Toddlers, Preschoolers, and Their Parents.* The Henry J. Kaiser Family Foundation, May 24, 2006. www.kff.org/entmedia/7500.cfm.

Rideout, Victoria J., Elizabeth A. Vandewater, and Ellen A. Wartella. *Zero to Six: Electronic Media in the Lives of Infants, Toddlers and Preschoolers.* The Henry J. Kaiser Family Foundation, October 28, 2003. www.kff.org/entmedia/3378.cfm.

Robinson, Thomas N. «Reducing Children's Television Viewing to Prevent Obesity: A Randomized Controlled Trial.» *JAMA* 282.16 (1999): 1561-1567.

Ruskin, Gary «Why They Whine: How Corporations Prey on Our Children.» *Mothering,* November & December 1999.

Schmidt, Marie Evans, and Elizabeth A. Vandewater. «Media and Attention, Cognition, and School Achievement.» *JSTOR.* www.jstor.org/pss/20053120.

Schor, Juliet. *Born to Buy: The Commercialized Child and the New Consumer Culture.* New York: Scribner, 2004.

Shute, Nancy. «Television and Adolescent Depression.» *US News & World Report,* February 3, 2009. http://health.usnews.com/blogs/on-parenting/2009/02/03/television-and-adolescent-depression.html.

Sigman, Aric. *Remotely Controlled: How Television Is Damaging Our Lives.* London: Vermillion, 2005.

Singer, Dorothy G., and Jerome L. Singer. *Imagination and Play in the Electronic Age.* Cambridge, MA: Harvard University Press, 2005.

Society for the Advancement of Education. «Scary Movies and TV Programs Have Long-Lasting Effects.» *USA Today.* http://findarticles.com/p/articles/mi_m1272/is_2659_128/ai_61586768/.

Spock, Benjamin, and Steven Parker. *Dr. Spock's Baby and Child Care.* New York: Dutton, 1998.

Starr, Belle. «Prevent Falling Television Injuries to Children or Child-Proof Your TV.» *Helium.* www.helium.com/items/1166444-preventing-falling-tv-injuries.

Stein, Jeannine. «Hours Sitting in Front of TV Found to Shorten Life.» *Los Angeles Times,* January 12, 2010.

Steyer, James P. *The Other Parent: The Inside Story of the Media's Effect on Our Children.* New York: Atria, 2002.

Strasburger, Victor C., and Barbara J. Wilson. *Children, Adolescents, & the Media.* Thousand Oaks, CA: Sage, 2002.

Sunderland, Margot. *Science of Parenting: Practical Guidance on Sleep, Crying, Play, and Building Emotional Well-Being for Life.* New York: Dorling Kindersley, 2006.

Thaindian News. «TV Damaging Children's Eyesight.» December 10, 2007. www.thaindian.com/newsportal/health/tv-damaging-childrens-eyesight_1008379.html.

Thompson, D.A., and Dimitri A. Christakis. «The Association Between Television Viewing and Irregular Sleep Schedules Among Children Less Than 3 Years of Age.» *Pediatrics* 116 (2005): 851-856.

Trelease, Jim. *The Read-Aloud Handbook.* New York: Penguin, 2006.

Troseth, Georgene, and Judy DeLoache. «The Medium Can Obscure the Message: Young Children's Understanding of Video.» *Child Development* 69.4 (1998): 950-965.

U.S. Department of Health and Human Services. «Overweight in Early Childhood Increases Chances for Obesity at Age 12.» National Institutes of Health. September 5, 2006. www.nih.gov/news/pr/sep2006/nichd-05.htm.

Vandewater, Elizabeth A., David S. Bickham, and June H. Lee. «Time Well Spent? Relating Television Use to Children's Free-Time Activities.» *Pediatrics* 117.2 (2006): 181-191.

Vandewater, Elizabeth A., David S. Bickham, June H. Lee, Hope M. Cummings, Victoria J. Rideout, and Ellen A. Watella. «When the Television Is Always On.» *American Behavioral Scientist* 48.5 (2005): 562-577.

Van Evra, Judith Page. *Television and Child Development.* Mahwah, NJ: Lawrence Erlbaum, 2004.

Wall Street Journal. «Toddlers Who Watch TV Risk Attention Problems, Study Finds.» April 5, 2004.

Winn, Marie. *The Plug-In Drug: Television, Computers, and Family Life.* New York: Penguin, 2002.

Yale-New Haven Hospital. «Too Much TV Can Disrupt Sleep.» October 1999. www.ynhh.org/healthlink/pediatrics/pediatrics_10_99.html.

11. Es fácil ser verde. **Cómo reducir la exposición a sustancias químicas tóxicas**

American Lung Association. «Secondhand Smoke.» www.lungusa.org/stop-smoking/about-smoking/health-effects/secondhand-smoke.html.

Barnett, Sloan. *Green Goes with Everything: Simple Steps to a Healthier Life and a Cleaner Planet.* New York: Atria, 2008.

Berman, Jenn. *The A to Z Guide to Raising Happy, Confident Kids.* Novato, CA: New World Library, 2007.

____. «How Big Business Has Let Parents Down.» *Los Angeles Family,* October 2007.

Best-in-Bedding. «Why You Absolutely Must Use an Organic Crib Mattress for Your Baby.» www.best-in-bedding.com/babybedding/use-an-organic-crib-mattress.htm.

Blanchard, Tamsin. *Green Is the New Black: How to Change the World with Style.* London: Hodder & Stoughton, 2007.

Brockovich, Erin. «Wake Up America.» *The Brockovich Report.* September 10, 2007. www.brockovichblog.com/2007/09/wake_up_america.html#.

CBS 5. «Fire Retardants Linked With Health Problems.» http://cbs5.com/local/consumer.watch.flame.2.661700.html.

CBS News. «FDA Issues Warning About BPA Exposure.» January 18, 2010. www.cbsnews.com/stories/2010/01/18/earlyshow/health/main6110716.shtml?tag=cbsnewsTwoColUpperPromoArea.

Center for Health, Environment & Justice. «PVC: The Poison Plastic.» www.chej.org/BESAFE/pvc/.

Centers for Disease Control and Prevention. «Children and Secondhand Smoke Exposure.» www.cdc.gov/features/childrenandsmoke/.

Cik, Barry A. «Five Problems with Baby Crib Mattresses.» *Naturepedic.* www.naturepedic.com/research/fiveproblems.php.

Dadd, Debra Lynn. «Is Formaldehyde in Children's Clothing from China?» *Healthy Child Healthy World.* December 25, 2009. http://healthychild.org/blog/comments/is_formaldehyde_in_childrens_clothing_from_china/.

Dolan, Deirdre, and Alexandra Zissu. *The Complete Organic Pregnancy.* New York: Collins, 2006.

Eco Child's Play. «Baby Lotion Linked to Phthalates.» February 4, 2008. http://ecochildsplay.com/2008/02/04/baby-lotion-linked-to-phthalates/.

____. «When 'Getting the Lead Out' Is Not Enough.» January 22, 2008. http://ecochildsplay.com/2008/01/22/when-%e2%80%9cgetting-the-lead-out%e2%80%9d-is-not-enough/.

Environmental Working Group. «BodyBurden? The Pollution in Newborns.» 2005. www.ewg.org/reports/bodyburden2/.

____. «Canaries in the Kitchen: Teflon Toxicosis.» May 14, 2003. www.ewg.org/book/export/html/8296.

____. «EWG's Guide to Infant Formula and Baby Bottles.» January 2001. www.ewg.org/book/export/html/25570.

____. «Reducing Your Exposure to PBDEs in Your Home.» October 2008. www.ewg.org/pbdefree.

Evans, Lynette. «What's in a Fragrance? Labels Aren't Required to Say.» *SFGate.* August 10, 2008. www.sfgate.com/cgi-bin/blogs/chrongreen/detail?entry_id=28990.

FindLaw's Common Law. «Phthalates Ban from Toys Starts Today While Amount in Existing Inventory Remains Unknown.» February 2009. http://commonlaw.findlaw.com/2009/02/phthalates-ban-from-toys-starts-today-while-amount-in-existing-inventory-remains-unknown.html.

FoxNews.com. «ADHD Linked to Tobacco Smoke, Lead Exposure.» September 19, 2006. www.foxnews.com/story/0,2933,214523,00.html.

Gavigan, Christopher. *Healthy Child, Healthy World: Creating a Cleaner, Greener, Safer Home.* New York: Dutton, 2008.

Ginsberg, Gary, and Brian Toal. *What's Toxic, What's Not.* New York: Berkley, 2006.

Glaser, Aviva. «Ubiquitous Triclosan: A Common Antibacterial Agent Exposed.» *Pesticides and You* 24.3 (2004).

Green America. «The Best Toys for Your Tots.» www.greenamericatoday.org/pubs/realgreen/articles/toys.cfm.

____. «Ten Simple Ways to Clean Green.» www.greenamericatoday.org/pubs/realgreen/articles/greencleaners.cfm.

Greene, Alan R. *Raising Baby Green: The Earth-Friendly Guide to Pregnancy, Childbirth, and Baby Care.* San Francisco: Jossey-Bass, 2007.

GreenYour.com. «Choose Organic Cotton or PVC-Free Bibs.» www.greenyour.com/lifestyle/baby/baby-feeding/tips/choose-organic-cotton-or-pvc-free-bibs.

Grinning Planet. «Triclosan.» October 4, 2005. www.grinningplanet.com/2005/10-04/triclosan-article.htm.

Grossman, Elizabeth. «Toxic Flame Retardant Is Out: Will What Follows Be Safe?» *Healthy Child Healthy World.* December 28, 2009. http://healthychild.org/blog/comments/toxic_flame_retardant_is_out_will_what_follows_be_safe/#ixzz0hehSAwBa.

Gutierrez, David. «Drinking From Plastic Raises BPA Levels 70 Percent.» *Natural News.* October 14, 2009. www.naturalnews.com/027236_BPA_health_disease.html.

Hktdc.com. «EU Ban on Phthalates in Toys Is Renewed.» September 15, 2000. www.hktdc.com/info/mi/a/baeu/en/1X00PQ6O/1/Business-Alert- %E2 %80 %93-EU/EU-ban-on-phthalates-in-toys-is-renewed.htm.

Hoffman, Matthew. «Antibacterial Soap Alternatives.» WebMD. www.webmd.com/health-ehome-9/antibacterial-soap-cleaners.

IKEA Fans. «Pbde-Free Furniture.» www.ikeafans.com/forums/green-living-building/31306-pbde-free-furniture.html.

Imus, Deirdre. *Growing Up Green: Baby and Child Care.* New York: Simon & Schuster, 2008.

Jones, Ashby. «Retailers 'In a Panic' Over Recent Consumer-Safety Ruling.» *Wall Street Journal,* February 10, 2009. http://blogs.wsj.com/law/2009/02/10/retailers-in-a-panic-over-recent-consumer-safety-ruling/.

Landrigan, Philip J., Herbert L. Needleman, and Mary M. Landrigan. *Raising Healthy Children in a Toxic World: 101 Smart Solutions for Every Family.* Emmaus, PA: Rodale, 2001.

Layton, Lyndsey. «No BPA for Baby Bottles in US: 6 Makers Announce Decisions on Chemical.» *Washington Post,* March 6, 2009.

Lekovic, Jill M. *Diaper-Free Before 3: The Healthier Way to Toilet Train and Help Your Child Out of Diapers Sooner.* New York: Three Rivers, 2006.

Lipton, Eric S., and David Barboza. «As More Toys Are Recalled, Trail Ends in China.» *New York Times.* www.nytimes.com/2007/06/19/business/worldbusiness/19toys.html.

Magaziner, Allan, Linda Bonvie, and Anthony Zolezzi. *Chemical-Free Kids: How to Safeguard Your Child's Diet and Environment.* New York: Kensington, 2003.

Marriott, Susannah. *Green Baby.* New York: Dorling Kindersley, 2008

McDonald, Libby. *The Toxic Sandbox: The Truth about Environmental Toxins and Our Children's Health.* New York: Penguin, 2007.

Medscape. «Tobacco Smoke Exposure & Cognitive Abilities in Adolescence: Discussion.» www.medscape.com/viewarticle/497383_4.

Minnesota Department of Health. «Removing Exterior Lead Paint.» www.health.state.mn.us/divs/eh/lead/homes/exterior.html.

Moninger, Jeannette. «Lead Astray.» *Parents,* September 2007.

Natterson, Cara Familian. *Dangerous or Safe? Which Foods, Medicines, and Chemicals Really Put Your Kids at Risk.* New York: Hudson Street, 2009.

Natural Resources Defense Council (NRDC). «Court Upholds Congressional Ban on Toxic Toys.» www.nrdc.org/media/2009/090205a.asp.

New Jersey GASP. «Protecting Children.» www.njgasp.org/pc_main.htm.

New Parents Guide. «Diapers? Cloth Diapers vs. Disposable Diapers.» http://thenewparentsguide.com/diapers.htm.

Oak Ridge National Laboratory. «Reducing Risk from Lead in Soil.» January 4, 2004. www.esd.ornl.gov/research/earth_sciences/images/2004ryan_esd_38_10A-24A.pdf.

Office of the Surgeon General. «The Health Consequences of Involuntary Exposure to Tobacco Smoke: A Report of the Surgeon General.» www.surgeongeneral.gov/library/secondhandsmoke/report/.

Pechman, Rachel Rabkin. «Surprising Lead Hazards.» *Parenting,* September 2007.

Perlmutter, David, and Carol Colman. *Raise a Smarter Child by Kindergarten: Build a Better Brain and Increase IQ Up to 30 Points.* New York: Morgan Road, 2006.

Perron, Celeste. «Safe House: How to Avoid the Chemicals That Could Hurt Your Kids—Inside Your Home and Out.» *Parenting,* August 2008.

Planet Green. «Green Glossary: Volatile Organic Compounds.» http://planetgreen.discovery.com/home-garden/green-glossary-volatile-compounds.html.

Pollution in People. «Toxic Flame Retardants: A Burning Problem in Our Bodies.» www.pollutioninpeople.org/toxics/pbdes.

Rabin, Roni Caryn. «A New Cigarette Hazard: 'Third-Hand Smoke.'» *New York Times,* January 2, 2009. www.nytimes.com/2009/01/03/health/research/03smoke.html.

Ross, Edward A., Nancy J. Szabo, and Ian R. Tebbett. «Lead Content of Calcium Supplements.» *JAMA* 284.11 (2000): 1425-1429.

Ryan, James A., William R. Berti, Sally L. Brown, Stan W. Casteel, Rufus L. Chaney, Mark Doolan, Petere Grevatt, Judith Hallfrisch, Mark Maddaloni, Dave Mosby, and Kirk G. Scheckel. «Reducing Children's Risk from Lead in Soil.» *Environmental Science & Technology* (2004).

Sathyanarayana, Sheela, Catherine J. Karr, Paula Lozano, Elizabeth Brown, Antonia M. Calafat, and Shanna H. Swan. «Baby Care Products: Possible Sources of Infant Phthalate Exposure.» *Pediatrics* 121.2 (2008): E260-268.

Schecter, Arnold, Marian Pavuk, Olaf Päpke, John Jake Ryan, Linda Birnbaum, and Robin Rosen. «Polybrominated Diphenyl Ethers (PBDEs) in U.S. Mothers' Milk.» *Environmental Health Perspectives* 111.14 (2003): 1723-1729.

Shabecoff, Philip, and Alice Shabecoff. *Poisoned Profits: The Toxic Assault on Our Children.* New York: Random House, 2008.

Skipton, Sharon, and DeLynn Hay. «Drinking Water: Lead.» N.C. Division of Pollution Prevention and Environmental Assistance. Cooperative Extension, Institute of Agriculture and Natural Resources, University of Nebraska-Lincoln. www.p2pays.org/ref/20/19711.htm.

Small Property Owners of America. «Lead Paint: No One Talks about the Door Mat Study.» www.spoa.com/pages/lead3.html.

Steinemann, Anne C. «Fragranced Consumer Products and Undisclosed Ingredients.» *Environmental Impact Assessment Review* (2008). July23, 2008. www.ce.washington.edu/people/faculty/bios/documents/Steinemann2008.pdf.

Taggart, Jennifer. *Smart Mama's Green Guide: Simple Steps to Reduce Your Child's Toxic Chemical Exposure.* New York: Center Street, 2009.

Terressentials. «The Truth About Parabens.» www.terressentials.com/truthaboutparabens.html.

Thompson, John. «Poison in the Air.» *Parents,* September 2007.

TripletsMommy.com. «BPA-Free Baby Bottles: What You Need to Know.» August 8, 2008. http://tripletsmommy.com/bpa-free-baby-bottles-what-you-need-to-know#.

U.S. Consumer Product Safety Commission. «Children's Sleepwear Regulations.» Office of Compliance. www.cpsc.gov/businfo/regsumsleepwear.pdf.

_____. «Section 108: Products Containing Certain Phthalates––Consumer Product Safety Improvement Act (CPSIA).» www.cpsc.gov/ABOUT/Cpsia/faq/108faq.html.

U.S. Environmental Protection Agency. «Furniture Flame Retardancy Partnership.» http://epa.gov/dfe/pubs/projects/flameret/index.html.

_____. «Lead in Paint, Dust, and Soil.» www.epa.gov/lead/pubs/leadinfo.htm#protect.

_____. «Lead in Your Drinking Water Fact Sheet.» June 1993. www.epa.gov/safewater/lead/lead1.html.

_____. *Supplemental Environmental Projects in Administrative Enforcement Matters Involving Section 1018 Lead-Paint Cases.* Office of Enforcement and Compliance Assurance. November 23, 2004. www.epa.gov/compliance/resources/policies/civil/seps/sepssection1018-leadbasedpaint112304.pdf.

_____. «Volatile Organic Compounds.» www.epa.gov/iaq/voc.html.

U.S. Food and Drug Administration. «Bisphenol A (BPA).» www.fda.gov/NewsEvents/PublicHealthFocus/ucm064437.htm.

_____. «Database of Select Committee on GRAS Substances (SCOGS) Reviews: L-Glutamic Acid Hydrochloride. 1980. www.accessdata.fda.gov/scripts/fcn/fcnDetailNavigation.cfm?rpt=scogsListing&id=188.

YES! Magazine. «Yes! But How? Practical Ideas for Saving the Earth.» May 20, 2004. www.yesmagazine.org/issues/art-and-community/yes-but-how.

Yolton, Kimberly, et al. «Exposure to Environmental Tobacco Smoke and Cognitive Abilities among U.S. Children and Adolescents.» *Environmental Health Perspectives* 113.1 (2005). http://ehp.niehs.nih.gov/members/2004/7210/7210.html.

12. Reflexiones sobre los alimentos. **Alimentación y nutrición**

Action on Additives. «Action on Additives.» www.actiononadditives.com/.

Attwood, Charles R. «Tender Is the Heart.» Vegsource.com. www.vegsource.com/attwood/heart.htm.

Avery, Alexis, Kristine Zimmerman, Patricia W. Underwood, and Jeanette H. Magnus. «Confident Commitment Is a Key Factor for Sustained Breastfeeding.» *Birth* 36.2 (2009): 141-148.

BabyCenter. «Finger Foods.» November 2008. www.babycenter.com/0_finger-foods_105.bc#articlesection2.

_____. «How Breastfeeding Benefits You and Your Baby.» June 2005. www.babycenter.com/0_how-breastfeeding-benefits-you-and-your-baby_8910.bc?print=true.

_____. «Introducing Solid Foods.» October 2006. www.babycenter.com/0_introducing-solid-foods_113.bc#articlesection2.

Berman, Jenn. *The A to Z Guide to Raising Happy, Confident Kids.* Novato, CA: New World Library, 2007.

Birch, Leann Lipps. «Experiential Determinants of Children's Food Preferences.» *Current Topics in Early Childhood Education,* ed. Lilian Katz. Vol. 3. Norwood, NJ: Ablex, 1980.

Birch, Leann Lipps, and Kirsten Krahnstoever Davison. «Family Environmental Factors Influencing the Developing Behavioral Controls of Food Intake and Childhood Overweight.» *Pediatric Clinics of North America* 48.4 (2001). MD Consult. www.Mdconsult.Com/Das/Article/Body/182388530-2/Jorg=Journal&Source=Mi&Sp=11920321&Sid=0/N/233741/1.Html?Issn=0031-3955.

Blaylock, Russell L. *Excitotoxins: The Taste That Kills*. Santa Fe, NM: Health, 1998.

Boyles, Salynn. «Breastfed Babies Less Overweight.» WebMD. September 26, 2006. www.webmd.com/parenting/news/20060926/breastfed-babies-less-overweight.

Braun, Betsy Brown. *Just Tell Me What to Say: Sensible Tips and Scripts for Perplexed Parents*. New York: Collins, 2008.

Breastfeeding.com. «Higher IQ Connected to Breastfeeding.» www.breastfeeding.com/all_about/all_about_iq.html#FIRST.

Burke, Cindy. *To Buy or Not to Buy Organic: What You Need to Know to Choose the Healthiest, Safest, Most Earth-Friendly Food*. New York: Marlowe, 2007.

Campbell, T. Colin, and Thomas M. Campbell. *The China Study: The Most Comprehensive Study of Nutrition Ever Conducted and the Startling Implications for Diet, Weight Loss and Long-Term Health*. Dallas: BenBella, 2006.

Cancer Prevention Coalition. «Milk: America's Health Problem.» www.preventcancer.com/consumers/general/milk.htm.

Center for Science in the Public Interest. «Brits Get Treats, Americans Get Tricks From Food Companies, Says Nutrition Action Healthletter.» October 22, 2008. www.cspinet.org/new/200810221.html.

____. «Food Dyes and Behavior Report.» http://cspinet.org/fooddyes/.

Centers for Disease Control and Prevention. «Prevalence of Overweight and Obesity Among Children and Adolescents: United States, 1999-2002.» October 6, 2004. www.cdc.gov/nchs/data/hestat/overwght99.htm

Conners, C. Keith. *Feeding the Brain: How Foods Affect Children*. New York: Plenum, 1989.

Cordes, Nancy. «The Truth About Food (Dyes).» CBS News. June 3, 2008. www.cbsnews.com/blogs/2008/06/03/couricandco/entry4151130.shtml.

Curl, Cynthia L., Richard A. Fenske, and Kai Elgethun. «Assessment of Organophosphorus Pesticide Exposures in the Diets of Preschool Children in Washington State.» *Environmental Health Perspectives* 111.3 (2003): 377-382.

Edelstein, Sari, and Judith Sharlin. *Life Cycle Nutrition: An Evidence-Based Approach*. Sudbury, MA: Jones and Bartlett, 2009.

Eliot, Lise. *What's Going On in There? How the Brain and Mind Develop in the First Five Years of Life*. New York: Bantam, 2000.

Environmental Working Group. «Pesticides Pose Health Risks for Children.» *Healthy Child*. www.healthychild.com/toxic-food/pesticides-pose-health-risks-for-children/.

____. «Shopper's Guide to Pesticides.» www.foodnews.org/EWG-shoppers-guide-download-final.pdf.

Epstein, Samuel S. *What's in Your Milk? An Exposé of Industry and Government Cover-Up on the Dangers of the Genetically Engineered (rBGH) Milk You're Drinking*. Victoria, British Columbia: Trafford, 2006.

Escobar, Alyson. «Factors Influencing Children's Dietary Practices: A Review.» *Family Economics and Nutrition Review*. Winter 1999. http://findarticles.com/p/articles/mi_m0EUB/is_1999_Winter/ai_67583128/.

Ewall, Mike. «Bovine Growth Hormone: Milk Does Nobody Good...» EJnet.org. www.ejnet.org/bgh/nogood.html.

Family Farm Defenders. «Concerned Farmers and Consumers Warn FDA Commissioner Hamburg and Sen. Kohl Against Unsafe Dairy Products!» www.familyfarmdefenders.org/pmwiki.php/BovineGrowthHormone/BovineGrowthHormone?action=print.

Fenske, Richard A. *Children's Pesticide Exposure in the Seattle Metropolitan Area*. Report no. 190. Agrichemical and Environmental News, February 2002. www.aenews.wsu.edu/Feb02AENews/Fenske/FenskePDF.pdf.

Fisher, Jennifer Orlet, Diane C. Mitchell, Helen Smiciklas-Wright, and Leann Lipps Birch. «Parental Influences on Young Girls' Fruit and Vegetable, Micronutrient, and Fat Intake.» *Journal of American Dietetic Association* 102.1 (2002): 58-64.

Fomon, Samuel J. *Nutrition of Normal Infants*. St. Louis: Mosby, 1993.

Fraser, Alicia J., Thomas F. Webster, and Michael D. McClean. «Red Meat and Poultry: Two Major Sources of PBDE Exposure in the US.» *Environmental Health News*. 2009. www.environmentalhealthnews.org/ehs/newscience/red-meat-and-poultry-sources-of-pbde.

Fuhrman, Joel. *Disease-Proof Your Child: Feeding Kids Right*. New York: St. Martin's Press, 2005.

Gavigan, Christopher. *Healthy Child, Healthy World: Creating a Cleaner, Greener, Safer Home*. New York: Dutton, 2008.

Goodall, Jane, Gary McAvoy, and Gail E. Hudson. *Harvest for Hope: A Guide to Mindful Eating*. New York: Warner, 2005.

Greene, Alan R. *Feeding Baby Green: The Earth-Friendly Program for Healthy, Safe Nutrition during Pregnancy, Childhood, and Beyond.* San Francisco: Jossey-Bass, 2009.

Greer, Beth. *Super Natural Home: Improve Your Health, Home, and Planet—One Room at a Time.* Emmaus, PA: Rodale, 2009.

Hood, Maggie Y., Landon L. Moore, Anuradha Sundarajan-Ramamurti, L. Adrienne Cupples, and R. Curtis Ellison. «Parental Eating Attitudes and the Development of Obesity in Children.» *Journal of Related Metabolic Disorders* 24.10 (2000): 1319-1325.

Institute for Agriculture and Trade Policy. «Smart Guide to Food Dyes: Buying Foods That Can Help Learning.» Docstoc. February 2009. www.docstoc.com/docs/25391612/Smart-GuideTo-Food-Dyes.

Kimbrell, Andrew. *Your Right to Know: Genetic Engineering and the Secret Changes in Your Food.* San Rafael, CA: Earth Aware, 2007.

Klingberg, H., Jurij Brankack, and Fritz Klingberg. «Long-Term Effects on Behaviour after Postnatal Treatment with Monosodium-L-Glutamate.» *Biomedica Biochimica Acta* 46.10 (1987): 705-711.

Leavitt, Kathryn Perrotti. «Hormones in Our Food.» *Healthy Child Healthy World.* May 24, 2007. http://healthychild.org/blog/comments/hormones_in_our_food/.

Llanos, Miguel. «Flame Retardants Found in U.S. Food Test.» Msnbc.com. September 1, 2004. www.msnbc.msn.com/id/5887631.

Lu, Chensheng, Kathryn Toepel, Rene Irish, Richard A. Fenske, Dana B. Barr, and Roberto Bravo. «Organic Diets Significantly Lower Children's Dietary Exposure to Organophosphorus Pesticides.» *Journal of Exposure Analysis and Environmental Epidemiology* 12.1 (2002): 21-28.

Lubick, Naomi. «PBDEs in Diet: Meat Fat a Leading Source.» *Environmental Health Perspectives.* http://ehsehplp03.niehs.nih.gov/article/info:doi %2F10.1289 %2Fehp.117-a455b.

Magaziner, Allan, Linda Bonvie, and Anthony Zolezzi. *Chemical-Free Kids: How to Safeguard Your Child's Diet and Environment.* New York: Kensington, 2003.

McDonald, Libby. *The Toxic Sandbox: The Truth about Environmental Toxins and Our Children's Health.* New York: Penguin, 2007.

Meek, Joan Younger, and Sherill Tippins. *American Academy of Pediatrics New Mother's Guide to Breastfeeding.* New York: Bantam, 2006.

MSGTruth.org. «MSG Truth.» www.msgtruth.org/.

Napoli, Maryann. «The Bogalusa Heart Study of 14,000 Children.» http://findarticles.com/p/articles/mi_m0815/is_n8_v23/ai_21155460/.

National Pesticide Information Center. «Organophosphate Insecticides.» http://npic.orst.edu/RMPP/rmpp_ch4.pdf.

Natural Resources Defense Council. «Healthy Milk, Healthy Baby? Chemical Pollution and Mother's Milk.» March 25, 2005. www.nrdc.org/breastmilk/.

Neifert, Marianne R. *Great Expectations: The Essential Guide to Breastfeeding.* New York: Sterling, 2009.

Nestle, Marion. *What to Eat.* New York: North Point, 2006.

NewsInferno. «Is It Time to Ban Controversial Food Dyes?» June 4, 2008. www.newsinferno.com/archives/3202.

Nwaru, Bright I., et al. «Age at the Introduction of Solid Foods During the First Year and Allergic Sensitization at Age 5 Years.» *Pediatrics* 125.1 (2010): 50-59.

Obesity Society. «Childhood Overweight.» www.obesity.org/information/childhood_overweight.asp.

Organic Consumers Association. «OCA: Genetically Engineered Bovine Growth Hormone (Posilac, Also Known as RBGH or RBST).» www.organicconsumers.org/rbghlink.cfm.

Perlmutter, David, and Carol Colman. *Raise a Smarter Child by Kindergarten: Build a Better Brain and Increase IQ up to 30 Points.* New York: Morgan Road, 2006.

Perron, Celeste. «Rock Your Body: Where's the Beef.» *Whole Life Times,* December-January 2009-2010.

Perry, Luddene, and Dan Schultz. *A Field Guide to Buying Organic.* New York: Bantam, 2005.

Pesticide Action Network UK. «Organophosphate Insecticides Fact Sheet.» www.pan-uk.org/pestnews/Actives/organoph.htm.

Pizzorno, Joseph. «Genetically Modified Foods: Just Say No!» Web MD. November 20, 2007. http://blogs.webmd.com/integrative-medicine-wellness/2007/11/genetically-modified-foods-just-say-no.html.

Pollan, Michael, and Eric Schlosser. *Food, Inc.* DVD. Directed by Robert Kenner. New York: Magnolia Home Entertainment, 2008.

Robbins, John. *The Food Revolution: How Your Diet Can Help Save Your Life and Our World.* Berkeley, CA: Conari, 2001.

Roberts, Susan B., Melvin B. Heyman, and Lisa Tracy. *Feeding Your Child for Lifelong Health: Birth through Age Six.* New York: Bantam, 1999.

Roberts, Susan B., and Roger McDonald. «The Evolution of a New Research Field: Metabolic Programming by Early Nutrition.» *Journal of Nutrition* 128.2 (1998): 400S.

Satter, Ellyn. *Child of Mine: Feeding with Love and Good Sense*. Palo Alto, CA: Bull, 2000.

Sears, Martha, and William Sears. *The Breastfeeding Book: Everything You Need to Know about Nursing Your Child from Birth through Weaning*. Boston: Little, Brown, 2000.

Sears, William, Martha Sears, James Sears, and Robert Sears. *The Healthiest Kid in the Neighborhood: Ten Ways to Get Your Family on the Right Nutritional Track*. Boston: Little, Brown, 2006.

Sears, William. *The NDD Book: How Nutrition Deficit Disorder Affects Your Child's Learning, Behavior, and Health, and What You Can Do about It—without Drugs*. New York: Little, Brown, 2009.

Sears, Martha, William Sears, James Sears, and Robert Sears. *The Family Nutrition Book: Everything You Need to Know about Feeding Your Children—from Birth through Adolescence*. Boston: Little, Brown, 1999.

Simontacchi, Carol N. *The Crazy Makers: How the Food Industry Is Destroying Our Brains and Harming Our Children*. New York: Jeremy P. Tarcher/Penguin, 2007.

Sorensen, Janelle. «Animals Don't Want to Eat GMOs, So Why Are We?» *Healthy Child Healthy World*. July 18, 2009. http://healthychild.org/blog/comments/animals_dont_want_to_eat_gmos_so_why_are_we/.

Sullivan, Susan A., and Leann L. Birch. «Infant Dietary Experience and Acceptance of Solid Foods.» *Pediatrics* 93.2 (1994): 271-277. http://pediatrics.aappublications.org/cgi/content/abstract/93/2/271.

Taggart, Jennifer. *Smart Mama's Green Guide: Simple Steps to Reduce Your Child's Toxic Chemical Exposure*. New York: Center Street, 2009.

Tamborlane, William V., and Janet Z. Weiswasser. *The Yale Guide to Children's Nutrition*. New Haven, CT: Yale University Press, 1997.

Tribole, Evelyn and Elyse Resch. *Intuitive Eating: A Revolutionary Program That Works*. New York: St. Martin's Griffin, 2003.

Vartabedian, Bryan S. *Colic Solved: The Essential Guide to Infant Reflux and the Care of Your Crying, Difficult-to-Soothe Baby*. New York: Ballantine, 2007.

Wachter, Kerri. «Rice Cereal Can Wait, Let Them Eat Meat First: AAP Committee Has Changes in Mind.» *Pediatric News* 43.11 (2009): 1-5.

Weber, Karl. *Food, Inc.: How Industrial Food Is Making Us Sicker, Fatter and Poorer—and What You Can Do about It*. New York: PublicAffairs, 2009.

Wiles, Richard, Christopher Campbell, Kenneth A. Cook, and Todd Hettenbach. «How 'Bout Them Apples? Pesticides in Children's Food Ten Years after Alar.» *Environmental Working Group*. February 2009. www.ewg.org/files/apples.pdf.

Yaron, Ruth. *Super Baby Food: Absolutely Everything You Should Know about Feeding Your Baby and Toddler from Starting Solid Foods to Age Three Years*. Archbald, PA: F.J. Roberts, 1998.

Apéndice A. Cuidado de los niños

Berman, Jenn. *The A to Z Guide to Raising Happy, Confident Kids*. Novato, CA: New World Library, 2007.

Bowlby, Richard, and Pearl King. *Fifty Years of Attachment Theory*. London: Karnac on Behalf of the Winnicott Clinic of Psychotherapy, 2004.

Clarke-Stewart, Alison, and Virginia D. Allhusen. *What We Know about Childcare*. Cambridge, MA: Harvard University Press, 2005.

Connell, Linda H. *The Childcare Answer Book*. Naperville, IL: Sphinx, 2005.

Cryer, Debby, and Margaret Burchinal. «Parents as Child Care Consumers.» *Early Childhood Research Quarterly* 12.1 (1997): 35-58.

de Becker, Gavin. *Protecting the Gift: Keeping Children and Teenagers Safe (and Parents Sane)*. New York: Dial, 1999.

Douglas, Ann. *Choosing Childcare for Dummies*. Hoboken, NJ: Wiley, 2004.

———. *The Unofficial Guide to Childcare*. New York: Macmillan, 1998.

Ehrich, Michelle. *The Anxious Parents' Guide to Quality Childcare: An Informative, Step-by-Step Manual on Finding and Keeping the Finest Care for Your Child*. New York: Berkley, 1999.

Fowler, William, Karen Oqston, Gloria Roberts-Fiati, and Amy Swenson. «The Effects of Enriching Language in Infancy on the Early and Later Development of Competence.» *Early Child Development and Care* 135 (1997): 41-77.

Golinkoff, Roberta M., and Kathy Hirsh-Pasek. *How Babies Talk: The Magic and Mystery of Language in the First Three Years of Life*. New York: Plume, 2000.

Howes, Carrollee, Deborah A. Phillips, and Marcy Whitebook. «Thresholds of Quality: Implications for the Social Development of Children in Center-Based Child Care.» *Child Development* 63.2 (1992): 449-460.

Kindy, Kimberely, Tony Saavedra, and Natalya Shulyakovskaya. «Who's Watching the Children: Ex-Convicts Abound in Child Care.» *Orange County Register,* March 17, 2002.

Leach, Penelope. *Child Care Today: Getting It Right for Everyone*. New York: Alfred A. Knopf, 2009.

Lee, Allison. *The Parent's Guide to Childcare: How to Choose and Manage the Right Care for Your Child*. Oxford, UK: How To, 2008.

NICHD Early Child Care Research Network. *Child Care and Child Development: Results from the NICHD Study of Early Child Care and Youth Development.* New York: Guilford, 2005.

Pruissen, Catherine M. «Choosing Care on Blind Faith.» ChildCare.net. www.childcare.net/library/choosingcare.shtml.

Raffin, Michele. *The Good Nanny Book: How to Find, Hire, and Keep the Perfect Nanny for Your Child.* New York: Berkley, 1996.

Sax, Robin. *Predators and Child Molesters: What Every Parent Needs to Know to Keep Kids Safe: A Sex Crimes DA Answers 100 of the Most Asked Questions.* Amherst, NY: Prometheus, 2009.

Scarr, Sandra. «American Child Care Today.» *American Psychologist* 53 (1998): 95-110.

Stamm, Jill, and Paula Spencer. *Bright from the Start: The Simple, Science-Backed Way to Nurture Your Child's Developing Mind, from Birth to Age 3.* New York: Gotham, 2007.

Whitebook, Marcy, Carrollee Howes, and Deborah A. Phillips. *Who Cares? Child Care Teachers and the Quality of Care in America. Final Report, National Child Care Staffing Study.* Oakland, CA: Child Care Employee Project, 1989.

Apéndice C. Reducir el riesgo de SMSL

AAP Task Force on Infant Sleep Position and Sudden Infant Death Syndrome. «The Changing Concept of Sudden Infant Death Syndrome: Diagnostic Coding Shifts, Controversies Regarding the Sleep Environment, and New Variables to Consider in Reducing Risk.» *Pediatrics* 116.5 (2005).

Ariagno, Ronald. «Smoking and the Risk for SIDS.» *Horizons* 1.3 (1994). SIDS Network. http://sids-network.org/experts/smok.htm.

Elston, Christina. «AAP Revises SIDS Prevention Guidelines.» Parenthood.com. http://www.parenthood.com/article-topics/aap_revises_sids_prevention_guidelines_1.html.

Ferber, Richard. *Solve Your Child's Sleep Problems.* New York: Fireside Book, 2006.

Gordon, Serena. «Bedroom Fan Cuts SIDS Risk by 72 %.» *U.S. News & World Report,* October 6, 2008.

Greene, Alan. «Pacifiers and Sids?» DrGreene.com. December 11, 2005. www.drgreene.com/21_2051.html.

Karp, Harvey. *The Happiest Baby on the Block: The New Way to Calm Crying and Help Your Baby Sleep Longer.* New York: Bantam, 2002.

Naik, Gautam. «Study Suggests SIDS Is Linked to Brain Defect: Findings Come Closer to Unlocking One of Biggest Medical Mysteries.» *Wall Street Journal,* November 1, 2006.

National Institutes of Health. «NICHD Back to Sleep Campaign.» NICHD. May 1, 2009. www.nichd.nih.gov/sids/.

National Institutes of Health. «SIDS Infants Show Abnormalities In Brain Area Controlling Breathing, Heart Rate: Serotonin-Using Brain Cells Implicated In Abnormalities.» October 31, 2006. www/nih.gov/news/pr/oct2006/nichd-31.htm

Sheppard, Jane. «Has the Cause of Crib Death (SIDS) Been Found?: Toxic Gases in Baby Crib Mattresses.» HealthyChild.org. 2009. www.healthychild.com/toxic-sleep/has-the-cause-of-crib-death-sids-been-found/.

Sprott, Jim. *The Cot Death Cover Up?* Auckland, New Zealand: Penguin Books, 1996.

Vennemann, Mechtild M., Thomas Bajanowski, Bernd Brinkmann, Gerhard Jorch, Edwin A. Mitchell, Cristina Sauerland, K. Yücesan, and GeSID Study Group. «Does Breastfeeding Reduce the Risk of Sudden Infant Death Syndrome?» *Pediatrics* 123.3 (2009): E406-410.

Waldburger, Jennifer, and Jill Spivack. *The Sleepeasy Solution: The Exhausted Parent's Guide to Getting Your Child to Sleep—from Birth to Age Five.* Deerfield Beach, FL: Health Communications, 2007.

Weber, Elsa L., ed. «Back to Sleep—What's a Parent to Do?» *SIDS Horizons* (1996).

Agradecimientos

Desearía dar las gracias a Jerry Levin y la doctora Laurie Ann Levin por abrirme las puertas de Sterling Publishing. Estoy tremendamente agradecida por vuestra confianza ciega en mí, vuestra fe en mi trabajo y vuestra amistad. Os lo agradeceré siempre.

Gracias a Marcus Leaver y Michael Fragnito, por vuestra gran valoración de *Superbebé* y mis escritos. Vuestra respuesta a mi propuesta original y el increíble apoyo que me habéis brindado a lo largo de este proceso me dio la libertad y el valor para profundizar aún más y alcanzar nuevos niveles como escritora. Jason Prince, tu constante apoyo y fe en este proyecto ha contribuido al florecimiento de este libro. Desde el contenido hasta la maquetación, has hecho realidad mis sueños. Este libro no sería lo que es hoy si no fuera por vosotros tres. Gracias por encontrar un lugar tan especial en Sterling para mi *Superbebé*.

Jennifer Williams, tú eres mi alma gemela en el mundo de la edición. Trabajar contigo es un auténtico placer. Comprendes a la perfección lo preciosas que las palabras son para un escritor y posees una gran capacidad para moldear esas palabras y hacerlas más claras, más fluidas y mejores. Tu gran sentido del humor y comprensión brillante hicieron que todas esas noches de insomnio fueran algo más llevaderas. Gracias por cuidar tanto de mi *Superbebé* y ser mi gran defensora literaria.

Elizabeth Mihaltse, gracias por tu paciencia, creatividad y perseverancia con la cubierta. Hiciste un trabajo excelente y me encanta cómo captaste el espíritu de *Superbebé*. Lary Rosenbalt y Fabia Wargin, no creo que nunca haya visto un libro con un diseño más hermoso. Habéis transformado las complejidades y profundidad de *Superbebé* en una golosina visual que es divertida y fácil de leer. Laurie Lieb, gracias por tu gran atención a los detalles, memoria increíble e ingeniosa corrección.

Estoy muy agradecida a Leign Ann Ambrosi y Anwesha Basu por trabajar tanto por correr la voz sobre *Superbebé*. Gracias, Megan Murphy, por tu creatividad y pasión por ayudarme a llegar a nuevos lectores. Karen Patterson, gracias por compartir mi entusiasmo por *Superbebé*.

Deseo expresar mi agradecimiento a esos expertos y organizaciones que fueron tan amables y generosos, contribuyendo en la sección «De los expertos...». Muchas gracias por colaborar con vuestro tiempo, energía y experiencia: The Alliance for Childhood, Dr. Joan Almon, Dr. Tanya Remer Altmann, Kenn Apel, BabyGroup™, Sir Richard Bowlby, Dr. Nathaniel Brandon, Betsy Brown Braun, Leeann Brown, Dr. Scott Cohen, Rachael Coleman y Emelie Brown, Campaign for a Commercial-Free Childhood, Sue Darrison, The Elizabeth Rose Agency, Environmental Working Group, Jim y Charles Fay, Christopher Gavigan, Amy

Giles, Wendy Haldeman, Corky Harvey, Healthy Child Healthy World, Dra. Lindsay Heller, Donna Holloran, Sharon Huang, Dr. Harvey Karp, Dr. Kendall King y Dra. Allison Mackey, Allison LaTona, Etel Leit, Susan Linn, Love and Logic, Nicole Meadows, Donalyn Miller, Ed Miller, Dr. Jane Nelsen, Dra. Michelle Nitka, Angelika Putintseva de WorldSpeak, Positive Discipline, Elyse Resch, Robin Sax, Dr. Bob Sears, *Signing Time!, SignShine*, Sleepy Planet, Jill Spivack, Dra. Rebecca Sutton, Jennifer Taggart, Paige Goldberg Tolmach, Dr. Bryan Vartabedian, Jennifer Waldberger, Andrea Lesch Weiss y Ruth Yaron. Muchísimas gracias al Dr. Alan Greene por revisar el libro y aportarme *feedback*. Gracias por compartir tus pensamientos pero, sobre todo, por escribir un prefacio tan significativo, pese a lo difícil de las circunstancias.

Deseo expresar mi agradecimiento a los muchos especialistas que compartieron su experiencia, me permitieron entrevistarles, me enviaron guiones de proyectos de investigación, respondieron a mis interminables preguntas y fueron tan amables de leer mis escritos para verificar su precisión. Muchas gracias. Jennifer Taggart, Dra. Tanya Remer-Altmann, Ruth Yaron, Dr. Jane Nelsen, Dr. Joseph Garcia, Marie Field, Dra. Susan Ludington-Hoe, Shirley Munro, Marion Nestle, Janet Nudelman de la Breast Cancer Fund, Margie Kelly de Safer States, Kathy Curtis de Clean NY, Dra. Heather Stapleton de Duke University, Lynne Oyama, Jill Spivack, Jennifer Waldberger, Dra. Michelle Nitka y Paige Goldberg Tolmach.

Quiero dar las gracias a mi Supermarido, Joshua Berman. Desde el momento que nos conocimos, has sido mi gran apoyo. Gracias por revisar y dar forma a las 462 páginas de mi tesis doctoral y a todo lo que he escrito desde que nos conocimos, por la alegría que has traído a mi vida, por tu amistad y por tu gran apoyo, y por amarme como me amas. Pero, sobre todo… gracias por ser un padre tan fantástico con nuestras Superbebés, Quincy y Mendez.

Este libro no existiría si no fuera por mis Superpadres, que sirvieron de modelo extraordinario de paternidad. Vosotros siempre me habéis hecho sentir escuchada y querida. Me enseñasteis a perseguir mis ambiciones y me hicisteis saber que podía conseguir todo lo que me propusiera. Al escribir este libro y pedir a los especialistas que tanto admiro que colaboraran, me sentí especialmente agradecida de que me enseñarais a pedir lo que quiero.

También deseo dar las gracias a mis amigos, que me han apoyado a lo largo del proceso de escritura, escucharon mis quejas y compartieron mi pasión por la maternidad/paternidad. Gracias al sistema de apoyo de mis gemelas y queridas amigas Andrea Barnow y Andrea Weiss. Estoy especialmente agradecida a mis amigos de SSBG: Paige Goldberg Tolmach, Leslie Grossman y Kellie Martin. Vosotras sois mi línea de ayuda materna. Gracias a mis grandes amigas y vecinas Lisa y Jason Leopold. Vuestro apoyo tiene un valor inestimable para mí. Gracias, Lisa Weiner, por tu amistad y apoyo y por mostrar siempre tanto amor e interés tanto por mis Superbebés como por mi libro *Superbebé*. Gracias a Jennifer Simpson por ser la mejor amiga que pudiera desear.

Por último, deseo expresar mi agradecimiento a Allison LaTona. Junto con mis padres, tú has sido para mí el mayor ejemplo materno. Muchos de los mensajes e ideas que me has enseñado a lo largo de los años forman parte del tejido de este libro. Jamás podré agradecerte lo suficiente todo el apoyo, consejo y sabiduría que has compartido conmigo.

Índice alfabético